药物临床试验设计与实施丛书

预防性疫苗临床试验设计与实施

主　编　杨　焕

副主编　李荣成

编　者（按姓氏笔画排序）

王　陵　　王彦霞　　王富珍　　尹遵栋　　冯光伟　　刘晓强
孙晓冬　　李　敏　　李克莉　　李荣成　　李艳萍　　李靖欣
杨　焕　　时念民　　吴志伟　　汪萱怡　　沈玉红　　张　伟
张艳平　　邵　杰　　赵玉良　　胡月梅　　莫　毅　　莫兆军
夏胜利　　夏结来　　郭　翔　　黄丽莉　　黄卓英　　黄维金
蒋志伟　　谢志强　　潘璐璐

人民卫生出版社
·北京·

版权所有，侵权必究！

图书在版编目（CIP）数据

预防性疫苗临床试验设计与实施／杨焕主编.—北京：人民卫生出版社，2022.10

（药物临床试验设计与实施丛书）

ISBN 978-7-117-31105-2

Ⅰ．①预… Ⅱ．①杨… Ⅲ．①疫苗–临床药学–药效试验 Ⅳ．①R979.9

中国版本图书馆 CIP 数据核字（2020）第 264475 号

人卫智网	www.ipmph.com	医学教育、学术、考试、健康，购书智慧智能综合服务平台
人卫官网	www.pmph.com	人卫官方资讯发布平台

药物临床试验设计与实施丛书

预防性疫苗临床试验设计与实施

Yaowu Linchuang Shiyan Sheji yu Shishi

Yufangxing Yimiao Linchuang Shiyan Sheji yu Shishi

主　　编：杨　焕

出版发行：人民卫生出版社（中继线 010-59780011）

地　　址：北京市朝阳区潘家园南里 19 号

邮　　编：100021

E - mail：pmph @ pmph.com

购书热线：010-59787592　010-59787584　010-65264830

印　　刷：北京汇林印务有限公司

经　　销：新华书店

开　　本：787×1092　1/16　印张：24

字　　数：525 千字

版　　次：2022 年 10 月第 1 版

印　　次：2022 年 11 月第 1 次印刷

标准书号：ISBN 978-7-117-31105-2

定　　价：128.00 元

打击盗版举报电话：010-59787491　E-mail：WQ @ pmph.com

质量问题联系电话：010-59787234　E-mail：zhiliang @ pmph.com

数字融合服务电话：4001118166　　E-mail：zengzhi @ pmph.com

序 一

众所周知,疫苗和群体接种是在全球范围内预防和降低传染病最有效的干预措施。2011 年以来我国疫苗监管体系通过 WHO 评估,标志着我国疫苗监管体系达到国际标准,且具有持续提升监管水平的能力。此外,我国多个疫苗通过 WHO 预认证,我国疫苗产品陆续走出国门,特别是在新冠肺炎疫情期间其充分发挥了全球公共卫生产品的作用。鉴于疫苗产品的战略性和公益性,为了加强疫苗管理,保证疫苗质量和供应,规范预防接种,促进疫苗行业发展,保障公众健康,维护公共卫生安全,2019 年《中华人民共和国疫苗管理法》颁布,体现了我国对疫苗实行最严格的管理制度。

2017 年,我国成为 ICH 正式成员,实现了国际临床试验数据互认,对临床研究技术水平和规范性提出了更高要求。近十年经过国家"重大新药创制"科技重大专项两个五年计划的实施,以及药品审评审批制度的深化改革,我国生物制药行业经历了由仿制为主到创新的快速发展期,新药研发陆续进入临床研究阶段,临床试验的数据质量是保证新疫苗能否顺利上市的先决条件。

杨焕研究员主编的《预防性疫苗临床试验设计与实施》一书,是药物临床试验设计与实施丛书之一,该书紧密契合当前疫苗快速发展的趋势,结合近年来我国医药行业进一步深化改革的需求,总体内容不仅综合反映了 WHO、ICH 和发达国家的监管科学理念与发展趋势,又密切融合了我国疫苗近 20 年的临床研究实践和评价经验。该书具有较强的实用性,立足于为工业和学术界疫苗相关的临床研发与评价人员提供有效的参考和引导,成为研发、监管与临床应用的重要参考书。我相信该书的出版必将为我国业内规范疫苗临床试验,提升临床研发能力做出重要贡献。

十一届全国人大常委会副委员长

重大新药创制总体专家组　技术总师

中国工程院院士

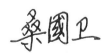

序 二

　　杨焕研究员主编的《预防性疫苗临床试验设计与实施》一书,涵盖了我国疫苗近20年临床研发和应用的实践经验,同时融合了WHO、ICH和发达国家监管科学的理念,紧密契合当前公共卫生亟需和疫苗产业快速发展的需求。

　　疫苗是人类预防和控制传染性疾病大流行的最有效手段,作为一种特殊的药品,疫苗安全关乎公众健康和国家安全,具有重大战略意义。我国自1978年全面实施计划免疫制度及免疫规划至今已有40多年,对重大传染病的防控发挥了重大作用,已成为世界上为数不多的靠自己力量解决全部计划免疫需求的国家之一。其中新疫苗成功研发的有:大流行流感灭活疫苗、甲型H_1N_1流感病毒裂解疫苗、重组戊型肝炎疫苗、Sabin株脊髓灰质炎灭活疫苗、肠道病毒71型灭活疫苗、重组埃博拉病毒病疫苗、多种平台技术的新型冠状病毒疫苗等。

　　目前国内共有47家疫苗生产企业,可生产超过60种疫苗,有效预防34+种传染病,生产的疫苗基本涵盖欧美等发达国家上市的疫苗品种。多年来,我国疫苗生产企业总产能达到每年10亿剂次,国产疫苗占实际接种量的95%以上,基本能够满足预防接种的需求,为防治重大传染性疾病和积极应对重大公共卫生事件做出了突出贡献。目前我国已有多个疫苗通过WHO的资格预审,疫苗产品陆续走出国门,特别是在新冠肺炎疫情期间充分发挥了全球公共产品的作用。

　　本专著是我国首部由长期在一线工作的临床研究者对疫苗临床研发经验的积累和系统的总结,突出专业性和实用性,为工业界和学术界进行疫苗研发的上市前注册临床试验、上市后临床研究以及产业链走向国际化提供了参考,有助于进一步提升临床试验数据质量,促进行业的健康高速发展。

中国工程院院士

赵铠

前　言

　　疫苗是人类已知的预防和控制传染性疾病的最有效手段;作为一种特殊的药品,疫苗安全关乎公众健康和国家安全,具有重大战略意义。

　　自20世纪80年代初,我国从乙型肝炎疫苗评价开始探索采用药物研发的通用模式进行临床研究,经过40多年已逐步发展和总结出一套符合国际准则,同时兼具中国特色的疫苗临床研究评价体系。近10余年,包括新型冠状病毒疫苗在内,我国多个创新疫苗的临床试验结果在《新英格兰医学杂志》《柳叶刀》杂志陆续发表。特别是,我国疫苗监管体系通过了WHO评估以及多个疫苗品种达到资格预审,标志着我国疫苗评价体系与监管体系获得了国际社会的认可。

　　众所周知,临床试验是药物研发和注册上市的至关重要环节;"不积跬步,无以至千里"。本书各章作者力图从多年实践和评价经验的角度,对临床研究多个关键环节的"跬步"进行成体系的梳理,提纲挈领,部分章节以类似标准操作规程的形式,面向所有从事疫苗临床试验相关工作的工业界、学术界和相关行业的人员,包括注册申请人/申办者、试验研究者、合同研究机构;各级监管机构的管理者和技术评价人员;以及高等医药院校临床研究相关专业的学生,务求读者在未来的临床试验实施中能驾轻就熟。

　　本书共分十五章。第一章介绍了国内外疫苗临床试验的发展历史,以及疫苗临床试验的概要。第二章介绍国内外疫苗临床试验监管体系的建立。第三章至第六章介绍我国疫苗临床试验的主体,包括伦理委员会及独立第三方机构。第七章至第十三章则按照实际操作流程,详细介绍了疫苗临床试验的全过程,包括设计、方案撰写、实施与管理、数据分析、结果报告、质量控制与质量保证,以及注册现场核查。第十四章介绍了上市后疫苗评价的一些原则与方法,包括经济学分析。第十五章简要介绍了世界卫生组织对疫苗资格预审的技术要求与评价。

　　尽管各位来自临床研究前沿一线的作者充分发挥了各自的专业特长和智慧,努力从技术层面将本领域的研究成果和经验呈现给读者,但随着近年审评审批制度的深入改革,近两年法律、法规和标准规范频繁更新,特别是2019年首部《疫苗管理法》和修订的《药品管理法》出台,本书的章节框架与细节等仍然难免存有疏漏和不足。此外,国内外相关配套法规和技术指南亦在不断出台落地中,敬请读者理解、指正并提出宝贵建议,以帮助我们编写组后续进一步修订和完善。

　　在本书的编写过程中,非常荣幸得到了桑国卫院士和赵铠院士的指导并在百忙之中为本书作序,谨代表全体编者深表谢意!

本书凝聚着全体编者的智慧和心血,除此之外还要感谢中共中央党校(国家行政学院)多年从事药品政策研究的胡颖廉教授,疾病流行病学与预防控制专家罗凤基主任,以及药品质量控制与检定专家李凤祥主任,对本书提出的建议,以及在审阅校对中的贡献,在此一并表示衷心感谢!

杨　焕

2022 年 3 月

目 录

疫苗临床试验的发展历史

　　临床试验是一种在受试人群中检验医学处理效果的研究。试验是科学家/研究人员在控制条件下的一系列观察。区别试验与观察性研究的关键在于科学家/研究人员是否在观察中有控制地给予干预/处理方法。狭义地来说,临床试验是一种检验或证明在患者的床边所给予的处理行为或过程。它是指为了确定处理对患者的治疗价值或为了预防疾病而对人类进行的任何检验。广义地来说,临床试验包括允许在涉及单一治疗的研究(如Ⅰ期、Ⅱ期临床试验)、使用外部对照的研究、不受控制的试验、给予特定人的治疗和随访,以及人类首次使用新的治疗方法。美国国家医学图书馆索引系统(the National Library of Medicine Indexing System)中出版物类型给出的临床试验定义为:根据预设的入选标准选择人类受试者,采用预设的计划,根据预设的有利和不利的定义,针对一种或多种诊断/治疗或预防性药物、装置、技术,评价其安全性、有效性、最佳剂量或方案的临床研究。临床试验可以加以前缀,常见有"随机""对照""双盲",这些前缀构成了狭义临床试验的原则。这些原则的发展经历了几个世纪。

第一节　国外疫苗临床试验发展历程

一、随机对照双盲临床试验原则的发展历程

　　1747年,英国皇家海军外科医生James Lind在海上航行的Salisbury号船上,选择了12名病情相近的坏血病患者进行两两分组,分别定量给予橘子与柠檬、苹果酒、醋、胆矾、海水和肉豆蔻浆液,结果只有吃橘子与柠檬的患者得以治愈。这项尝试用橘子与柠檬治疗坏血病的临床试验开创了现代临床试验之先河,而James Lind亦被公认为临床试验之父。

　　1799年,英国John Haygarth研究了医疗仪器"帕金斯拖拉机"的功效。"帕金斯拖拉机"是一些金属指针,据称能够"拉出"各种疾病。他通过比较木制漆成金属色的"拖拉机"和金属"拖拉机"对于缓解风湿病患者疼痛的效果,发现没有差别,证实"对于疾病的

强大影响是由想象力产生的"。这是安慰剂效应的首次证明。这一研究被认为是最早的安慰剂对照单盲研究。

1863 年,英国 Willian Gull 与 Henry Sutton 合作,证明了安慰剂治疗在评估疾病过程中的自然变异和自发治愈可能性上的重要性。他们给 44 名风湿热患者仅提供薄荷水,发现患者因对药物的使用非常重视,而不是药物本身的有效性使得患者发生了痊愈。这种安慰剂治疗的作用对于那些具有较大自然痊愈倾向的急性患者尤甚。

早期实验在涉及患者分组时,多数采用随意分配或交替分配的方式。Johannes Fibiger在评估用于治疗白喉的治疗性血清时即采用了交替分配,"将治疗性血清隔天注射到进入临床试验的对象身上",患者获得抗体治疗或作为对照,取决于他们进入临床试验的顺序。交替分配的技术有一个主要的缺点:研究者知道下一个患者将要接受哪种治疗,并且确实经常由于知道下一个分配将是什么,而对患者是否合适纳入进行筛选,从而引入偏性。避免这种偏差的一种方法是在知道哪个组将获得哪种治疗之前将患者分成两个类似的组,然后在最后一分钟,通过扔硬币将一个组分配给一个治疗,而将另一组分配给另一个治疗。这种方法是由 17 世纪著名化学家、生理学家、医生 Jan Baptista van Helmont 提出的,被收录在 1648 年他儿子以拉丁文为其整理出版的《医学的源头》一书中,美国底特律卫生署的 Burns Amberson 及其同事于 1926 年将这一方法付诸实践以评价硫代硫酸金钠治疗肺结核的效果。Amberson 等将 24 名患者分成两组,每组 12 名,每组成员为"单独匹配"。然后通过抛硬币来确定硫代硫酸金钠治疗组与对照组;只有 Amberson 等两名设计者与负责病房的护士知道分组情况,患者与其他参与临床试验的医生均不知道治疗中的任何区别。这项调查证明金制剂治疗结核病无效且有害,从而直接终结了当时国际盛行的这一疗法。该研究虽然入组病例数量较少,但因首次采用随机化,被誉为随机对照双盲临床试验的萌芽。

在第二次世界大战之前进行的临床试验仅有可数的几次,且经常在计划或执行上存在严重缺陷。1944 年,在英国医学研究委员会(the Medical Research Council)支持下,一项名为 Patulin 试验、旨在评估展青霉素(patulin)治疗普通感冒效果的临床试验在伦敦 10万人中开展。研究对象来自工厂、学校以及社区,临床试验设计复杂。研究者清楚地认识到防止患者预知分组的重要性,因而临床试验设计了两个治疗组(代码 R 和 T)和两个安慰剂对照组(代码 Q 和 S),采用交替分配的方式,根据进入临床试验的顺序,患者依次服用代码为 Q、R、S、T 的药物。该临床试验虽然未能证明展青霉素治疗普通感冒有效,但在方法学上向前迈出了巨大的一步,被公认为第一个多中心临床试验。即便如此,这种分配方式还是不能保证研究对象真正匹配,而个体随机化则可以克服这种困难。现代意义的随机化概念是 1923 年由 Ronald Fisher 在世界上最古老的农业研究机构(the Rothamstead Experimental Station)从事农业研究(土地被逐个随机化)时提出的。伦敦卫生和热带医学学院 Austin Bradford Hill 教授在 1937 年发表的一系列关于医学统计学原理文章时,已经意识到个体化随机分组在临床试验中的价值,即在实践上可消除选择性偏倚。1946 年,作为英国医学研究委员会统计研究组组长,以及肺结核临床试验委员会的统计学家,

Austin Bradford Hill 在链霉素治疗肺结核的临床试验中采用了随机数进行个体化随机分组,该研究被广泛认为是现代随机对照临床试验开始的标志。实际上,首先开始个体化随机分组的临床试验是测试百日咳疫苗的免疫效果,而不是链霉素治疗肺结核的临床试验。但后者早于百日咳临床试验三年,于 1948 年报道结果。链霉素治疗肺结核的临床试验也成为 Bradford Hill 杰出职业生涯中两个具有里程碑意义的研究之一。没有 Bradford Hill,随机化将迟早会应用于临床试验,但是缘于 Bradford Hill 对医学研究的敏感性、对医学伦理的理解,以及他对设计的简单性和表达的清晰度的关注,使得随机化迅速获得医学科学家的接受。1962 年,Bradford Hill 出版了《临床与预防医学统计方法》(*Statistical Methods in Clinical and Preventive Medicine*)一书,成为临床试验史上第一本讲述临床试验方法学的书籍。

伦理道德与临床试验似乎是相伴的。历史上的链霉素治疗肺结核临床试验策划时首先面对的是对照组设立的伦理问题,即不给予一部分参与临床试验的患者在动物实验中有效且具有初步临床疗效的药物是否合乎伦理?最终医学研究委员会下的肺结核试验委员会确定一个原则:"如果没有抓住机会设计一个严格控制的临床试验,快速有效地揭示新疗法的价值,这将是不道德的。"由此,解决了这一伦理问题。在百日咳疫苗预防临床试验中,要求 6~18 月龄儿童的父母自愿让他们的孩子进入临床试验。他们被给了一个描述疫苗临床试验信息的小册子,包括在所有进入临床试验孩子中有一半的接种不预防百日咳,而是"抗卡他症状"的信息。孩子不被纳入该试验直到收到父母的书面同意书。并且在临床试验报告中强调了"父母在充分了解到他们的孩子不一定会接受百日咳疫苗接种情况下,同意参加临床试验"。

第二次世界大战以后,在德国纽伦堡审判了纳粹战犯,涉及集中营中不人道的人体实验。审判形成的《纽伦堡法典》中包括了关于人体试验十项准则,包括知情同意和自愿原则、有利于社会的原则、试验的科学性原则。在《纽伦堡法典》基础上,1964 年 6 月在芬兰赫尔辛基召开的第 18 届世界医学协会联合大会上,制定了《赫尔辛基宣言》(全称《世界医学协会赫尔辛基宣言》)。该宣言规定了涉及人体对象医学研究的道德原则,是一份包括以人作为受试对象的生物医学研究的伦理原则和限制条件,也是关于人体试验的第二个国际文件,比《纽伦堡法典》更加全面、具体和完善。1966 年,美国外科医生总署发表了一项政策声明 *Surgeon General's Directives on Human Experimentation*,要求人类研究有独立的预先审查,由此催生了机构审查委员会(Institutional Review Board)。

1979 年,为进一步保护人类受试者权益,美国保护生物医学和行为研究人体国家委员会撰写并公布了题为"保护研究中人类受试者的伦理原则和准则"报告,又被称为贝尔蒙特报告(Belmont Report)。贝尔蒙特报告解释了任何使用人类受试者的研究应遵循的三个基本伦理原则:①尊重人——保护所有人的自主权,并以礼貌和尊重的方式对待他们,并允许知情同意。研究者必须真诚,不要欺骗。②受益——"不伤害"的哲学,同时最大限度地利用研究项目的利益,最大限度地减少研究课题的风险。③正义——确保合理、非剥削和经过充分考虑的程序得以实施;将成本和利益公平平等地分配给潜在研究参与者。

国际人用药品注册技术协调会（International Conference on Harmonization of Technical Requirements for Registration of Pharmaceuticals for Human Use,ICH）是由欧盟、美国、日本三方的政府药品管理部门和药品研发生产部门共同发起的,目的是协调各国药品注册的技术要求,对新药研发程序的相互可接受性、临床试验的可靠性及新药的安全性和有效性等方面进行研讨,制定出一系列有关质量、安全性和有效性的指导原则,减少或消除重复研究和开发新药期间进行的测试的需要,促进各国临床试验规范化。1990 年成立 ICH 指导委员会,颁布的 ICH 指导原则分为 4 个部分,包括质量部分指导原则、安全部分指导原则、临床部分指导原则和多学科部分指导原则。其中 ICH-E6 即为《药物临床试验质量管理规范》（Guideline for Good Clinical Practice,GCP）。

1993 年,为了提高临床试验报告质量,30 位专家包括医学杂志主编、临床试验专家、流行病学家等在加拿大多伦多首次提出了《临床试验报告标准声明》（the standardized reporting of trials statement）,包括 32 项的检查清单与流程图。在此基础上,1996 年最终形成《国际临床试验报告标准共识声明》,正式发布在 JAMA。

为了提高临床试验信息透明度和质量、提高医学研究公信度,加快药物及干预措施的研究进程,鉴定和阻止不必要的重复性研究,国际上建立了临床试验注册制度。此制度肇始于 1974 年美国尼克松总统号召的"向癌症开战"（the war on cancer）。当时,为加快癌症治疗的研究、传播相关信息,美国国立癌症研究所提出并尝试建立了临床试验注册。国际上首个面向全球的在线临床试验注册平台（Clinicaltrials. gov）于 2000 年正式上线。2004 年,国际共识"渥太华声明:人体医疗类干预临床试验研究方案信息与结果的国际注册原则"发表。2005 年 8 月,世界卫生组织（WHO）为使国际上临床试验的注册符合伦理学要求并具备科学性,制定了相应的规范和标准,建立了 WHO 全球性临床试验注册平台,目标是通过提高透明度来加强临床试验的可信度。

二、疫苗临床试验发展历程

1798 年,英国 Edward Jenner 在 *Variolae Vaccinae* 中发表了将牛痘接种到人体,从而预防天花的实验结果,标志着疫苗这一现代医学用于预防和治疗疾病的重要手段的诞生。疫苗的发明与使用,是人类文明的最伟大成就之一。至今,还没有任何一种其他的医疗措施能像疫苗一样对人类健康产生如此重要、持久和深远的效果和影响;也没有任何一种其他的治疗药品能像疫苗一样以极其低廉的代价把某一种疾病从地球上消灭。与其他医学干预一样,临床试验是评价疫苗效果的唯一科学标准。由于疫苗主要用于预防疾病发生,使用对象多为健康人群,特别是婴幼儿,其临床评价从伦理与实施上具有相对的特殊性,方法学上亦具有一些特别之处。即便如此,疫苗临床试验作为临床试验的一个部分,其发展历程与临床试验是一致的。随着牛痘疫苗的创始,19 世纪到 20 世纪中叶,全球计划免疫项目中的疫苗基本形成,这一过程亦即疫苗临床试验的发展历程。

美国哈佛医学院的联合创始人和教授 Benjamin Waterhouse 是第一个评价天花疫苗的医生。1800 年,他在当时美国副总统杰弗逊支持下,受波士顿卫生委员会委托进行了一项对照实验,19 名接种 Edward Jenner 牛痘疫苗的男孩和 2 名未接种疫苗的男孩暴露于天花病毒。接种的男孩表现出免疫力,2 个未接种疫苗的男孩则死于天花。这是第一个疫苗疗效临床试验,也是人类历史上第一个疫苗临床试验。随后于 1885 年,巴斯德采用干燥法制备的神经组织疫苗成功地治疗了一名 9 岁的被疯狗咬伤的儿童,成为不朽的传奇。同年,Jaime Ferran,一个 33 岁的西班牙医生首次将减毒的霍乱弧菌肉汤培养物皮下注射到至少 30 000 个西班牙人中,这是历史上第一个细菌性疫苗。接种人群中霍乱弧菌的感染率为 1.3%,而未接种人群为 7.7%。两项试验都缺乏对照或事先设计的对照。

1892 年 7 月 18 日,通过动物实验确定了疫苗有效性后,法国巴斯德研究所 Waldemar Haffkine 在自己和三个同胞的左侧腹部皮下注射了 2 剂研制的减毒霍乱疫苗,间隔 6 天,密切观察了接种后的不良反应,完成了历史上首个 I 期临床试验。试验结果证明疫苗安全,可以用于人体。Haffkine 认为虽然很多信息可以从实验室的动物实验中获得,但最终的效果评估只能通过人体观察来进行。于是在 1894—1896 年,应印度政府邀请,Haffkine 在印度孟加拉邦、旁遮普邦等地推广霍乱活疫苗,控制当地霍乱疫情的同时,开展了 7 项现场试验,详细记录一段时间内发生的霍乱事件,收集到大量数据。他每项试验中的接种人群和未接种人群发病率和死亡率的差异进行了比较,发现一个令人困惑的现象,即该疫苗在一些临床试验中能预防霍乱,但在其他临床试验中却不能。对此,他归结为现场试验本身不尽善尽美。其一,一些临床试验中,不同数量的接种与未接种个体可能降低了疫苗效果的评价效能;其二,因为疫情控制实际需要的量往往超出预料,出现了不同临床试验中使用了不同剂量和效力的疫苗现象。由此,他认识到好的现场试验必须保持个体接种日期、剂量和临床反应准确的记录;详细随访个体的疾病发生情况;现场试验必须设对照组,其人数应与接种组相同;接种组与对照组应暴露于相同的疾病风险。Haffkine 是第一个明确定义对照现场试验的原则,并且贯彻于实践的科学家。此外,在 1896 年 4 月 Durbhanga 监狱的对照试验中,Hafikine 首次采用交替入组的方法。他要求囚犯在地上坐成排,依他们机遇性的座位顺序,双号的男人或女人被接种疫苗。接种 5 天后,霍乱流行停止。99 例每日处于平均劳动强度的对照中 11 例(11.1%)发病,100% 死亡;而 110 例每日处于平均劳动强度的接种者中 5 例(4.6%)发病,仅 3 例(2.7%)死亡。考虑到死亡的威胁,伦理道德观击败了他的科学性,Haffkine 给剩余的对照进行了疫苗免疫,使得最终估算疫苗效果为 59.5%。毋庸置疑,他是现代疫苗临床试验的先驱者,引领着那个时代的现场试验!

1946 年 11 月至 1950 年在英国牛津郡、伯克郡和白金汉郡进行的百日咳疫苗现场试验是现代随机双盲对照疫苗临床试验开始的标志。这个试验招募了 8 927 名 6~18 个月的儿童,采用随机数随机分成人数大约相等的两组。疫苗组接种三剂百日咳疫苗,对照组接种三剂不含百日咳杆菌,但含有抗组胺成分,浊度与百日咳疫苗相似,用相同瓶子包装的"对照疫苗"。接种后,每名儿童由护士调查员以频繁的间隔定期随访 2~3 年。父母和调查员均不知道孩子接种何种疫苗。现场试验详细记录了疫苗接种、疾病发生与严重程度。试验的终点为疫苗保护发病以及保护重症的效力。临床试验结果表明疫苗免疫使该病的发病率降低 78%。

1955 年 4 月 12 日,密歇根大学流行病学教授 Thomas Francis Jr. 在美国安娜堡举行了一次新闻发布会,宣布 Jonas Salk 研制的灭活小儿麻痹症疫苗现场试验的结果:"对瘫痪脊髓灰质炎有效率为 80%~90%"。这个"有史以来最大的公共卫生试验"在 44 个州招募了 1 022 684 名 1~3 年级学生。30 万护士、医生、教师、学校官员、公共卫生官员和普通公民自愿组织免疫接种和跟踪脊髓灰质炎病例。在此之前或之后,没有一项医学研究在规模、复杂性或公众参与程度上接近 1954 年 Salk 疫苗现场试验。这是另一个标志性现场试验,现代疫苗评价的模式由此固定下来。该现场试验包括两个部分:

观察性开放研究:来自 33 个州的 567 210 名儿童参加开放性研究,221 998 名二年级学生接种了三剂疫苗,而一年级和三年级的儿童作为对照。

随机对照双盲现场试验:来自另外 11 个州的 455 474 名一、二、三年级学生被区组数为 10 的区组随机方式分成疫苗组与对照组,分别接受三剂疫苗或三剂安慰剂注射,最终疫苗组 200 745 名儿童与对照组 201 229 名儿童完成 3 剂接种与随访。分组信息被隐藏在代码中。"因此,所有关于这些儿童的观察和记录都基于客观基础上,接种和对照之间的偏倚被消除"。根据过去的经验,Francis 清楚地知道,年龄、家庭的经济社会背景、家长的参与意愿,乃至于病例的观察和诊断,每个阶段均可能有意无意地引入偏倚。

该试验的主要特点与经验如下:

1. 公共资源的投入。如果没有 30 万的志愿者,系统地跟踪近 50 万儿童的健康状况几乎是不可想象的。

2. 收集最少量的基线信息,这种信息收集的关键目的不是分析,而是提供唯一的识别信息,以提供分析阶段分子与分母的关联。

3. 仅在一小部分参与者获得关于疫苗效应的进一步信息,如抗体滴度。

4. 采用随机分配,使用单独编码的最小包装,只有现场试验中心持有盲底。

5. 最重要的是盲法,临床试验中病例的确认在临床试验结束后,由专家通过肌肉功能、血清学等测量结果彻底地评估。社区医生只负责及时报告疑似病例。

6. 临床试验设计要建立在疾病的流行病学基础上。该临床试验地区的筛选基于过去 5 年高度发病的基础上;临床试验在 1954 年夏秋季(流行季节)来临之前完成接种。但在分析时,未能说明在"三剂免疫完成后两周"之前发生的 10% 病例分布情况是个缺陷。

7. 临床试验中定义的准确性非常重要。在临床试验记录的 858 例小儿麻痹症病例中,682 例表现为肢体的麻痹,而另外 176 例被诊断为"非麻痹性脊髓灰质炎",临床上仅表现为类似感冒的症状。疫苗针对麻痹型脊髓灰质炎有良好保护(疫苗组发病率 16/10 万,对照组 55/10 万),但不能保护非麻痹性感染(疫苗组发病率 11/10 万,对照组 14/10 万)。大多数疫苗能保护免受严重疾病侵袭,但对于无症状或轻度感染的保护效果不佳。

8. 疫苗效力是关键的终点!即使在如此大规模临床试验中,发病与免疫的相关性这一重要问题仍然是难以捉摸;同样,一些严重安全性问题也仍然是无法检出的。

一般来说,临床试验干预措施实施的单位是个体,但在某些特殊情况下,实施的单位可以是家庭、村庄、学校等群体,即群组随机设计(cluster randomization)。发表文献中较早将群组随机用于流行病学研究的是 1962 年关于治疗肺结核药物异烟肼的试验。而首个明确提出受试者群组随机化时出现的统计问题的学者,则是 1978 年 Georg Washington University生物统计中心的 Jerom Cornfield。他指出,如果随机化是通过聚类的,则分析也应该是聚类的;群组随机设计的统计效能低于个体随机。在 Cornfield 之后,Allan Donner 撰写了一系列文章,发表了他在该领域的开创性工作。群组随机设计有一些应用前提,诸如干预措施以群组给予比个体给予更容易,受试对象的接受性更好;利用传播媒介传播的传染病,需要在一定的人群与空间中实现传播;在同一空间的易感者与未采取干预措施的空间的易感者,其传播的速率与机会不同。通常在疫苗效力在个体随机临床试验中得到了确证后采用的临床试验设计中采用群组随机设计,该设计能较好地辨别疫苗的免疫屏障作用。群组随机在疫苗临床试验中的范例是 2007 年在印度加尔各答开展的霍乱疫苗临床试验。在该临床试验中,住宅(定义为几个家庭居住在一个小屋或一组小屋,或一个多层建筑,但共享由加尔各答市政公司分配的水管,浴室和厕所)、家庭(定义为一起居住在一起的共享相同烹饪锅的个人)被作为群组进行随机分配。临床试验发展史上的重要事件见表 1-1。

表 1-1　临床试验发展史上的重要事件

年份	重要事件
1747	Lind James:关于坏血病的临床试验——首个试验
1799	Haygarth:对照的应用
1800	Waterhouse:关于天花疫苗的临床试验——首个疫苗试验
1863	Gull:安慰剂的应用
1923	Fisher:随机化统计原理建立
1931	Amberson:随机化分组的应用
1944	英国医学研究委员会:首个多中心随机对照双盲临床试验
1946	《纽伦堡法典》颁布
1962	Hill:《临床与预防医学统计方法》出版
1964	《世界医学协会赫尔辛基宣言》颁布
1966	美国外科医生总署:《医务总监关于人体实验的指令》发表
1979	美国保护生物医学和行为研究人体国家委员会:《贝尔蒙特报告》(保护研究中人类受试者的伦理原则和准则)颁布
1990	国际人用药品注册技术协调会成立
1996	《国际临床试验报告标准共识声明》发表
2004	国际共识《渥太华声明:人体医疗类干预临床试验研究方案信息与结果的国际注册原则》发表

第二节 国内疫苗临床试验发展历程

中国近现代的生物制品事业,肇始于 1910 年东北肺鼠疫的流行。由于伍连德博士采取了戴口罩、严格隔离、焚烧尸体等防疫措施,短短四个月的时间即平息了这场国际鼠疫流行史上的重大事件。北洋政府从中意识到防疫的重要性,于 1916 年颁发了《预防传染病条例》,1919 年 3 月在北京成立中央防疫处,其集防疫与生物制品的制造于一身,从此开启了我国的生物制品事业。此后近 100 年的时间,我国生物制品发展可被分成四个时期:

1. 第一个发展期(1919—1948 年) 这一时期生物制品主要是仿制美、英、法、日等国同类产品,各单位的制造与检定各行其是,制品质量无法保证。同时,产品上市前,其效果均未经临床试验评估,是为临床验证缺如期。

2. 第二个发展期(1949—1977 年) 中华人民共和国成立后,在中央政府的统一部署下,建立了全国生物制品研发与供应体系,包括原卫生部直属的六大生物制品研究所,以及原卫生部生物制品检定所和昆明医学生物学研究所。1951 年,北京生物制品研究所所长汤飞凡先生编写了《生物制品制造程序》,是我国第一部生物制品制造检定手册。其后,在此基础上,学习苏联经验,于 1959 年正式制定出我国的《生物制品制造检定规程》。规程的制定是我国生物制品发展史上的一个里程碑。与此同时,通过对以苏联为主的国际上先进技术的学习,改进了已有疫苗的生产工艺,提高了产品的质量,开发出一些新产品,如组织培养痘苗、麻疹减毒活疫苗、乙脑组织培养疫苗、钩端螺旋体疫苗等。

3. 第三个发展期(1978—2010 年) "文化大革命"结束后,各行各业均拨乱反正,步入正轨。这一时期的重要事件是扩大了国际间的交流,积极引进国外先进技术与设备,加速提高我国生物制品研发水平。同时,在生物制品质量标准方面,亦积极瞄准与靠近国际标准,引入了《生产质量管理规范》(GMP)概念,使得在短期内,一些产品的质量标准接近或达到世界卫生组织(WHO)规程标准,如乙型肝炎血源疫苗、流脑 A 群多糖疫苗、百白破疫苗等。这一时期的新产品有甲型肝炎减毒活疫苗、乙型肝炎疫苗、流行性出血热疫苗、伤寒 Vi 疫苗等。

4. 第四个发展期(2011 年至今) 为进一步提高我国疫苗的质量,推动我国疫苗走向国际化,服务全球疾病控制,2011 年 3 月,中国疫苗国家监管体系首次通过 WHO 评估,这标志着我国疫苗监管体系达到国际标准,中国疫苗具备了申请 WHO 预认证的资质,是我国生物制品发展史上的又一里程碑。WHO 对疫苗国家监管体系的评估,是一项世界范围内公认的、可以科学全面评估一个国家对疫苗监管水平的国际考核。自 1999 年起,WHO 使用专业评估工具,采取量化指标方式对各国疫苗国家监管体系的能力进行评估,评估范围涉及监管体系、上市许可和生产许可、上市后监管包括对接种后不良事件的监测、监督检查、临床试验监管、批签发、实验室管理等 7 个板块。目前,全球有 36 个国家获得 WHO 认定为 7 个板块功能全部健全。紧随其后,2013 年 10 月 9 日 WHO 通报国家食品药品监督管理总局,中国生物技术股份有限公司下属的成都生物制品研究所有限责任公司生产的乙型脑炎减毒活疫苗通过了 WHO 的疫苗预认证,成为中国通过 WHO 预认证,从而进入国际市场的首个疫苗产品。在这个阶段,一些我国独创的疫苗得以研发成功,包括戊型肝炎疫苗、H_1N_1 甲型流感疫苗。我国预防用生物制品研发概况见表 1-2。

表 1-2 我国预防用生物制品研发概况

年代	制品名称
1950 年以前	狂犬病疫苗(1919)、霍乱疫苗(1919)、伤寒疫苗(1919)、痘苗(1920)、白喉类毒素(1926)、卡介苗(1933)、破伤风类毒素(1940)
1950—1980 年	乙脑灭活疫苗(1950)、斑疹伤寒纯化疫苗(1951)、黄热病疫苗(1954)、布病疫苗(1956)、炭疽疫苗(1958)、钩端螺旋体疫苗(1959)、脊髓灰质炎糖丸疫苗(1960)、麻疹疫苗(1965)、白百破疫苗(1973)、甲型流感减毒活疫苗、流脑 A 型多糖疫苗(1979)
1980—2000 年	腮腺炎疫苗(1982)、乙肝血源疫苗(1985)、乙脑减毒活疫苗(1988)、流行性出血热疫苗(1991)、甲肝疫苗(1992)、风疹疫苗(1993)、乙肝基因工程疫苗(1994)、无细胞百日咳疫苗(1994)、伤寒 Vi 疫苗(1996)、轮状病毒疫苗(2000)、水痘疫苗(2000)、流感提纯灭活疫苗(2000)、麻风腮三联疫苗(2002)
2001 年至今	流脑 A+C 型多糖疫苗(2001)、H_1N_1 流感疫苗(2009)、戊型肝炎疫苗(2011)、EV71 疫苗(2015)、埃博拉病毒病疫苗(2017)、新型冠状病毒疫苗(2021,附条件上市)

相对应于生物制品的发展,国内临床试验的发展也基本经历了相似的四个时期。

(一)临床验证缺如期(1919—1948 年)

我国近现代疫苗(生物制品)的使用始于伍连德在哈尔滨抵抗鼠疫的战役,当时伍连德将抗血清用于治疗。这一时期,天花、伤寒、霍乱、百日咳疫苗等一些国外早期的技术被引进,采用的是拿来主义,直接用于人体,未见有临床试验的报告。

(二)临床验证启蒙期(1949—1981 年)

中华人民共和国成立后,在中央政府的统一部署下,形成了较为完善的生物制品研发体系。通过对以苏联为主的国际上先进技术的学习,改进了已有疫苗的生产工艺,提高了产品的质量,开发出一些新产品,如组织培养痘苗、流脑 A 型多糖疫苗、麻疹减毒活疫苗、乙脑组织培养灭活疫苗、钩端螺旋体疫苗等。这一时期的疫苗研发,开始了临床验证,但多是在易感人群中接种,观察不良反应与免疫原性,即便设有对照组,亦未采用随机盲法。如天花疫苗,一般是选取每年生产的头三批疫苗,每批接种 10 名儿童,检测抗体,观察发痘率。

国内首个临床试验始于痢疾噬菌体疫苗。痢疾噬菌体及其可以裂解痢疾杆菌的现象是 1917 年由 Felix d'Herelle 发现的。其后,在 1920—1930 年间,噬菌体不断地被尝试用于痢疾的治疗与预防。自 1953 年开始,国内积极推广痢疾杆菌多价噬菌体治疗或预防细菌性痢疾,进行临床观察,证明其有效性。针对这一现象,我国流行病学奠基人之一的苏德隆先生对当时的效果评价资料进行了辨析,指出研究设计不够合理,缺乏对照,或对照与试验组之间的易感性与暴露于痢疾杆菌的机会不可比,以致结果难以令人信服。我国流行病学奠基人之一的何观清先生更是于1956年在国内首次开展了随机分组、安慰剂对照的现场试验,证明痢疾噬菌体对预防菌痢无效。随后,为了推动我国医学研究的发展,苏德隆与何观清于1962年在《中华医学杂志》同一期分别撰文强调临床实(试)验是疗效评价的重要依据,可靠的实(试)验结果源于随机对照双盲的实验设计。但是遗憾的是,由于种种原因,两位先生倡导的运用随机对照盲法设计临床试验来评价疫苗预防效果未能在这一时期得以贯彻。一些我国独立研发的、使用至今的重要品种,包括乙脑灭活疫苗、流脑A型多糖疫苗、脊髓灰质炎糖丸疫苗、麻疹疫苗均未采用随机盲法来科学地评价疫苗的保护效力(efficacy),虽然在上市后的长期实践中证明了疫苗的保护效果(effectiveness),以及对于所针对疾病流行的影响(impact)。

临床试验是流行病学方法学之一,属于实验流行病学。我们常说,理论是实践的基础,起着指导实践的作用,同时,理论亦需要在新的实践中不断完善。因此,我国疫苗临床试验的开展与流行病学理论的发展是密切关联的。早在1951年,苏德隆先生在"怎样考验医疗方法的科学价值"一文中即提到"科学考验"的随机对照盲法原则。1960年,我国首部流行病学教材,由苏德隆主编的《流行病学》第1版出版,但教材中未提及临床试验,或防疫措施效果评价。直到1964年,苏德隆主编的《流行病学》第3版才首次以教科书形式出现"防疫措施效果评价"章节。该章节明确提出:现场试验是估计预防接种效价的最好方法。现场试验的受试人数应事先加以估计;必须有适当的对照,严格地按照随机分配的原则分组;遵守双盲试验的原则;病例诊断须有科学的标准;全部试验有详细记录;效果核算须符合统计学法则。同年,苏德隆先生在"预防接种现场试验"一文中指出,"预防接种是关系到千百万人的事。在给予群众一种预防接种时,首先要问:这种接种有效么? 无害么?""预防接种不是完全没有弊害的""知道了一种疫苗的效果大小才能权衡利弊,如果利多弊少,则值得采用",而疫苗的效果必须通过"科学的现场试验"才能做出。该文对现场试验的步骤和方法,包括设计的内容、现场实施,受试对象自愿原则,以及统计学方法进行了系统介绍。并且在效果的估算部分提出:接种效果应进行统计学比较,计算保护效价及其95%可信限。接种效果除了发病率比较,还可以是比较试验组与对照组的病情轻重;对于接种时间拖得比较长,以及一些需要长期观察的研究,分母的计算应按照寿命表的编制原则处理。

针对当时我国一些人反对临床试验,理由是"拿人做试验""双盲""随机分组""安慰剂"等有关医德问题,苏德隆先生1962年在《临床实验设计》中除了重申"随机对照双盲"的原则,还首次提出了临床试验不违反道德。1979年,在《医学的研究方法》中指出:"一个没有经过'严密的科学设计'研究成熟的新药,无限制地给人用,这算不得合乎道德!"明确提出了现代伦理审查的首要因素,即"一个合乎伦理要求的研究首先必须是具有科学性的设计"。

此外,除了随机对照盲法的原则,何观清、严镜清、苏德隆等明确提出了采用易感者作为研究对象进行疫苗预防效果评价。

总之,这一时期的疫苗临床试验特点,从实践上未能遵循随机对照盲法的原则。对照多采用大面积接种前后发病率变化的历史对照;抑或采用同期平行对照,但因未能应用随机分组,缺乏可比性。疫苗效果以评价抗体反应来替代流行病学保护效力(efficacy)。但以苏德隆、何观清为首的我国流行病学奠基者在理论上为疫苗临床试验奠定了基础。

(三)临床验证发展期(1982—2000年)

乙型肝炎病毒感染是我国重大公共卫生问题,乙肝病毒母婴传播是婴幼儿乙肝慢性感染的主要原因。1982—1984年,徐志一、刘崇柏等遵循随机对照盲法原则,采用安慰剂为对照,评价乙型肝炎疫苗单独使用,抑或与高效价免疫球蛋白联合使用,阻断乙型肝炎病毒母婴传播的效果。研究期望预防效果为50%,但出乎意料的是,疫苗预防效果竟高达88%。这一结果让全球范围控制乙型肝炎出现了曙光。1985年该项研究结果在WHO专家会议中报告,1986年以后由国际乙型肝炎免疫工作组将婴儿乙肝疫苗推广至亚非各国。这是国内首次严格执行随机对照双盲原则的疫苗临床试验,并且引入了口头知情同意。此后,徐志一又陆续开展了对甲型肝炎减毒活疫苗、流行性出血热疫苗的效果评价以及免疫策略的研究。其中,在甲型肝炎减毒活疫苗的上市后临床研究中,招募了45万名1~18岁青少年与儿童,并首次在国内尝试了群组随机方法。通过甲型肝炎疫苗、乙型肝炎疫苗临床试验,在广西、河北等地培养了一批经验丰富的疫苗临床试验研究者,建立了疫苗临床试验队伍与基地。

1995年,广西壮族自治区防疫站杨宏徽在广西全州开展了大规模随机对照双盲临床试验,判定上海生物制品研究所生产的伤寒Vi疫苗保护效力为69%。研究结果继乙型肝炎疫苗效力评价后在国际上发表。

1988年,俞永新研制的减毒乙型脑炎活疫苗成功上市。该疫苗安全、高效的特性获得了国际关注。1996年,美国Scott B Halstead与俞永新合作,采用病例对照研究在四川评价了该疫苗,判定疫苗保护效果(effectiveness)1剂为80%,2剂则可提高到97.5%,完善了疫苗有效性数据。

这一时期临床试验特点:随机对照双盲的原则在实践中得以应用。疫苗评价终点多为流行病学保护效果。但也存在随机不彻底,多采用生日、编号等的单双号分组等交替随机方式。受制于技术的发展,数据的可溯性不足,病例的确定相对粗放。

(四)临床验证规范期(2001年至今)

国际上提出GCP原则,其最原始的目的是保护受试者权益;确保临床试验数据的真实性、准确性与可重复性是GCP原则的中心思想。这一中心思想必须依靠一个完善的体系与组织网络来实现。这个体系的要素包括:具有科学性并符合伦理道德的研究计划与研究方案;一系列的标准操作规程(SOP)文件;合格的研究者;伦理委员会的批准;临床试验试验的注册与方案的公开;书面知情同意;定期且充分的监查、稽查;诚实的数据收集、录入与管理系统;质量控制系统;可溯源的文档系统。GCP原则的遵循与执行必须有一个健全的组织网络,各负其责,各司其职。包括:申办方、研究者、合同研究组织、法规部门、伦理委员会、独立的数据安全监查委员会。

2001年,广西壮族自治区疾病预防控制中心与中国药品食品检定研究院在评价兰州生物制品研究所研制的b型嗜血流感杆菌(Hib)疫苗时,在随机对照双盲原则的基础上,学习国外疫苗临床试验经验,首次在临床试验中引入了伦理审查、书面知情同意、SOP文件、可溯源的文档系统等GCP要素,开创了国内遵循GCP原则的疫苗临床试验之先河,并逐步带动了国内江苏、北京、河北、河南等疫苗临床试验基地的建立,为国内疫苗临床试验的规范化奠定了基础。2006年以来,随着我国新型疫苗研发的快速发展,一些我国原创、具有国际影响力的疫苗大规模注册临床试验在上述基地陆续开展与完成,临床试验结果在国际医学顶尖杂志《新英格兰医学杂志》与《柳叶刀》上发表,得到了国际认可与重视。这其中包括戊型肝炎疫苗、H_1N_1流感疫苗、肠道病毒71型疫苗等。

通过国际合作,评价国内研发的疫苗是这一时期的特色。2001—2007年,联合国发展署创办的国际疫苗研究所(the International Vaccine Institute)与广西壮族自治区、江苏省疾病预防控制中心合作,采用个体随机(江苏)与群组随机(广西)的方法评价了国产伤寒Vi疫苗再免疫与大规模应用后疫苗的直接与间接保护效果。临床试验证实了伤寒Vi疫苗再免疫的有效性。由于广西试验现场伤寒发病率的急剧下降,群组随机试验未能获得预期结果。国际合作的另一方面是走出国门。随着临床试验经验的累积与临床试验质量逐渐得到国际认可,2015年,鉴于国内没有疾病流行,由江苏省疾病预防控制中心主持,在非洲塞拉利昂开展了旨在评价中国人民解放军军事医学科学院研制的埃博拉病毒病疫苗流行病学保护效果的临床试验。在新型冠状病毒全球大流行期间,我国自行研制的多款新型冠状病毒疫苗,包括灭活疫苗、重组亚单位疫苗以及重组腺病毒载体疫苗更是纷纷走出国门,在海外开展大规模三期效力试验,期中分析结果均满足了WHO关于新型冠状病毒疫苗有效性的判定标准,从而在我国被批准附条件上市,并同时在多个国家被批准紧急使用。

2006年,中国正式加入WHO全球性临床试验注册平台,成为该注册平台的首批网络成员,并发表了"创建中国临床试验注册和发表机制的联合宣言",正式在国内推行临床试验注册制度。

在法规监管层面,2003年开始,为了规范疫苗临床试验,提高疫苗效果评价的科学性,国家食品药品监督管理局在颁发的疫苗临床试验批件中取消了疫苗临床试验由中国药品生物制品检定所负责的条款,结束了中国药品生物制品检定所集"运动员""裁判员"于一身的状态,开始了由省级疾病预防控制中心负责疫苗临床试验。2004年12月,国家食品药品监督管理局首次发布了《疫苗临床试验技术指导原则》。2013年10月,国家食品药品监督管理总局颁发了《疫苗临床试验质量管理指导原则(试行)》,进一步明确了疫苗临床试验实施的组织架构,以及架构内各方的职责。

这一时期临床试验特点:随机与盲法,特别是安慰剂的应用得以规范化;数据管理与统计分析得以重视;GCP原则得以充分的遵循与执行;GCP体系与组织网络日趋成熟;国家监管体系得以完善;临床试验实施与国际接轨;临床试验质量得到国际认可。但也存在对临床试验中多只关注分子(受试者中的病例)的发现,而对分母(所有受试者)在访与失访的关注不够。临床试验过程的可视化、临床试验的多中心化、临床试验数据收集的电子化等亦有待进一步发展。上市后临床,特别是评价真实世界(real-world)临床实际应用状况下保护效果的Ⅳ期临床试验有待进一步开展。

纵观国际临床试验发展历史,自1747年英国皇家海军外科医生James治疗坏血病的简单、朴素试验发端,花费了两百多年时间,经历过无数的经验与教训,如今已发展成一整套科学严谨的、全球普适的,覆盖监管机构、研发部门、临床研究部门等药物研发全链条的临床评价体系,保障用于人类预防与治疗的药物具有可靠的有效性与安全性。反观我国疫苗临床试验,从20世纪80年代随机对照盲法的开始应用,至今不过区区40年;即便从1956年随机分组、安慰剂对照的痢疾噬菌体评价开始,亦只有60余年的历程,但却在汲取前人经验与教训的基础上,形成一套具有中国特色的、同时又符合国际相关准则,能与国际接轨的疫苗临床评价体系。在这个体系下的每个疫苗安全性与有效性的评价结果,不仅作为个体案例,通过在《新英格兰医学杂志》《柳叶刀》等国际公认的高质量杂志发表,体现了国际同道的认同。更为重要的是,这一体系通过WHO对国家疫苗质量监管体系的连续评估,我国企业的疫苗可以通过预认证的形式进行国际采购,为全球人类的健康做出贡献,获得了国际社会的认同。"不积跬步,无以至千里",随着我国大健康国策和整体卫生事业的发展,疫苗临床研究迈出的每个坚实的"跬步",将使得我国自主研发的疫苗更多地走出国门,以达"千里"。

(汪萱怡)

参考文献

[1] CURTIS L M. Clinical trials dictionary:terminology and usage recommendation. 2 ed. Hoboken:John Wiley & Sons,Inc,2012.

[2] CURTIS L M. Clinical trials:design,conduct and analysis. 2 ed. New York:Oxford University Press,2012.

[3] RICHARD D. Controlled trials:the 1948 watershed. BMJ,1998,317(7167):1217-1220.

[4] Patulin Clinical Trials Committee,Medical Research Council. Clinical trial of patulin in the common cold. Int J Epidemiol,2004,33(2):243-246.

[5] PLOTKIN S L,PLOTKIN S A. A short history of vaccination//Plotkin SA,Orenstein W,Offit PA,Edwards KM. Plotkin's Vaccines. 7 ed. Philadelphia:Elsevier Inc,2018.

[6] 汪萱怡,杨焕. 疫苗的临床试验//邓伟,贺佳. 临床试验设计与统计分析. 北京:人民卫生出版社,2012.

[7] BORNSIDE G H. Waldemar Haffkine's cholera vaccines and the Ferran-Haffkine priority dispute. J Hist Med Allied Sci,1982,37(4):399-422.

[8] FRANCIS T,KORNS R F. Evaluation of 1954 field trial of poliomyelitis vaccine:synopsis of summary report. Am J Med Sci,1955,229(6):603-612.

[9] 赵铠,章以浩. 中国生物制品发展史略(1910—1990). 北京:北京生物制品研究所,2003.

[10] 苏德隆. 痢疾噬菌体究竟有无治疗和预防痢疾的作用. 中华医学杂志, 1957, 43(4): 304-306.

[11] 何观清, 胡真. 痢疾噬菌体预防痢疾的实地观察. 中华卫生杂志, 1957, 5(3): 133-138.

[12] 上海医科大学流行病学教研室. 苏德隆教授论文选集. 天津: 天津科学技术出版社, 1995.

[13] 苏德隆, 俞顺章. 防疫措施效果评价//苏德隆. 流行病学. 北京: 人民卫生出版社, 1964.

[14] XU Z Y, LIU C B, FRANCIS D P, et al. Prevention of perinatal acquisition of hepatitis B virus carriage using vaccine: preliminary report of a randomized, double-blind placebo-controlled and comparative trial. Pediatrics, 1985, 76(5): 713-718.

第二章

疫苗临床试验监管体系的建立

　　国家药品监管体系是指国家对药品实施监管的法律法规、机构设置、工作程序的统称。建立药品监管体系的目的是通过政府干预手段,确保企业提供安全、有效、质量可控的药物,以保护公众/患者的利益。

　　疫苗是人类已知的预防和控制传染性疾病的最有效手段。作为一种特殊的药品,疫苗安全关乎公众健康和国家安全,具有重大战略意义。能否建立完备的疫苗监管体系,是评价现代国家治理能力的重要标志。疫苗的特殊性体现在:疫苗的接种对象是健康人群,多数是儿科人群,可接受的风险水平远低于治疗性药物;通常大多数疫苗预防的是易大规模流行且后果严重的传染性疾病,一旦蔓延,将对社会公共安全产生重大影响,因此许多国家对一些重要疫苗的接种具有强制性;疫苗引起的公共事件容易引发社会关注,有关疫苗的一些错误研究或谣言易造成公众恐慌,对疫苗的监管较治疗性药物更加严格。疫苗临床试验是疫苗研发过程中风险最高的环节,自然也成为监管体系关注的重点。因此,由于疫苗监管涉及生命健康、社会稳定、公共卫生安全和商业利益等多元价值,我国疫苗的监管制度面临着重大的挑战。

　　本章主要回顾了境外有代表性的发达国家美国与中国疫苗监管的历史,详细剖析了中国现行疫苗临床监管制度,并对进一步完善疫苗监管体系进行了展望。

第一节　美国与中国疫苗监管历史

一、美国疫苗监管体系形成与发展

　　1957 年德国制药公司研发的一种控制孕妇精神紧张,防止恶心等妊娠反应的镇定剂("反应停")上市,很快风靡欧洲各国、日本和加拿大。但仅仅过了 4 年,这个草率上市的药物就因导致婴儿出现海豹肢畸形而被强制召回,但此时全球已有多达 1.2 万名海豹胎儿出生。"反应停"也曾于 1960 年向美国食品药品管理局(FDA)提出上市申请,但负责审评该产品的审评员 Frances Oldham Kelsey 认为"反应停"的安全性和疗效数据都不可靠,拒绝批准其上市,并要求企业提供更多的研究证据,尤其是关于孕妇使用后不良反应的相关数据。Kelsey 因最终未批准"反应停",保护了美国婴儿免受海豹肢畸形的危害,而受到了英雄般的赞誉。"反应停"事件是人类用药历史上的一个惨痛教训,而美国通过国家监管手段保护本国人群免受危害的经验,证明了完善的国家药品监管体系对保护公众用药安全的重要作用。通过美国疫苗监管体系发展的历史,可以更加清晰地理解监管机构不仅能够为公众提供有效的保护,而且需要构建高水平的科学标准规范行业发展,并作为政府决策的依据。

（一）监管主体的确立

1798 年,詹纳发表文章公开了天花疫苗接种效果,之后天花疫苗的应用迅速得到普及,但不久市场上就出现了假天花疫苗。为了扭转假疫苗泛滥的现状,1813 年,美国联邦法律规定总统可以指定疫苗供应商储存真正的疫苗产品,保证任何公民申请使用时可以获得疫苗。詹姆斯-史密斯医生被任命为第一位疫苗供应商。1822 年,北卡罗来纳州发生了疫苗导致天花疫情暴发的事件,于是美国国会废除了 1813 年法案,将疫苗完全移交给地方当局管理。

1901 年,美国圣路易斯州接种的白喉抗毒素被破伤风疫苗所污染,造成 13 名儿童死亡;同年在美国新泽西州 9 名儿童接种了受污染的天花疫苗后死于破伤风,由于以上发生的系列疫苗公众安全事件,迫使国会 1902 年制定并通过了《生物制品法》,并沿用至今。自此开启了联邦当局全面监管疫苗的历史。美国 FDA 在 1906 年成立,疫苗的监管历史比药品监管提早了 4 年时间。1944 年《生物制品法》成为《公共卫生法》的一部分,直到1997 年制定《现代化法案》对其进行了修订。

（二）监管机构的变迁

1902 年,美国国会确定的首个疫苗监管机构就是国家卫生研究院(NIH)的前身,即海军医疗服务机构卫生实验室。1948 年,监管职责交由 NIH 下设的国家微生物研究所承担。1955 年,发生了 Cutter 实验室制备的脊髓灰质炎疫苗事件,因该疫苗在用甲醛(福尔马林)灭活相应病毒时不够彻底,未能杀死所有活病毒,导致 12 万名接种疫苗的儿童中有4 万名染病,其中 56 人终生瘫痪,5 人死亡。自此恶性疫苗事件后,公众强烈要求对疫苗应进行更为严格细致的监管,也直接导致了美国对疫苗行业制定了更严苛的法规和标准。于是 NIH 新成立了生物制品标准处(DBS),从疫苗生产、运输、保存和使用的各个环节上都实施了更为严格的控制,并建立起来完整的检测、质控、报告和监管网络,同时加大了惩罚力度。

1960 年代末期,美国政府开始考虑将 DBS 与 FDA 合并成独立机构。当时 NIH 同时承担疫苗研究和疫苗监管两项职能,已经造成内在的职能冲突。随后审计部门发现 DBS签发上市的 221 批次疫苗中的 130 批次均未符合规定的效价标准;其中低效价 115 批,另有 15 批次虽效价合格但没有通过 DBS 的检验。加上 DBS 在流感疫苗上监管不当的表现,引发社会广泛的批评。卫生教育和福利部(HEW)于 1972 年决定将 DBS 从 NIH 划转到 FDA,并重新定名为生物制品司,与药品司级别相当,同时明确将所有生物制品按照

《联邦食品药品和化妆品法案》的规定进行监督和管理。

1982 年,FDA 内部机构进行改革,生物制品和药品合并成立了国家药品生物制品中心。1988 年该中心一分为二,重新成立生物制品审评与研究中心(CBER),负责评价和监管生物制品包括疫苗产品;药品评价和研究中心(CDER),负责评价和监管化学药品。在随后的几十年中,FDA 的内部机构职能虽然时有调整和重组,但由 CBER 负责疫苗产品监管的职能一直未曾改变。

(三)现代化监管体系的形成

20 世纪 90 年代,FDA 面临审评资源短缺、审评进度缓慢、审评任务积压等突出问题,1992 年美国国会通过《处方药用户付费法案》(PDUFA)解决了 FDA 经费短缺的限制。1997 年出台了《现代化法案》对监管制度进行现代化管理,目前美国疫苗监管体系主要包括以下几方面内容:

1. 非临床研究的要求　FDA 对疫苗的非临床研究提出了严格要求。完成疫苗非临床研究的安全性评估是为开展临床试验提供支持,确定安全剂量范围和接种程序,更好地权衡疫苗研发的风险获益,识别可能的或未知的毒性和靶器官。在开展安全性评估时,还应考虑疫苗本身固有的毒性、杂质或污染物残留的毒性、组分之间相互作用产生的毒性,以及与引发免疫反应相关的毒性等风险。

2. 临床试验的申请　依照美国《联邦法规汇编》(21 CFR)第 312 条款,在开展疫苗临床试验之前,必须向 FDA 提交研究用新药(IND)申请。在申请中需要描述疫苗质量控制方法、疫苗安全性信息、临床试验方案等,注册申请人/申办者在申请获得默示许可后,方可开展疫苗临床试验。

3. 上市许可制度　新疫苗上市许可(NDA)申请的审评标准与新药上市申请的注册要求一致,适用 PDUFA 法规。FDA 要评估疫苗产品的研制和生产方案,依据临床试验结果批准产品上市。

4. 批签发制度　由于大多数疫苗都是在制备工艺中经微生物发酵或细胞生产的产品,连续批次的疫苗可能在成分和效果上有所不同,即同一个工艺生产的疫苗,不同批次间可能产生轻微甚至显著的差异。为此,监管当局要求疫苗企业对每批产品进行单独检验,FDA 还会进行逐批抽查和检验,即建立对每一批疫苗产品单独签发的制度。

5. 生产许可制度　1996 年 5 月 FDA 宣布免除部分生物制品的注册许可申请(establishment license application,ELA),但是血浆制品、疫苗和其他衍生产品除外。原因是前述各类产品制备比较复杂,有外源传染性病原体污染的风险,终端产品检测可能不足以质控,需要特殊的专业能力和足够的时间来进行监管审查和评估。

6. 加强对疫苗企业的检查　疫苗的生产企业要接受 FDA 定期对生产设备及工艺的全面检查,对于生产工艺的变更或者甚至对产品包装的细微改动,都需要进行产品变更申报。FDA 还要求疫苗生产及时进行持续改进和升级。

(四)疫苗不良事件报告系统建立

1990 年美国建立了疫苗不良事件报告系统(vaccine adverse events reporting system,

VAERS），由 FDA 与国家疾病预防控制中心（CDC）共同管理。VAERS 的目的在于监测疫苗上市后新发的、特殊或罕见的不良事件；监控已知不良事件的发生率是否增加；查明特定不良事件中蕴含的风险因素；根据已报告不良事件的数量或类别，识别相应的疫苗生产批次的安全性；评估新疫苗的安全性。

疫苗生产企业有向 VAERS 报告严重不良事件的义务，包括死亡、危及生命的疾病、永久性残疾或住院治疗等。报告不良事件时，还要求提交诊疗记录、尸检报告等信息，以对不良事件进行更为完整的描述。VAERS 会存储所有信息以备后续参考和分析。

国家 CDC 利用 VAERS 数据研究疫苗和可能的不良反应之间的联系，监管机构利用这些数据，来回应公众就疫苗安全提出的质询。国家免疫咨询委员会（Advisory Committee on Immunization Practices，ACIP）同样会参考相关数据来评估疫苗接种后可能的不良反应，并就预防接种的警示和禁忌证提出建议。同时美国医疗和医保体系的登记系统等逐步发展完善，可以多方位对疫苗临床应用进行监测及控制风险，为公众提供了全面的安全性保障。

二、中国疫苗监管体系形成与发展

2019 年，中国生物制品事业迎来百年华诞。在漫长的百年发展历史中，国家监管体系也伴随生物制品事业同样经历了曲折的发展过程。

（一）中华人民共和国成立前的疫苗监管

1919 年，北洋政府在北平成立中央防疫处，隶属北洋政府内务部卫生司，标志着我国疫苗事业的开端。最初的防疫处既负责血清、疫苗的制备，也负责防疫计划的制订和行政管理。1928 年，防疫处由南京国民政府接管，成为专门的生物制品生产、研究机构，隶属国民政府内政部，在卫生部成立后，划归为卫生部直属机关，之后卫生部改为内政部卫生署，又转归卫生署管辖。中央防疫处曾先后生产牛痘疫苗、狂犬疫苗、伤寒疫苗、霍乱疫苗、鼠疫细菌性疫苗，以及白喉、破伤风类毒素等。

抗日战争与解放战争时期，政府以及民间机构曾组织开展过不同规模的疫苗生产活动，但由于当时国内政治局势混乱，难以对疫苗实行有效的监管。

（二）中华人民共和国成立早期的疫苗监管

1. 疫苗生产质量标准的建立　中华人民共和国成立后，对生物制品机构进行统一规划和调整，1949—1953 年间先后在北京、上海、成都、兰州、长春、武汉六个中心城市建立生物制品研究所，负责疫苗产品的研发与生产，是以研究为主、制造为辅的传染病科研机构。

1950 年，经国务院文化教育委员会批准成立中央人民政府卫生部生物制品检定所，负责全国生物制品的质量控制、各种标准品的分发，并组织起草修订生物制品制造及检定规程。随后各个生物制品研究所分别设立检定科，根据制品类别配备了专职检定人员，严把制品质量。为了秉公执法，各生物制品研究所的检定科在业务上受卫生部生物制品检定所领导。同年 10 月在北京召开第一次全国生物制品会议,在研究了国内外生物制品制造及质量检定情况,同时参考苏联生物制品及疾病防疫专家意见基础上,编制了《中央卫生部生物制品法规草案》,对中国生物制品法规的收载品种和编写原则,以及法规起草分工等均作了明确规定,并对我国生物制品委员会的筹建、职责和工作程序等提出建议。

1952 年,卫生部批准颁布《生物制品法规》,这是我国第一部生物制品国家法定标准。1959 年 1 月,卫生部批准颁布《生物制品制造及检定规程》,共收载了 8 个生物制品总则规程,15 个细菌制品规程,5 个病毒制品规程。1979 年名称变更为《生物制品规程》,直到 1990 年再次修订时名称确定为《中国生物制品规程》,在 2005 年并入《中华人民共和国药典》。

2. 疫苗检定质量监督 1958—1976 年,先后经历"大跃进""三年严重困难时期"以及"文化大革命",生物制品事业在挫折中前进。

1963 年,卫生部、化工部、商业部联合发布《关于药政管理的若干规定》,这是新中国第一部综合性药政法规。全国各生物制品研究所认真贯彻中央提出的调整、巩固、充实、提高的方针,健全规章制度,加强企业管理。检定科加大了质量控制力度,并把工作重点由单纯成品检定转向生产全过程。在管办合一体制下,监管部门引入苏联的驻厂监督员方式,直接介入生产过程以实现管控,疫苗供应和预防接种都在体制内循环。1964 年,卫生部委托上海生物制品研究所负责起草《生物制品研究所工作条例》,之后以贯彻工作条例为契机,开展了全国生物制品大检查活动。

"文化大革命"期间,生物制品研究所由卫生部下放到各省市管理,由于受到政治运动的影响,生物制品产业发展十分缓慢,尤其是科研工作几乎完全停顿。1978 年,根据国务院〔1978〕65 号文精神,卫生部发布〔78〕卫防字第 454 号文,将全国各生物制品研究所的管理权重新收回卫生部。并于 1979 年 6 月在上海召开生物制品管理工作经验交流会修订了《生物制品研究所工作条例》。

1982 年,通过整顿、检查和验收,卫生部对全国 6 个生物制品研究所和昆明中国医科院医学生物学研究所颁发了疫苗生产许可证。1983 年 3 月,卫生部以〔83〕卫药字第 9 号文决定对部属 6 个生物制品研究所的检定科实行由所在属地所和国家药品生物制品检定所双重领导,更加明确了中国药品生物制品检定所负责生物制品质量的检定和监督工作。

(三) 疫苗监管法律法规体系的建立

1. 集中审批制度的确立 1985 年 7 月 1 日全国人大常务委员会讨论通过了《中华人民共和国药品管理法》(主席令 31 号)(以下简称《药品管理法》)。并于同年成立了药品审评委员会(药品审评中心的前身),下设西药、中药、生物制品三个分委员会;负责对新药的化学、药理、毒理、临床药理等研究资料进行审评及评价;向卫生部提出可否进行临床研究和批准生产的意见;与对已生产、使用的药品进行临床疗效再评价,负责提出淘汰药品的建议;对外企申请在我国临床试用的新药进行评议,提出可否接受的意见。自此新药与疫苗产品全部由卫生部统一审批。

卫生部根据《药品管理法》制定并颁布了《新药审批办法》及《新生物制品审批办法》。对疫苗的分类和命名、研究(临床前研究)、人体观察(临床研究)、生产进行了详细的规定。从此我国疫苗的监管与审批进入了法制化时期。

1988年，为进一步完善该办法，卫生部颁发了《关于新药审批管理若干补充规定》。1992年，卫生部再次颁发了《关于药品审批管理若干问题的通知》，并于1993年颁布《生物制品管理规定》，对生物制品做了补充规定。

2.《药物临床试验质量管理规范》的颁布　20世纪90年代，随着全球经济时代的到来、跨国制药工业的蓬勃发展，很多国际制药公司和合同研究组织(CRO)纷纷进入中国成立合资或独资企业，同时要求中国按照国际惯例和标准进行新药的临床研究，这为我国《药物临床试验质量管理规范》(GCP)的建立实施，创造了一定的外部条件和环境。1992年，我国政府派员参加了WHO GCP定稿会，回国后开始酝酿起草我国GCP。1997年，卫生部药政局领导和专家参加了ICH大会，随后参照ICH GCP，经七次修订，于1998年3月颁布了我国首个GCP(试行)。后续国家药品监督管理部门对该规范进行了进一步的修订完善，并于2003年9月1日起正式实施。目前，现行版GCP为2020年版。

3. 国家药品监督管理局成立以及相关法律法规的修订　1998年，国家药品监督管理局(SDA，简称国家药监局)成立，药品包括疫苗的监管迎来了独立专业的行政执法机构。1999年《新生物制品审批办法》颁布，更新了生物制品分类，并进一步明确了新生物制品研制的要求、临床研究申报与审批流程、生产的申报和审批流程等。2001年《药品管理法》修订，2002年配套出台《药品管理办法实施条例》，提出药品注册的概念。2002年《药品注册管理办法》试行，并于2005年颁布，2007年进行了修订和完善，我国疫苗的监管法律法规体系基本成形。

2019年8月26日，新修订的《药品管理法》经十三届全国人大常委会第十二次会议表决通过，于2019年12月1日起施行。2020年1月22日国家药品监督管理局依据新修订的《药品管理法》等法律、行政法规，完成对《药品注册管理办法》(国家市场监督管理总局第27号)的修订及发布，随后相关配套文件相继颁布。

(四) 疫苗监管体系的调整和完善

1. 实行疫苗批签发管理　2002年12月国SDA颁布《生物制品批签发管理办法(试行)》，自2003年1月15日起对疫苗等生物制品实行批签发管理。该办法在2004年以及2017年先后进行两次修订。现行版为2017年12月20日经国家食品药品监督管理总局(CFDA)审议通过，自2018年2月1日起施行。办法规定：对获得上市许可的疫苗类制品、血液制品、用于血源筛查的体外诊断试剂以及食品药品监督管理总局规定的其他生物制品，在每批产品上市销售前或者进口时，指定药品检验机构进行资料审核、试验现场核实、样品检验。未通过批签发的产品，不得上市销售或者进口。

2019年6月29日，《中华人民共和国疫苗管理法》(以下简称《疫苗管理法》)经第十三届全国人民代表大会常务委员会第十一次会议审议通过，自2019年12月1日起施行，共11章/100条，其核心充分体现了疫苗"战略性"与"公益性"的地位；在药品监管层面进一步明晰监管事权的科学配置,协同多元政策目标,形成疫苗供应和监管体系的有效均衡。《疫苗管理法》尊重市场规律,要求上市许可持有人对全链条、全生命周期疫苗安全承担主体责任,规范了上市后管理的整体要求,创新生产工艺变更分级管理以提升监管针对性和降低制度性交易成本,法律责任章节大幅提高制度性震慑力;还首次明确了疫苗的责任强制保险制度,电子追溯体系致力于解决信息不对称问题。为确保《疫苗管理法》有效贯彻执行,国家药品监督管理局再次组织修订《生物制品批签发管理办法》,2020 年 12 月 11 日以国家市场监督管理总局令第 33 号文公布,2021 年 3 月 1 日起实施。

2. 建立疫苗 AEFI 报告系统 由于疫苗本身的特性、接种过程复杂以及其他偶合因素,疫苗接种后会发生一定比例的不良事件。这些事件中有些较为严重,波及面较广,影响较大,如不及时处理,易引起严重后果。疫苗上市后的疑似预防接种异常反应(adverse event following immunization, AEFI)监测系统能够及时获取疫苗引起的不良事件信息,以便尽早采取有效措施。欧、美、日等工业化国家都已建立了较完善的监测系统。WHO 也将其作为评价国家药品监督管理部门对疫苗监管能力的一项重要考核指标。在经历重大突发的公共卫生事件如 2003 年非典(SARS)事件后,我国于 2005 年逐步建立了 AEFI 三级网络监测系统,最初在 10 个省份试点,到 2012 年监测系统已覆盖到全国所有县市和乡镇,由卫生系统和药监系统共同使用,并进行持续的改进和完善。

3. 疫苗临床试验相关技术指南的颁布 我国药品监督管理部门于 2003 年以后陆续发布了指导疫苗临床研究的系列技术指南,对新疫苗、新的联合/多价疫苗、艾滋病疫苗、含铝佐剂疫苗以及其他需要通过临床评价的疫苗所进行的临床试验提出相关的技术要求。其中《疫苗临床试验技术指导原则》是我国颁布的首个专门针对疫苗临床试验的技术指导原则。

为规范预防用疫苗临床试验的安全性评价,我国《预防用疫苗临床试验不良反应分级标准指导原则》于 2005 年 10 月发布。随着临床研究实践和对人体医学认知的深入,以及实验室检测技术的进步,为进一步规范预防用疫苗临床试验的安全性评价,加快不良事件分级标准与国际接轨,我国在 2019 年 12 月完善和更新了《预防用疫苗临床试验不良事件分级标准指导原则》。

为进一步加强疫苗临床试验质量管理,促进临床研究质量的提高,保障受试者权益与安全,根据 GCP,结合 WHO 对疫苗临床试验质量管理的有关要求,国家食品药品监督管理局组织制定了《疫苗临床试验质量管理指导原则(试行)》(食药监药化管〔2013〕228号)并于 2013 年 10 月 31 日实施。

为规范疫苗临床试验严重不良事件报告,加强疫苗临床试验安全性信息监测,保障受试者安全,2014 年 1 月 17 日,国家食品药品监督管理总局(CFDA)发布的《疫苗临床试验严重不良事件报告管理规定(试行)》(食药监药化管〔2014〕6 号)规定:申办者应指定专职人员负责临床试验安全性信息监测与严重不良事件报告管理;疫苗临床试验机构应建立临床试验安全性信息报告制度;严重不良事件报告分为个案报告与定期安全性报告。同时规定了研究期间定期安全性报告内容,以及不同严重不良事件性质(类别)的报告时限要求。随后,药品审评中心制定了《疫苗 SUSAR 个案及定期安全性报告的接收和评价工作程序(试行)》,进一步对疫苗临床试验中注册申请人/申办者报送的可疑且非预期严重不良反应(suspected unexpected serious adverse reaction,SUSAR)个案和定期安全性报告的及时接收和评价进行规范。

4. 疫苗临床试验机构认定　根据《疫苗临床试验质量管理指导原则(试行)》要求:通常应选择省级以上疾病预防控制机构作为临床试验负责机构,选定主要研究者,并在负责机构的协助下,选择一个或者多个市、县级疾病预防控制机构和/或医疗机构作为试验现场。

2013 年 12 月 10 日,CFDA 发布并实施《一次性疫苗临床试验机构资格认定管理规定》(食药监药化管〔2013〕248 号),对拟开展疫苗临床试验的机构,进行一次性疫苗临床试验机构资格认定。此规定的颁布,在一定时期内加强了对疫苗临床试验机构的监督管理,规范了临床试验管理,提升了临床研究的能力。随着 2019 年国家药品监督管理局(NMPA)和国家卫生健康委员会联合发布的《药物临床试验机构管理规定》(简称《规定》)的施行,疫苗临床试验机构的管理同治疗用药物,采用备案制管理,取消一次性疫苗临床试验资格认定批件。

NMPA 发布的《关于做好药物临床试验机构备案工作的通知》(药监综药注〔2019〕100 号)中,明确为贯彻落实《药品管理法》和《疫苗管理法》(主席令 30 号)要求,充分认识药物临床试验机构备案工作重要性。这一举措有利于释放临床试验资源,更好地满足药物研发对药物临床试验的需求,对鼓励药物创新、促进产业健康发展具有重要意义;NMPA 要求各省级药品监督管理局要高度重视《规定》的实施,加强与同级卫生健康主管部门的协调配合,推动《规定》的宣贯培训和备案管理工作,加强监督指导,做好本行政区域内药物临床试验机构备案管理工作。指导行政区域内拟开展药物临床试验的医疗机构、疾病预防控制机构和有关单位按照相关要求使用药物临床试验机构备案管理信息系统进行备案。

自 2019 年 12 月 1 日起,相关机构和单位可登录国家药品监督管理局网站(网址 http://www.nmpa.gov.cn),点击"药物和医疗器械临床试验机构备案管理信息系统(以下简称备案系统)"进行备案。备案系统向社会开放,药物临床试验申办者可以登录备案系统选择已经备案的药物临床试验机构开展临床试验;有关单位和个人可登录备案系统查询药物临床试验机构备案信息。

同时强调各省级药品监督管理局要加强药物临床试验机构监督检查,切实落实属地监管责任,组织做好药物临床试验机构日常监管。加强与同级卫生健康主管部门的协调配合及信息通报;督促药物临床试验机构按要求定期填报年度药物临床试验情况总结报告。组织制订并落实监督检查计划,加强对行政区域内药物临床试验机构的监督检查;对发现的违法违规行为,按照《药品管理法》《疫苗管理法》及其他相关规定组织查处。

5. 国家疫苗监管体系通过 WHO 评估　经过近几十年的发展至 2009 年,我国已有疫苗生产企业 36 家,能够生产预防 27 种疾病的 49 种疫苗,年生产能力逐年提高。但由于多年来,我国疫苗监管体系尚未经过国际标准的评估,国产疫苗并没有真正走出国门,只有部分疫苗企业的单一品种,以合作的方式或者国家间单一贸易的方式出口,出口的数量和出口范围都有限。

2010 年 12 月 13—17 日,WHO 启动了对我国疫苗国家监管体系的 7 个板块:国家监管体系、上市许可工作、上市后监管包括接种后异常反应监测、批签发、实验室管理、监管检查、临床试验监管的正式评估。来自 WHO 总部、WHO 驻华代表处、美国 FDA、法国健康食品卫生局等机构的评估专家,经过深入、细致、严格的检查后,2 个板块获得满分,加上另外 5 个板块的成绩高分通过,总体达到了 WHO 的监管体系评估标准。

2011 年 3 月,WHO 在北京宣布中国疫苗监管体系通过了评估。中国生产的疫苗质量可靠,其安全性和有效性得到了国际标准的认可;中国生产的疫苗有资格申请 WHO 的资格预审(PQ),进入联合国疫苗采购计划,供应国际市场。

按照 WHO 对疫苗国家监管体系评估的要求,国家疫苗监管机构应该在首次通过评估后的 2~3 年接受 WHO 的再次评估。我国于 2014 年接受 WHO 专家组对疫苗监管体系的再评估,再次高分通过,标志着我国疫苗监管体系达到国际标准,且具有持续提升监管水平的能力。

自 2013 年开始,乙型脑炎减毒活疫苗、流感疫苗、甲型肝炎灭活疫苗、口服 Ⅰ 型 Ⅲ 型脊髓灰质炎减毒活疫苗、二价人乳头瘤病毒(HPV)疫苗等多款产品先后通过 WHO 产品资格预审,我国疫苗已走出国门,被联合国儿童基金会和全球疫苗免疫联盟陆续采购。

我国是世界上为数不多的能够依靠自身力量解决全部免疫规划疫苗的国家之一,截至目前,国内共有 47 家疫苗生产企业,可生产超过 60 种疫苗,有效预防 34+种传染病,生产的疫苗基本涵盖欧美等发达国家上市的疫苗品种。多年来,我国疫苗生产企业总产能达到每年 10 亿剂次,国产疫苗占实际接种量的 95% 以上,基本能够满足预防接种的需求,为防治重大传染性疾病和积极应对重大公共卫生事件做出了突出贡献。目前我国已有多个疫苗通过 WHO 的资格预审,疫苗产品陆续走出国门,特别在新冠肺炎疫情期间充分发挥了全球公共产品的作用。

(五)审评审批制度改革及首部《疫苗管理法》颁布

2015 年以前,因药品审评审批工作存在审评资源不足的问题,审评任务积压严重,导致出现新药上市滞后和临床急需医药产品可及性的问题。2015 年 8 月,国务院印发《关于改革药品医疗器械审评审批制度的意见》(国发〔2015〕44 号),提出了 12 项改革任务,全面推动药品审评审批制度改革。此次改革的主要目标是提高审评审批质量、解决注册申请积压、提高仿制药质量、提高审评审批透明度。为进一步促进药品医疗器械产业结构调整和技术创新,提高产业竞争力,满足公众临床需要,2017 年 10 月,中共中央办公厅、国务院办公厅印发了《关于深化审评审批制度改革鼓励药品医疗器械创新的意见》(厅字〔2017〕42 号),提出鼓励药品创新 36 条意见,涉及改革临床试验管理、加快上市审评审批、促进药品创新和仿制药发展、加强药品医疗器械全生命周期管理、提升技术支撑能力、加强组织实施六个方面。

2018 年 7 月 15 日,NMPA 发布长春长生生物科技有限公司冻干人用狂犬病疫苗生产存在记录造假等行为的通告,该疫苗事件引起广泛关注,也暴露出我国疫苗立法执法存在的不足。为此,迫切需要将分散在多部法律法规中的疫苗研制、生产、流通、预防接种、异常反应监测、保障措施、监督管理、法律责任等规定进行全链条统筹整合,系统谋划思考,提升法律层级,强化法律措施,增强疫苗立法的针对性、实效性和可操作性。为巩固药品审评审批制度改革成果,加强疫苗管理,保证疫苗质量和供应,规范预防接种,促进疫苗行业发展,保障公众健康,维护公共卫生安全,2019 年 8 月 26 日全国人大常委会表决通过了首部《中华人民共和国疫苗管理法》(简称《疫苗管理法》),于 2019 年 12 月 1 日实施。

《疫苗管理法》是世界上第一部专门关于疫苗监管的国家立法;其颁布实施体现了国家对疫苗实行"四个最严"的管理制度,坚持安全第一、风险管理、全程管控、科学监管、社会共治,更在抗击新冠肺炎疫情中充分体现了疫苗作为全球公共产品的战略性和公益性。

(六)《药物临床试验质量管理规范》的更新

2003 年,国家食品药品监督管理局发布施行的《药物临床试验质量管理规范》(GCP),对推动我国临床试验规范研究和提升质量起到了积极作用。然而,随着我国药品研发的快速发展和药品审评审批制度改革的深化,GCP 中一些规定内容已经不再适用;随着药物临床试验领域新概念的产生和新技术的应用,如基于风险的质量管理、电子数据等,并未纳入 GCP 中;近年药物临床试验数据核查中发现比较集中的问题,如申办者、研究者、伦理委员会等各方的责任理解不清晰,临床试验操作不够规范,对于受试者的权益和安全保障不足,需要在 GCP 中进一步明确和细化要求;国家药品监管部门加入 ICH 并成为管委会成员,应当遵循和实施相关指导原则,此版 GCP 与 ICH GCP 在内容和要求上存在一定差异,有必要要对 GCP 做出相应的修改和增补,以适应药品监管工作的需要。

在此背景下,新修订的《药物临床试验质量管理规范》(2020 年第 57 号)于 2020 年 4 月 23 日发布,自 7 月 1 日起施行。新版 GCP 的修订体现了国际临床监管经验,并兼顾国内卫生健康主管部门医疗管理的要求,主要修订内容涉及:细化明确各参与方责任、强化受试者保护、强调建立质量管理体系、优化安全性信息报告、规范新技术的应用等。

第二节　我国现行疫苗临床试验监管制度

一、临床研究前的准备

1. 临床试验注册申请　最新修订的《药品管理法》规定:开展药物临床试验,应当按照国务院药品监督管理部门的规定如实报送研制方法、质量指标、药理及毒理试验结果等有关数据、资料和样品,经国务院药品监督管理部门批准;国务院药品监督管理部门应当自受理临床试验申请之日起六十个工作日内决定是否同意并通知临床试验申办者,逾期未通知的,视为同意。

最新修订的《药品注册管理办法》中进一步明确,通过药品审评中心网站通知申请人审批结果;逾期未通知视为同意,申请人可以按照提交的方案开展药物临床试验。

2018 年 8 月 1 日,国家药品监督管理局发布的《关于调整药物临床试验审评审批程序的公告》(2018 年第 50 号)要求,申请人在提出新药首次药物临床试验申请之前,应向药品审评中心提出沟通交流会议申请。经沟通交流会讨论,认为现有资料、数据或补充完善后的资料、数据能够支持开展临床试验的,申请人即可在沟通交流会议之后或补充资料和数据后提出临床试验申请。同时规定了临床试验申请的受理与审评审批的程序,以及对申报资料的要求。

2. 疫苗临床试验机构的要求　《疫苗管理法》以及《药品注册管理办法》中规定:疫苗临床试验应当由符合国务院药品监督管理部门和国务院卫生健康主管部门规定条件的三级医疗机构或者省级以上疾病预防控制机构实施或者组织实施。

《关于深化审评审批制度改革鼓励药品医疗器械创新的意见》以及现行《药品管理法》中明确"对临床试验机构资格认定实行备案管理",具体办法由国务院药品监督管理部门、国务院卫生健康主管部门共同制定。国家药品监督管理局会同国家卫生健康委员会联合制定的《药物临床试验机构管理规定》(2019 年第 101 号)于 2019 年 11 月 29 日发布,自 2019 年 12 月 1 日起施行。

3. 临床试验用疫苗的要求　新修订的《药品注册管理办法》规定:申请人完成支持药物临床试验的药学、药理毒理学等研究后,提出药物临床试验申请。

对临床试验用药品的监管和技术要求可暂时参考国家药品监督管理局 2022 年 1 月 18 日网站公布的《生产质量管理规范—临床试验用药品附录(征求意见稿)》,并关注最终版本的发布。

4. 伦理审查要求　现行的《药品管理法》规定:开展药物临床试验,应当符合伦理原则,制订临床试验方案,经伦理委员会审查同意;伦理委员会应当建立伦理审查工作制度,保证伦理审查过程独立、客观、公正,监督规范开展药物临床试验,保障受试者合法权益,维护社会公共利益。

对疫苗临床研究的伦理审查工作,根据 GCP、《涉及人的生物医学研究伦理审查办法》、《药物临床试验伦理审查工作指导原则》及《疫苗临床试验质量管理指导原则》的相关要求执行。

5. 人类遗传资源行政审批　我国首部《中华人民共和国生物安全法》由中华人民共和国第十三届全国人民代表大会常务委员会第二十二次会议于 2020 年 10 月 17 日通过,自 2021 年 4 月 15 日起施行。《中华人民共和国人类遗传资源管理条例》(国令 717 号)于 2019 年 3 月 20 日由国务院第 41 次常务会议通过,自 2019 年 7 月 1 日起施行。其中均规定采集我国重要遗传家系、特定地区人类遗传资源或者采集国务院科学技术主管部门规定的种类、数量的人类遗传资源,应当经国务院科学技术主管部门批准。同时强调:为了取得相关药品和医疗器械在我国上市许可,在临床试验机构利用我国人类遗传资源开展国际合作临床试验、不涉及人类遗传资源出境的,不需要批准;但是,在开展临床试验前应当将拟使用的人类遗传资源种类、数量及用途向国务院科学技术主管部门备案。

详细申报流程以及具体技术要求可参考科技部人类遗传办公室发布的《为获得相关药品和医疗器械在我国上市许可,利用我国人类遗传资源开展国际合作临床试验的行政审批流程》,以及《中国人类遗传资源采集审批行政许可事项服务指南》《中国人类遗传资源国际合作临床试验备案范围和程序》《中国人类遗传资源信息对外提供或开放使用备案范围和程序》《中国人类遗传资源国际合作科学研究审批行政许可事项服务指南》等文件。

二、临床试验期间的监管

1. 临床试验期间的变更管理　临床试验期间的变更包括药学、非临床和临床研究技术方面。《关于调整药物临床试验审评审批程序的公告》(2018 年第 50 号)规定:对于变更临床试验方案、重大药学变更、非临床研究重要安全性发现等可能增加受试者安全性风险的,申请人应按相关规定及时递交补充申请。药品审评中心应在规定时限内完成技术审评,并可视技术审评情况通知申请人修改临床试验方案、暂停或终止临床试验。

关于疫苗临床试验期间的临床方案变更,是指药物临床试验期间方案变更是获得临床批件的疫苗在临床试验期间,因各种原因需要对药品审评机构已批准或经沟通交流认可的临床试验方案内容进行修改或完善,明确申办者应承担临床试验方案变更的主体责任,全面、深入评估临床试验期间方案变更的必要性和科学合理性,评估方案变更对受试者安全的影响。为指导药物临床试验申办者规范开展临床试验期间方案变更相关工作,应参考国家药品监督管理局药品审评中心 2021 年 2 月 10 日发布实施的《已上市化学药品和生物制品临床变更技术指导原则》,以及 2022 年 6 月 23 日发布施行的《药物临床试验期间方案变更技术指导原则(试行)》。以上指导原则中明确了方案变更的常见情形与评估要点、变更分类(实质性和非实质性)、安全风险评估、伦理审查、变更管理与资料要求以及沟通交流。对于未涵盖的复杂或疑难方案变更情形,申办者在开展风险评估的基础上,可按照《药物研发与技术审评沟通交流管理办法》相关规定,向药品审评中心提出相应类别的沟通交流申请。在临床试验期间的变更管理过程中,如果监管部门判断申请人所采用的变更类别、报告方式不恰当,会与申请人沟通后更正变更类别。

为配合《药品注册管理办法》的贯彻实施,进一步规范药品注册审评补充资料管理工作,结合药品审评以流程为导向的科学管理体系的研究成果和审评工作实际,药品审评中心研究制定了《药品审评中心补充资料工作程序(试行)》,2020 年 11 月 25 日予以发布,12 月 1 日施行。

2. 临床试验质量管理的要求　疫苗临床试验的实施应符合 ICH E6、GCP 和《疫苗临床试验质量管理指导原则》等指导原则的相关要求,并根据风险程度采取有效措施,保护受试者合法权益。

临床试验数据质量是评价临床试验结果的基础,为了确保临床试验结果的准确可靠、科学可信,还应根据国家食品药品监督管理总局 2016 年 7 月 27 日发布的《临床试验数据管理工作技术指南》(2016 年第 112 号),对临床试验数据进行规范管理。

考虑到突发的重大公共卫生事件对药物临床试验的开展带来诸多困难和挑战,对疫情期间应急批准的新治疗药物和疫苗的临床试验及其他在研药物的临床试验管理工作,可参考药品审评中心 2020 年 7 月 14 日发布的《新冠肺炎疫情期间药物临床试验管理指导原则(试行)》。

3. 严重不良事件个案报告与定期安全性报告 2018 年 1 月 25 日,国家药品监督管理局颁布的《关于适用国际人用药品注册技术协调会二级指导原则的公告》(2018 年第 10 号)要求:自 2018 年 5 月 1 日起,药物临床研究期间报告可疑且非预期严重不良反应(SUSAR)适用《E2A:临床安全数据的管理:快速报告的定义和标准》;自 2018 年 7 月 1 日起,报告上市后药品不良反应适用《E2D:上市后安全数据的管理:快速报告的定义和标准》;自 2019 年 7 月 1 日起,报告药品不良反应适用《M1:监管活动医学词典(MedDRA)》和《E2B(R3):临床安全数据的管理:个例安全报告传输的数据元素》。自 2022 年 7 月 1 日起,报告上市后药品不良反应适用《电子传输执行指导原则》。

因此,2018 年 5 月 1 日后,对包括疫苗在内的所有药物临床试验期间的严重不良事件个案报告与定期安全性报告,均按照 ICH 相关指导原则(E2A、E2B-R3 和 M1)以及药物临床试验期间安全性数据快速报告标准和程序执行。

2018 年国家药品监督管理局发布的《关于调整药物临床试验审评审批程序的公告》中,再次明确:对于药物临床试验期间出现的可疑且非预期严重不良反应和毒理研究提示重大安全性风险信号,注册申请人应按照药物临床试验期间安全性数据快速报告标准和程序中相关要求向药品审评中心递交(个例)安全性报告。药品审评中心可以根据审查需要,要求申请人修改临床试验方案,必要时暂停临床试验。同时要求注册申请人在获得首次临床试验许可后,应定期向药品审评中心提供药物研发期间安全性更新报告(development safety update report,DSUR,ICH E2F),包括全球研发和上市状况、正在进行中和已完成的临床试验、新增的安全性结果、重大生产变更、整体安全性评估、重要风险总结、获益-风险评估和下一年总体研究计划等内容。一般每年一次,于药物临床试验许可后每满一年后的两个月内提交。

三、上市注册申请的临床资料要求

现行的《药品管理法》与《疫苗管理法》规定,在中国境内上市的疫苗,应当经国务院药品监督管理部门批准,取得药品注册证书;申请疫苗注册,应当提供真实、充分、可靠的数据、资料和样品。采用国际通用的通用技术文档(conman technical document,CTD)格式申报。

2018 年 1 月 25 日国家药品监督管理局在《关于适用国际人用药品注册技术协调会

二级指导原则的公告》(2018 年第 10 号)中声明:自 2018 年 2 月 1 日起,预防用生物制品 1 类注册申请适用《M4:人用药物注册申请通用技术文档(CTD)》。其中,CTD 包括《M4(R4):人用药物注册申请通用技术文档的组织》《人用药物注册通用技术文档:行政管理信息》《M4Q(R1):人用药物注册通用技术文档:药学部分》《M4S(R2):人用药物注册通用技术文档:安全性部分》和《M4E(R2):人用药物注册通用技术文档:有效性部分》。

为指导注册申请人/申办者按照 ICH M4E(R2)通用技术文档(CTD)模块 5 第 5.3.5.3 节的要求对药物临床研究进行有效性综合分析,以尽可能全面系统地展现药物的有效性特征,药品审评中心制定了《药物临床研究有效性综合分析指导原则(试行)》,并于 2021 年 12 月 23 日发布并施行。

为配合《药品注册管理办法》实施和推进相关文件的配套工作,药品审评中心制定了《生物制品注册分类及申报资料要求》,并于 2020 年 6 月 30 日发布。关于生物制品申报资料要求,自 2020 年 10 月 1 日起实施。

四、上市后临床研究的监管

疫苗上市后开展的临床研究包括:附条件批准承诺开展的临床试验、注册批件要求上市后开展的临床研究、注册上市后Ⅳ期临床试验、研究者发起的临床研究等。

1. 附条件批准承诺开展的临床试验　附条件批准承诺开展的临床试验指在临床急需产品附条件批准时,申请人与监管机构达成共识承诺上市后是完成的研究,应至少包括如下内容:上市后临床研究计划、研究完成日期、最终临床研究报告提交日期以及上市后风险管理计划等,申请人应承诺按时完成所有的临床试验。

《药品管理法》规定:对附条件批准的药品,药品上市许可持有人应当采取相应风险管理措施,并在规定期限内按照要求完成相关研究;逾期未按照要求完成研究或者不能证明其获益大于风险的,国务院药品监督管理部门应当依法处理,直至注销药品注册证书。现行《药品注册管理办法》也明确要求,对附条件批准的药品,持有人应当在药品上市后采取相应的风险管理措施,并在规定期限内按照要求完成药物临床试验等相关研究,以补充申请方式申报。

2020 年 11 月药品审评中心发布了《药品附条件批准上市技术指导原则(试行)》,阐明附条件批准上市的目的是缩短药物临床试验的研发时间,使其尽早应用于无法继续等待的危重疾病或公共卫生方面急需的患者。支持附条件批准上市的临床试验数据质量应符合 ICH 以及国内相关技术指导原则的要求和标准。

通常,附条件批准上市药品的药学、药理毒理学要求与常规批准上市药品相同;对于公共卫生方面急需的药品或应对重大突发公共卫生事件的药品,可根据具体情况,结合药品的获益-风险进行评价。

2. 注册批件要求上市后开展的临床研究　对于注册上市前尚存在的未解决问题,监管机构通常在注册批件中遗留对上市后的临床研究要求。《疫苗管理法》规定:对批准疫苗注册申请时提出进一步研究要求的疫苗,疫苗上市许可持有人应当在规定期限内完成研究;逾期未完成研究或者不能证明其获益大于风险的,国务院药品监督管理部门应当依法处理,直至注销该疫苗的药品注册证书。现行《药品注册管理办法》规定:未在规定时限内完成药品批准证明文件和药品监督管理部门要求的研究工作且无合理理由的不予再注册。

注册批件中要求上市后开展的临床研究可视为注册临床试验的拓展,通常情况下应按照注册临床试验的要求实施。

3. 注册上市后的Ⅳ期临床试验 Ⅳ期临床试验的目的是考察在注册批准广泛使用条件下的药物疗效和不良反应,评价在大规模人群或者特殊人群中使用的获益风险比,以及改进给药途径或剂量方案/接种程序等。对Ⅳ期临床试验的设计和实施要求,可参考国家食品药品监督管理局 2004 年 12 月发布的《疫苗临床试验技术指导原则》。

对于前述上市后临床研究的具体要求,申请人均可按照现行的《药物研发与技术审评沟通交流管理办法》申请并与监管机构沟通。

4. 研究者发起的临床研究 通常指医疗机构的研究人员作为研究项目发起人开展的临床研究。这些研究不需要经国家药品监管机构的批准,由药物临床试验机构负责对研究者发起的临床研究项目进行管理,对所有研究项目进行备案登记,并负责参照 GCP 要求对项目实施的全过程进行监管。同时还要遵守国家卫健委发布的 2016 年版的《预防接种工作规范》。由研究者发起的临床研究产生的临床数据通常不作为药品注册申报的关键性研究支持证据。

由于山东非法经营疫苗事件,2016 年国务院更新修订了《疫苗流通和预防接种管理条例》,规定药品批发企业不得经营疫苗,但允许县级疾控中心收取第二类疫苗储运费、接种服务费;同年也启动了《预防接种工作规范》(2016 年版)的修订。

五、疑似预防接种异常反应和报告

针对疫苗产品的特殊性,疫苗上市后使用时,《疫苗管理法》特别强调,国家要加强预防接种异常反应监测。预防接种异常反应监测方案由国务院卫生健康主管部门会同国务院药品监督管理部门制订;疫苗上市许可持有人应当根据疫苗上市后研究、预防接种异常反应等情况持续更新说明书、标签,并按照规定申请核准或者备案。

2010 年,卫生部与国家食品药品监督管理局制定的《全国疑似预防接种异常反应监测方案》规定,发现 AEFI 均要进行报告,必要时进行调查处理;责任报告单位和报告人为各级各类医疗机构、疾病预防控制机构和接种单位及其执行职务的人员。报告和处理按照原卫生部制定的《预防接种工作规范》《预防接种异常反应鉴定办法》和《医疗事故处理条例》进行。疾病预防控制机构分析评价疑似预防接种异常反应发生情况及监测系统运转情况;药品不良反应监测机构着重分析评价疫苗的安全性问题。

在日常药品不良反应监测工作基础上,当上市药品特别是新药出现"新的、严重的不良反应信号""已知不良反应的发生数量、频率、人群等突然改变""突发群体不良事件"等情况时,国家药品不良反应监测中心可要求对其进行重点监测,并按规定进行定期安全性报告(PSUR)。药品重点监测的技术要求可参考相关的管理规范。

六、药物研发与技术审评沟通交流制度

药物研发与技术审评之间的沟通交流,指在药物研发过程中,经申请人提出,并经药品审评中心审评团队同意,就现行药物研发与评价指南不能涵盖的关键技术等问题所进行的沟通交流。沟通交流形成的共识可作为研发和评价的重要依据。

药品审评中心最早于2012年7月发布了《药品审评中心与注册申请人沟通交流质量管理规范(试行)》,这是国内首个针对沟通交流的规范文件,之后药品审评中心就部分创新产品与注册申请人召开了沟通会议。

2015年国务院44号文《关于改革药品医疗器械审评审批制度的意见》颁布,国家药品监督管理局组织制定了《药物研发与技术审评沟通交流管理办法(试行)》,并于2016年公示实施。2017年中共中央办公厅、国务院办公厅印发的《关于深化审评审批制度改革鼓励药品医疗器械创新的意见》,明确优化临床试验审批程序,建立完善注册申请人与审评机构的沟通交流机制。为贯彻落实两办42号文件精神,药品审评中心在2016年试行版基础上进行了修订,2018年10月9日,《药物研发与技术审评沟通交流管理办法》正式经国家药品监督管理局网站发布。

《药物研发与技术审评沟通交流管理办法》规定的沟通交流的形式包括:面对面会议、视频会议、电话会议或书面回复。并将沟通交流会议分为Ⅰ类、Ⅱ类和Ⅲ类会议。Ⅰ类会议,指为解决药物临床试验过程中遇到的重大安全性问题和突破性治疗药物研发过程中的重大技术问题而召开的会议。Ⅱ类会议,指为药物在研发关键阶段而召开的会议,主要包括:新药临床试验申请前会议、新药Ⅱ期临床试验结束/Ⅲ期临床试验启动前会议、新药上市申请前会议、风险评估和控制会议。Ⅲ类会议,指除Ⅰ类和Ⅱ类会议之外的其他会议。管理办法同时对沟通交流会议的提出与商议、沟通交流会议的准备、沟通交流会议的召开、沟通交流会议的延期或取消等进行了具体规定。

为进一步健全沟通交流制度,药品审评中心在总局发布的前两版沟通交流管理办法的基础上,于2020年12月10日更新了《药物研发与技术审评沟通交流管理办法》(第48号通告),从药物研制规律和注册要求出发,本着有利于药品注册申请人的原则,主要修订内容包括三个方面:对沟通交流程序进行调整和优化、对沟通交流要求进行统一和细化、对沟通交流情形进行优化和细化等。例如在保证受试者安全性的基础上,将Ⅱ类会议划分为依法应沟通交流、原则上应当沟通交流、可以沟通交流三类情形,并根据《药品注册管理办法》等相关规定将三类沟通交流的情形和要求进行了明确和细化,利于鼓励创新,更好地体现了沟通交流的服务属性。

为推进相关配套规范性文件、技术指导原则起草制定工作,药品审评中心研究制定了

《药品审评审批信息公开管理办法》,2020 年 12 月 31 日发布,自 2021 年 6 月 1 日起施行。

七、加快注册的审评审批程序

我国的《疫苗管理法》特别说明"对疾病预防、控制急需的疫苗和创新疫苗,国务院药品监督管理部门应当予以优先审评审批"。新修订的《药品注册管理办法》规定的加快注册的审评审批程序包括:突破性治疗药物程序、附条件批准程序、优先审评审批程序、特别审批程序。

1. 突破性治疗药物程序　此程序是指在药物临床试验期间,用于防治严重危及生命或者严重影响生存质量的疾病,且尚无有效防治手段或者与现有治疗手段相比有足够证据表明具有明显临床优势的创新药或者改良型新药等,申请人可以申请适用突破性治疗药物程序。

2020 年 7 月 8 日国家药品监督管理局发布了《突破性治疗药物审评工作程序(试行)》(2020 年第 82 号)的公告。突破性治疗药物程序应由注册申请人在药物临床试验期间向药品审评中心提出申请。对于纳入突破性治疗药物程序的药物临床试验,政策支持主要包括:可以在药物临床试验的关键阶段向药品审评中心提出沟通交流申请,药品审评中心安排审评人员进行沟通交流,以及将阶段性研究资料提交药品审评中心,寻求意见或者建议。

2. 附条件批准程序　中共中央办公厅、国务院办公厅《关于深化审评审批制度改革鼓励药品医疗器械创新的意见》中提出"对治疗严重危及生命且尚无有效治疗手段疾病以及公共卫生方面等急需的药品医疗器械,临床试验早期、中期指标显示疗效并可预测其临床价值的,可附带条件批准上市"。《疫苗管理法》也特别说明"应对重大突发公共卫生事件急需的疫苗或者国务院卫生健康主管部门认定急需的其他疫苗,经评估获益大于风险的,国务院药品监督管理部门可以附条件批准疫苗注册申请",以及"出现特别重大突发公共卫生事件或者其他严重威胁公众健康的紧急事件,国务院卫生健康主管部门根据传染病预防、控制需要提出紧急使用疫苗的建议,经国务院药品监督管理部门组织论证同意后可以在一定范围和期限内紧急使用"。

2020 年 7 月 8 日国家药品监督管理局发布了《药品附条件批准上市申请审评审批工作程序》(2020 年第 82 号)的公告;随后 2020 年 11 月药品审评中心发布了《药品附条件批准上市技术指导原则(试行)》(2020 年第 41 号),明确附条件批准上市是指用于严重危及生命且尚无有效治疗手段的疾病、公共卫生方面急需的药品,现有临床研究资料尚未满足常规上市注册的全部要求,但已有临床试验数据显示疗效并能预测其临床价值,在规定申请人必须履行特定条件的情况下基于替代终点、中间临床终点或早期临床试验数据而批准上市。应对重大突发公共卫生事件急需的疫苗或者国家卫生健康委员会认定急需的其他疫苗,基于Ⅲ期临床试验期中分析数据,经评估获益大于风险的也可附条件批准上市。

附条件批准程序应在药物临床试验期间向药品审评中心提出申请。《药品注册管理办法》中明确适用于附条件批准程序的情形包括:①治疗严重危及生命且尚无有效治疗手段的疾病的药品,药物临床试验已有数据证实疗效并能预测其临床价值的;②公共卫生方面急需的药品,药物临床试验已有数据显示疗效并能预测其临床价值的;③应对重大突发公共卫生事件急需的疫苗或者国家卫生健康委员会认定急需的其他疫苗,经评估获益大于风险的。

公共卫生方面急需的药品是指由国家卫生健康主管部门等有关部门依据国家公共卫生方面的需要提出急需上市的药品。

重大突发公共卫生事件急需的疫苗是指按照《突发公共卫生事件应急条例》《国家突发公共卫生事件应急预案》等认定的重大突发公共卫生事件(Ⅱ级)或者特别重大突发公共卫生事件(Ⅰ级)相关疾病急需的预防用疫苗。

对重大突发公共卫生事件等急需的创新疫苗,可考虑采用Ⅲ期临床试验期中分析数据支持附条件批准上市。例如,在疫苗的Ⅲ期临床试验中,可以按照方案设计,开展1~2次期中分析,由独立的数据监查委员会(IDMC)对期中数据进行审核,当期中分析结果显示试验疫苗在保护效力方面表现出优于安慰剂对照组并达到预先设定的标准,能够提示获益大于风险时,可申请附条件批准疫苗上市。

药品上市许可持有人应按照药品注册证书中所附的特定条件,在规定期限内完成新的或正在进行的药物临床试验,以补充申请方式报药品审评中心申请常规批准上市。

3. 优先审评审批程序 2016年2月在国家食品药品监督管理总局发布的《总局关于解决药品注册申请积压实行优先审评审批的意见》(食药监药化管〔2016〕19号)中首次提出了优先审评审批程序的范围、程序和工作要求。2017年12月28日通过修订版本《关于鼓励药品创新实行优先审评审批的意见》(食药监药化管〔2017〕126号)发布实施。实行优先审评审批的目的是在药品注册申请积压的特殊背景下,加快具有临床价值的新药和临床急需仿制药的研发上市,满足患者用药可及性。自2016年开始,符合条件的新疫苗陆续纳入优先审评审批程序进行改革试点,如2020年修订的《药品注册管理办法》中明确适用于优先审评审批程序的情形包括:①临床急需的短缺药品、防治重大传染病和罕见病等疾病的创新药和改良型新药;②符合儿童生理特征的儿童用药品新品种、剂型和规格;③疾病预防、控制急需的疫苗和创新疫苗;④纳入突破性治疗药物程序的药品;⑤符合附条件批准的药品;⑥国家药品监督管理局规定其他优先审评审批的情形。

2020年7月8日国家药品监督管理局发布了《药品上市许可优先审评审批工作程序(试行)》(2020年第82号)的公告。优先审评审批应在药品上市许可阶段向药品审评中心提出申请。获得优先审评审批资格的产品,上市许可申请的审评时限缩短为130日,罕见病药品时限为70日。

4. 特别审批程序 为有效预防、及时控制和消除突发公共卫生事件的危害,保障公众身体健康与生命安全,国家药品监督管理局根据《药品管理法》《传染病防治法》《药品管理法实施条例》和《突发公共卫生事件应急条例》等法律、法规规定,制定《国家食品药品监督管理局药品特别审批程序》(简称特别审批程序)(局令第21号,2005),并于2005年11月18日发布,同时也体现在修订后的《药品注册管理办法》(2005年版)中实施近20年。2007年国家食品药品监督管理局为鼓励创新药的研发,通过发布关于对《药品注册特殊审批程序实施办法(暂行)》(食药监注函〔2007〕155号)征求意见后,其符合特殊审批程序的具体条件也体现在《药品注册管理办法》(2007年版)中,为我国加速新药研发与国际接轨提供了制度保障。特别审批程序是在发生突发公共卫生事件的威胁时及突发公共卫生事件发生后,为使突发公共卫生事件应急所需防治药品尽快获得批准,所采用的快速审评审批制度。特别审批程序统一由国家药品监督管理局负责受理,加快并同步开展药品注册受理、审评、核查、检验工作,同时明确了特别审批的申请流程、时限和详细要求。

基于我国制定的特别审批程序应对突发的公共卫生事件的新疫苗,如2008年大流行流感(H_5N_1)病毒灭活疫苗(国家储备)、2009年甲型H_1N_1流感病毒裂解疫苗(率先在全球上市)、2015年重组埃博拉病毒病疫苗(申报注册临床)、2015年口服Ⅰ型Ⅲ型脊髓灰质炎减毒活疫苗(上市)、2017年Sabin株脊髓灰质炎灭活疫苗(上市),以及2020年新型冠状病毒疫苗的研发。

为指导我国新型冠状病毒疫苗的临床研发,提供可参考的技术标准,药品审评中心组织制定了《新型冠状病毒预防用疫苗研发技术指导原则(试行)》《新型冠状病毒预防用mRNA疫苗药学研究技术指导原则(试行)》《新型冠状病毒预防用疫苗非临床有效性研究与评价技术要点(试行)》《新型冠状病毒预防用疫苗临床研究技术指导原则(试行)》《新型冠状病毒预防用疫苗临床评价指导原则(试行)》等文件,并陆续发布在药品审评中心官方网站。

2020年6月国务院联防联控专班陆续批准国内疫苗生产企业5家灭活疫苗、1家5型腺病毒载体疫苗和1家重组蛋白疫苗紧急使用(EUA);2020年12月国家药品监督管理局陆续附条件批准了EUA的3家灭活疫苗、1家腺病毒载体疫苗和1家重组蛋白疫苗上市使用;2021年5月WHO批准我国2家灭活疫苗加入紧急使用清单(EUL),2022年5月批准1家重组腺病毒载体疫苗加入EUL,自2021年7月中国研发的新型冠状病毒疫苗陆续加入WHO实施计划,作为公共卫生产品加入全球联合抗疫。

八、临床试验数据核查

中共中央办公厅、国务院办公厅发布的《关于深化审评审批制度改革鼓励药品医疗器械创新的意见》中规定:建立基于风险和审评需要的检查模式,加强对非临床研究、临床试验的试验现场检查和有因检查,检查结果向社会公开。未通过检查的,相关数据不被接受;存在真实性问题的,应及时立案调查,依法追究相关非临床研究机构和临床试验机构责任人、虚假报告提供责任人、注册申请人及合同研究组织责任人的责任;拒绝、逃避、阻碍检查的,依法从重处罚。注册申请人主动发现问题并及时报告的,可酌情减免处罚。

2015年7月22日,国家食品药品监督管理总局发布《国家食品药品监督管理总局关于开展药物临床试验数据自查核查工作的公告》(2015 年第 117 号),要求:所有已申报并在总局待审的药品注册申请人,均须按照《药物临床试验质量管理规范》等相关要求,对照临床试验方案,对已申报生产或进口的待审药品注册申请药物临床试验情况开展自查,确保临床试验数据真实、可靠,相关证据保存完整,并将组织专家对申请人的自查材料等进行数据分析并视情况开展飞行检查。检查中发现临床试验数据弄虚作假的,临床试验数据不完整不真实的,将依据《药品管理法》《药品注册管理办法》的有关规定,追究申请人、临床试验机构、合同研究组织的责任,并向社会公开申请人、临床试验机构、合同研究组织及其法定代表人和相关责任人员。同时公布了药物临床试验数据自查核查品种清单。2015 年 8 月 19 日再次发布《国家食品药品监督管理总局关于进一步做好药物临床试验数据自查核查工作有关事宜的公告》(2015 年第 166 号),对临床试验数据核查工作进行了补充说明。

2015 年 11 月 10 日,国家食品药品监督管理总局以公告形式发布了《药物临床试验数据现场核查要点》(2015 年第 228 号),并拟定了《国家食品药品监督管理总局药物临床试验数据核查工作程序(暂行)》(食药监药化管便函〔2016〕176 号),于 2016 年 3 月 28 日公布。

按照现行《药品注册管理办法》规定,为明确药品注册核查实施的原则、程序、时限和要求,规范药品注册生产现场核查和上市前药品生产质量管理规范检查衔接工作,国家药品监督管理局食品药品审核查验中心组织制定了《药品注册核查工作程序(试行)》《药品注册核查要点与判定原则(药物临床试验)(试行)》《药品注册生产现场核查和上市前药品生产质量管理规范检查衔接工作程序(试行)》等 5 个文件,2022 年 12 月 20 日发布,自 2022 年 1 月 1 日起施行。

第三节　疫苗监管体系的挑战和展望

随着新疫苗研发和应对全球突发传染病的临床需求的提高,以及疫苗临床试验设计的复杂化以及疫苗临床试验实施的国际化,对疫苗监管体系的完善提出了新的挑战。

一、临床试验数据的多元化运用

1. 境外临床研究数据　中共中央办公厅、国务院办公厅发布的《关于深化审评审批制度改革鼓励药品医疗器械创新的意见》提出,在境外多中心取得的临床试验数据,符合中国药品医疗器械注册相关要求的,可用于在中国申报注册申请。

随着我国 2017 年 6 月 19 日成为 ICH 正式成员,2018 年 6 月 7 日当选 ICH 管委会成员,药物研发注册增加了国际临床试验数据互认的要求,同时对中国的临床研究技术水平和规范性提出更高要求。为落实相关要求,并加强对接受药品境外临床试验数据工作的指导和规范,国家药品监督管理局(NMPA)组织制定了《接受药品境外临床试验数据的技术指导原则》(2018年第52号),并于2018年7月6日发布。《接受药品境外临床试验数据的技术指导原则》要求境外临床试验数据应支持有效性和安全性评价,药品注册申请人应考虑符合中国药品注册管理要求,在对完整临床试验数据包分析的基础上,对关键临床试验数据进行评价,以确证研究药物的有效性;遵循ICH关于接受国外临床资料的种族影响因素(E5)要求,分析中国亚组与总体人群的一致性,以支持境外临床试验结果外推至中国人群。

为进一步加快境外已上市药品境内上市或仿制进程,解决我国患者对临床迫切需求领域药品的可获得性和可及性,国家药品监督管理局于2020年10月9日发布实施《境外已上市境内未上市药品临床技术要求》,该指南明确了境外已上市药品境内注册的临床研究和评价技术要求,但其适用范围仅包括了境外已上市的原研化学药品和治疗用生物制品,以及境内外化学药品仿制药,尚未纳入预防用疫苗产品。

对于境外已上市的疫苗产品,如何使用境外临床研究数据,如何基于中国患者获益/风险评估的需要,确定其在境内上市需开展的临床试验技术要求,有待工业界、学术界和监管机构共同研讨明确。

2. 真实世界的临床数据 在疫苗研发过程中,对于某些发病率极低或特殊人群接种等情形,常规的临床试验可能难以实施,或需高昂的时间成本,或存在伦理问题,因此近年来如何利用真实世界证据用以评价疫苗的有效性和安全性,成为国内外疫苗研发中日益关注的热点问题。

国家药品监督管理局于2020年1月7日发布了《真实世界证据支持药物研发与审评的指导原则(试行)》,为工业界利用真实世界证据支持药物研发提供科学的指导意见。为进一步指导和规范申办者利用真实世界数据生成真实世界证据支持药物研发,2020年8月27日药品审评中心组织起草发布了《真实世界研究支持儿童药物研发与审评的技术指导原则(试行)》,2021年4月15日发布了《用于产生真实世界证据的真实世界数据指导原则(试行)》。

如何评估真实世界数据是否适用于产生真实世界证据,如何通过科学严谨的方法将真实世界数据转化为真实世界证据,依然是目前面临的挑战。一方面,作为真实世界证据基础的真实世界数据,需考虑数据来源、数据标准、数据质量等。另一方面,评价真实世界证据的统计分析方法学也有待进一步规范和验证。

探索和明确真实世界证据的适用范围,走出适合我国加快制药行业加快研发的科学之路,有待行业、学界与监管部门共同积极的探索研究和创新。

二、国际多区域临床试验的实施

药物全球同步研发是一种共享资源的开发模式,可以减少不必要的重复临床试验,缩短区域或国家间上市延迟,提高患者获得新药的可及性。境内申办者为融入国际市场也越来越关注国际多区域临床试验实施的可行性。

为促进药物国际多区域临床研究,国家食品药品监督管理总局在 2015 年发布了《国际多中心药物临床试验指南(试行)》。但由于 2002 版/2005 版/2007 版《药品注册管理办法》明确规定"国家食品药品监督管理局不受理境外申请人提出的尚未在境外注册的预防用疫苗类药物的国际多中心药物临床试验申请"。因此,长期以来,我国实际并不接受疫苗进行国际多区域临床试验。

然而,全球突发的公共卫生事件推动了疫苗国际多区域临床试验的需求,在新冠疫情期间陆续有十余家疫苗企业首次在境外开展了国际多区域临床试验。新冠病毒疫苗研发的经验提示,疫苗临床研发也已日益趋于全球化,研发注册标准与国际接轨。随着《药品注册管理办法》的更新,已完全开放了疫苗国际多区域临床试验,积极探索科学合理的疫苗国际多区域临床试验的模式,遵循 ICH E17 多区域临床试验计划与设计的一般原则,是顺应疫苗国际化研发的新趋势、新需求。

三、实施新版 GCP 强化临床试验质量管理

强调质量管理体系,鼓励临床试验信息化系统建设,是新版 GCP 两个重要特点。"临床试验的质量管理体系应当覆盖临床试验的全过程,重点是受试者保护、试验结果可靠,以及遵守相关法律法规""临床试验机构的信息化系统具备建立临床试验电子病历条件时,研究者应当首选使用,相应的计算机化系统应当具有完善的权限管理和稽查轨迹,可以追溯至记录的创建者或者修改者,保障所采集的源数据可以溯源"。

为确保临床试验数据的真实、准确、完整和可靠,强化药物临床研究的自律性和规范性,2016 年以后国家药品监督管理局修订了《药物临床试验的生物统计学指导原则》(2016 年第 93 号),还同期组织制定了《临床试验数据管理工作技术指南》(2016 年第 112 号);为规范临床试验电子数据采集技术的应用,促进临床试验电子数据的真实性、完整性、准确性和可靠性,制定了《临床试验的电子数据采集技术指导原则》(2016 年第 114 号);为加强对药物临床试验数据管理与统计分析的计划和报告工作的指导、规范,提高统计学专业审评的效率和质量,制定了《药物临床试验数据管理与统计分析的计划和报告指导原则》(2016 年第 113 号),后三个指导原则也均于 2016 年 7 月 27 日发布实施。

为规范药品注册申请人递交药物临床试验数据及相关资料,配合新修订的药品注册申报资料要求,提高药品审评效率,2020 年 7 月 20 日国家药品监督管理局药审中心组织制定并发布了《药物临床试验数据递交指导原则(试行)》,其中生物制品自 2020 年 10 月 1 日起实施。

为指导新药临床研发中申办者建立药物临床试验数据监查委员会,规范数据监查委员会的监查活动,促进受试者权益保护和临床试验可靠性,药品审评中心组织制定了《药物临床试验数据监查委员会指导原则(试行)》,2020 年 9 月 21 日发布并实施。

为了适应近年来临床试验数据管理与统计分析技术与方法的不断发展,配合 ICH 相

关指导原则的落地和实施,药品审评中心组织修订了 2016 年 7 月发布的《药物临床试验数据管理与统计分析的计划和报告指导原则》,形成了《药物临床试验数据管理与统计分析计划指导原则》,于 2021 年 12 月 27 日发布并施行。

为明确临床试验研究中随机分配设计和实施相关技术要求,药品审评中心组织制定了《药物临床试验随机分配指导原则(试行)》,2022 年 1 月 4 日发布并施行。

因此,建立临床试验质量管理体系以及新的临床数据采集技术的应用,还需要求申办者/注册申请人进一步提升管理水平,丰富管理方式和运用新技术手段。

四、加强疫苗全生命周期管理与药物警戒

随着首部《疫苗管理法》的颁布,及更新的《药品管理法》以及《药品注册管理办法》的实施,均进一步强调落实疫苗全生命周期管理的要求。全生命周期管理理念对疫苗临床试验登记、临床试验期间的监管,以及疫苗的药物警戒均提出了更高的标准。

《药品管理法》指出"国家建立药物警戒制度,对药品不良反应及其他与用药有关的有害反应进行监测、识别、评估和控制"。根据《药品管理法》和《疫苗管理法》,为规范和指导药品上市许可持有人和药品注册申请人的药物警戒活动,国家药监局制定并于 2021 年 5 月 13 日发布了《药物警戒质量管理规范》,2021 年 12 月 1 日起正式施行;公告要求持有人和申请人应当积极做好执行《药物警戒质量管理规范》的准备工作,按要求建立并持续完善药物警戒体系,规范开展药物警戒活动;同时要求持有人应当自本公告发布之日起 60 日内,在国家药品不良反应监测系统中完成信息注册。

药品上市持有人/申请人应当建立药物警戒体系,通过体系的有效运行和维护,监测、识别、评估和控制药品不良反应及其他与用药有关的有害反应;持有人和申请人应当基于药品安全性特征开展药物警戒活动,最大限度地降低药品安全风险,保护和促进公众健康。持有人和申请人应当与医疗机构、药品生产企业、药品经营企业、药物临床试验机构等协同开展药物警戒活动。鼓励持有人和申请人/申办者与科研院所、行业协会等相关方合作,推动药物警戒活动深入开展。

药物警戒体系包括与药物警戒活动相关的机构、人员、制度、资源等要素,并应与持有人/申请人的类型、规模、持有品种的数量及安全性特征等相适应。持有人应当制订药物警戒质量目标,建立质量保证系统,对药物警戒体系及活动进行质量管理,不断提升药物警戒体系运行效能,确保药物警戒活动持续符合相关法律法规要求。持有人/申请人应当以防控风险为目的,将药物警戒的关键活动纳入质量保证系统中。重点考虑:①设置合理的组织机构;②配备满足药物警戒活动所需的人员、设备和资源;③制定符合法律法规要求的管理制度;④制定全面、清晰、可操作的操作规程;⑤建立有效、畅通的疑似药品不良反应信息收集途径;⑥开展符合法律法规要求的报告与处置活动;⑦开展有效的风险信号识别和评估活动;⑧对已识别的风险采取有效的控制措施;⑨确保药物警戒相关文件和记录可获取、可查阅、可追溯。

持有人/申请人应当制订并适时更新药物警戒质量控制指标,控制指标应当贯穿到药物警戒的关键活动中,并分解落实到具体部门和人员,包括但不限于:①药品不良反应报告合规性;②定期安全性更新报告合规性;③信号检测和评价的及时性;④药物警戒体系主文件更新的及时性;⑤药物警戒计划的制订和执行情况;⑥人员培训计划的制订和执行情况。

药品上市持有人应当于取得首个药品批准证明文件后的 30 日内在国家药品不良反应监测系统中完成信息注册。注册的用户信息和产品信息发生变更的,持有人应当自变更之日起 30 日内完成更新。

为落实药品上市许可持有人药物警戒主体责任,指导持有人创建和维护药物警戒体系主文件,按照国家药品监督管理局要求,2022 年 2 月 25 日,国家药品不良反应监测中心制定并发布了《药物警戒体系主文件撰写指南》。

自 2012 年 11 月 1 日起药品审评中心上线的临床试验登记平台不断持续更新;目前,对于 SUSAR、DSUR 等报告程序已制定并发布,信息化平台逐步完善以满足临床期间的监管需求。

为鼓励新药研发,配合现行的《药品注册管理办法》和《药物警戒质量管理规范》实施,规范申办者/注册申请人报告临床试验期间发生的可疑且非预期严重不良反应,药品审评中心组织制定了《研究者手册中安全性参考信息撰写技术指导原则》,2022 年 1 月 4 日发布并实施。同期药品审评中心组织制定了《“临床风险管理计划”撰写指导原则(试行)》,于 2022 年 1 月 6 日发布并实施。

五、全面加强疫苗监管能力建设

疫苗是一种具有重大战略的特殊药品,是人类已知的预防和控制传染性疾病的最有效手段,关乎公众健康和国家安全。应对传染病涉及多元主体,且知识、资源、信息高度分散。疫苗研发涉及多专业和多个部门的参与,需要各方彼此帮衬、相互依存,“碎片化”格局主要表现在政策协调和资源共享两方面,不易构建起激励研发的制度体系。由于政府单边行政难以解决所有现实问题,需要通过协同治理激发市场、社会的内生动力,即制度协同更利于提升疫苗监管能力,同时需要逐步建立完备的疫苗监管体系,体现管理创新和现代国家治理能力。

我国经历了 2003 年非典、2009 年甲流等重大的公共卫生事件后,医药卫生体制进入“以人民健康为中心”的范式转变新时期。特别是 2015 年以后经过进一步深化医药审评审批制度改革,亟需国家卫生健康委员会与药品监管部门等相关多部门的密切合作。

2017 年 2 月 8 日国务院办公厅出台了《关于进一步加强疫苗流通和预防接种管理工作的意见》,国家卫生健康委员会随后成立了由各相关学术领域 27 名专家组成的首届国家免疫规划专家咨询委员会(NIAC)和相配套的工作组,致力于决策过程的科学化、规范化,提高决策正当性和公信力:对新疫苗纳入、现有免疫程序优化、非计划免疫疫苗使用指南、免疫服务规范提供决策性建议。2018 年 8 月 30 日实施的《疫苗流通和预防接种管理条例》(2016 年修正)是根据 2016 年 4 月 23 日《国务院关于修改〈疫苗流通和预防接种管理条例〉的决定》修订。

2019 年由市场监督管理总局、国家卫生健康委员会和国家药品监督管理局牵头,建立了疫苗管理部际联席会议制度,还包含中宣部、发改委、科技部、工信部、公安部等共 13 个部委,加强了各监管部门间的合作。《疫苗管理法》的实施,更有利于完善各级疫苗监管权,提升专业监管能力。

我国应对新冠肺炎大流行的多种技术路线疫苗的成功研发,源自研发能力的长期积累,包括与之相关联的药品检验、审评等监管能力进步,充分体现了新型举国体制的运用和创新性监管。新疫苗研发成功案例还有,大流行流感灭活疫苗、甲型 H_1N_1 流感病毒裂解疫苗、重组戊型肝炎疫苗、Sabin 株脊髓灰质炎灭活疫苗、肠道病毒 71 型灭活疫苗、重组埃博拉病毒病疫苗、鼻喷冻干流感减毒活疫苗、轮状病毒减毒活疫苗、新型 BCG 疫苗等。今后我国疫苗供应和监管体系将在新的发展阶段会更加完善。

2021 年 5 月 10 日国务院办公厅《关于全面加强药品监管能力建设的实施意见》(下面简称《实施意见》)中指出,药品安全事关人民群众身体健康和生命安全。坚持人民至上、生命至上,落实"四个最严"要求,深化审评审批制度改革,持续推进监管创新,加强监管队伍建设,加快建立健全科学、高效、权威的药品监管体系,坚决守住药品安全底线,进一步提升药品监管工作科学化、法治化、国际化、现代化水平,推动我国从制药大国向制药强国跨越,更好满足人民群众对药品安全的需求。《实施意见》中明确六个方面18 项重点工作。具体:

(1)完善法规和标准体系建设。加快制修订配套法规规章,及时清理完善规范性文件,有序推进技术指南制修订。加快完善政府主导、企业主体、社会参与的标准工作机制。加强标准信息化建设,提高公共标准服务水平。

(2)提高审评能力,优化审评机制。优化中药和生物制品(疫苗)等审评检查机构设置,优化应急和创新药品医疗器械研审联动工作机制,鼓励新技术应用和新产品研发。

(3)完善检查执法体系和办案机制,强化部门协同。加快构建有效满足各级药品监管工作需求的检查员队伍体系,建立检查力量统一调派机制。强化国家、省、市、县四级负责药品监管的部门在药品全生命周期监管上的协同,形成药品监管工作全国一盘棋格局。

(4)提高检验检测能力,完善应急管理体系。完善科学权威的药品、医疗器械和化妆品检验检测体系,推进省级药品检验检测机构的批签发能力建设,加强不良反应(事件)监测体系建设和各级不良反应监测机构能力建设。强调要完善各级人民政府药品安全事件应急预案,健全应急管理机制。强化应对突发重特大公共卫生事件中检验检测、体系核查、审评审批、监测评价等工作的统一指挥与协调。强化应急关键技术研发。

(5)完善信息化追溯体系,提升"互联网+药品监管"应用服务水平。构建全国药品追溯协同平台,实现药品全生命周期追溯,逐步实施医疗器械唯一标识。加强药品、医疗器械和化妆品监管大数据应用,推进监管和产业数字化升级。推动工业互联网在疫苗、血液制品、特殊药品等监管领域的融合应用,推进审评审批和证照管理数字化、网络化,推进网络监测系统建设。

（6）实施中国药品监管科学行动计划，提升监管队伍素质和监管国际化水平。建立药品监管科学研究基地，加快推进监管新工具、新标准、新方法研究和应用。强化专业监管要求，加强对监管人员培训和实训。深入参与国际监管协调机制，推动实现监管互认，推动京津冀、粤港澳大湾区、长三角等区域监管能力率先达到国际先进水平。

《实施意见》强调，要加强组织领导、完善治理机制、强化政策保障、优化人事管理、激励担当作为，全面加强药品监管能力建设，更好保护和促进人民群众身体健康。

（邵　杰　杨　焕）

参考文献

[1] 胡颖廉. 历史、结构和行为：中国疫苗监管制度重构和创新. 社会科学战线，2021（10）：172-180.

[2] 苏怀德. 从反应停事件中吸取教训. 中国药学杂志，1989（10）：636.

[3] 菲利普·希尔茨. 保护公众健康：美国食品药品百年监管历程. 姚明威，译. 北京：中国水利水电出版社，2006.

[4] 杨牧，王晓，赵红菊. 美国FDA药品监管体系发展分析. 中国药事，2019，33（3）：337-343.

[5] 宋华琳. 美国疫苗监管法律制度评价及启示. 中国食品药品监管，2018（8）：32-37.

[6] 董铎，陈易新，孙利华. 美国疫苗不良事件报告. 中国药物警戒，2005（4）：241-243.

[7] 赵铠，章以浩. 中国生物制品发展史略. 北京：北京生物制品研究所，2003.

[8] 王晓娟，曹琰，郭中平. 我国生物制品国家标准的历史沿革. 中国生物制品学杂志，2013，26（4）：582-584.

[9] 杨甲禄. 从新药管理的发展，探讨我国新药审批管理的改革. 中药新药与临床药理，1993（1）：3-6.

[10] 武小军. 我国GCP与药物临床试验监管研究. 天津：天津大学，2009.

[11] 张晓东，王庆利，周跃华，等. 我国《药品注册管理办法》修订工作及有关思考. 中国新药杂志，2017，26（13）：1494-1497.

[12] 国家食品药品监督管理总局. 生物制品批签发管理办法（试行）.［2020-05-15］. http://www.gov.cn/xinwen/2018-01/01/content_5252174.htm.

[13] 姜典才，张洁，林朝霞，等. 对建立我国AEFI监测系统的一些想法和建议. 中国药事，2003（3）：8-9.

[14] 李敏，杨焕. WHO疫苗预认证及我国疫苗预认证的相关考虑. 药物生物技术，2015，22（3）：189-192.

[15] 佚名. 中国疫苗国家监管体系通过世界卫生组织再评估. 中国医药导刊，2014，16（7）：1186.

[16] 国务院. 关于改革药品医疗器械审评审批制度的意见（国发〔2015〕44号）.（2015-08-18）［2021-05-15］. http://www.gov.cn/zhengce/content/2015-08/18/content_10101.htm.

[17] 中共中央办公厅，国务院办公厅. 关于深化审评审批制度改革鼓励药品医疗器械创新的意见（厅字〔2017〕42号）.（2017-10-0）［2021-05-15］. http://www.gov.cn/xinwen/2017-10/08/content_5230105.htm.

[18] 全国人民代表大会. 药品管理法.［2021-05-15］. http://www.gov.cn/xinwen/2019-08/26/content_5424780.htm

[19] 全国人民代表大会. 中华人民共和国疫苗管理法.（2019-08-26）［2021-05-15］. http://www.gov.cn/xinwen/2019-08/26/content_5424780.htm.

[20] 国家药品监督管理局. 生物制品批签发管理办法（国家市场监督管理总局令第33号）.（2020-12-21）［2021-05-15］. https://www.nmpa.gov.cn/xxgk/fgwj/bmgzh/20201221174641125.html.

[21] 国家药品监督管理局. 关于调整药物临床试验审评审批程序的公告(2018年第50号). (2018-07-27)[2021-05-15]. https://www.nmpa.gov.cn/xxgk/ggtg/ywlchshyjgrdgg/20180727172901286.html.

[22] 国家食品药品监督管理总局. 疫苗临床试验质量管理指导原则(试行)(食药监药化管〔2013〕228号). (2018-07-27)[2021-05-15]. http://www.gov.cn/gongbao/content/2014/content_2580994.htm.

[23] 国家药品监督管理局,国家卫生健康委. 药物临床试验机构管理规定(2019年第101号). (2019-12-01)[2021-05-15]. http://www.gov.cn/xinwen/2019-12/01/content_5457331.htm.

[24] 国家药品监督管理局. 关于印发《疫苗临床试验技术指导原则》的通知(国食药监注〔2004〕575号). (2004-12-03)[2021-05-15]. https://www.nmpa.gov.cn/directory/web/nmpa/xxgk/fgwj/gzwj/gzwjyp/20041203010101968.html.

[25] 国家食品药品监督管理总局. 疫苗临床试验严重不良事件报告管理规定(试行)(食药监药化管〔2014〕6号). (2014-01-17)[2021-05-15]. https://www.nmpa.gov.cn/xxgk/fgwj/gzwj/gzwjyp/20140117145701524.html.

[26] 国家药品监督管理局. 国家药监局关于发布预防用疫苗临床试验不良事件分级标准指导原则的通告(2019年第102号). (2019-12-31)[2022-03-6]. https://www.nmpa.gov.cn/xxgk/ggtg/qtggtg/20191231111901460.html.

[27] 国家药品监督管理局. 国家药监局关于做好药物临床试验机构备案工作的通知(药监综药注〔2019〕100号). (2019-11-29)[2022-03-6]. https://www.nmpa.gov.cn/xxgk/fgwj/gzwj/gzwjzh/20191129183901101.html.

[28] 国家药品监督管理局和国家卫生健康委. 关于发布药物临床试验质量管理规范的公告(2020年第57号). (2020-04-26)[2022-03-6]. https://www.nmpa.gov.cn/xxgk/ggtg/qtggtg/20200426162401243.html.

[29] 国家卫生健康委员会. 涉及人的生物医学研究伦理审查办法. [2021-05-15]. http://www.gov.cn/gongbao/content/2017/content_5227817.htm.

[30] 国家药品监督管理局. 药物临床试验伦理审查工作指导原则. [2021-05-15]. http://www.gov.cn/gzdt/2010-11/08/content_1740984.htm.

[31] 全国人民代表大会. 中华人民共和国生物安全法. (2020-10-17)[2021-05-15]. http://www.npc.gov.cn/npc/c30834/202010/bb3bee5122854893a69acf4005a66059.shtml.

[32] 国务院. 中华人民共和国人类遗传资源管理条例(国令717号). (2019-06-10)[2021-05-15]. http://www.gov.cn/zhengce/content/2019/06/10/content_5398829.htm.

[33] 国家药品监督管理局. 关于实施《药品注册管理办法》有关事宜的公告(2020年第46号). (2020-04-01)[2021-05-15]. http://www.gov.cn/zhengce/zhengceku/2020-04/01/content_5498086.htm.

[34] 国家药监局药品审评中心. 关于发布《已上市化学药品和生物制品临床变更技术指导原则》的通告(2021年第16号). (2021-02-10)[2022-03-5]. https://www.cde.org.cn/main/news/viewInfoCommon/2e4f517d9c63586ea000481618b97480.

[35] 国家药品监督管理局药品审评中心. 关于发布《药品审评中心补充资料工作程序(试行)》的通告(2020年第42号). (2020-11-25)[2022-03-5]. https://www.cde.org.cn/main/news/viewInfoCommon/153db4152d7afa44d0b672c5aaa53b7b.

[36] 国家食品药品监督管理总局. 临床试验数据管理工作技术指南(2016年第112号). (2016-07-29)[2022-03-5]. https://www.nmpa.gov.cn/xxgk/ggtg/qtggtg/20160729183801891.html.

[37] 国家药品监督管理局药品审评中心. 关于发布《新冠肺炎疫情期间药物临床试验管理指导原则(试

行)》的通告(2020 年第 13 号). (2016-07-29)[2022-03-5]. https://www.cde.org.cn/main/news/viewInfoCommon/c09dd72f2c5c7241506fa5fbeb80fcd2.

[38] 国家药品监督管理局药品审评中心. 关于《药物临床试验期间安全性数据快速报告标准和程序》有关事项的通知. (2018-06-03)[2021-05-15]. https://www.cde.org.cn/main/news/viewInfoCommon/1293f7c3d511225fadbab12a209d152c.

[39] 国家药品监督管理局药品审评中心. ICH 安全性和有效性的指导原则. [2021-05-15]. https://www.cde.org.cn/ichWeb/guideIch/toGuideIch/2/1. http://www.cde.org.cn/ichWeb/guideIch/toGuideIch/3/0.

[40] 国家药品监督管理局药品审评中心. 《关于适用国际人用药品注册技术协调会二级指导原则的公告》(2018 年第 10 号). [2020-05-15]. http://www.cde.org.cn/news.do? method = largeInfo&id = c6bed8e5fbaa050a.

[41] 国家药品监督管理局药品审评中心. 关于发布《药物临床研究有效性综合分析指导原则(试行)》的通告(2021 年第 59 号). (2021-12-30)[2022-03-5]. https://www.cde.org.cn/main/news/viewInfoCommon/fd11efbec362c91dd980d8d44656449e.

[42] 国家药品监督管理局. 关于发布《突破性治疗药物审评工作程序(试行)》等三个文件的公告(2020 年第 82 号). (2020-07-08)[2021-05-15]. https://www.nmpa.gov.cn/xxgk/ggtg/qtggtg/20200708151701834.html.

[43] 国家药品监督管理局药品审评中心. 关于发布《药品附条件批准上市技术指导原则(试行)》的通告(2020 年第 41 号). (2020-11-19)[2021-05-15]. https://www.cde.org.cn/main/news/viewInfoCommon/d1716db06f90c3adf134de337373b22c.

[44] 国家药品监督管理局药品审评中心. 关于发布《药物研发与技术审评沟通交流管理办法》的通告(2020 年第 48 号). (2020-11-19)[2021-05-15]. http://www.cde.org.cn/news.do? method = largeInfo&id = 40e0b5b571f206e1.

[45] 国家药品监督管理局药品审评中心. 关于发布《药品审评审批信息公开管理办法》的通告(2020 年第 58 号). (2020-12-31)[2022-03-5]. https://www.cde.org.cn/main/news/viewInfoCommon/f8151f91f120c69c9a6ee3ddc6bbc59b.

[46] 国家药品监督管理局药品审评中心. 关于发布《新型冠状病毒预防用疫苗研发技术指导原则(试行)》等 5 个指导原则的通告(2020 年第 21 号). (2020-12-14)[2022-03-5]. https://www.cde.org.cn/main/news/viewInfoCommon/f8151f91f120c69c9a6ee3ddc6bbc59b.

[47] 国家药品监督管理局食品药品审核查验中心. 关于发布《药品注册核查工作程序(试行)》等 5 个文件的通告(2021 年第 30 号). (2021-12-20)[2022-03-5]. https://www.cfdi.org.cn/resource/news/14199.html.

[48] 国家药品监督管理局. 关于发布接受药品境外临床试验数据的技术指导原则的通告(2018 年第 52 号). (2018-07-10)[2022-03-5]. https://www.nmpa.gov.cn/yaopin/ypggtg/ypqtgg/20180710151401465.html.

[49] 国家药品监督管理局. 国家药监局关于发布预防用疫苗临床可比性研究技术指导原则的通告(2019 年第 94 号). (2019-12-24)[2022-03-16]. https://www.nmpa.gov.cn/xxgk/ggtg/qtggtg/20191224104601789.html.

[50] 国家药品监督管理局药品审评中心. 真实世界证据支持药物研发与审评的指导原则(试行).

(2020-01-07) [2022-03-5]. https://www.cde.org.cn/zdyz/domesticinfopage? zdyzIdCODE=db4376287 cb678882a3f6c8906069582.

[51] 国家药品监督管理局药品审评中心. 真实世界研究支持儿童药物研发与审评的技术指导原则（试行）. (2020-08-27) [2022-03-5]. https://www.cde.org.cn/main/news/viewInfoCommon/ 6906389100848948deb49a484197902b.

[52] 国家药品监督管理局药品审评中心. 关于发布《用于产生真实世界证据的真实世界数据指导原则（试行）》的通告（2021 年第 27 号）. (2021-04-27) [2022-03-5]. https://www.cde.org.cn/main/ news/viewInfoCommon/2a1c437ed54e7b838a7e86f4ac21c539.

[53] 国家药品监督管理局药品审评中心. 关于发布《用于产生真实世界证据的真实世界数据指导原则（试行）》的通告（2021 年第 27 号）. (2021-04-27) [2022-03-5]. https://www.cde.org.cn/main/ news/viewInfoCommon/2a1c437ed54e7b838a7e86f4ac21c539.

[54] 国家药品监督管理局药品审评中心. 国际多中心药物临床试验指南（试行）. (2015-01-30) [2022- 03-5]. https://www.cde.org.cn/main/fullsearch/fullsearchpage.

[55] 国家药品监督管理局. 关于发布药物临床试验的生物统计学指导原则的通告（2016 年第 93 号）. (2016-06-03) [2022-03-5]. https://www.nmpa.gov.cn/yaopin/ypgztg/ypqtgg/20160603161201857. html.

[56] 国家药品监督管理局. 总局关于发布临床试验数据管理工作技术指南的通告（2016 年第 112 号）. (2016-07-29) [2022-03-5]. https://www.nmpa.gov.cn/xxgk/ggtg/qtggtg/20160729183801891. html.

[57] 国家药品监督管理局. 总局关于发布临床试验的电子数据采集技术指导原则的通告（2016 年第 114 号）. (2016-07-29) [2022-03-5]. https://www.nmpa.gov.cn/directory/web/nmpa/xxgk/ggtg/qtg- gtg/20160729184001958. html.

[58] 国家药监局药审中心. 关于发布《药物临床试验数据递交指导原则（试行）》的通告（2020 年第 16 号）. (2020-07-20) [2022-03-5]. https://www.nmpa.gov.cn/yaopin/ypgztg/ypqtgg/20200720171201514. html.

[59] 国家药监局药审中心. 国家药监局药审中心关于发布《药物临床试验数据监查委员会指导原则（试行）》的通告（2020 年第 27 号）. (2020-10-16) [2022-03-5]. https://www.nmpa.gov.cn/xxgk/ggtg/ qtggtg/20201016145738190. html.

[60] 国家药品监督管理局. 关于发布《药物临床试验数据管理与统计分析计划指导原则》的通告（2021 年第 63 号）. (2022-01-04) [2022-03-5]. https://www.cde.org.cn/main/news/viewInfoCommon/ 825fc74efe0a1c699eb8a1f02118e88e.

[61] 国家药品监督管理局. 关于发布《药物警戒质量管理规范》的公告（2021 年 第 65 号）. (2020-10- 16) [2022-03-5]. https://www.nmpa.gov.cn/yaopin/ypgztg/20210513151827179. html.

[62] 国家药监局药审中心. 关于发布《"临床风险管理计划"撰写指导原则（试行）》的通告（2021 年第 68 号）. (2022-01-06) [2022-03-5]. https://www.cde.org.cn/main/news/viewInfoCommon/ 77e34e30c7141b2770ddd6f80e80f9ff.

[63] 国家药监局药审中心. 关于发布《研究者手册中安全性参考信息撰写技术指导原则》的通告（2021 年第 60 号）. (2022-01-04) [2022-03-5]. https://www.cde.org.cn/main/news/viewInfoCommon/ 7a46f5d526a64bb53c53e50c6afb9215.

[64] 国务院. 办公厅印发《关于进一步加强疫苗流通和预防接种管理工作的意见》. (2017-02-07)

[2022-03-5]. http://www. gov. cn/xinwen/2017/02/07/content_5166262. htm.

[65] 国务院. 关于修改〈疫苗流通和预防接种管理条例〉的决定(中华人民共和国国务院令第 668 号). (2017-04-23)[2022-03-5]. http://www. gov. cn/zhengce/content/2016-04/25/content_5067597. htm.

[66] 国务院. 国务院办公厅关于全面加强药品监管能力建设的实施意见(国办发[2021]16 号). (2017-05-10)[2022-03-5]. http://www. gov. cn/zhengce/content/2021-05/10/content_5605628. htm.

[67] 卫生部. 全国疑似预防接种异常反应监测方案. 中国疫苗和免疫,2011,17(1):72-81.

[68] 卫生部. 预防接种异常反应鉴定办法(中华人民共和国卫生部令第 60 号). (2008-09-11)[2022-03-5]. http://www. nhc. gov. cn/fzs/s3576/201808/e4f7a5704a994a14bd28cd82f94d27e2. shtml.

[69] 国家药监局药审中心. 关于发布《药物临床试验期间方案变更技术指导原则(试行)》的通告(2022年第 34 号). (2022-06-23)[2022-06-24]. https://www. cde. org. cn/main/news/viewInfoCommon/c9d649a44ba90b52ceb8072c28da768f.

第三章

疫苗临床试验的实施主体

在预防性疫苗临床试验中,申办方(sponsor)、负责机构(institution)、试验现场(trial site)和研究者(investigator)构成了实施主体。申办方是负责发起、管理和资助疫苗临床试验的个人、公司或机构。负责机构指符合国务院药品监督管理部门和国务院卫生健康主管部门规定条件的三级医疗机构或者省级以上疾病预防控制机构。试验现场指实施临床试验相关活动的机构。研究者,指实施临床试验并对临床试验质量及受试者权益和安全负责的试验现场的负责人。研究者必须符合国家临床试验相关法规所规定的资格,并具备临床试验相关的专业特长、资格和能力;其中主要负责的研究者为主要研究者(principal investigator,PI)。我国最新颁布的《疫苗管理法》、ICH GCP 以及国内 GCP 等文件均对负责机构、试验现场和研究者的条件和职责提出了具体要求。

2004 年 3 月 1 日,国家食品药品监督管理局发布了《药物临床试验机构资格认定办法(试行)》,对拟开展临床试验的医疗机构进行资料审查和现场检查,符合要求的机构发放资格证书。对已取得药物临床试验机构资格的医疗机构每 3 年进行一次资格认定复核检查。上述资格审查只适合承担药物临床试验的医疗机构,对于需要参加预防性药物临床试验的疾病预防控制机构,《药物临床试验机构资格认定办法(试行)》要求向国家食品药品监督管理局提出一次性疫苗临床试验资格认定批件(一次性资格认定批件)的申请,具体实施参照《一次性疫苗临床试验机构资格认定管理办法》。

预防性疫苗临床试验具有特殊性。一是疫苗临床试验受试者大多为健康成人、青少年和婴幼儿;二是疫苗临床试验通常涉及多个试验现场,且不同临床试验其试验现场往往不同,对质量管理要求高。针对疫苗临床试验的特殊性,国家食品药品监督管理总局于 2013 年 10 月 31 日发布了《疫苗临床试验质量管理指导原则(试行)》(以下简称《指导原则》),明确疫苗临床试验的负责机构是省级以上疾病预防控制机构,试验现场为市、县级疾病预防控制机构和/或医疗机构,并对这些机构从工作场所、人员、设备及组织管理等多方面提出了具体要求。与之相配套,国家食品药品监督管理总局于 2013 年 12 月 10 日发布了《一次性疫苗临床试验机构资格认定管理规定》,对一次性疫苗临床试验机构资格的申报和审批程序进行了具体规定。一次性资格认定批件只对所申报的疫苗临床试验项目有效。一般来说,获得一次性资格认定批件的负责机构或试验现场在 1 年内再次申报一次性资格认定批件可以免除现场检查。2019年11月29日国家药品监督管理局和国家卫生健康委联合发布的《药物临床试验机构管理规定》要求药物/疫苗临床试验机构实施备案制,废止了一次性资格认定批件制度,自2019年12月1日起施行。该管理规定要求"药物临床试验机构应当符合本规定条件,实行备案管理",同时废止了《药物临床试验机构资格认定办法(试行)》(国食药监安〔2004〕44号)、《关于开展药物临床试验机构资格认定复核检查工作的通知》(国食药监注〔2009〕203号)和《关于印发一次性疫苗临床试验机构资格认定管理规定的通知》(食药监药化管〔2013〕248号)等管理文件。

第一节 申 办 方

一、申办方的职责

申办方是负责发起、管理和资助疫苗临床研究的个人、公司或机构。其主要职责是:

1. 选择疫苗临床试验负责机构和主要研究者,并对其资格和能力进行考察。与疫苗临床试验负责机构及研究者签订委托合同及技术服务合同。

2. 与研究者一起组织编写疫苗临床试验方案。在试验方案制订中,应明确保护受试者权益并保障其安全,以及试验结果可靠性的关键环节和数据。

3. 确保试验疫苗在《药品生产质量管理规范》(GMP)条件下生产并在合适的条件下储存、运输,向试验现场/研究者提供经中国食品药品检定研究院检验合格的试验疫苗,对试验疫苗进行安全性评价并提供研究者手册。

4. 可以建立独立的数据监查委员会(Independent Data Monitoring Committee,IDMC),负责评价临床试验的进展、安全资料、有效性数据,向管理机构提出继续、更改或停止临床试验的建议。

5. 建立临床试验质量管理体系,制订质量控制计划和风险控制计划,实施质量保证,确保临床试验按照设计方案、GCP要求和相关规定进行。

6. 指定医学专家回答和解决临床试验相关的医学问题。

7. 指定合适的人选负责所有临床阶段试验的设计、分析以及最终结果的报告。

8. 对参加疫苗临床试验的受试者提供保险,对于发生与临床试验相关的损害或死亡的受试者承担治疗费用及相应的经济补偿。

9. 建立临床试验安全信息监测与严重不良事件报告标准操作规程,掌握临床试验过程中最新安全性信息,及时进行安全性风险评估,并向研究者及相关监管部门等通报有关信息。

10. 提供疫苗临床试验所需要的经费。

上述职责包括的工作内容和实施内容主要为:

1. 评估和确定负责机构、试验现场。包括依据临床试验设计确定相应的实施条件和要求,对疫苗临床试验的负责机构及所有试验现场进行全面实地评估,撰写评估报告。

2. 准备临床试验文件。申办方完成临床试验的准备工作,制订和准备试验方案、病例报告表、知情同意书等临床试验必备文件。按要求向药品监管部门进行临床试验登记和信息公示。

3. 申办方应获得国家药品监督管理局批准及伦理委员会的批准后方可进行临床试验。

4. 召开启动会议。组织临床试验前启动会议,向研究者介绍临床试验方案、具体临床试验步骤、临床试验用疫苗特性、知情同意的过程、病例报告表的填写、监查计划、疫苗管理、不良事件和严重不良事件报告程序以及急救措施和试验文件的保存等要求。确保对研究者进行 GCP、临床试验方案以及相应工作职责的充分培训。

5. 发放临床试验用品。发放临床试验用疫苗、相关物品及文件。

6. 确认签字。在入组前确认各项准备工作已完成,通过启动通知确认临床试验机构准备就绪可以入组受试者;提交给主要研究者并签字确认。

二、申办方的工作流程

(一) 临床试验发起阶段

申办方需要向国家主管部门——国家药品监督管理局药品审评中心申请临床试验批件,需要提交疫苗临床前研究的有关资料,包括临床前研究的急性毒性试验、慢性毒性试验、药学资料、动物模型试验的安全性数据、免疫原性研究等。

获得临床试验批件后,需要选择临床试验的负责机构,并在负责机构中选定主要研究者。

临床试验负责机构和主要研究者根据疫苗临床试验的分期、疫苗品种和疫苗可预防疾病的当地流行病学资料、试验现场的人口学资料、硬件和软件条件、当地群众接受疫苗免疫的情况来选择和确定疫苗临床试验的试验现场。

(二) 临床试验准备阶段

申办方需要提供用于临床试验的疫苗(包括对照品),并提交中国食品药品检定研究院检测合格的报告。向研究者提供易于识别并有正确编码的试验疫苗和对照品(包括对照疫苗或安慰剂)及由中国食品药品检定研究院出具的检验合格报告,并标明仅供临床试验使用。试验用疫苗和对照品的生产应符合《药品生产质量管理规范》的要求。

申办方在临床试验准备阶段需要制订临床试验方案。为保证临床试验的顺利实施,申办方应就临床试验方案的有关内容征求主要研究者的意见,并在试验方案定稿后经过双方签字确认。

需要建立所需的技术团队,如数据安全委员会、终点事件判定委员会等。

制订研究者手册、建立质量管理体系。

按要求向药品监管部门进行临床试验等级和信息公示。

（三）临床试验实施阶段

申办方应聘请第三方承担疫苗临床试验中的现场监查、数据管理、统计分析,如申办方部门间有严格的防火墙设置,也可以自己实施。

申办方应聘请第三方承担临床试验中所需开展的实验室检测。

在临床试验实施中,申办方可以随时对临床试验的实施与主要研究者进行沟通,并自己或者委托第三方对临床试验进行稽查。

如对试验方案进行了修订,需要向伦理委员会提交修订后的试验方案。

将临床试验中发生的可疑且非预期严重不良反应,快速报告给所有参加临床试验的研究者及临床试验机构、伦理委员会;申办方应当向药品监督管理部门和卫生健康主管部门报告可疑且非预期严重不良反应。

（四）临床试验结束阶段

在完成数据清理并锁定数据库后,需要与数据管理方(如聘请了第三方)、临床试验负责机构一起对临床试验进行揭盲。

向药品审评中心提交审评资料,包括临床前资料、临床试验统计分析报告和临床试验总结报告,以及疫苗说明书草案。

（五）质量管理体系及运行

由于申办方对临床试验的质量负有最终责任,申办方要建立疫苗临床试验质量管理体系,对临床试验进行全过程监查、稽查和风险控制。申办方可以委托合同研究组织执行临床试验中的部分工作和任务,对疫苗临床试验指定的监查员人数,应根据对该试验的监查频率、试验方案设计的复杂程度等来决定。监查员应按照监查计划的要求进行临床试验的监查并提交监查报告

申办方对疫苗临床试验的质量管理应贯穿整个研究过程。在临床试验前充分评估和预测疫苗的保护效力、免疫原性和安全性,评估不良事件的类型、分布和发生率。在试验实施过程中组织监查和稽查,加强不良事件的监测和报告,保证受试者安全。充分分析临床试验实施过程中的风险和问题,根据影响程度和可能性评估,提前制订对策。

申办方应建立试验用疫苗和对照品的管理制度和记录系统,保证其安全使用。

第二节　疫苗临床试验负责机构

《指导原则》提出疫苗临床试验的负责机构是省级以上疾病预防控制机构;《疫苗管理法》也明确指出"疫苗临床试验应当由符合国务院药品监督管理部门和国务院卫生健康主管部门规定条件的三级医疗机构或者省级以上疾病预防控制机构实施或者组织实施",并强调"国家鼓励符合条件的医疗机构、疾病预防控制机构等依法开展疫苗临床试验",这也意味着开展疫苗临床试验是省级以上疾病预防控制机构的重要职责之一;《药物临床试验机构管理规定》规定"疫苗临床试验应当由三级医疗机构或者省级以上疾病

预防控制机构实施或者组织实施",要求"疾病预防控制机构开展疫苗临床试验,应当符合疫苗临床试验质量管理相关指导原则,由备案的省级以上疾病预防控制机构负责药物临床试验的管理,并承担主要法律责任;试验现场单位承担直接法律责任"。

负责机构是实施疫苗临床试验的技术和组织核心,需要协助申办方制定技术文件和选择合适的试验现场,将技术文件正确的传达给试验现场研究者并组织;制定适合负责机构和试验现场使用的管理文件;协调申办方、试验现场、监查、稽查机构的工作,并沟通伦理委员会、监管机构。本节内容以省级或以上疾病预防控制机构作为负责机构为例介绍,以医疗机构作为负责机构由于缺乏成功经验将不涉及。

一、疫苗临床试验负责机构的职责与条件

参考《指导原则》、现行版 GCP 对疫苗临床试验负责机构的相关规定及《中华人民共和国人类遗传资源管理条例》的相关要求,疫苗临床试验负责机构要对疫苗临床试验进行管理和质量控制,具体内容包括如下几个方面:

1. 制定与疫苗临床试验相关的管理制度、技术规范、标准操作规程和管理体系,置备相应的仪器设备。

2. 选定临床试验现场,对试验现场研究者进行培训和指导。

3. 承接临床试验项目,协助申办方完成试验方案、知情同意书、病例报告表和受试者日记卡等试验现场应用文件的设计。

4. 负责获得、保存伦理委员会、药物监管部门和科技部人类遗传资源管理办公室对临床试验的所有批件/备案,确保在获得伦理委员会、药物监管部门和科技部人类遗传资源管理办公室的批准/备案后,依据被批准的试验方案开展临床试验。

5. 组织和指导试验现场研究者完成疫苗临床试验。在临床试验过程中如发生严重不良事件,组织临床试验现场研究者对受试者采取适当的治疗措施,并进行调查和处理,同时报告药品监督管理部门、卫生行政部门、伦理委员会和申办方。

6. 组织或实施疫苗临床试验相关的实验室工作,对试验疫苗和采集的人体标本(血清、咽拭子、粪便等)进行管理、保存和运送。

7. 组织完成临床试验现场原始数据收集和病例报告表填写,撰写临床试验报告。

8. 负责对外交流,参加国内外相应的培训和学术交流,在征得申办方同意后对外公布临床试验结果。

9. 接受国家和省药品监督管理局及卫生行政部门的管理、检查和指导,接受申办方、或申办方指定的合同研究组织(CRO)或国内外其他相关部门的监督检查、稽查和指导。

对于疫苗临床试验负责机构应具备的条件,《指导原则》有明确规定:

1. 建立完善的疫苗临床试验组织管理体系和质量管理体系。临床试验管理科室负责疫苗临床试验的组织管理和实施,配备科室负责人、科室秘书、质量控制人员和资料档案管理员等,具有经过 GCP 和疫苗临床试验技术培训,能够承担疫苗临床试验所必需的

流行病学和实验室检验的临床研究专业人员。

2. 具有防范和处理疫苗临床试验中突发事件的管理机制和措施,有严重不良事件(SAE)应急处理专家队伍及处理严重不良事件的技术能力。

3. 具有完善的疫苗运送、储藏冷链设备,可保证试验用疫苗、样本安全储备和运送。

4. 具有所管辖的临床试验现场,有疫苗相关疾病流行病学本底资料和疫苗覆盖信息,所管辖区域受试者资源满足疫苗临床试验需要。

5. 制定、修订和定期审阅管理制度和标准操作规程(SOP),进行培训并有培训记录,确保各试验现场准确执行相关管理制度和标准操作规程。

6. 建立完善的教育培训和考核制度,制订年度培训计划,对本机构及试验现场的研究人员进行 GCP 及疫苗临床试验技术等相关培训,并有培训记录。

上述条件具体、全面、严谨,具有较强的可操作性。经过几年的实践发现,其中个别条件已经不能完全适应现在的要求。

1. 随着疫苗管理政策的改变,省级以上疾病预防控制机构已经没有采购和配送疫苗的职能,疫苗由县级疾病预防控制机构直接采购,由生产单位委托物流公司配送。疫苗临床试验有关的疫苗和样本管理直接由试验现场负责,申办方负责委托物流公司运输。如此条件中的"具有完善的疫苗运送、储藏冷链设备,可保证试验用疫苗、样本安全储备和运送"应按照现有法规完善。

2. 我国的疾病监测系统并没有覆盖所有传染病,且有些传染病如果单独建立监测体系非常困难,所以上述条件中"有疫苗相关疾病流行病学本底资料"并不能适用于所有疫苗品种的临床试验,应根据具体情况,充分利用已有资源,尽量满足临床试验设计的需要。

3. 《药物临床试验机构管理规定》要求"疾病预防控制机构开展疫苗临床试验,应当符合疫苗临床试验质量管理相关指导原则",已废止了一次性资格认定批件制度,所以《指导原则》规定的疫苗临床试验负责机构的职责是"向国家药品监督管理局申请一次性疫苗临床试验机构资格认定,获得批准后组织开展临床试验"应改为"在国家药品监督管理部门建立的'药物临床试验机构备案管理信息平台'注册、备案,获得备案号后组织开展临床试验"。

二、疫苗临床试验负责机构的组织管理

(一)组织架构

作为疫苗临床试验负责机构的省级以上疾病预防控制机构应设机构负责人、专业管理科室、伦理委员会和预防接种异常反应调查诊断专家组。机构负责人通常为疾病预防控制中心领导或分管领导,负责协调疫苗临床专业管理科室和其他支撑科室共同完成疫苗临床试验。专业管理科室负责制定临床试验管理制度、规范和标准操作规程,承接、管理和组织实施疫苗临床试验项目,培训研究者和管理临床试验现场。伦理委员会负责疫苗临床试验相关文件的伦理审查,并对临床试验实施过程进行监督和评估,保障受试者的

权益和安全。预防接种异常反应调查诊断专家组负责指导不良事件处理。疫苗临床试验负责机构组织结构见图3-1。

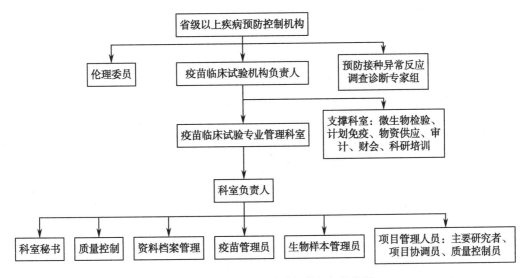

图 3-1 疫苗临床试验负责机构组织结构图

（二）机构负责人

机构负责人应在所任职的疾病预防控制机构担任领导职务,具有协调相关科室工作和签署技术服务合同的权限。如果机构负责人直接参与疫苗临床试验项目的管理和实施,应具有医学专业高级职称,接受过 GCP、相关法律法规、指导原则,以及临床试验技术培训。

机构负责人应承担以下职责:

1. 全面负责疫苗临床试验负责机构内的工作。

2. 审批机构内相关技术管理文件。

3. 决定临床试验是否承接和确定试验现场。

4. 审核和签署疫苗临床试验相关合同和合作协议。

5. 审批疫苗临床试验相关经费的分配计划和各项支出。

6. 协调疫苗临床研究所和本单位其他科室的工作。

7. 组织迎接国家、省药品监督管理局的行政管理和检查,督促并协调相关科室对发现的问题进行整改。

8. 参与疫苗临床试验相关的对外交流活动,推进本机构与国内其他机构之间的合作和交流。

（三）疫苗临床试验专业管理科室

《指导原则》要求"临床试验管理科室负责疫苗临床试验的组织管理和实施,配备科室负责人、科室秘书、质量控制人员和资料档案管理员等,具有经过 GCP 和疫苗临床试验技术培训,能够承担疫苗临床试验所必需的流行病学和实验室检验的临床临床试验专业人员"。同时《指导原则》还要求疫苗临床试验负责机构在临床试验开始前指定主要研究者、项目协调员和临床试验质控员(项目质控员),并具体规定了三者的职责分工。鉴于疫苗临床试验的特殊性,除了上述《指导原则》规定的岗位外,疫苗临床试验专业管理科室还应设疫苗管理员和生物样本管理员,以指导和协助试验现场研究者进行疫苗和样本管理。

从机构管理层面,科室应常设以下岗位:

1. 科室负责人　应具有医学专业高级职称。参加过疫苗临床试验,接受过 GCP、相关法律法规、指导原则培训。掌握 GCP、相关法律法规、指导原则及疫苗临床试验技术要求。发表过疫苗临床研究相关论文。科室负责人的职责如下:

(1)负责组织疫苗临床试验相关技术管理文件的制定与修订。

(2)对本机构承担的疫苗临床试验项目进行全面的组织管理和质量管理,协助负责机构确定并授权临床试验项目主要研究者、协调员和质量控制员。

(3)负责与申办方及试验现场沟通,了解申办方拟开展的临床试验项目以及临床试验现场情况,向机构负责人提出是否承担临床试验项目的建议,并提出备选试验现场。

(4)协助负责机构与申办方商定临床试验项目经费预算,与试验现场商定经费分配方案,参与技术服务合同的制定。

(5)组织迎接国家、省药品监督管理部门的行政管理和检查,以及申办方组织的稽查和其他检查,对发现的问题组织整改。

2. 科室秘书(或行政助理)　参加过疫苗临床试验,接受过 GCP、相关法律法规、指导原则培训,有一定的文字撰写能力和组织管理能力。科室秘书的职责如下:

(1)协助召集各项疫苗临床试验工作会议,记录并整理会议纪要,负责会议决议和议定事项的督办落实和情况反馈。

(2)组织安排疫苗临床试验文件收发、资料交流和保密工作。

(3)配合科室负责人做好外来办事、参观、学习人员的沟通、协调及安排、接待工作。

(4)负责科室人员出勤报表的收集、汇总与上报。

3. 质量控制员　应具有医学相关专业本科及以上学历。参加过疫苗临床试验,接受过 GCP 和相关疫苗临床试验技术培训。熟悉疫苗临床试验方案、相关 SOP 和疫苗临床试验的全过程管理。具有审核实施临床方案、临床试验记录及报告的能力。质量控制员的职责如下:

(1)负责组织制定、修订和实施质量管理体系相关文件。

(2)协助科室负责人组织、实施质量控制体系的文件学习和培训。

(3)负责对其他质量控制人员进行技术指导。

4. 档案管理员　接受过 GCP 和相关疫苗临床试验技术培训,熟悉档案的相关管理制度,有指导各试验现场制定档案管理制度的能力。档案管理员的职责如下:

(1)制定、修订、实施与本岗位有关的技术管理文件和相关表格。

(2)做好档案库房的规范管理,做好"八防"(防火、防盗、防虫、防鼠、防潮、防尘、防高温、防强光),定期对档案设施进行检查,发现问题及时报告,妥善处理。

(3)负责临床试验相关文件资料借阅管理和登记。

(4)定期检查、清点、整理室藏档案,对已超过保管期限的档案,提出存销意见。

(5)对试验现场的档案管理员进行培训,监督和指导试验现场的档案管理、文件材料的立卷、档案的查阅、借阅、传递和归还工作。

5. 疫苗/生物样本管理员　接受过 GCP 和相关疫苗临床试验技术培训,熟悉试验用疫苗和生物样本的相关管理要求,有指导各试验现场制定试验用疫苗和生物样本管理制度的能力。疫苗/生物样本管理员的职责如下:

(1)制定、修订、实施与本岗位有关的技术管理文件和相关表格。

(2)参与申办方及疫苗临床试验现场间关于疫苗的发放、运输方面的沟通。

(3)指导试验现场做好疫苗/样本的保存、管理和疫苗使用等相关工作。

(4)与申办方协商剩余疫苗处置和样本送检事宜。

从试验项目管理层面,应设以下岗位:

1. 主要研究者　应具有医学相关专业高级职称、5 年以上从事疫苗临床试验的工作经历,参加过 3 个以上药物临床试验经历。全面主持疫苗临床试验的运行管理、组织实施,制定临床试验的现场执行方案、质量管理计划和标准操作规程,组织临床试验中不良事件报告和处理,撰写临床试验总结报告,对本临床试验实施的质量和临床试验结果负有主要责任。由其组建临床试验团队并组织实施。

2. 项目协调员　项目协调员应具有医学相关专业中级职称、3 年以上从事疫苗临床试验的工作经历。协助主要研究者对试验实施有效的管理,保证试验实施质量;负责与申办方、合同研究组织、试验现场负责研究者沟通联系,并将沟通结果及时报告主要研究者;参与试验方案的制订、知情同意书和试验现场应用表格的设计;参与研究者培训的课程安排;组织试验现场试验工作,指导不良事件报告和处理,必要时请示主要研究者。

3. 临床试验质控员　临床试验质控员应具有医学相关专业本科及以上学历、1 年以上从事疫苗临床试验的工作经历。协助项目协调员共同开展对试验现场的质量控制工作,对不同流程环节进行管理,发现实施过程中发生的系统管理问题和/或实施操作问题、遵循试验方案和 GCP 等情况、受试者的知情同意、疫苗管理、标本采集、不良事件的核实以及数据修改规范等,并向主要研究者、项目协调员进行报告,由主要研究者、项目协调员启动整改并跟踪、评估整改效果。

（四）预防接种异常反应调查诊断专家组

我国省级疾病预防控制机构都设有"预防接种异常反应调查诊断专家组",专家来源一般能覆盖省级和各省辖市的疾病预防控制机构和医疗机构,专业构成一般能覆盖计划免疫、流行病、检验、传染病、儿科、内科、急诊等各相关专业。因此,开展疫苗临床试验一般不需要另外设专家组,在研究者遇到技术上不能解决的情况时,可以直接选择专业合适的省级和当地市级"预防接种异常反应调查诊断专家组"成员临时组成专家组协助处理。

三、疫苗临床试验负责机构的设施与设备

作为疫苗临床试验负责机构的省级以上疾病预防控制机构必须设有疫苗临床试验专业管理科室和伦理委员会,因此应具备足够的办公空间与设施。

疫苗临床试验专业管理科室应设专门的档案室,用于存放技术管理文件、试验项目相关文件、研究人员档案等文件。同样伦理委员会也应设有专用档案室。

由于临床试验原始资料、采集的标本和所使用的疫苗一般都在试验现场保存,所以省级专业管理科室一般不需要设生物样本储存室和疫苗储存室。特殊情况下如需设立,其具体要求参见试验现场相关内容。

四、疫苗临床试验负责机构的质量保证体系

质量保证(quality assurance)是为确保临床试验的运行和完成满足 GCP 要求,对试验过程中质量要素的控制所进行的有计划和有组织的评价活动。疫苗临床试验的质量保证体系由研究机构、申办方、合同研究组织(Contract Research Organization,CRO)的质量管理体系(quality management system,QMS)和第三方稽查、国家药品监督管理局(NMPA)的监管构成。

质量管理体系(QMS)是实现质量保证的重要基础,是在质量方面指挥和控制组织的管理体系,在临床试验中是一系列质量控制措施的组合,包括质量管理(quality administration,QA)和质量控制(quality control,QC)。

质量管理(QA)是事前建立的标准、程序文件以确保体系按要求运作的质量保证类活动,期望将错误的发生概率降至最低。

质量控制(QC)是将每一项已经完成的工作与事前制定的标准、程序进行比对,以期发现和纠正错误,保证产品质量符合规定。

依据 GCP 和《指导原则》等法律法规要求,为使疫苗临床试验的全程依从相关法律法规要求,遵循临床试验方案和 SOP,保证临床试验的规范性,数据记录的准确性、完整性、可溯源性,以及结果的真实性和科学性,负责机构应建立相应的质量管理体系。质量管理体系的要素:质量管理人员、质量管理文件和一系列的实施记录。

（一）质量管理人员

1. 专业科室负责人负责本机构开展的疫苗临床试验的质量管理。

2. 机构质量控制员负责组织制定、修订和实施质量管理体系相关文件内容,协助科室领导组织、实施质量控制体系的文件学习和培训工作,对其他质量控制人员进行技术指导。

3. 主要研究者为临床试验总质量管理人员。

4. 项目协调员协助主要研究者对临床试验实施有效的质量管理。

5. 项目质控员负责针对试验项目制订质量控制计划,组织质量控制活动。培训现场质控员,指导试验现场开展常规质量控制工作。

（二）质量管理文件

疫苗临床试验负责机构需建立质量保证系统标准程序文件,包括临床试验相关管理制度、技术规范和 SOP。《指导原则》要求疫苗临床试验负责机构在试验开始前制定统一的 SOP,发给各试验现场严格执行,保障对各试验现场的有效组织管理与质量控制。

这些管理制度、技术规范、SOP 应由专业管理科室组织编写,科室负责人审批生效。随着行业的不断进步和国家相关政策的改变,这套文件系统也要不断的补充、更新和完善,在完全满足相关政策法规要求的前提下,尽最大可能覆盖疫苗临床试验的各个环节,包括但不限于如下几个方面:

1. 疫苗临床试验管理制度　包括组织管理制度、运行管理制度、质量管理制度、疫苗管理制度、设备管理制度、人员培训制度、文件管理制度、合同管理制度和财务管理制度等。

2. 疫苗临床试验技术规范　包括疫苗临床试验方案设计规范、病例报告表设计规范、知情同意书设计规范、疫苗临床试验总结报告书写规范、知情同意技术规范、病例报告表记录技术规范、不良事件和严重不良事件处理技术规范、严重不良事件报告技术规范和质量控制技术规范等。

3. 疫苗临床试验 SOP　指为有效地实施和完成某一临床试验中每项工作所拟定的标准和详细的书面规程,《指导原则》中规定疫苗临床试验负责机构和试验现场均应制定相应 SOP。实际工作中,这些 SOP 远远不能覆盖临床试验的各个环节,负责机构在制定 SOP 时要根据实际需要适当增加。除了上述负责机构用 SOP 和试验现场通用 SOP 外,还应针对每个试验项目、每个试验现场制定相应的临床试验专用 SOP。具体情况如下:

(1)负责机构用 SOP 和试验现场通用 SOP:以《指导原则》要求的负责机构疫苗临床试验的 SOP 和试验现场疫苗临床试验的 SOP 为基础,扩展为基本覆盖疫苗临床试验各方面工作的负责机构用 SOP 和覆盖疫苗临床试验现场的所有环节的试验现场通用 SOP,由专业管理科室负责组织编写,科室负责人审批生效。

(2)试验现场专用 SOP:主要涉及各个试验现场之间操作不完全相同,或通用 SOP 不能完全适用的内容,由每个试验现场自行组织编写,现场负责研究者审批生效。

(3)临床试验项目专用 SOP:由项目主要研究者组织各岗位研究者,针对试验方案涉及的所有环节,参考上述 SOP 编写,主要研究者审批生效。

4. 疫苗临床试验负责机构职能和岗位职责　对疫苗临床试验负责机构、专业管理科室和各岗位人员的职责做出规定。

5. 疫苗临床试验现场功能分区工作制度　由负责机构制定,分发至辖区内各个试验现场,悬挂于相应分区醒目位置供该分区研究者参照执行。

6. 应急预案　疫苗临床试验现场受试者损害及突发事件防范和处理预案,以及疫苗临床试验 SAE 处理应急预案等,可根据需要增加。

(三) 质量控制活动

通过计划(plan)—实施(do)—检查(check)—处理(action)的管理循环(PDCA)步骤,发现工作中的薄弱环节和存在问题,采取针对性的改进措施并跟踪实施,再进入新一轮的质量管理循环,使质量管理活动贯穿临床试验全过程。质量控制活动过程应形成完整的记录,其目的为真实地还原临床试验及质量控制的全过程,最后提交质量控制报告。

1. 制定质量控制手册 临床试验启动前,临床试验质控员根据临床试验方案、进度制订质量控制计划,严格按照质量控制计划对临床试验进行质量控制,质量控制计划书中应明确质量控制频率、质量控制内容、抽查比率等内容。

2. 实施质量控制活动 临床试验质控员根据质量控制计划书中规定时间节点到达试验现场,并按照计划书上的内容进行质量控制活动,记录问题,撰写质量控制报告。

(1)启动前检查:临床试验启动前(一般在召开临床试验项目启动会前),临床试验质控员对临床试验项目的前期准备情况进行一次系统检查,其目的是确认临床试验启动前相关工作准备就绪。

(2)进行中检查:一般在每次集中访视完成工作量20%左右时,以及试验现场所有访视基本结束时实施质量控制。目的是查看各环节研究者是否按照SOP进行操作。

(3)临床试验项目完成后:一般在最后一例受试者访视结束至数据库锁定之前,依照《药物临床试验数据现场核查要点》要求对完成的临床试验项目进行一次系统的质量控制检查。由负责机构临床试验质控员和现场质控员以联合检查的形式进行质量控制检查。

3. 撰写质量控制报告 每次质量控制检查后根据检查结果撰写质量控制报告,报主要研究者审定后将质量控制报告反馈给试验现场,并跟踪经主要研究者审定的整改措施和要求,督促试验现场负责研究者组织整改。试验现场完成整改后向负责机构提交整改报告。

4. 跟踪处理 项目质控员根据整改报告进行评估,针对不能及时整改到位的,跟踪整改落实进度,直到问题解决。必要时报告给主要研究者。

五、疫苗临床试验负责机构各工作环节的操作要求

无论负责机构研究者还是试验现场研究者均应按照相应要求实施,做到行为有规范、操作有依据、过程有记录、结果可溯源。

(一) 临床试验准备阶段

开展疫苗临床试验的首要条件是合法性。疫苗临床试验实施前需获得药物临床试验批件、伦理委员会审查批件,相应机构和试验现场必须在"药物临床试验机构备案管理信息平台"上完成备案。对采集人类标本达500例的临床试验需根据《中华人民共和国人类遗传资源管理条例》报科技部人类遗传资源管理办公室审批。药物临床试验批件由申办方提供,伦理委员会审查批件则是需要由临床试验负责机构获取。临床试验项目实施前

的准备包括如下步骤:

1. 临床试验项目承接

(1)建立合作关系:首先由申办方向疫苗临床试验负责机构发出邀请函,并提供该临床试验项目的试验方案和国家药品监督管理局(NMPA)颁发的药物临床试验批件。专业管理科室负责人组织相关人员对批件和试验方案进行确认,对临床试验的风险和可行性进行评估,根据评估结果和负责机构条件向机构负责人提出是否可以承担该临床试验项目的建议。

(2)签署技术服务合同:根据指导原则要求,临床试验开始前申办方和负责机构、负责机构和试验现场应签署临床试验合同,明确临床试验的各方职责分工及临床试验费用等。各方商讨确定的临床试验合同,根据各单位管理要求上报相关部门进行审核,由单位法人或授权签字人签字以完成合同的签署。实际工作中可以根据需要分别签署双方合同或三方共同签署三方合同。

2. 临床试验项目准备

(1)人员准备:疫苗临床试验负责机构在临床试验开始前进行人员分工,由科室负责人指定主要研究者、临床试验项目协调员、临床试验项目质控员、疫苗管理员、样本管理员等。参与疫苗临床试验的研究者应主动声明和公开任何与临床试验项目相关的利益冲突情况。

(2)试验现场的选择:负责机构接受委托后由专业管理科室负责人根据临床试验项目要求和试验现场条件选择试验现场,向选定的试验现场发出邀请参加临床试验项目的邀请函和试验方案摘要。收到试验现场同意参加临床试验项目的回复函后,报请机构负责人同意。由主要研究者(或临床试验项目协调员)根据试验方案和组织管理制度要求,指导试验现场做好临床试验项目启动前的准备。申办方依据临床试验实施条件的要求,对疫苗临床试验负责机构及所有试验现场进行全面评估,最后确定试验现场。

(3)技术文件准备:由申办方提供临床试验方案初稿和研究者手册,负责机构指定的临床试验项目参与人员(主要研究者、临床试验项目协调员和临床试验项目质控员)予以讨论并提出修改意见。试验方案确定后由申办方负责人签字批准,主要研究者签字确认,双方单位盖章生效。

临床试验用表卡包括招募材料、知情同意书、原始记录本、日记卡、联系卡、病例报告表(CRF)及用于疫苗、档案和标本管理的各种表格等,由研究者或合同研究组织(CRO)负责人员起草,双方共同讨论定稿。

负责机构将临床试验方案、招募材料、知情同意书、原始记录本、日记卡、联系卡、病例报告表(CRF)等材料提交伦理审查委员会进行审查,获得伦理审查委员会批件。

制定临床试验项目专用SOP,由主要研究者组织相关人员根据试验方案统一编制,主要研究者签字生效,分发给各试验现场。

(4)完成试验现场人员授权:主要研究者根据现场负责研究者提供的人员授权分工表对试验现场研究者的资质和接受培训情况进行审核,确认与所要授权的工作是否相符。如有不符合则要求现场负责研究者进行调整。确认均符合要求后签字授权。被授权的研究者只能在授权的工作范围及时间内开展工作。

（5）根据需要，依据《中华人民共和国人类遗传资源管理条例》向科技部人类遗传资源管理办公室申请，并获得行政批准或备案。

（6）临床试验项目备案：完成上述步骤后，申办方要尽快在国家药品监督管理局药品审评中心网站上进行临床试验项目备案，同时将已确定的临床试验方案、临床试验单位主要研究者姓名、承担临床试验的市县级疾病预防控制机构或医疗机构名称及试验现场负责研究者、伦理委员会审查批件、知情同意书、遗传批件等报省局备案。

（7）组织临床试验项目启动培训会：由申办方和主要研究者联合组织召开疫苗临床试验项目启动会，所有研究者均需参会。启动会培训内容包括 GCP、试验方案、SOP 及其他相关技术文件和表格、现场流程演练等强化培训内容。

（二）临床试验运行阶段

机构派出的研究者负责对临床试验项目现场工作进行技术指导和质量控制，解决临床试验过程中出现的问题，协调伦理委员会、申办方、药品监督管理部门及监查和稽查人员对现场工作的监督和检查。

1. 实施质量控制活动　疫苗临床试验一般均采用集中入组、集中访视的方式进行，临床试验质控员在依据"质量控制工作计划"对集中访视的各个阶段要定期进行质量控制检查。发现问题及时向现场负责研究者、临床试验项目协调员或主要研究者汇报，尽快加以解决和整改。

2. 事件报告　疫苗临床试验进行过程中，发生方案违背、严重不良事件、冷链破坏等均需要按照试验方案和 SOP 的要求进行报告。一般具体报告的填写均由试验现场相关研究者完成，负责机构研究者负责对报告的内容进行审核，必要情况下向伦理委员会递交。

（1）方案违背报告：对临床试验进行中发生的方案偏离/违背事件，试验现场研究者应就事件的事实、过程、发生原因和影响向负责机构报告，主要研究者应就事件的处理措施给出意见。轻微的方案偏离一般由负责机构备案即可；严重方案偏离/违背事件由负责机构相关人员转报伦理委员会审查。

因试验现场研究者工作失误造成的方案违背事件，主要研究者或临床试验项目协调员必须要求现场负责研究者组织对相关环节的研究者进行针对性培训，防止同类事件再次发生，并记录培训过程。

（2）严重不良事件（SAE）报告：《疫苗临床试验严重不良事件报告管理规定（试行）》（以下简称《规定》）中将严重不良事件报告分为个案报告与定期安全性报告。个案报告由研究者负责。定期安全性报告由申办方负责。严重不良事件个案报告包括首次报告和随访报告。首次报告内容至少包括严重不良事件名称或初步诊断、受试者基本信息、试验用疫苗信息、是否为非预期事件、严重性、与试验疫苗的相关性、处理情况、报告来源等。随访报告内容包括新获得的有关严重不良事件信息、对前次报告的更改信息与必要的说明、严重不良事件的分析评估与可能的提示、受试者安全风险评估结果、严重不良事件的转归等。实际工作中,受试者 SAE 结束后,尚需收集所有临床资料,对以上报告信息进行整合,发出总结报告。《指导原则》中也对严重不良事件的处理与报告进行了相似的规定。

严重不良事件的报告程序为:由试验现场负责 SAE 报告的研究者填写 SAE 报告表,于发现/获知 SAE 后应立即(通常 24 小时内)向研究负责机构、申办方、CRO 进行首次报告。申办方收到任何来源的安全性相关信息后,均应当立即分析评估,包括严重性、与试验疫苗的相关性以及是否为预期事件等。申办方应当将可疑且非预期严重不良反应(SUSAR)快速报告给所有参加临床试验的研究者及临床试验机构、伦理委员会;申办方应当向药品监督管理部门和卫生健康主管部门报告可疑且非预期严重不良反应。

(3)冷链破坏报告:如临床试验过程中发生了储存疫苗/样本的冰箱或冰柜的温度超出限定范围时,负责处理冷链破坏的试验现场研究者应迅速到达疫苗储存室或样本保存室,确认发生温度偏差的疫苗或样本,分析冷链破坏的原因,采取相应措施,及时导出温度记录数据,记录温度超出规定范围的程度和时间。立即以电子邮件或电话形式告知申办方、现场负责研究者、临床试验协调员(主要研究者)和监查员,由疫苗/样本管理员填写"冷链破坏报告表"并保存。

主要研究者获知冷链破坏后应立即就冷链破坏造成的影响及试验现场处理措施提供指导性意见。如果发生冷链破坏的是疫苗储存装置应暂缓使用所储存疫苗,等待申办方的书面意见,最终根据申办方的书面意见决定停止或继续使用。

(4)研究进展报告:负责机构研究者应按照伦理委员会的跟踪审查的频率要求,按时提交"研究进展报告"。

3. 试验方案的修订 在试验进行期间,经申办方和主要研究者商定,可以对试验方案进行必要的修订。试验方案的任何修改均应经伦理委员会批准后方可实施(除非是为了及时减少受试者的紧急危害或仅涉及临床试验管理方面的改动,如更换联系方式等,需及时向伦理委员会报告并说明理由)。

试验方案的修订需要向伦理委员会提交修正案审查申请,说明修订的内容、修订的原因、临床试验风险的改变和修订是否会增加受试者的风险和负担等。修订后的试验方案获得伦理委员会批准后将盖有伦理批准章的试验方案原件存放于负责机构相应的临床试验项目文件夹中,复印件带至试验现场留存并对试验现场研究者进行培训,着重培训修改部分的内容,并保存培训记录。

4. 补充授权 研究期间新加入的研究者需经过 GCP、试验方案、SOP 等培训并考核合格后由主要研究者对其授权,完成授权后新加入的研究者方可开展授权范围内的工作。

5. 提前揭盲和破盲

(1)提前揭盲:临床试验过程中出现群体不良事件或任何原因中断临床试验时经申办方、研究者商定可以提前揭盲。

(2)破盲:研究期间发生需要紧急破盲的情况(如治疗需要)可以紧急破盲。由专人根据破盲程序进行破盲,报告研究负责机构和申办方,并保存相关记录。

（三）临床试验结束阶段

疫苗临床试验方案中均对临床试验的终点进行明确的规定,其中包括正常完成临床试验和提前终止/暂停试验。

无论是提前完成还是正常时间节点完成均需要进行下面的工作:

1. 关闭现场　负责机构收到试验现场"关闭现场申请"后,主要研究者对其完成情况进行审核评估,达到关闭现场的条件后向试验现场、伦理委员会和申办方发出"关闭现场通知"。

2. 资料归档(纸质或电子版)　资料是指疫苗临床试验过程中所形成的一系列文件、图像记录,如原始记录本、已签署的知情同意书、试验用疫苗使用和管理记录、受试者日记卡等。临床试验结束后,根据申办方、负责机构和各试验现场对临床试验资料的存档达成的协议将临床试验资料尽快存档。负责机构档案管理员应对临床试验资料归档情况进行确认,确保资料完整,无缺失。

对于提前结束的临床试验还应由申办方出具提前结束访视的书面通知,研究负责机构需向伦理委员会提交工作总结及提前结束的原因,经伦理委员会批准后方可实施。对于提前完成的临床试验,现场研究者需要向每名受试者告知结束访视及结束访视的原因。

3. 完成临床试验报告　临床试验报告是对疫苗临床试验所作的综合性总结报告。其内容是评估试验疫苗有效性和安全性的主要依据,是疫苗注册所需的重要文件。临床试验完成后,收到统计方的统计报告,由主要研究者或指定专人根据统计报告撰写临床试验报告。报告应完整、明确并且结构清晰。

4. 整理结案相关材料向申办方递交。

5. 向伦理委员会递交研究完成报告。

6. 配合药品监督管理部门开展现场检查。

六、多中心临床试验

多中心临床试验指由多个负责机构(省级疾病预防控制中心)共同完成一个疫苗临床试验。其优点一方面是可在较短时间内招募临床试验所需的受试者,适合大样本临床试验;另一方面是可使疫苗效力更具地域与人群的代表性。

（一）组织管理

确定一个负责机构为组长单位,该单位主要研究者为临床试验项目主要研究者,负责对整个临床试验项目的质量管理和本机构临床试验项目工作的组织管理。其他各负责机构主要研究者负责对本地临床试验项目工作的组织管理,协助组长单位主要研究者对整个临床试验项目进行质量管理。各负责机构分别与申办方签署工作合同。

（二）实施

1. 试验方案制订与修订　试验方案初稿由申办方提供或由组长单位制订,各负责机构研究者参与审核、修订。定稿后由申办方负责人批准,各负责机构主要研究者签字确认方可实施。

2. 伦理审查 组长单位先完成伦理审查,将伦理审查材料和批件寄送其他各负责机构,再由其他各负责机构进行伦理审查。如果其他负责机构伦理委员会对审查材料提出修改意见,该负责机构必须将意见报告组长单位。组长单位研究者汇总所有单位意见后与申办方代表及各负责机构研究者协商确定对申报材料的修改。任何修改都要先报组长单位伦理委员会批准,再报其他负责机构伦理委员会确认。通常试验方案只需组长单位伦理审查批准即可。

3. 质量控制

(1)临床试验项目专用 SOP 由组长单位编制,送其他负责机构征求意见、修订,定稿后由组长单位主要研究者签字,批准使用。如果其他负责机构为适应该负责机构的具体实施条件而需要对临床试验项目专用 SOP 进行修订,需报请组长单位同意,由组长单位主要研究者签署同意文件后方可使用。

(2)由组长单位发起,定期以交叉检查或联合检查的方式开展质量控制活动。

(3)对临床试验项目实施过程中遇到的问题,组长单位和申办方共同组织,以电话会议或阶段总结会议的形式讨论解决。

4. 试验现场工作开展 如果是效力试验且涉及试验疫苗所预防的疾病在不同地区流行季节有所不同,则各参加负责机构要根据当地流行季节情况合理安排入组时间。如果不涉及季节性则一般由组长单位先组织当地试验现场入组。试验现场各项工作实施与其他临床试验项目相同。

5. 试验项目结束 各负责机构可以在当地试验现场工作完成后自行关闭现场。数据库锁定要在所有试验现场达到条件后进行。临床试验研究报告由组长单位完成。

第三节 疫苗临床试验现场

疫苗临床试验现场是实施疫苗临床试验的机构,对工作场地、人员配置及物资设备均有严格的要求。同时,除了负责机构要对疫苗临床试验的实施全过程进行技术指导和质量控制外,申办方、合同研究组织、伦理委员会和药品监督部门均在疫苗临床试验实施的不同阶段对试验现场实施监督和检查,以确保试验项目的顺利实施和规范完成。

一、疫苗临床试验现场应具备的条件

《指导原则》对疫苗临床试验的试验现场应具备的条件进行了明确规定:

1. 具有卫生行政部门批准的预防接种资质,具有有效的通讯系统和设备的市、县级疾病预防控制机构或医疗机构。

2. 具有相对固定、足够数量的临床试验现场研究者,现场研究者均经过 GCP 和疫苗临床试验技术培训。

3. 具有所研究疫苗相关疾病流行病学本底资料,根据临床试验目的确定临床试验地区,保证受试者数量满足临床试验要求。

4. 配备有疫苗临床试验相关的标准操作规程,进行培训并有培训记录,标准操作规程方便取用。

5. 与当地医疗机构合作建立疫苗临床试验 SAE 医疗救治绿色通道。

6. 根据疫苗临床试验不同的接种与访视流程,设置有接待区、知情同意室、体检及问诊筛查室、生物标本采集室、疫苗接种室、急救室、医学观察室、疫苗储存室、档案室、样本处理保存室、病例筛查实验室和医疗废弃物暂时贮存场所等功能分区,建立急救绿色通道,试验现场备有救护车及相关救护人员、急救物品。各功能分区有明确的指示标志。

上述第 3 条中对所试验疫苗相关疾病流行病学本底资料的要求应视临床试验的性质及国内开展监测的具体情况而定。通常考核免疫原性的临床试验应尽量选择相关疾病发病率低的试验现场,以保证受试人群有足够高的易感率;效力试验应尽量选择有一定发病率的试验现场,以获得足够的终点病例。实际工作中,我国的监测系统所覆盖的疾病均有流行病学本底资料以供参考。不能覆盖的疾病由于没有流行病学本底资料,可以在试验现场建立监测系统获得。

为了高效收集不良事件和终点病例,及时恰当地处理突发事件,还应制订疫苗临床试验突发事件的应急预案,建立有效的不良事件或终点事件监测网络。

二、疫苗临床试验现场的组织管理

(一) 组织架构

《指导原则》要求设试验现场负责研究者、试验现场研究者、疫苗物资管理员、不良事件调查员、生物样本管理员和资料管理员等岗位,并规定各岗位的职责如下:

1. 试验现场负责研究者　负责协调组织某试验现场的各项工作,掌握工作进展,制订现场工作计划;负责试验现场突发事件的协调处置,确保记录及时、完整、准确和清晰,确保偏离方案的情况及采取的措施均有详细记录。

2. 试验现场研究者　是指具有医学等相关专业背景,参与临床试验的研究者,包括公共卫生医师,临床医生和护士等,负责受试者的招募、登记、知情同意、体检、问诊、采集生物样本、接种、不良事件观察、现场急救等。

3. 疫苗物资管理员　由具备医学专业背景或经相关培训人员担任。负责疫苗及物资管理、发放、领取、回收和疫苗冷链维护等。

4. 不良事件调查员　由具备医学专业背景的研究者担任。负责在每次接种后按规定时间点对受试者进行上门随访或电话随访,随访内容包括接种后有无发生不良事件,体温是否按时测量,及时记录随访结果,协助对不良事件的调查处理。

5. 生物样本管理员　负责生物样本的处理、保管、登记和记录。

6. 资料管理员　负责试验现场资料的管理、保存和移交。

除了上述《指导原则》要求的岗位外,还应设项目办公室和临床试验质量控制员。项目办公室负责协助负责研究者进行临床试验项目管理。质量控制员负责对临床试验项目实施的全过程实施质量监督,并协助负责机构派出的临床试验项目质控员定期实施质量控制活动。另外,由于疫苗管理在试验现场是一项非常重要且复杂的工作,涉及疫苗的交接、发放、回收、清点、储存温度记录等,一般安排专门的专业人员作为研究者负责;物资管理则往往涉及物资的采购和调配,安排有一定领导职务的人负责比较方便。所以试验现场分别设疫苗管理员和物资管理员可能运行起来更加流畅。疫苗临床试验现场组织结构见图3-2。

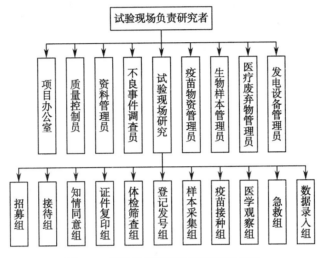

图 3-2　疫苗临床试验现场组织结构图

(二)试验现场研究者资质要求

各岗位研究者均需接受 GCP、相关法律法规、指导原则培训,掌握 GCP、相关法律法规、指导原则及疫苗临床试验技术要求,熟悉临床试验方案及相关资料。

1. 现场负责研究者　为试验现场在职人员且具有医学相关专业背景,实际工作中常为市、县级疾病预防控制中心的领导或分管领导。

2. 项目办公室人员　项目办公室主任应有一定的管理职务,熟悉疫苗临床试验的实施内容和流程,并具备较强的管理、沟通和协调能力。负责质量管理的人员需具有医学相关专业背景。

3. 心肺听诊、问诊岗位要求为临床医学执业医师,体温、血压、身高、体重测量需有医学背景。

4. 样本采集岗位一般由检验专业或护士专业人员承担。

5. 疫苗接种岗位需要有卫生行政部门授予的预防接种资质。

6. 急救岗位要求具备执业资质,经过心肺复苏等技能培训,并且目前正从事急救工作,熟悉疫苗接种常见不良反应紧急处理方法,特别是速发型超敏反应的紧急处理,熟练掌握医疗救治绿色通道流程,一般从医院聘请。如果临床试验涉及儿童受试者,应配备儿科急救医生。

7. 招募、知情同意、医学观察、疫苗管理、生物样本管理、不良事件报告、质量控制员等岗位需要有医学相关专业背景(包括临床、预防医学、检验、护理等)。

8. 辅助研究者如接待、随机号发放、证件复印、档案管理员、物资管理、数据录入则不需要医学专业背景,但需要经过培训和授权。

9. 导诊、救护车司机、发电机管理、医疗废弃物处理等岗位不作为研究者授权,但要接受与岗位相符的相关培训。

三、疫苗临床试验现场功能区划分及硬件配置

《指导原则》专门用一个附件介绍"疫苗临床试验现场功能分区要求",足见对试验现场功能区要求的重视。《指导原则》共列出了13个分区及要求,这些可以作为对试验现场分区的最低要求,实际工作中根据所实施的临床试验项目不同可适当增加分区。《指导原则》列出的分区及要求如下:

1. 接待区　有适当的空间,进行受试志愿者信息的登记与核实。

2. 知情同意室　具备相对私密的空间,负责知情同意的研究者在受试志愿者入组前向受试志愿者或其法定监护人告知本次临床试验的有关内容,并签署知情同意书。

3. 体检及问诊筛查室(区)　有适当的空间,进行受试者体检和病史询问。按研究需要配备体检器材与设备,如听诊器、血压计、体温计、身高体重秤等,仪器设备要经过校正,SOP便于取用。

4. 生物标本采集室　有适当的空间,按采集生物标本的种类配备器材和设施设备,严格按照试验方案要求进行标本的采集。

5. 疫苗接种室　接种室应符合接种室的卫生规范要求,由具有接种资质的人员严格按免疫规程进行接种。

6. 急救室　设有独立急救室,与接种室和医学观察室同一楼层,且距离不远。急救室内配备医疗救治绿色通道流程图,标明联系电话。急救医生应具备执业资质,经过心肺复苏等技能培训,并且目前正从事急救工作,熟悉疫苗接种常见不良反应紧急处理方法,特别是速发型超敏反应的紧急处理,熟练掌握医疗救治绿色通道流程。如果临床试验涉及儿童受试者,应配备儿科急救医生。

急救车设专人管理,配备便携式氧气袋、生命指征监测仪(心电图、血压和脉搏)、简易呼吸机、小儿复苏囊和肾上腺素等常用急救药物,定期检查,及时补充更换急救药品及各种物品。定期检查吸氧装置及配件。

7. 医学观察室　有较大的空间,卫生和通风条件良好,室温保持适当,设置急救床,受试者接种后应在观察室观察至少30分钟方可离开,如发生不良事件应及时处理。

8. 疫苗储存室　具备完善的疫苗运送、储藏等冷链设备。灭活疫苗和减毒活疫苗、生物样本储存库和温度监控设备、各种温度要求的冷藏包。不同的疫苗分柜保存,明确标注。对进出人员进行控制。温湿度有书面记录,有冷链管理停电应急预案。

9. 档案室　保存已经完成临床试验的资料。内设有资料保存柜,满足防盗、保密、防火、防潮、防虫、防尘、防鼠和长期存放要求。临床试验资料专人管理,分项目存放,目录、台账清楚,易于查阅。对进出人员进行控制,制定资料档案借阅管理规定。

10. 样本处理保存室　具有试验方案要求的处理、存放、运输样本的设备设施。

11. 医疗废弃物暂时贮存场所　配备医疗废弃物的暂时贮存设施、设备,按照医疗废弃物种类进行分类存放,标识清楚,分别置于防渗漏、防锐器穿透的专用包装物或密闭的容器内,及时与医疗废弃物集中处置单位交接。

12. 绿色通道和救护车　选定至少一所医疗水平较好、距离受试者入组现场最近、交通畅通的综合医院作为应对疫苗接种突发事件的依托机构,受试者入组期间开通与合作医院的急救绿色通道,建立绿色通道急救流程,明确各环节责任人和联系电话。疫苗接种现场需备有救护车,救护车停放在固定位置,备有移动输氧装置,司机和指定医务人员均经过培训,熟悉向上级医疗机构转运路线和程序,在试验现场随时待命。

13. 病例筛查实验室　根据需要设置进行病例筛查的实验室,配备相应的仪器设备。

按上述要求布局可以顺利通过检查,但实际工作中可能不能满足需要,应根据承担临床试验项目的性质和当地条件适当调整:

1. 样本处置一般在实验室中进行　根据样本种类的不同,需要超净工作台、生物安全柜等特殊设备,甚至需要在二级生物安全环境下操作。这种环境下一般不适合也不一定有空间存放大型冷藏冷冻设备。而疫苗临床试验根据临床试验项目性质的不同所采集的标本种类也不同,存储条件可能有−80℃、−20℃、2~8℃和室温,一般需设专门的样本储存室。所以,分别设样本处置室和样本保存室可能更为合理。

2. 可增设资料室　用于暂存正在实施的疫苗临床试验项目资料,管理条件与档案室相同。按 GCP 要求,疫苗临床试验原始资料至少应在临床试验项目完成后保存 5 年,多数情况下申办方会要求保存更长时间,档案室中往往可以存有大量已完成临床试验项目的资料。为了安全和管理方便,不宜经常有人出入。在临床试验项目实施过程中,原始资料始终处于更新的过程中,随时需要出入库,因此设置资料室用于储存正在实施临床试验项目的资料更方便管理。待临床试验项目结束关闭现场后,再将资料转移至档案室长期存放。

3. 设物资储存室　用于储存专门用于疫苗临床试验的各种物资、设备、表格,以便于存取、管理和清点。物资储存室应配备防盗、防火等相关设施,如防盗门、灭火器等。配备置物架和物资出入库记录表。

4. 设发电机室　配备发电、输电设备、备用燃油和灭火器,配有用于记录设备使用、维护的表格。

5. 设证件复印室(信息采集室)和登记发号室　完成知情同意后,首先要复印受试者/和监护人证件,以保存确认的身份信息。复印的证件包括出生证明及儿保手册(婴幼儿疫苗临床试验)、接种证、户口本和身份证等。完成体检及问诊筛查后,对符合要求的受试者要按照完成筛查的顺序发放随机号,作为受试者接种疫苗顺序的依据,是确保随机分组的重要环节。因此应在相应位置设置证件复印室和登记发号室。

根据功能区的功能特点不同可以分为受试者入组实施过程中的功能区和入组实施过程外的功能区两大类。入组实施过程中的功能区在空间分布上要与受试者入组时经历的各环节顺序一致,尽量避免走"回头路"。这部分功能区及其适当的顺序依次是:接待室、知情同意室、证件复印室(信息采集室)、体检及问诊筛查室、登记发号室、生物标本采集室、疫苗接种室、医学观察室和急救室。这些功能区的配置与实施临床试验项目所涉及的疫苗种类、临床试验设计、样本量及受试者的特点有一定关系,在不同的临床试验项目可能略有不同。如涉及成人的临床试验项目体检及问诊筛查室至少应设 2 个房间,男女分开;同时要设尿检室,对育龄妇女采集尿液做妊娠试验。对涉及妇科检查的项目(如 HPV 效力试验),应设专门的妇科检查室,配备妇科检查设备。对于通过鼻喷或口服途径接种的疫苗,可能需要配备专业的座椅以方便疫苗接种。

入组实施过程外的功能区应设在受试者活动区域以外的区域。档案室和冷库因为设备较重,一般设在一楼比较安全。医疗废弃物暂时贮存场所和发电机应设在主楼外,以免对工作环境造成不良影响。

四、疫苗临床试验现场的质量管理体系

1. 质量管理人员　试验现场负责研究者为研究中试验现场质量的总负责人,试验现场负责研究者指定专职质控员 1~2 名,负责所属试验现场的质量控制活动。

2. 质量管理文件　主要包括相关法律法规;负责机构下发的管理制度、技术规范和试验现场通用 SOP;试验现场编制的试验现场专用 SOP 以及每个临床试验项目执行前,由主要研究者组织负责机构和试验现场人员编制的临床试验项目专用 SOP。各岗位研究者在试验开始前均需接受 GCP、SOP 和各种技术管理文件的培训并通过考核。

五、疫苗临床试验现场各工作环节的操作要求

(一) 临床试验准备阶段

1. 临床试验项目的承接　试验现场收到负责机构发出邀请函和试验方案摘要后,根据试验现场自身条件对本临床试验项目的可行性做出评估。评估通过后向负责机构发出接受函,同意参加本临床试验项目。接受申办方的考察、评估。与申办方、负责机构签订合同。

2. 临床试验项目准备

(1) 人员准备:收集参与人员的个人资料,根据专业和资质进行人员分工,进行集中培训和岗位培训。所有研究者需接受 GCP、试验方案及 SOP 培训并考核合格,给予授权。

(2) 工作区准备:根据上节对功能区的要求准备足够数量的房间。

(3) 绿色通道建设:根据《指导原则》要求,在疫苗临床试验开始实施前,试验现场与

当地有急救资质的二级及以上医疗机构签订绿色通道协议,明确医院名称及相关科室名称、联系人及联系电话、前往医院的最短距离和需要时间、路线指导图、救护车停放位置等。相关的急救联系电话悬挂于接种室、观察室和急救室墙上。救护车和跟车配备的医护人员在疫苗接种日始终在试验现场待命。

3. 接受申办方或负责机构组织的评估,协助负责机构完成备案 按《药物临床试验机构管理规定》,疫苗临床试验负责机构应当自行或者聘请第三方对其临床试验现场机构及专业的技术水平、设施条件及特点按相关文件规定进行评估,评估符合规定要求后方可备案。

(二) 临床试验运行阶段

完成试验现场备案和遗传学审批后,即可进入试验的实施阶段。主要包括以下具体工作:

1. 受试者招募

(1)招募前准备:制订招募宣传材料,获得伦理委员会的批准后可对外发布。根据样本量和人群特点确定招募区域,收集符合要求的人员信息,建立招募对象名单,制订招募计划。

(2)招募过程:通过两种方式进行宣传动员。一是面对面向招募对象发放材料,介绍临床试验项目基本情况,征集参加临床试验项目意愿;二是通过公共媒体发布招募广告。对有明确参加意向者进行志愿者基本信息登记(重点记录联系电话),并告知大概入组时间、入组地点、需要携带的证件及注意事项等。

对于招募人员登记的信息进行汇总整理,制订入组工作计划,招募人员在入组前联系志愿者,明确通知其时间、地点、需要携带的证件和注意事项等信息,同时告知有不被入选的可能。对招募结果进行分析,及时按照志愿者人数、性别比、年龄比等调整招募策略。

2. 入组(首次访视) 志愿者到达预约地点后,一般需按照如下流程完成入组访视:

(1)接待和登记:志愿者到达试验现场进入接待室,研究者审核身份信息,填写"受试者鉴认代码表"。向受试者介绍试验大致内容及流程。发放原始记录本,填写封面,以后每个环节完成后研究者填写相关内容并签字。发放流转单,每个环节完成后研究者签名。

(2)知情同意:研究者详细讲解知情同意书,使志愿者充分了解试验目的、程序、要求、获益、保密、已知风险、治疗或补偿等。询问志愿者是否充分知情,并回答志愿者所提的问题。在志愿者确认完全知情的前提下双方签署知情同意书。在原始记录本中记录知情同意情况。

(3)证件复印(信息采集):复印受试者的相关证件,一般包括出生证明、预防接种证、身份证、户口本等。在复印件上加盖"疫苗试验专用章"。在原始记录本中记录审核过程。

(4)体检筛查:对所有受试者都要进行心肺听诊和皮肤检查,按照入排标准进行病史询问。儿童一般需测量体温、身高、体重等指标。成年受试者还需要测量血压。育龄妇女需做尿妊娠试验。根据临床试验项目不同有时还需进行特殊检查,如血生化、血尿便常规等检测、鼻腔检查、妇科检查等。完成检查后对受试者是否符合入组条件做出判定,填写原始记录本。

(5)登记、领取研究号:审核受试者信息无误后,按照受试者到达此环节的先后顺序对受试者分配研究编号,填写"研究编号随机分配表"和原始记录本。

(6)生物标本采集:核对受试者身份,按试验方案要求采集标本,填写"样本采集记录表"和原始记录本。每天工作结束后要对工作环境消毒。

(7)疫苗接种:每天接种前按照当天接种计划数目,向疫苗管理员领取疫苗,填写"疫苗进出库记录表"和"疫苗运输温度监控记录表"。疫苗运至接种室后,立即移入接种室2~8℃冰箱,记录当时冰箱温度。在接种期间每隔1~2小时查看冰箱温度,填写"疫苗储存温度记录表"。

疫苗的配制和接种应由不同的研究者完成。受试者到达本环节后,由负责疫苗配制的研究者核对受试者信息,选取与受试者研究编号一致的疫苗,查看疫苗是否异常,确认信息无误且疫苗无异常后将疫苗交给负责接种的研究者。负责疫苗接种的研究者再次核对受试者信息和疫苗信息,确认无误后实施接种疫苗,启动计时器,填写"疫苗试验现场分发使用记录表"和原始记录本。

如果疫苗有异常,启动备用疫苗启用程序,选用备用疫苗,填写相关记录。每天接种结束后,将剩余疫苗和空包装返还疫苗储存室,填写相关记录。每天工作结束后对工作环境消毒。

(8)医学观察:受试者达到观察室后,研究者应安顿其就坐、休息,嘱咐其有任何不适及时告知研究者并随时关注其状况。观察30分钟后,测量体温,询问受试者有无不适,查看接种部位及全身其他方便检查的部位皮肤,填写原始记录本、日记卡和"30分钟不良事件记录表"。如发生任何不良反应立即送急救室处理。医学观察期间,研究者要向受试者发放体温计、直尺和日记卡,指导受试者掌握体温计和直尺使用方法和日记卡填写方法。

若受试者未发生不良事件即可离开,结束入组访视。受试者离开前,研究者应再次提醒受试者发生不良事件及时与研究者联系。

3. 后续访视

(1)接种非首剂疫苗:先对受试者进行身份审核,然后审核并回收联系卡,指导受试者补充完善信息,对不良事件进行评估。发放原始记录本,对受试者测量体温并按入排标准询问病史。最后进行疫苗接种和30分钟医学观察。如受试者是婴幼儿,需复印接种证并核实接种信息。

(2)全程免后免疫原性评估血液样本采集:先对受试者进行身份审核,然后审核并回收联系卡,指导受试者补充完善信息,对不良事件进行评估。发放原始记录本,对受试者测量体温并按入排标准询问病史。最后进行血液样本采集。如受试者是婴幼儿,需复印接种证并核实接种信息。

(3)效力试验访视(病例随访):通过主动随访和被动随访搜索病例。获知可疑病例后,研究者应尽快抵达现场,核实诊断,收集受试者信息,采集受试者生物样本,及时送检。

定期随访受试者转归信息。

(4)日记卡、联系卡审核回收:提前联系受试者,预约交卡的时间和地点。对日记卡和联系卡进行现场审核,如填写是否完整,内容是否真实,并询问接种疫苗后是否发生不良事件,是否与卡上的记录一致等。发现受试者记录有误,指导其规范修改。记录审核结果并回收日记卡、联系卡,填写原始记录本。

4. 严重不良事件(SAE)的调查与处理 一般通过受试者主动报告和研究者访视获知。获知 SAE 后,询问并详细记录发生的时间、治疗情况、是否结束等,按要求报告。

(1)首次报告:获知后 24 小时内由研究者通过电话、传真或 Email 方式向省药品监督管理局、申办方、监查员、省疾病预防控制中心、伦理委员会发出首次报告,内容至少包括 SAE 名称或初步诊断、受试者基本信息、试验用疫苗信息、是否为非预期事件、严重性、与试验疫苗的相关性、处理情况、报告来源等。

(2)随访调查与报告:试验现场研究者发出首次报告后,需每隔 3~5 天进行随访,并发出随访报告,内容包括新获得的信息、对前次报告的更改信息与必要的说明、SAE 的分析评估与可能的提示、受试者安全风险评估结果、SAE 转归等。如获知时已结束的 SAE,则不需发随访报告。

(3)总结报告:受试者 SAE 结束,收集所有临床资料,对以上报告信息进行整合,发出总结报告。

确认与试验疫苗相关的,报申办方按照国家相关规定予以补偿。如因治疗需要,须给予紧急破盲的,根据破盲程序进行破盲。

5. 其他事件的处理和报告

(1)方案违背事件:核实事件基本情况,找出违背原因,评估对受试者的安全性及研究数据的影响等。详细记录于"方案违背记录报告表"。报告给主要研究者、伦理委员会及申办方,根据其意见进行后续处理。

(2)冷链破坏事件:接到报警信息后,迅速到达储存室或冷库,查找冷链破坏的原因并及时采取措施。因停电导致的需立即启动发电设备,因冷链设备故障导致的需将疫苗或样本移至正常运转的设备中。

详细记录温度超出规定范围的原因、范围和时间等,填写"冷链破坏报告表"。立即报告给主要研究者和申办方,根据申办方书面意见进行后续处理。

(3)紧急破盲:受试者生命受到威胁需要获知疫苗使用情况进行施救时,试验现场研究者将情况报告给主要研究者和申办方。主要研究者和申办方协商决定启用紧急破盲程序。试验现场研究者开启受试者的应急信封,获取研究编号的疫苗信息。记录破盲结果并向主要研究者和申办方报告。

(4)启用备用疫苗:出现疫苗破损、装量不足、外观异常等情况时,报告现场负责研究者,确认启用备用疫苗。疫苗管理员根据问题疫苗信息通过网络(中心随机化系统)或"刮刮卡"等获取备用疫苗编号。取用备用疫苗进行接种,在"疫苗现场分发使用记录表"的"备注"栏说明原因、备用疫苗编号等。在异常疫苗外包装和瓶身上记录原因和日期等,取出盒内标签粘贴于原始记录的指定位置,并在标签上做好记录。当日疫苗返回冷库时由疫苗管理员将异常疫苗记录于"临床试验现场疫苗进出库记录表"中,隔离保存并做好标识。

6. 疫苗管理

(1)接收和储存:疫苗到达试验现场前要对储存设备进行连续 3 天以上试运行,记录设备内温度。在确认设备运行正常,内部温度没有超出规定范围时方可允许疫苗运达试验现场。疫苗交接时需检查外包装是否完整、温度监控记录是否在允许范围。立即将疫苗转移到冷藏设备中进行清点,查验内包装和疫苗状态有无异常,确认无误后填写"疫苗运送交接单""疫苗进出库记录表"。留存运输期间冷链的温度记录,定期记录疫苗存储设备内温度。试验疫苗和备用疫苗要分别存放在不同的设备中,以免因冷链破坏,造成两者同时报废,影响临床试验的正常进行。

(2)发放和返回:根据当天接种计划,提前将相应的疫苗交给接种组的研究者并做好相关记录。当天接种完成后,疫苗管理员与接种组研究者共同对剩余的疫苗和疫苗空包装进行清点,确定无误后分别保存,填写"疫苗进出库记录表""疫苗空盒/瓶交接记录一览表"。

7. 生物样本管理　生物样本在生物样本采集室完成采集后应及时送实验室或样本储存室进行进一步处理或储存。实验室人员或样本管理员接收到样本后应马上检查清点数量,核对编号的一致性,确认无误后做好记录。需要处理的样本按试验方案要求进行处理,如静置、离心和分装血清等。样本的储存条件要符合试验方案的要求,定期监测并记录储存容器中的温度。临床试验样本一般按一式两份或一式多份分装,送检样本和备份样本要分别在不同的容器内存放。

8. 资料管理

(1)技术管理资料:负责机构下发的管理制度、技术规范、SAE 处理应急预案和 SOP 等,以及试验现场制订的岗位职责、工作制度、应急预案、SOP 等由资料管理员签收,按目录存放于文件夹中,建立台账。使用时由资料管理员取出,使用完毕收回,做好记录。资料有更新时及时替换。负责机构下发的资料旧版本销毁或返还。试验现场自行制订的资料旧版本盖上作废章另行保存。

(2)主文件夹

1)伦理委员会批准件和各版本试验方案、研究表卡样表等:①由资料管理员签收并做好交接记录,存放于独立的文件夹,建立目录;②培训、接受检查需要使用时由资料管理员取出,使用完毕收回;③资料有更新时,旧版本做好标识。

2)研究者档案和培训记录:①由资料管理员签收并做好交接记录,存放于独立的文件夹,建立目录;②接受检查需要使用时由资料管理员取出,使用完毕收回;③有新的培训、增加授权和新增研究者时,及时收集相关资料并保存。

3)访视产生的原始表格,如受试者鉴认代码表、疫苗分发使用记录表、样本采集记录表等:①由资料管理员与各环节负责人清点、收取,分类按序排放于文件夹内;②监查、稽查使用时由资料管理员取出,使用完毕收回;③原始表格修改时,由资料管理员找出相应的原始表格,通知相关研究者进行数据修改,完成后收回。

(3)受试者原始资料:入组访视每天由资料管理员与各环节负责人清点、收取知情同意书和原始记录本。知情同意书、原始记录本按研究号排序分别存放于资料柜中。随访期间由资料管理员按访视计划取出原始记录本交于相关研究者,当天访视结束后清点收回原始记录本及新增加的日记卡、联系卡等,原始记录本、日记卡、联系卡以受试者为单位按研究号排序存放于资料柜中。监查、稽查活动时资料管理员取出,使用完毕收回,做好相关记录。原始记录修改和数据澄清时,由资料管理员找出相应的原始记录资料,通知相关研究者进行数据修改和答疑,完成后收回。

9. CRF 转录与管理

(1)将日记卡、联系卡、原始记录本等原始数据转抄于纸质版/电子版 CRF 中,完成后由主要研究者或其授权人审核签字确认。

(2)交给资料管理员按研究号排序分别存放于资料柜中。纸质版 CRF 以受试者为单位与其他原始资料存放一起。电子版 CRF 存放于资料室电脑中。

(3)监查、稽查活动时由资料管理员取出,使用完毕收回,做好相关记录。

(4)需修改和数据澄清时,由资料管理员找出 CRF 和相应的原始资料,通知相关研究者进行数据修改和答疑,完成后收回。

10. 接受监查和稽查 积极配合监查和/或稽查,对发现的问题,制定改进计划,采取相应的管理措施。若意见出现分歧,需上报项目协调员和主要研究者,根据其意见进行后续处理。

(三) 临床试验结束阶段

按照试验计划达到试验方案中规定的终点事件或是达到计划的时间节点即进入试验结束阶段。需进行以下工作:

1. 生物样本送检、运输和交接 送检前,由生物样本管理员和申办方共同清点,确认无误后填写检验申请单、送检清单和交接单,简称"三单"。与接收方办理交接手续,索取"接收检验回执单"保存。备份样本继续留存于试验现场,待完成试验现场真实性核查,研究报告通过评审后,由主要研究者与申办方协商决定其处理。

2. 剩余疫苗处置 试验完成后,疫苗管理员与申办方共同清点剩余疫苗及空包装,按申办方处理意见进行退回或销毁。填写"研究结束时疫苗清点记录表""疫苗空盒/瓶交接记录一览表"和"疫苗运送交接单"。如在当地销毁,必须获得当地医疗废弃物处理专业机构的销毁证明并存档。

3. 关闭现场

(1)确认关闭时间:确认完成以下程序可申请关闭现场。

1)所有受试者已完成最后一次随访工作,原始数据资料收集完毕,效力试验的终点事件已经获得终点事件委员会专家签字确认。

2)所有送检样本送至申办方指定的实验室,获得"接收检验回执单"。

3)退还所有剩余疫苗,申办方代表已完成接受签字确认。

4) 所有不良事件已经核实,严重不良事件个案完成收集和审核。

5) 所有日记卡、联系卡完成 CRF 转录,或全部原始数据已经澄清并录入电子版 CRF。

(2) 关闭现场:确认达到上述条件,以书面形式向主要研究者提出关闭现场的申请。主要研究者审核确认后,向试验现场、伦理委员会和申办方发出关闭现场通知,确认关闭现场。

4. 资料归档　试验现场与负责机构资料管理员共同清点试验资料,无误后填写"资料归档确认单",送至档案室存档。

5. 档案管理　档案存放于满足防潮、防火、防鼠、防虫、防盗等条件的档案室,由档案管理员专人管理。档案管理员定期对档案室内设施进行维护。屋内要有温湿度计;无关人员不能随便进出档案室,不得随便接触资料。研究者应保存临床试验资料至临床试验终止后五年。对于存放到期的临床试验资料,现场负责研究者与主要研究者、申办方协商做出存销处理。

6. 接受药品监督管理部门的视察　收到视察通知后,应根据被视察的临床试验项目准备汇报材料与临床试验项目档案,积极配合法规部门视察。视察结束后要和检查组充分交换意见,对提出的问题进行解释或做出整改计划,并及时进行整改,递交整改报告。

(四) 质量控制活动

现场质控员根据负责机构制订的质量控制手册制订试验的质量控制计划,严格按照质量控制计划实施质量控制活动。现场质量控制活动一般分两种:质量监督和质量控制。质量监督即现场质控员在集中访视期间每天查看工作流程和抽查原始记录,将各环节操作与 SOP 进行比对完成工作日志。质量控制则是负责机构派出的项目质控员和现场质控员在启动前、每次集中访视完成工作量 20% 左右时,以及试验现场所有访视基本结束时实施。采用现场查看、SOP 比对操作、问询或抽查等方式进行,完成质量控制后撰写质量控制报告(详见第十三章)。

第四节　研　究　者

实施疫苗临床试验的人称之为研究者,研究者是实施疫苗临床试验的主体,他们按照国家的有关法律、法规和技术指导原则及国际通行的惯例和方法,按照经疫苗临床试验申办方、负责机构主要研究者签字确认的疫苗临床试验方案以及负责机构制定的疫苗临床试验 SOP 具体要求进行实施。疫苗临床试验数据,包括安全性数据、免疫原性数据和效力试验的病例数据等都要依靠研究者进行收集和记录。临床试验数据的完整性、准确性、客观性和公平性均需要研究者进行完成。

根据研究者在疫苗临床试验实施过程中承担的职责,可以将研究者划分为主要研究者、项目协调员(疫苗临床试验负责机构)以及试验现场的负责研究者(可以细分为机构负责人、试验现场技术负责人)、试验现场研究助理和普通研究者。试验现场的所有研究者也可以按照具体的研究工作对他们进行分类,如招募组研究者、知情同意组研究者、采血组研究者等。

疫苗临床试验中各种研究者由于承担的职责不同,为了匹配各自的职责,对研究者资质也有相应的要求。

一、主要研究者的资质和职责

主要研究者(principal investigator,PI),是负责主持某疫苗临床试验的负责人,担负临床试验的发起、实施、质量控制,对本临床试验实施的质量和试验结果负有主要责任。由其组建临床试验团队并组织实施。

国外还有辅助研究者(sub-investigator,Sub-I)和共同研究者(co-investigator,Co-I)的区分。辅助研究者指的是研究机构研究者中除主要研究者外其他的研究者,并至少要有1名辅助研究者作为主要研究者的后备;而共同研究者通常指的是同时参与一个研究课题中但负责开展不同的临床研究。我国对于 Co-I 和 Sub-I 并没有具体的确定。

1. 主要研究者的资质要求 主要研究者应具有医学专业高级职称;参与过疫苗临床试验,并在核心期刊以上级别发表至少一篇疫苗临床试验论文;具有近3年国家级 GCP 培训合格证书;并经疫苗临床负责机构发文确认或机构负责人签发确认文件。

2. 主要研究者的主要职责

(1)参与临床试验方案制订和确认;落实试验现场、指定项目协调员。

(2)组织招募宣传材料、知情同意书、原始记录本、病例报告表(CRF)、日记卡、联系卡设计以及相关 SOP 撰写和审定;签字报送伦理审批资料。

(3)制定试验计划、经费预算、各方合同,组织对研究者培训。

(4)组织处理严重不良事件并负责向有关部门报告。

(5)审核统计报告和撰写并签署临床研究报告。

具体内容可细分为:

(1)联系临床试验现场,要求提供与试验疫苗有关的流行病学、预防接种资料。与申办方委派的监查员共同进行临床试验现场考核,确定试验现场的医疗设施、实验室条件、人员配备、环境设施、受试者资源、处理紧急情况的必要设备等均符合临床试验要求,形成临床试验现场评估说明。

(2)收集申办方临床试验批件、试验制品检定报告、制品临床前信息(研究者手册)等资料充分了解临床试验特点和要求。

(3)配合申办方邀请有关专家、统计人员参加试验方案讨论,确定临床试验方案,组织招募宣传材料、知情同意书、原始记录本、病例报告表(CRF)、日记卡、联系卡设计以及相关 SOP 撰写和审定。

(4)负责向伦理委员会提交审查文件并得以批准,在试验中严格遵循试验方案,在确有必要进行试验方案、知情同意书等材料修改时,应再次得到伦理委员会批准。

（5）根据临床试验方案执行难度、受试者人数、免疫程序、访视频率和选定的试验现场情况制订经费预算，拟订与申办方、临床试验现场的技术服务合同，并将商定的试验费用在合同中写明。

（6）依据《中华人民共和国人类遗传资源管理条例》的有关规定，根据要求向科技部中国人类遗传资源管理办公室提交相关审批材料，获得行政许可审批批准。

（7）负责组织召开研究者培训会，进行 GCP、临床试验方案、临床试验项目专用 SOP 和表格填写培训，并组织考核，对考核合格的研究者予以签字授权。

（8）确保临床试验的受试者招募、知情同意、体检筛查、随机分配、生物样本采集、疫苗注射、医学观察、不良事件随访等各个环节均得到落实。

（9）指定专人进行试验疫苗管理，掌握临床试验全过程的疫苗接收、冷链管理和分发使用情况，防止发生和及时处理冷链失败等事故。保证临床试验用疫苗仅用于该临床试验的受试者、其剂量和程序遵循试验方案，剩余疫苗退回申办方或销毁。

（10）对试验进行质量控制，接受申办方派遣的监查员监查、有关部门的稽查及药品监督管理局核查，按照要求提供临床试验中的原始资料和文件以供查验。

（11）保证所有受试者及申办方有关资料得到所有参加试验人员保密和尊重，获得所有参加人员的"研究者申明"，保证临床试验的公平和公正性。

（12）在给受试者的文件中公开联系方式，接收受试者的咨询和投诉并及时回复和处理。

（13）向申办方及时报告任何严重不良事件，并参与严重不良事件的调查和处理。配合申办方及时向伦理审查委员会和药监管理部门报告 SUSAR 病例。试验方案执行过程中遇到特殊情况需暂停试验时负责通知受试者、申办方、伦理委员会和药品监督管理部门。

（14）负责或授权给试验现场技术负责人对已经完成数据的审核和试验结束后 CRF/EDC 终审签字，审核临床试验统计报告，撰写并签署临床总结报告。

二、项目协调员的资质和职责

项目协调员是疫苗临床试验负责机构的研究者，是由负责机构确定并经过主要研究者授权，是主要研究者的试验助理，负责整个疫苗临床试验的管理及参与临床试验各方，包括伦理委员会、负责机构、试验现场、申办方、监查方、统计方、第三方实验检测机构、药监部门等的沟通、联系、协调。

1. 项目协调员的资质要求　具有医学专业背景，初级以上专业职称，有参与疫苗临床试验的经历。具有近 3 年国家级 GCP 培训合格证书。经疫苗临床负责机构发文确认或机构负责人签发确认文件，并经主要研究者的授权。

2. 项目协调员主要职责

（1）回复委托及收集试验现场相关资料、组织试验现场机构开展机构备案工作。

（2）负责与申办方代表、监查员、试验现场技术负责人沟通联系并报告主要研究者。

（3）参与试验方案、知情同意书和试验现场应用表格设计，交主要研究者审核后申报伦理委员会批准。

（4）负责按照计划协调试验现场，落实试验对象。

（5）参与研究者培训课程安排。

（6）联系表格印刷，制订耗材计划。

（7）组织试验现场开展试验工作，受理不良事件报告并酌情处理和向主要研究者报告。

（8）配合临床试验质控员进行试验现场监督和质量控制，掌握进度。

（9）参与临床试验数据澄清、审核及数据库核对，锁定数据库后提交统计师进行数据统计，参与临床试验研究报告撰写。

具体内容可细分为：

（1）协助主要研究者进行临床试验合作事宜的洽谈。

（2）收集临床试验现场与试验疫苗有关的流行病学、预防接种资料，起草给申办方的《疫苗临床试验委托合同》。收集临床试验批件、试验制品检定报告、制品临床前信息（研究者手册）等资料和临床试验现场基本资料，建立试验研究档案。

（3）参与试验方案讨论，起草设计招募宣传材料、知情同意书、原始记录本、CRF、知情同意书、日记卡、联系卡以及相关 SOP 等。负责组织和整理向伦理委员会提交的相关材料并进行申报。准备研究者培训资料，具体策划研究者会和研究者培训，制作研究者授权表。

（4）负责机构备案工作；负责申报人类遗传资源行政许可审批工作。

（5）制订物品采购计划，确保试验启动前发放到试验现场。

（6）确保临床试验的受试者招募、知情同意、体检筛查、随机分配、生物样本采集、疫苗接种、医学观察、不良事件随访等各个环节均得到落实。

（7）严格遵循伦理委员会和各方签字批准的临床试验方案，负责向伦理委员会报告试验中出现的可疑且非预期严重不良反应（SUSAR）、试验方案偏离/违背和修订等事宜，对试验方案的修正事宜及时通知有关各方，并及时修订 SOP。

（8）负责督导试验现场研究者规范完整地获取原始数据并真实记录，确保任何观察与发现均正确记录于原始记录本。任何数据更改均遵循原始报告，保证更改者签署姓名和日期。

（9）掌握临床试验全过程的疫苗接收、冷链管理和分发使用情况，防范冷链破坏等事故的发生。保证临床试验用疫苗仅用于已入组的受试者，接种的剂量和程序能遵循试验方案，试验结束后剩余疫苗退回申办方或现场销毁。

（10）接受监查员监查，及时与主要研究者沟通解决监查员发现的问题；负责协助主要研究者对质控工作中发现的问题督促现场实施机构进行整改。

（11）协助主要研究者对已经完成数据的进行审核，协助撰写临床总结报告。

三、试验现场研究者的资质和职责

试验现场研究者担负着疫苗临床试验具体现场实施工作。应具备医学相关专业背景,接受过 GCP 培训,并取得合格证书。所有试验现场研究者均需由主要研究者授权。

1. 试验现场负责人 具备中级以上的专业职称,有丰富的临床试验项目管理经验或试验现场工作经验。一般为试验现场行政负责人,并经主要研究者授权。主要职责:

(1)负责试验现场各项工作的总体协调和安排。

(2)负责试验现场委托合同和技术服务合同的签署。

2. 试验现场技术负责人 具有中级以上的专业职称,有丰富的临床试验项目管理经验或试验现场工作经验。一般为试验现场行政分管负责人,并经主要研究者授权。主要职责:

(1)由试验现场负责人任命,主要研究者授权。

(2)负责成立试验现场研究团队,组织开展临床试验现场工作。

3. 试验现场研究助理 具有管理能力,能协调试验现场各相关科室人员协同开展疫苗临床试验活动。一般为办公室或项目办公室负责人,并经主要研究者授权。主要职责:

(1)由试验现场负责人任命,主要研究者授权。

(2)协助试验现场技术负责人开展现场工作,协调研究团队人员工作安排等各项事务。

4. 负责受试者招募的研究者 熟悉疫苗临床试验方案和疫苗免疫及疫苗可控疾病的相关知识,具有亲和力。主要负责临床试验项目启动前利用宣传招募材料,向符合疫苗临床试验方案要求的对象进行宣贯,招募研究对象参与相关的疫苗临床试验。

5. 负责受试者接待的研究者 在临床试验运行期间,负责在试验现场第一个功能区接待来试验现场准备参与疫苗临床试验的志愿者,提前向志愿者/法定监护人告知正在开展的疫苗临床试验简要信息,并做入排标准的初步筛选。

6. 负责知情同意的研究者 熟悉疫苗临床试验方案,疫苗免疫及疫苗可控疾病的相关知识,熟悉在研疫苗的特点。主要向志愿者/法定监护人介绍疫苗临床试验的基本信息,访视要求以及需要受试者配合的时间和内容,将临床试验中受试者权益、获益和可能存在的风险进行充分知情告知,并解答志愿者/法定监护人提出的相关问题,最后与志愿者/法定监护人共同签署知情同意书。

7. 负责体检及入选判定的研究者 具备临床医学资质,最好有多年临床职业经历。儿童及婴幼儿的体检需要儿科医师执行。主要负责依据试验方案的要求及 SOP,对受试者进行体检、病史询问及入选排除的筛查。

8. 负责分配研究号的研究者 主要负责向通过体检及入选判定的受试者发放研究号。

9. 负责生物样本采集的研究者　具有预防、临床、护理和检验专业背景,有实际工作经验,掌握和了解各种生物样本的采样技术,主要负责受试者生物样本的采集。

10. 负责疫苗接种/复核的研究者　具有预防、临床和护理专业背景并持有预防接种上岗证,熟悉各种疫苗品种的接种技术。主要负责将试验用疫苗按照疫苗编号正确接种到受试者对应的接种部位。

11. 负责接种后30分钟医学观察的研究者　具备丰富的疫苗不良反应和不良事件的知识和现场处置能力。主要负责受试者接种疫苗后30分钟内不良反应的观察,并对受试者/法定监护人培训,包括填写日记卡、观察不良事件、及时联系相关医生等。

12. 负责现场急救的研究者　应为从事急救工作的临床医生、护士,具备执业资格。熟悉疫苗临床试验方案。主要负责对现场实施中突发的医疗事件进行及时救治。

13. 负责样本处理的研究者　具有检验专业背景的检验人员,熟悉疫苗临床试验常见标本的处理技术,主要负责按照试验方案要求进行标本处理。

14. 负责不良事件报告和随访的研究者　具有丰富的不良事件报告和随访调查、处理的经验。主要负责对发生不良事件的受试者/法定监护人进行随访,获得不良事件的详细信息,完成不良事件相关内容的填写及报告;同时向受试者/法定监护人提供相关的医护建议。

15. 负责方案违背/偏离报告的研究者　一般由试验现场技术负责人、试验现场研究助理担任,主要负责对发生的方案违背/偏离事件向主要研究者及申办方报告。

16. 负责紧急破盲的研究者　由试验现场技术负责人担任,负责应急信封的保管与必要时的破盲。

17. 负责疫苗管理的研究者　应熟悉各类疫苗的冷链要求。负责确保试验用疫苗符合冷链要求管理,保证试验用疫苗前后数量一致。

18. 负责医疗废弃物管理的研究者　应熟悉医疗废弃物的处理规范,负责临床试验中医疗废弃物的处理。

19. 负责质量控制的研究者　熟悉临床试验方案和相关SOP,掌握临床试验各环节的内容及关键点,具备丰富的试验现场实施经验,工作认真负责,掌握质量体系运行。不参与临床试验,主要负责对试验现场临床试验项目运行的各个环节进行质量控制,同时配合负责机构质量控制员开展培训及质量控制工作。

20. 负责研究文件管理的研究者　主要负责按照试验方案要求保存、管理试验现场的相关文件资料。

21. 负责研究物资管理的研究者　主要负责研究物资的保存、发放、回收,及时更换过期物资或补充亟需物资。

22. 负责急救室管理的研究者　主要负责急救室药品、物品、器材的维护、更换等工作。

23. 负责数据录入的研究者　熟悉CRF内容,掌握数据库内容。主要负责将疫苗临床试验原始数据录入数据库中,保证数据库与原始数据一致。

24. 负责其他事项的研究者　经历过培训,专业背景不能满足相关岗位要求,但可以辅助相关研究者工作的人员。依据具体情况再对该类研究者的工作进行具体的规定。

第五节　疫苗临床试验机构的管理

一、国家相关法规与监管机构

依据国家药品监督管理局、国家卫生健康委发布的《药物临床试验机构管理规定》(2019 年第 101 号),疫苗临床试验机构是指具备相应条件,符合 GCP 和药物/疫苗临床试验相关技术指导原则等要求开展疫苗临床试验的机构。

在中华人民共和国境内开展经国家药品监督管理局批准的疫苗临床试验,应当在疫苗临床试验机构中进行。疫苗临床试验机构应当符合《药物临床试验机构管理规定》中规定条件,实行备案管理。由药品监督管理部门、卫生健康主管部门根据各自职责负责疫苗临床试验机构的监督管理工作。

《药物临床试验机构管理规定》中明确了疫苗临床试验机构的所需的条件和备案流程、运行管理和监督检查的内容。

(一)疫苗临床试验机构应具备的条件

临床试验机构为疾病预防控制机构的,应当为省级以上疾病预防控制机构,并且具备以下条件:

1. 具有与开展临床试验相适应的诊疗技术能力。

2. 具有与临床试验相适应的独立的工作场所、独立的临床试验用药房、独立的资料室,以及必要的设备设施。

3. 具有掌握临床试验技术与相关法规,能承担临床试验的研究人员;其中主要研究者应当具有高级职称并参加过 3 个以上临床试验。

4. 具有承担临床试验组织管理的专门部门。

5. 具有与开展临床试验相适应的医技科室,委托医学检测的承担机构应当具备相应资质。

6. 具有负责临床试验伦理审查的伦理委员会。

7. 具有临床试验管理制度和标准操作规程。

8. 具有防范和处理临床试验中突发事件的管理机制与措施。

9. 卫生健康主管部门规定的医务人员管理、财务管理等其他条件。

(二)疫苗临床试验机构备案流程

1. 国家药品监督管理部门负责建立"疫苗临床试验机构备案管理信息平台"(简称备案平台),也用于疫苗临床试验机构登记备案和运行管理,以及药品监督管理部门和卫生健康主管部门监督检查的信息录入、共享和公开。

2. 疫苗临床试验机构应当自行或者聘请第三方对其临床试验机构及试验现场实施机构的技术水平、设施条件及特点进行评估,评估符合本规定要求后备案。

3. 疫苗临床试验机构按照备案平台要求注册机构用户,完成基本信息表填写,提交备案条件的资质证明文件,经备案平台审核通过后激活账号,按照备案平台要求填写组织管理架构、设备设施、研究人员、临床试验专业、伦理委员会、标准操作规程等备案信息,上传评估报告,备案平台将自动生成备案号。

4. 已经备案的疫苗临床试验机构,省级以上疾病预防控制机构可遴选和评估属地具备疫苗预防接种资质的机构作为试验现场单位,应当形成新增现场实施机构评估报告,按照备案平台要求填录相关信息及上传评估报告,在备案平台上进行登记备案。

5. 疫苗临床试验机构对在备案平台所填写信息的真实性和准确性承担全部法律责任。备案的疫苗临床试验机构名称、地址、联系人、联系方式和临床试验专业、主要研究者等基本信息向社会公开,接受公众的查阅、监督。

6. 疫苗临床试验机构名称、机构地址、机构级别、机构负责人员、伦理委员会和主要研究者等备案信息发生变化时,疫苗临床试验机构应当于 5 个工作日内在备案平台中按要求填写并提交变更情况。

二、疫苗临床试验机构备案的准备工作

疫苗临床试验机构备案工作是开展疫苗临床试验的先决条件之一。

1. 按照目前的相关法律法规,疫苗临床试验应当由符合国家药品监督管理部门和国家卫生健康主管部门规定条件的三级医疗机构或者省级以上疾病预防控制机构实施或者组织实施。三级医疗机构或者省级以上疾病预防控制机构要实施或者组织实施疫苗临床试验就必须先进行机构备案工作。

2. 开展备案工作之前,三级医疗机构或者省级以上疾病预防控制机构必须按照国家对疫苗临床试验的相关要求,建立和完善机构工作制度、专业科室和人员、质量保证体系、标准操作规程,建立伦理审查委员会,落实办公和试验流程所必须的工作场地(包括资料室、档案室等)。

对于新增的疫苗临床试验现场单位,作为负责机构的疫苗临床试验机构应当协助现场单位建立和完善工作制度、质量保证体系、人员分工、场地建设等,并开展相应的培训。上述工作完成后,再自行或者聘请第三方对试验现场实施机构的技术水平、设施条件及特点进行评估,评估符合条件后在备案平台上按要求进行备案。

3. 在备案工作前,疫苗临床试验机构需要对本机构及试验现场实施机构的所有人员开展 GCP、SOP、疫苗临床试验相关技术的培训并且经考核合格。

三、疫苗临床试验机构的运行管理

疫苗临床试验机构的运行根据管理规定,主要涉及以下七个方面的内容。

1. 疫苗临床试验机构备案后,应当按照相关法律法规和 GCP 要求,在备案地址和相应专业内开展临床试验,确保研究的科学性,符合伦理,确保研究资料的真实性、准确性、完整性,确保研究过程可追溯性,并承担相应法律责任。疾病预防控制机构开展疫苗临床试验,应当符合疫苗临床试验质量管理相关指导原则,由备案的省级以上疾病预防控制机构负责临床试验的管理,并承担主要法律责任;试验现场单位承担直接法律责任。

2. 疫苗临床试验机构设立或者指定的疫苗临床试验组织管理专门部门,统筹疫苗临床试验的立项管理、试验用药品管理、资料管理、质量管理等相关工作,持续提高疫苗临床试验质量。

3. 疫苗临床试验机构是疫苗临床试验中受试者权益保护的责任主体。伦理委员会负责审查疫苗临床试验方案的科学性和伦理合理性,审核和监督疫苗临床试验研究者的资质,监督疫苗临床试验开展情况,保证伦理审查过程独立、客观、公正。伦理委员会应当按照《涉及人的生物医学研究伦理审查办法》要求在医学研究登记备案信息系统公开有关信息,接受本机构和卫生健康主管部门的管理和公众监督。

4. 主要研究者应当监督疫苗临床试验实施及各研究人员履行其工作职责的情况,并采取措施实施疫苗临床试验的质量管理,确保数据的可靠、准确。

5. 新药 I 期临床试验或者临床风险较高需要临床密切监测的临床试验,应当由三级医疗机构实施。疫苗临床试验应当由三级医疗机构或者省级以上疾病预防控制机构实施或者组织实施。注册申请人委托备案的疫苗临床试验机构开展疫苗临床试验,可自行或者聘请第三方对委托的疫苗临床试验机构进行评估。

6. 疫苗临床试验机构应当于每年 1 月 31 日前在备案平台填报上一年度开展疫苗临床试验工作总结报告。

7. 疫苗临床试验机构接到境外药品监督管理部门检查疫苗临床试验要求的,应当在接受检查前将相关信息录入备案平台,并在接到检查结果后 5 个工作日内将检查结果信息录入备案平台。

四、疫苗临床试验机构的监督检查

国家药品监督管理局(NMPA)会同国家卫生健康委建立疫苗临床试验机构国家检查员库,根据监管和审评需要,依据职责对疫苗临床试验机构进行监督检查。

1. 省级药品监督管理部门、省级卫生健康主管部门根据疫苗临床试验机构自我评估情况、开展疫苗临床试验情况、既往监督检查情况等,依据职责组织对本行政区域内疫苗临床试验机构开展日常监督检查。对于新备案的疫苗临床试验机构或者增加临床试验现场实施机构、地址变更的,应当在 60 个工作日内开展首次监督检查。

2. 疫苗临床试验机构未遵守 GCP 的,依照《药品管理法》第一百二十六条规定处罚。

3. 疫苗临床试验机构未按照规定备案的,国家药品监督管理部门不接受其完成的疫苗临床试验数据用于药品行政许可。

4. 违反规定,隐瞒真实情况、存在重大遗漏、提供误导性或者虚假信息或者采取其他欺骗手段取得备案的,以及存在缺陷不适宜继续承担疫苗临床试验的,取消其疫苗临床试验机构或者相关临床试验现场实施机构的备案,依法处理。

(莫兆军　赵玉良　莫　毅　吴志伟　潘璐璐)

参 考 文 献

[1] 全国人民代表大会. 中华人民共和国疫苗管理法. [2020-05-15]. http://www. moj. gov. cn/Department/content/2019-07/03/592_3227420. html.

[2] International Conference on Harmonisation of technical requirements for registration of pharmaceuticals for human use. Good Clinical Practice ICH E6(R2) ICH Consensus Guideline. (2016-11-10) [2020-05-15]. https://www. ich. org/page/efficacy-guidelines.

[3] 国家药品监督管理局,国家卫生健康委员会. 药物临床试验质量管理规范. [2020-05-15]. https://www. nmpa. gov. cn/directory/web/nmpa/xxgk/ggtg/qtggtg/20200426162401243. html.

[4] 国家食品药品监督管理局. 药物临床试验机构资格认定办法(试行). [2020-05-15]. https://www. nmpa. gov. cn/xxgk/fgwj/qita/20040219110801929. html.

[5] 国家食品药品监督管理总局. 一次性疫苗临床试验机构资格认定管理规定. [2020-05-15]. https://www. nmpa. gov. cn/xxgk/fgwj/gzwj/gzwjyp/20131210120001473. html.

[6] 国家食品药品监督管理总局. 疫苗临床试验质量管理指导原则(试行). [2020-05-15]. https://www. nmpa. gov. cn/xxgk/fgwj/gzwj/gzwjyp/20131031120001201. html.

[7] 国家食品药品监督管理总局. 疫苗临床试验严重不良事件报告管理规定(试行). [2020-05-15]. https://www. nmpa. gov. cn/xxgk/fgwj/gzwj/gzwjyp/20140117145701524. html.

[8] 国务院. 中华人民共和国人类遗传资源管理条例. [2020-05-15]. http://www. gov. cn/zhengce/content/2019-06/10/content_5398829. html.

[9] 国家药品监督管理局,国家卫生健康委员会. 药物临床试验机构管理规定. [2020-05-15]. https://www. nmpa. gov. cn/xxgk/ggtg/qtggtg/20191129174401214. html.

[10] 全国人民代表大会. 中华人民共和国药品管理法. [2020-05-15]. https://www. nmpa. gov. cn/zhuanti/ztypglf/ypglfzyxx/20190827083801685. html.

第四章

伦理委员会

第一节　伦理委员会的定义与作用

在临床试验的过程中,必须对受试者的个人权益给予充分的保障,并确保临床试验的科学性和可靠性。受试者的权益、安全和健康必须高于对科学和社会利益的考虑。为确保临床试验中受试者的权益,在研究机构内必须成立伦理委员会。在国外,这类组织被称为机构审查委员会(Institutional Review Board),而国内则统称为伦理委员会。

根据 2016 年国家卫生计生委颁发的《涉及人的生物医学研究伦理审查办法》,伦理委员会的职责是对本机构开展涉及人的生物医学研究项目进行伦理审查,保护受试者合法权益,维护受试者尊严,促进生物医学研究规范开展。从事涉及人的生物医学研究的医疗卫生机构是涉及人的生物医学研究伦理审查工作的管理责任主体,必须设立伦理委员会,并采取有效措施保障伦理委员会独立开展伦理审查工作。医疗卫生机构未设立伦理委员会的,不得开展涉及人的生物医学研究工作。

伦理委员会对疫苗临床试验项目的科学性、伦理合理性进行审查,旨在保证受试者尊严、安全和权益,促进疫苗临床试验科学、健康地发展,增强公众对疫苗临床试验的信任和支持。在疫苗临床试验中,伦理委员会的活动不应受临床试验组织和实施者的干扰或影响。

伦理委员会应当遵守国家法律法规规定,基于尊重受试者、有利及公正的原则,独立开展疫苗临床试验的伦理审查工作,并接受药品监督管理部门的监督。伦理委员会之间可建立信息交流与工作合作机制,以促进伦理审查能力的提高。通过不断规范疫苗临床试验的伦理审查工作,保证疫苗临床试验符合科学和伦理要求。

第二节　伦理委员会的构建

一、伦理委员会的组织与管理

医疗卫生机构组建伦理委员会应符合国家相关的管理规定,确保伦理委员有资格和经验共同对临床试验的科学性及伦理合理性进行审阅和评估。伦理委员会的审查工作应独立开展，不应受任何方面的影响。

伦理委员会由生物医学领域和伦理学、法学、社会学等领域的专家和非本机构的社会人士组成，人数不少于 7 人，并且应当有不同性别的委员。伦理委员会中每一类别的伦理委员(医药相关专业人员、非医药专业人员、法律专家，以及独立于研究/临床试验单位之外的人员)应设置候补委员，同一委员一般不宜计为不同类别。伦理审查会议应有各类别委员与相应领域专家参与。

伦理委员会委员可以采用招聘、推荐等方式产生。伦理委员会设主任委员一名，副主任委员若干名，由伦理委员会委员选举产生。伦理委员会委员应同意公开其姓名、职业和隶属关系，签署有关审查项目、受试者信息和相关事宜的保密协议，签署利益冲突声明。伦理委员会可以聘请独立顾问或委任常任独立顾问。独立顾问应伦理委员会的邀请，就试验方案中的一些问题向伦理委员会提供咨询意见，但独立顾问不具有伦理审查表决权。独立顾问可以是伦理或法律方面的特定疾病或方法学的专家，或者是特殊疾病人群、特定地区人群/族群或其他特定利益团体的代表。

伦理委员会应有章程文件说明伦理委员会的组织构架、主管部门、伦理委员会的职责、成员的资质要求、任职条件和任期、办公室工作职责，建立选择与任命伦理委员会委员与秘书的程序等。组建伦理委员会的机构/部门应当向伦理委员会提供必要的支持。设立独立的办公室，具备必要的办公条件，以确保与申请人的沟通及相关文件的保密性。

伦理委员会应制定标准操作规程和制度，以确保伦理审查工作的规范性与一致性。内容至少包括以下几个方面：标准操作规程与伦理审查申请指南的制定；伦理委员会的组织与管理(伦理委员会的组建、伦理审查的保密措施、利益冲突的管理、委员与工作人员的培训、独立顾问的选聘)；伦理审查的方式(会议审查与紧急会议审查、快速审查)；伦理审查的流程(审查申请的受理与处理、初始审查、跟踪审查、审查决定的传达)；会议管理(会议准备、会议程序、会议记录)；文件与档案管理(建档、保存、查阅与复印)。

二、伦理委员会的职责

伦理委员会应当对申请人提交的疫苗临床试验项目的伦理问题进行独立、公正、公平和及时的审查。伦理委员会对疫苗临床试验进行审查和过程监督可以行使如下权力：同意/不同意一项疫苗临床试验；对同意的临床试验进行跟踪审查；终止或暂停已经同意的临床试验。

伦理委员会应根据伦理审查工作的需要不断完善组织管理和制度建设，履行保护受试者的安全和权益的职责。还应针对新委员和委员的继续教育建立培训机制，组织 GCP 等相关法律法规、疫苗临床试验伦理审查技术以及伦理委员会标准操作规程的培训。

根据 2010 年国家食品药品监督管理局颁发的《药物临床试验伦理审查工作指导原则》第十六条规定，伦理委员会成立后应及时向国家食品药品监督管理局和所在地省级食品药品监督管理部门备案。备案时应提交如下资料:伦理委员会主任委员和委员名单(附简历)、伦理委员会章程、伦理委员会相关工作程序和制度。故伦理委员会应向国家药品监督管理局和所在地省级药品监督管理部门报告年度伦理审查工作情况。已批准过开展疫苗临床试验的疾病预防控制机构,其伦理委员会应向国家药品监督管理局报告年度伦理审查情况,并及时报告伦理委员会备案信息变更情况。

伦理委员会应通过其官方网站向社会公开委员会的联系方式及成员名单、职业背景、隶属单位,公开伦理委员会章程与工作程序。信息公开的网址一并提交药品监督管理部门备案。

第三节　伦理委员会的审查

一、伦理审查的申请与受理

伦理委员会应为伦理审查申请人提供涉及伦理审查事项的咨询服务,可以提供审查申请所需要的申请表格、知情同意书及其他文件的范本。伦理委员会应就受理伦理审查申请的相关事宜做出明确规定:应明确提交伦理审查必须的文件目录和审查所需的文件份数;应明确受理审查申请的基本要求、形式、标准、时限和程序;应明确提交和受理更改申请、补充申请的基本要求、时限、程序、文件资料的条件与要求等。

伦理委员会在收到伦理审查申请人的申请后,对于提交的审查文件资料不齐全或不符合规定要求的,应当一次性告知伦理审查申请人需要补正的内容。伦理委员会受理伦理审查申请后应告知申请人召开伦理审查会议的预期时间。

伦理审查申请人须按伦理委员会的规定和要求向伦理委员会提交伦理审查申请。提交伦理审查申请的文件包括(但不限于下述文件内容):伦理审查申请表(签名并注明日期);临床试验方案(注明版本号和日期);知情同意书(注明版本号和日期);招募受试者的相关材料;病例报告表;研究者手册;主要研究者履历信息、研究项目所涉及的相关机构的合法资质证明;国家药品监督管理部门的疫苗临床试验批件或临床试验通知书;其他伦理委员会对申请研究项目的重要决定的说明,应提供以前否定结论的理由;试验疫苗的合格检验报告。涉及死亡事件的报告,研究者应当向申办者和伦理委员会提供其他所需要的资料,如尸检报告和最终医学报告。

二、伦理审查的方式

(一) 会议审查

伦理委员会应规定召开审查会议所需的法定到会委员人数。最少到会委员人数应超过半数成员。到会委员应包括医药专业、非医药专业、独立于研究/临床试验机构之外的人员,以及不同性别的人员。主任委员(或被授权者)主持伦理委员会会议。必要时可邀请独立顾问参会提供咨询意见;主要研究者/申办者可参加会议阐述方案或就特定问题作详细说明。伦理委员会秘书应归纳会议讨论内容和审查决定,形成会议记录。会议记录应有批准程序。

伦理委员会可建立"主审制":伦理委员会根据专业相关以及伦理问题相关的原则,可以为每个项目指定1~2名主审委员。伦理审查会议应特别关注临床试验的科学性、安全性、公平性,并应特别关注涉及弱势群体的权益保护。为保证伦理审查和审查会议的质量,伦理委员会应对伦理审查质量进行管理和控制,伦理审查会议应按规定的程序和议程进行,应对审查文件进行充分讨论,确保委员对讨论的问题能充分发表各自的不同意见。

(二) 快速审查

伦理委员会审查以会议审查为主要审查方式。有下列情形之一的,可实施快速审查:对伦理委员会已同意的临床试验方案的较小修正,不影响临床试验的风险受益比;尚未纳入受试者,或已完成干预措施的临床试验项目的年度/定期跟踪审查;预期的严重不良事件审查。

快速审查由1~2名委员负责审查。快速审查同意的临床试验项目应在下一次伦理委员会会议上通报。有下列情形之一的,快速审查项目应转入会议审查:审查为否定性意见;两名委员的意见不一致;委员提出需要会议审查。

(三) 紧急会议审查

研究过程中出现重大或严重问题,危及受试者安全时,或者受试者出现非预期严重不良反应(SUSAR)时,伦理委员会应召开紧急会议进行审查,必要时应采取相应措施,保护受试者的安全与权益。

(四) 多中心临床试验的伦理审查

多中心临床试验的伦理审查应以审查的一致性和及时性为基本原则。多中心临床试验可建立协作审查的工作程序:

1. 组长单位伦理委员会负责审查试验方案的科学性和伦理合理性。

2. 各参加单位伦理委员会在接受组长单位伦理委员会的审查意见的前提下,负责审查该项试验在本机构的可行性,包括机构研究者的资格、经验及是否有充分的时间参加临床试验,人员配备与设备条件。参加单位伦理委员会有权同意或不同意在其机构进行的研究。

3. 参加单位伦理委员会审查认为必须做出的修改方案的建议,应形成书面文件并通报给申办者或负责整个临床试验计划的临床试验机构,供其考虑和形成一致意见,以确保各中心遵循同一试验方案。

4. 各中心的伦理委员会应对本机构的临床试验实施情况进行跟踪审查。发生严重不良事件,所在机构的伦理委员会应负责及时审查,并将审查意见通报申办者。基于对受试者的安全考虑,各中心的伦理委员会均有权中止临床试验在其机构继续进行。

5. 组长单位对临床试验的跟踪审查意见应及时让各参加单位备案。

三、伦理审查的原则与主要内容

伦理委员会的审查工作应当基于以下伦理原则：

1. 知情同意原则 尊重和保障受试者是否参加研究的自主决定权，严格履行知情同意程序，防止使用欺骗、利诱、胁迫等手段使受试者同意参加研究，允许受试者在任何阶段无条件退出研究。

2. 控制风险原则 首先将受试者人身安全、健康权益放在优先地位，其次才是科学和社会利益，研究风险与受益比例应当合理，力求使受试者尽可能避免伤害。

3. 免费和补偿原则 应当公平、合理地选择受试者，对受试者参加研究不得收取任何费用，对于受试者在受试过程中支出的合理费用还应当给予适当补偿。

4. 保护隐私原则 切实保护受试者的隐私，如实将受试者个人信息的储存、使用及保密措施情况告知受试者，未经授权不得将受试者个人信息向第三方透露。

5. 依法赔偿原则 受试者参加研究受到损害时，应当得到及时、免费治疗，并依据法律法规及双方约定得到赔偿。

6. 特殊保护原则 对儿童、孕妇、智力低下者、精神障碍患者等特殊人群的受试者，应当予以特别保护。

伦理审查的主要内容包括：

1. 试验方案的设计与实施 审查要素包括：

(1)临床试验符合公认的科学原理，基于文献以及充分的实验室研究和动物实验。

(2)与临床试验目的有关的临床试验设计和对照组设置的合理性。

(3)受试者提前退出临床试验的标准，暂停或终止临床试验的标准。

(4)临床试验实施过程中的监查和稽查计划，包括必要时成立独立的数据与安全监察委员会。

(5)研究者的资格与经验、并有充分的时间开展临床试验，人员配备及设备条件等符合临床试验要求。

(6)临床试验结果报告和发表的方式。

2. 临床试验的风险与受益 审查要素包括：

(1)临床试验风险的性质、程度与发生概率的评估。

(2)风险在可能的范围内最小化。

(3)预期受益的评估：受试者的受益和社会的受益。

(4)临床试验风险与受益的合理性：若对受试者有直接受益前景的临床试验，预期受益与风险应至少与目前可获得的替代治疗的受益与风险相当。临床试验风险相对于受试者预期的受益而言必须是合理的；若对受试者没有直接受益前景的临床试验，风险相对于社会预期受益而言，必须是合理的。

3. 受试者的招募 审查要素包括：

（1）受试者的人群特征（包括性别、年龄、种族等）。

（2）临床试验的受益和风险在目标疾病人群中公平和公正分配。

（3）拟采取的招募方式和方法。

（4）向受试者或其代表告知有关临床试验信息的方式。

（5）受试者的入选与排除标准。

4. 知情同意书告知的信息　审查要素包括：

（1）临床试验目的、应遵循的临床试验步骤（包括所有侵入性操作）、临床试验期限。

（2）预期的受试者的风险和不便。

（3）预期的受益，当受试者没有直接受益时，应告知受试者。

（4）受试者可获得的备选治疗，以及备选治疗重要的潜在风险和受益。

（5）受试者参加临床试验是否获得报酬。

（6）受试者参加临床试验是否需要承担费用。

（7）能识别受试者身份的有关记录的保密程度，并说明必要时，临床试验项目监查员、稽查员伦理委员会、政府管理部门按规定可以查阅参加临床试验的受试者资料。

（8）如发生与临床试验相关的损害时，受试者可以获得的治疗和相应的补偿。

（9）说明参加临床试验是自愿的，可以拒绝参加或有权在临床试验的任何阶段随时退出临床试验而不会遭到歧视或报复，其医疗待遇与权益不会受到影响。

（10）当存在有关临床试验和受试者权利的问题，以及发生临床试验相关伤害时，有联系人及联系方式。

5. 知情同意的过程　审查要素包括：

（1）知情同意应符合完全告知、充分理解、自主选择的原则。

（2）知情同意的表述应通俗易懂，适合该受试者群体理解的水平。

（3）对如何获得知情同意有详细的描述，包括明确由谁负责获取知情同意，以及签署知情同意书的规定。

（4）计划纳入不能表达知情同意者作为受试者时，理由充分正当，对如何获得知情同意或授权同意有详细说明。

（5）在研究过程中听取并答复受试者或其代表的疑问和意见的规定。

6. 受试者的医疗和保护　审查要素包括：

（1）研究人员资格和经验与临床试验的要求相适应。

（2）因临床试验目的而不给予标准治疗的理由。

（3）在临床试验过程中和临床试验结束后，为受试者提供的医疗保障。

（4）为受试者提供适当的医疗监测、心理与社会支持。

（5）受试者自愿退出临床试验时拟采取的措施。

（6）延长使用、紧急使用或出于同情而提供临床试验疫苗的标准。

（7）临床试验结束后，是否继续向受试者提供临床试验疫苗的说明。

（8）受试者需要支付的费用说明。

(9)提供受试者的补偿(包括现金、服务和/或礼物)。

(10)由于参加临床试验造成受试者的损害/残疾/死亡时提供的补偿或治疗。

(11)保险和损害赔偿。

7. 隐私和保密 审查要素包括：

(1)可以查阅受试者个人信息(包括病历记录、生物学标本)人员的规定。

(2)确保受试者个人信息保密和安全的措施。

8. 涉及弱势群体的临床试验 审查要素包括：

(1)唯有以该弱势人群作为受试者,临床试验才能很好地进行。

(2)临床试验针对该弱势群体特有的疾病或健康问题。

(3)当临床试验对弱势群体受试者不提供直接受益可能,临床试验风险一般不得大于最小风险,除非伦理委员会同意风险程度可略有增加。

(4)当受试者不能给予充分知情同意时,要获得其法定代理人的知情同意,如有可能还应同时获得受试者本人的同意。

9. 涉及特殊疾病人群、特定地区人群/族群的临床试验 审查要素包括：

(1)该临床试验对特殊疾病人群、特定地区人群/族群造成的影响。

(2)外界因素对个人知情同意的影响。

(3)临床试验过程中,计划向该人群进行咨询。

(4)该临床试验有利于当地的发展,如加强当地的医疗保健服务,提升研究能力,以及应对公共卫生需求的能力。

四、伦理审查的决定与送达

伦理审查会议以投票表决的方式做出决定,以超过到会委员半数意见作为伦理委员会审查决定。伦理委员会在作审查决定时,应符合以下条件:申请文件齐全;到会委员符合法定人数的规定;遵循审查程序,对审查要点进行全面审查和充分讨论;讨论和投票时,申请人和存在利益冲突的委员离场;未参加审查会议的委员不得由其他委员代替投票。

批准临床试验项目必须至少符合以下标准:临床试验方案科学;对预期的临床试验风险采取了相应的风险控制管理措施;受试者的风险相对于预期受益来说是合理的;受试者的选择是公平和公正的;知情同意书告知信息充分,获取知情同意过程符合规定;如有需要,试验方案应有充分的数据与安全监察计划,以保证受试者的安全;保护受试者的隐私和保证数据的保密性;涉及弱势群体的研究,具有相应的特殊保护措施。

伦理委员会的审查意见有以下几种情形:同意;必要的修改后同意;不同意;终止或者暂停已同意的研究。

伦理委员会秘书应在会后及时整理会议记录,并根据会议记录和审查结论形成书面的伦理审查意见。伦理审查意见经伦理委员会主任委员(或授权者)审核签字后,应及时传达给申请人。伦理审查意见应有主任委员(或被授权者)签名、伦理委员会盖章。伦理

审查意见的信息包括:

1. 基本信息

(1)临床试验项目信息:项目名称、申办者、审查意见/批件号、临床试验机构和研究者。

(2)会议信息:会议时间、地点、审查类别、审查的文件,其中临床试验方案与知情同意书均应注明版本号/日期。

(3)伦理审查意见的签发日期。

(4)伦理委员会联系人和联系方式。

2. 审查意见和决定

(1)审查决定为"同意"时,同时告知伦理委员会实施跟踪审查的要求。

(2)审查决定为"必要的修改后同意"时,详细说明修正意见,并告知再次提交方案的要求和流程。

(3)审查决定为"不同意"和"终止或者暂停已同意的研究"时,必须充分说明理由,并告知申请人可就有关事项做出解释或提出申诉。

五、伦理审查后的跟踪审查

伦理委员会应对所有批准的临床试验进行跟踪审查,直至临床试验结束。跟踪审查的决定及其理由应及时传达给申请人。跟踪审查的类型包括:修正案审查、年度/定期跟踪审查、安全性审查、不依从/方案违背审查、提前终止临床试验的审查、结题审查。

(一)修正案审查

修正案审查是指对临床试验过程中试验方案的任何修改的审查。临床试验过程中对试验方案的任何修改均应提交伦理委员会审查同意后方可实施。伦理委员会应要求申办者和/或研究者就修正案审查提交相关信息,包括(但不限于):修改的内容及修改原因;修改方案对预期风险和受益的影响;修改方案对受试者权益与安全的影响。

伦理委员会主要针对方案修改后的临床试验风险和受益进行评估,做出审查意见。为了避免对受试者造成紧急伤害而修改方案,研究者可以在提交伦理委员会审查同意前实施,事后及时向伦理委员会作书面报告。

(二)年度/定期跟踪审查

伦理委员会初始审查时应根据临床试验的风险程度,决定年度/定期跟踪审查的频率,至少每年一次。伦理委员会在审查研究进展情况后,再次评估临床试验的风险与受益。伦理委员会应要求研究者按时提交报告,年度/定期跟踪审查报告信息包括(但不限于):临床试验的进展;受试者纳入例数,完成例数,退出例数等;确认安全性报告及时上报,妥善处理;可能影响研究风险受益的任何事件或新信息。

(三)安全性审查

安全性审查是指对申办者和/或研究者报告的安全性事件的审查,包括安全性事件的程度与范围,对临床试验风险受益的影响,以及受试者的医疗保护措施。伦理委员会接收严重不良事件报告、可疑且非预期严重不良反应等安全信息报告,及时掌握整个临床试验严重不良事件、可疑且非预期严重不良反应发生与处理情况,并对临床试验过程中严重不良事件、可疑且非预期严重不良反应的处理和报告等进行跟踪审查。

(四)不依从/方案违背审查

不依从/方案违背的审查是指对临床试验进行中发生的不依从/方案违背事件的审查。伦理委员会应要求申办者和/或研究者就事件的原因、影响及处理措施予以说明,审查该事件是否影响受试者的安全和权益、是否影响临床试验的风险受益。

(五)提前终止临床试验审查

提前终止临床试验的审查是指对申办者和/或研究者提前终止临床试验的审查。伦理委员会应要求申办者和/或研究者报告提前终止临床试验的原因,以及对受试者的后续处理,审查受试者的安全和权益是否得到保证。

(六)结题审查

结题审查是指对临床试验结题报告的审查。伦理委员会应要求申办者和/或研究者报告临床试验的完成情况,审查受试者安全和权益的保护。

第四节 伦理审查文件的管理

伦理委员会应有独立的档案文件管理系统。伦理审查文件应妥善保管至临床试验结束后五年,或根据相关要求延长保存期限。伦理委员会应对文件的查阅和复印做出相关规定,以保证文件档案的安全和保密性。伦理委员会建档存档的文件包括管理文件和项目审查文件。

伦理委员会管理文件包括(但不限于):

1. 伦理委员会的工作制度、岗位职责、标准操作规程和伦理审查申请指南。

2. 伦理委员会的委员任命文件,委员的履历与培训记录,以及委员签署的保密协议和利益冲突声明。

3. 伦理委员会年度工作计划和总结、经费管理文件与记录。

伦理委员会临床试验项目审查文件包括:

1. 研究者/申办者提交的所有送审材料。

2. 伦理审查工作表、会议签到表、投票单、会议记录、伦理委员会批件/意见和相关沟通信件、跟踪审查的相关文件。

(沈玉红)

参 考 文 献

[1] 国家食品药品监督管理局,国家卫生健康委原会.《药物临床试验质量管理规范》(2020年).[2020-

05-15］. https：∥www. nmpa. gov. cn/yaopin/ypggtg/20200426162401243. html.

［2］国家食品药品监督管理局. 药物临床试验伦理审查工作指导原则（国食药监注［2010］436 号）. ［2020-05-15］. http：∥samr. cfda. gov. cn/WS01/CL0058/55613. html.

［3］熊宁宁,刘海涛,胡晋红,等. 伦理委员会制度与操作规程. 4 版. 北京:科学出版社,2021.

［4］国家卫生和计划生育委员会. 涉及人的生物医学研究伦理审查办法. ［2020-05-15］. http：∥www. nhfpc. gov. cn/fzs/s3576/201610/84b33b81d8e747eaaf048f68b174f829. shtml.

［5］国家食品药品监督管理总局. 疫苗临床试验质量管理指导原则（试行）（食药监药化管［2013］228 号）. ［2020-05-15］. https：∥www. nmpa. gov. cn/xxgk/fgwj/gzwj/gzwjyp/20131031120001201. html.

第五章

合同研究组织

第一节 合同研究组织简介

一、发展历程

合同研究组织(Contract Research Organization,CRO),是指通过合同形式为制药企业在药物研发过程中提供专业化外包服务的组织或机构。

CRO 起源于美国。20 世纪 70 年代,随着美国 FDA 对新药研发管理法规的不断完善,药物审批愈加严格,使得药品的研发过程变得更为复杂、耗时且成本更高,导致新药研发面临着巨大的投入和风险。跨国制药企业实施全球化战略的同时,也面临着研发成本不断提高、研发周期不断延长、研发成功率不断下降的压力。且很少有制药企业能够兼顾新药研发过程中的所有流程(包括化合物研究、临床前研究、临床试验申请与批准、临床研究、药品注册申请与审批以及上市后持续研究)。制药企业要想在竞争激烈的环境中求得生存与发展,就必须尽力缩短新药研发所用的时间,同时控制成本并降低风险。在上述因素的共同驱使下,制药企业急需把新药研发过程中的部分环节交给更专业的组织或机构,这样既能加速药物研发的过程,也能够分散整个流程中的风险。

CRO 正是在这样的背景下应运而生,并逐渐步入成长期。CRO 作为制药企业的一种可借用的外部资源,在短时间内可以迅速组织起具有高度专业化且经验丰富的临床研究队伍,并能降低整个制药企业的管理费用。制药企业可委托 CRO 执行新药研发过程中的某些特定任务,此种委托必须以书面规定,目的是通过合同形式向制药企业提供与新药研发有关的服务。

进入 21 世纪后恰逢专利药到期高峰,大型制药企业的在研药物迅速增加,通过选择 CRO 来完成部分研发工作的外包比例也在迅速增长,这直接推动了全球 CRO 行业的快速发展,CRO 行业现已成为医药研发产业链上不可或缺的一环。尽管我国的疫苗临床试验有其特殊性(比如,受试者多为健康志愿者、以婴幼儿和儿童为主,且临床试验实施单位为县级疾病预防控制中心等),但其应遵循的法律法规及临床试验实施的基本要求与药品的临床试验是一致的,因此,疫苗研发产业链上也同样需要 CRO 的参与。

目前,国内只有一些大型生物制品企业(国企、民企或跨国药企)有自己的医学部、临床部或专门人才,能独立完成疫苗临床试验。但是,多数中小型生物制品企业,由于研发能力弱,需要花费几年甚至十几年才开发出一种新疫苗,从而缺乏熟悉疫苗临床试验法规和操作流程的专门人才。如果企业自己培养或供养此类人才,成本很高。因此,研发能力不足、新疫苗不多的中小型生物制品企业,以及大型生物制品企业为降低成本考虑,在开展新疫苗临床试验时,往往需要借助 CRO 的资源和力量,授权 CRO 协助完成一些工作。因此,CRO 逐渐成为疫苗临床试验中举足轻重的一员。

二、服务内容

(一) 概述

CRO 接受制药企业的委托,执行新药研发过程中的部分或全部工作。新药研发是一个复杂的、长期的活动,为了获得活性化合物、证实新药的疗效及保证其安全性需要经过包括早期药物发现阶段(活性成分发现与筛选)、临床前研究阶段(包括药学研究和药物评价)、临床研究阶段(Ⅰ期、Ⅱ期、Ⅲ期临床试验)、审批上市(审批上市、Ⅳ期临床试验及上市后监测)等诸多流程。

CRO 企业分为临床前 CRO 和临床试验 CRO 两大主要类别,临床前 CRO 主要从事化合物研究服务和临床前研究服务,其中化合物研究服务包括调研、先导化合物和活性药物中间体的合成及工艺开发;临床前研究服务包括药代动力学、药理毒理学、动物模型等。临床试验 CRO 的服务主要包括注册申报、临床试验技术、数据管理和生物统计四大方面。

注册申报相关服务是按照药品监管机构的要求,进行注册的可行性评估,协助申办方准备临床试验申请和药品注册申请所需的相关资料,提供注册法规的咨询服务以及 GMP 认证等。临床试验技术服务则是临床试验 CRO 企业提供的最主要服务,覆盖了Ⅰ期至Ⅳ期临床试验,工作内容涉及临床试验的全过程,包括:医学撰写(临床试验方案、知情同意书、临床总结报告等文件)、医学翻译、医学监查和药物警戒、选择研究中心和研究者、试验项目管理、研究中心管理、试验药品/疫苗管理、生物样本管理、安全性信息收集和报告、临床监查、稽查、人员培训、中心实验室检测和医药物流冷链等。数据管理服务包括制订数据管理计划、提供电子数据采集(electronic data capture,EDC)系统解决方案、设计符合临床试验方案要求的试验数据库和病例报告表(case report form,CRF),将纸质 CRF 里的数据双份录入至数据库中,并对试验数据进行程序化和手工核查,完成数据清理和医学编码,并在盲态审核后锁定数据库,提供药品审评机构所需的数据管理报告和试验数据库。临床试验生物统计服务包括选择随机编盲、制订统计分析计划、统计分析数据以及撰写统计分析报告等。临床试验 CRO 服务内容见图 5-1。

CRO 的角色取决于被申办方授权承担的工作内容。如果申办方授权 CRO 承担了临床试验相关的大部分或全部工作,则 CRO 相当于申办方的角色即甲方;如果 CRO 只是承

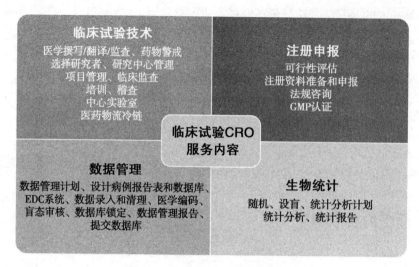

临床试验技术
医学撰写/翻译/监查、药物警戒
选择研究者、研究中心管理
项目管理、临床监查
培训、稽查
中心实验室
医药物流冷链

注册申报
可行性评估
注册资料准备和申报
法规咨询
GMP认证

**临床试验CRO
服务内容**

数据管理
数据管理计划、设计病例报告表和数据库、
EDC系统、数据录入和清理、医学编码、
盲态审核、数据库锁定、数据管理报告、
提交数据库

生物统计
随机、设盲、统计分析计划
统计分析、统计报告

图5-1 临床试验CRO服务内容

担了一小部分任务,比如监查,那么CRO在申办方(甲方)和研究者(乙方)之间起到协助甲方的作用。

(二)监查

监查(monitor)指监督临床试验的进展,并保证临床试验按照试验方案、SOP和相关法律法规要求实施、记录和报告的行动。

我国《疫苗临床试验质量管理指导原则(试行)》(简称《指导原则》)第五十条规定"申办方应委派足够数量的监查员对临床试验进行全程监查"。申办方应建立系统的、有优先顺序的、基于风险评估的方法,对临床试验实施监查。监查可以由申办方组织实施,也可以委托CRO进行。

由于研究者日常工作繁忙,在临床试验实施过程中可能会存在一些疏忽,或一些方案违背的情况。此时需要监查员尽早发现问题,使问题得到及时纠正或将其消灭在萌芽中。这就要求申办方或CRO派遣的临床监查员(clinical research associate,CRA)及时对临床试验项目进行监查,所以,监查是CRO所提供的一项非常重要的服务内容。监查的目的是保证临床试验中受试者的权益受到保障,试验记录与报告的数据准确、完整无误,保证试验遵循已批准的方案和有关法规。

(三)稽查

稽查(audit)指对临床试验相关活动和文件进行系统的、独立的检查,以评估确定临床试验相关活动的实施、试验数据的记录、分析和报告是否符合试验方案、SOP和相关法律法规的要求。

我国《指导原则》规定"申办方应建立疫苗临床试验质量管理体系,对试验进行全过程监查、稽查和风险控制""申办方对疫苗临床试验的质量管理应贯穿整个研究过程,在试验过程中组织监查和稽查""试验现场应配合临床试验项目的监查和/或稽查,保存相关记录。对监查、检查和稽查发现的问题,制订改进计划,采取相应的管理措施,提高试验质量"。

稽查包括系统稽查和项目稽查,申办方可以自己组织稽查实施,也可以委托CRO进行第三方稽查,由有经验和经过培训的稽查员完成。

三、国内合同研究组织行业发展现状

近年来,中国已成为世界医药外包的热土,超过印度成为亚洲研发外包首选地。随着成本压力的加剧,外包已经成为大型制药企业之间竞争一个很重要的元素,制药公司对外包的决策和态度将上升到一个新高度。这给中国的CRO行业带来了巨大的发展机遇。

我国的CRO行业发展具有三大有利因素。第一,国家监管体制的改变和政策法规的许可。为了确保我国医药产品的安全、有效,我国国家药品监督管理局制定了一系列医药监管法规,包括《药品注册管理办法》、GCP等。同时,法规中也规定了CRO公司可以合法地通过书面合同的方式,承担部分或全部申办方的新药研发职责。第二,国内医药市场持续快速增长。近年来,经济高速发展使我国人民收入和生活水平都得到大幅提高,居民医药保健支出占消费支出的比例持续上升。同时,三胎开放和老龄人口的增加也加大了对疫苗及其他医药产品的需求,国内医药市场将继续快速增长。第三,跨国制药企业将研发工作转移到新兴市场。由于专利药到期、新药研发速度变慢以及专利政策的调整,跨国制药企业面临着收入增长放缓的压力。为了提高新药投放效率,跨国制药企业开始将部分研发工作转移到新兴市场国家。

尽管国内CRO行业处于黄金发展时期,但随着国际大型CRO纷纷以合资或并购的形式进入中国市场,本土CRO如何应对国际同行的挑战,如何提升自身实力以参与国际竞争,成为本土CRO不可回避的问题。此外,不可否认的是,与西方发达国家严格的质量管理体系相比,我国还有较大差距。随着我国于2017年加入ICH,对于新药研发的外包业务,如何在质量管理上达到国际标准也将是本土CRO企业面临的挑战。

第二节　合同研究组织的管理

一、合同研究组织的资质

CRO应为经合法程序注册登记并有效存续的公司制法人。CRO的岗位应根据组织管理和服务运营的需要,科学合理地进行设置。从业人员应符合相应的专业资格条件,在上岗前接受必要的培训以确保其能够胜任被委派的工作。CRO应提供专业服务,并保持研究过程与研究结果的独立性,在临床试验中保护受试者的权益并保障其安全,确保药物临床试验过程规范,结果科学可靠。

目前,我国缺乏CRO的准入制度,导致CRO水平参差不齐。因此,申办方选择CRO

时应进行必要的审核,以确认其有能力和资格完成所要委托的工作。在审核时可着重考虑以下几个方面:①以往业绩及合同履行能力;②以往客户评价及满意程度;③企业内部组织管理结构;④员工素质水平及稳定性;⑤员工培训的程序和记录;⑥特定领域的专业化经验;⑦SOP;⑧质量管理体系;⑨必要的设备及设施条件;⑩资料的安全及保密措施。

在一个新疫苗的研发过程中,通常2/3的费用和时间用于临床试验。因此,如何减少可以避免的失误,在尽可能短的时间内获得高质量的研究结果,这是申办方(如生物制品企业)在设计新药/新疫苗临床试验时应审慎决策的问题。充分利用CRO的专业化优势,可以达到事半功倍的效果。一个合格而成熟的CRO应该具备以下专业化优势:①通晓政府有关药品/疫苗的管理法规和实施细则;②了解药品/疫苗临床试验的国际惯例和指导原则;③有在多个学科/疫苗领域从事药品/疫苗临床试验的经验;④选择研究者和研究基地制订有效可行的试验计划;⑤有完整的SOP,并依照SOP组织实施临床试验;⑥临床试验过程中实施质量控制和质量保证;⑦对临床试验结果进行数据处理和统计分析;⑧按照符合规范要求起草临床试验总结报告。

二、监查员的资质和职责

(一)监查员的资质

我国GCP(2020年版)第四十九条规定"申办方委派的监查员应当受过相应的培训,具备医学、药学等临床试验监查所需的知识,能够有效履行监查职责"。《指导原则》第五十条规定"申办方应委派足够数量的监查员对临床试验进行全程监查"。监查员指由申办方任命并对申办方负责的具备相关知识的人员,其任务是监查和报告试验的进行情况和核实数据。

监查员是申办方与研究者之间的主要联系人,可以由申办方指派的内部人员或委托CRO派出。监查员应有适当的医学、药学或相关专业的教育背景和工作经验,并经过必要的培训(包含GCP和SOP等),熟悉药品/疫苗管理和临床试验有关法规、熟悉临床试验流程、熟悉有关试验药物/疫苗的临床前和临床方面的信息以及临床试验方案及其相关的文件。

临床试验中,监查员的人数及访视的次数取决于临床试验设计的复杂程度和参与试验的医疗机构的数目。

(二)监查员的职责

我国GCP(2020年版)第五十条对监查员的职责进行了详细规定,包括但不限于:①熟悉试验用药品/疫苗的相关知识,熟悉试验方案、知情同意书及其他提供给受试者的书面资料的内容,熟悉临床试验SOP和GCP等相关法规。②按照申办方的要求认真履行监查职责,确保临床试验按照试验方案正确地实施和记录。③在临床试验前确认研究者具备足够的资质和资源来完成试验,临床试验机构具备完成试验的适当条件,包括人员配备与培训情况,实验室设备齐全、运转良好,具备各种与试验有关的检查条件。④核实试验用药品/疫苗在有效期内、保存条件可接受、供应充足;试验用药品/疫苗是按照试验方案规定的剂量只提供给合适的受试者;受试者收到正确使用、处理、储存和归还试验用药品/疫苗的说明;临床试验机构接收、使用和返还试验用药品/疫苗有适当的管控和记录;临床试验机构对未使用的试验用药品/疫苗的处置符合相关法律法规和申办方的要求。⑤核实研究者在临床试验实施中对试验方案的执行情况;确认在试验前所有受试者或者其监护人均签署了知情同意书;确保研究者收到最新版的研究者手册、所有试验相关文件、试验必须用品,并按照相关法律法规的要求实施;保证研究人员对临床试验有充分的了解。⑥核实研究人员履行试验方案和合同中规定的职责,以及这些职责是否委派给未经授权的人员;确认入选的受试者合格并汇报入组率及临床试验的进展情况;确认数据的记录与报告正确完整,试验记录和文件实时更新、保存完好;核实研究者提供的所有医学报告、记录和文件都是可溯源的、清晰的、同步记录的、原始的、准确的和完整的、注明日期和试验编号的。⑦核对 CRF 准确记录,并与源文件一致;确认受试者的剂量改变、治疗变更、不良事件、合并用药、并发症、失访、检查遗漏等在 CRF 中均有记录;确认研究者未能做到的随访、未实施的试验、未做的检查,以及是否对错误、遗漏做出纠正等在 CRF 中均有记录;核实入选受试者的退出与失访已在 CRF 中均有记录并说明。⑧对 CRF 的填写错误、遗漏或者字迹不清楚应当通知研究者;应当确保所作的更正、添加或者删除是由研究者或者被授权人操作,并且有修改人签名、注明日期,必要时说明修改理由。⑨确认不良事件按照相关法律法规、试验方案、伦理委员会、申办方的要求,在规定的期限内进行了报告。⑩确认研究者是否按照本规范保存了必备文件。⑪对偏离试验方案、SOP、相关法律法规要求的情况,应当及时与研究者沟通,并采取适当措施防止再次发生。

三、稽查员的资质和职责

(一) 稽查员的资质

我国 GCP(2020 年版)第五十二条规定"申办方为评估临床试验的实施和对法律法规的依从性,可以在常规监查之外开展稽查。申办方选定独立于临床试验的人员担任稽查员,不能是监查人员兼任。"

合格的稽查员应具备医药学相关教育背景、参加过相关培训、有一定相关的工作经验,能够有效履行稽查职责。稽查员的资格要求有:①是独立的观察者;②熟悉法律法规和 GCP 要求;③熟悉相关制度和程序;④了解试验方案;⑤了解试验药品/疫苗知识和研究资料;⑥具有试验药品/疫苗及其适应证方面的医学专业知识;⑦有评估文档资料的能力和经验;⑧有与监查员和研究人员沟通而重构试验过程的能力;⑨可编定有效稽查计划;⑩具有有效评估和解决实际问题的能力;⑪了解试验的全面情况和要求;⑫有团队合作的精神和能力。

(二) 稽查员的职责

稽查员应在稽查前熟悉稽查相关文件,包括法规、SOP、试验方案和项目的特殊要求等;制订稽查计划,获得申办方认可,并通知被稽查对象。

稽查员应按照稽查计划和 SOP 的要求,在稽查过程中收集足够的信息并记录发现的问题,以达成稽查目的。稽查中发现的问题应以书面报告的形式提供给申办方,并告知被稽查对象。

稽查员的职责概括为:①制订稽查计划;②准备稽查清单;③明确试验方案中的关键因素;④确定资料来源;⑤准备数据收集表;⑥评估原始资料;⑦收集来自试验单位的信息;⑧编辑、制表和分析数据;⑨提出意见和整改建议;⑩撰写稽查报告。

第三节　合同研究组织提供监查服务

一、临床试验准备阶段

CRO 正式接手项目后,应确保有足够的人力和财力的投入,应尽快建立项目团队,并制订项目管理计划和合理的项目预算。项目管理计划应包括:项目任务以及完成各项任务的时间进度、项目成员应达到的质量标准、质量控制计划以及针对突发事件的应对策略和应对措施。所有项目成员参与项目前应接受项目培训,确保其充分了解项目管理计划的要求和各自的职责。项目管理计划应事先得到申办方的认可。项目管理计划的起草、修改、审核、批准、更新的程序均应有相应的规定。

(一) 监查计划

监查计划(monitoring plan,MP)指描述监查策略、方法、职责和要求的文件。对每个临床试验项目均应制订专用的监查计划,规定监查的方法、责任和要求,指导监查员按照相关法规和申办方的要求选择研究中心和研究者,启动、监查和关闭研究中心。监查计划的内容及其起草、修改、审核、批准和更新的程序均应有相应的文件规定。

监查计划应包括研究简介、研究目的、关键数据、研究程序、监查频率和监查方法等内容。监查计划应该强调在监查过程中需要关注的特殊风险,以及关键数据和流程,并为监查员提供足够的信息,以保证监查员能够履行职责。监查计划书应在试验启动前撰写完成,并经过申办方认可。监查计划的内容可以包括以下 5 个方面:

1. 监查方法的介绍　监查的范围和性质取决于临床试验的目的、设计、复杂性、盲法、样本大小和临床试验终点等。监查方法的介绍通常包括 6 个要点:①监查计划应对临床试验中采用的各种监查方法(如试验现场监查和中心化监查)进行描述,并说明这些方法能够降低关键风险并保证关键数据的质量的原因。②确定哪些指标可用来帮助确定监查时间、频度和监查程度。③确定临床研究中用到的监查方法的具体要求,包括要求使用的工具、表格和模板。④确定在何种情况下将启动监查计划的修改。⑤确定哪些试验方案违背或错误会对临床试验质量产生重要影响,以及对这些试验方案违背或错误的报告方法。⑥确定各种监查的记录方法。试验现场监查和中心化监查应当基于临床试验的风险结合进行。试验现场监查是在临床试验现场进行监查,通常应当在临床试验开始前、实施中和结束后进行。中心化监查是及时地对正在实施的临床试验,以及汇总不同的临床试验机构采集的数据进行远程评估。中心化监查的过程有助于提高临床试验的监查效果,是对试验现场监查的补充。

2. 监查结果的沟通　监查计划应描述监查活动报告的格式、内容、时间和归档要求。应建立良好的沟通机制,用以向管理部门或其他相关部门(如申办方、数据管理部门)报告常规监查的结果。必要时,监查中的重要发现需要紧急报告给相关部门(如申办方的管理部门、研究者和研究人员、伦理委员会等)。

3. 方案违背的管理　监查计划中应描述监查中发现的关键问题的处理方法,如发生在某个研究中心或者所有研究中心均普遍存在的重大的方案违背、怀疑或确认的数据造假等。当发现重要或重大方案违背后应对问题的根源进行分析,并且有相应的纠正和预防措施,如对某个研究中心的人员或全体研究人员进行额外培训。

4. 监查质量的保证　监查计划中应规定对参与监查的人员给予哪些特殊培训,包括内部数据监查、统计学监查和其他中心化数据审核工作的人员。培训应涵盖临床研究的基本原则和受试者保护。此外,培训还应包括试验设计的讨论、试验方案的要求、学习监查计划、相关的SOP、适当的监查技巧和相关电子化管理系统。

CRO应采取质量控制访视和协同访视的方法来评估监查员是否根据监查计划有效进行监查。评估者可以是监查员的上级或项目经理,也可以是CRO指定的其他人员。可对随机抽取的监查员进行质量控制访视和协同访视,也可基于监查访视的文件中发现的问题对某个监查员进行有目的的质量控制访视和协同访视。质量控制访视和协同访视的安排应在监查计划中进行说明。

为保证监查质量,申办方应组织稽查(或委托CRO进行第三方稽查),保证申办方或CRO人员的监查工作是按照监查计划、相关法律法规、指导原则、申办方规定、SOP和模板等试验计划进行。稽查是一种用于评估监查效率的质量保证手段,确保受试者得到保护、试验数据真实完整。

5. 监查计划的补充　申办方和CRO需要考虑哪些事件会导致监查计划的重新审阅和修改,并制定相关程序,以保证监查计划在必要时得到及时更新。如试验方案的增补涉及重要方案违背的定义,或者发现影响数据真实完整的新风险,就需要修改监查计划。

(二)选择试验现场和研究者

依据《指导原则》,申办方或其委托的CRO应负责临床试验机构的评估与选择。应依据临床试验的实施条件要求,对疫苗临床试验的负责机构及所有试验现场进行全面实地评估,撰写评估报告。通常应选择省级以上疾病预防控制机构或三级医疗机构作为临床试验负责机构,选定主要研究者,并在负责机构的协助下,选择一个或者多个市、县级疾病预防控制机构和/或医疗机构作为试验现场。

CRO应遵照《指导原则》的要求,制定相应的评估程序,确保所选试验现场和研究者的资质和能力可以满足相关法律法规和试验的要求。评估内容主要包括:研究基地和研究者的资质,研究基地的设备、场地及实验室检查条件,研究者的经验、资源、依从性和管理能力等。评估结果应客观和准确,并应以书面报告的形式提供给申办方。最终确定入选的试验现场和研究者应当获得申办方的认同,是否入选的结果也应当通知相应的试验现场和研究者。

(三) 培训试验现场和研究者

不同于一般化学药品和治疗性生物制品,作为预防、控制传染病的发生、流行,用于人体预防接种的疫苗类预防性生物制品,其临床试验具有特殊性。一是疫苗临床试验受试者大多为健康人和儿童;二是我国疫苗临床试验应由三级医疗机构或者省级以上疾病预防控制机构实施或组织实施。按照《药物临床试验机构管理规定》,拟承担疫苗临床试验的医疗机构或疾病预防控制机构均须经"药物临床试验机构备案管理信息平台"进行备案;省级以上疾病预防控制机构可遴选和评估属地具备疫苗预防接种资质的机构作为试验现场单位,在备案平台上进行登记备案,试验现场单位参照临床试验专业管理。

疫苗临床试验现场通常较多,且不同临床试验现场不固定,给临床试验的质量管理带来极大挑战。CRO 应利用自己的资源和经验优势,协助申办方和临床试验负责机构对试验现场和研究人员进行培训,帮助试验现场通过伦理审查并完成备案。对试验现场的培训可分步骤分阶段进行,必要时应进行模拟演练,培训内容包括:GCP、相关法规、备案准备、试验方案、试验流程和功能区布置等,为检验培训效果,每次培训后应进行考核,并保留培训记录和考核成绩。

二、临床试验运行阶段

(一) 启动研究

研究启动前,监查员应确保研究中心满足以下条件:①已经获得必需的文件,包括临床试验通知书、试验疫苗的药检报告、临床试验机构备案、申办方和研究者签字的临床试验协议、申办方和研究者签字的财务协议、申办方和研究者签字的试验方案和方案增补、研究者手册(最新版)、有效的伦理委员会批件和伦理委员会成员表、研究者授权表和签名样张、主要研究者及其授权的研究人员的履历及相关文件、临床试验有关的实验室检测正常值范围、医学或实验室操作的质量证明和申办方所需要的其他文件、CRF(最新版)、知情同意书(最新版)以及试验现场和研究者需要的其他文件。②所有试验现场的研究人员都已经接受了必要的培训并保留培训记录。③必要的试验疫苗和其他试验相关物资已经提供给试验现场和研究者。

研究启动的过程应以书面报告的形式提供给申办方。启动报告的内容,及其起草、修改、审核和批准的程序均应有相关 SOP。

(二) 常规监查访视

监查员在监查过程中应确保受试者的合法权益受到保障,试验数据被完整和准确地记录,试验的实施符合已批准的试验方案、相关法律法规和 SOP 的要求。监查的次数和频率应当能够满足监查研究中心的需要。每次监查完成的工作、发现的问题以及采取的措施应以书面报告的形式提供给申办方。监查报告的内容,及其起草、修改、审核和批准的程序均应有相关 SOP。

CRO 应有质量控制程序确保监查质量,质量控制的过程和结果应以书面报告的形式提供给申办方。同时,CRO 还应制定工作交接程序,确保在监查员出现工作变动时,监查工作不受影响。

疫苗临床试验过程中的监查工作包括:试验流程及进度、法规和伦理的执行情况、核实研究者资质和设施设备的有效性、试验用品、试验疫苗、生物样本的采集和储存情况、不良事件的处理情况、定期查阅、更新试验相关文件、检查原始记录与 CRF、完成监查报告并及时向申办方反馈。常规监查的要点和注意事项如下:

1. 时间安排　根据试验方案和进度,合理安排监查频率及每次所需时间。一般情况下,定期做监查,例如 1 周 1 次或 1 个月 1 次,每次时间为 1 天或 2 天。特殊情况下,可随时调整,与研究者事先预约,增加或减少监查的时间或次数。

2. 准备　监查员按照 SOP 规定和常规准备的列表,检查是否所有准备工作都已就绪。回顾监查计划、试验进度、查阅以往的监查报告,了解完成情况和有关的问题。复习试验方案、研究者手册及相关资料,了解最新的要求和来自研究中心或项目组的规定与信息。与研究者联系,询问最新情况,了解有无特殊问题或需求。与主管的项目经理或有关人员讨论可能的问题,达成统一认识。发出监查访视确认函,检查和带齐所有文件、表格、报告、资料和物品。

3. 实施　监查员与研究人员会面,说明本次监查目的和任务,了解并记录试验进展情况,讨论以往问题,了解现存问题。检查试验档案文件夹、研究人员手册,在监查记录表上登记,请研究者签字。监查知情同意书签字日期与入选日期、签名情况。检查受试者原始记录,将 CRF 与原始记录核对,标出疑问数据,请研究人员确认或更正,检查重点包括:①与研究人员一起回顾既往存在的问题,监督和检查解决情况;对集中的问题,与研究人员一起复习试验的规定和要求,必要时,进行重点培训。②数据的完整性、准确性、可辨认性、合理性。③安全性数据及记录,确认发生的不良事件记录与否,确认有无严重不良事件发生。④入选、排除标准,有无方案违背要求。⑤是否按访视日期分配受试者随机号码。⑥受试者是否按规定要求进行访视,有无拖延或遗漏。⑦记录前后的一致性、有无逻辑矛盾或遗漏。⑧实验室检查结果,尤其是异常结果的记录和随访追踪情况。⑨试验疫苗检查,包括冷链管理(有无发生冷链破坏,是否及时报告)、疫苗的出入库情况、疫苗数量(与记录的数量核对)、盲底和应急信封、药物使用情况的记录(是否存在方案违背的情况)。⑩受试者提前中止情况和记录,完成相应的检查和跟踪。⑪生物样本检查,包括冷链管理(有无发生冷链破坏,是否及时报告)、样本的保存和记录情况以及样本清点。⑫更新信息和资料,与研究者交流其他研究中心的情况和经验。⑬清点研究用品、表格数量,以保证其供应。⑭研究人员及职责有无变化,研究设施有无变化,实验室正常值是否更新等。

监查结束,在离开研究中心之前,监查员应召集研究人员开会,总结本次监查的结果和情况,重申各项管理要求,再次询问有无需求,预约下次监查的时间,感谢配合与付出的时间和工作。

4. 监查报告和跟踪　监查报告指监查员根据申办方的 SOP,在每次进行试验现场访视或者其他临床试验相关的沟通后,向申办方提交的书面报告。监查员应在规定的期限内撰写监查报告,经主管的项目经理审核通过后提交申办方。监查报告的内容根据试验的不同阶段、监查工作的重点和工作程序而定。随后,项目组应召开内部会议,讨论各试验现场情况,交流和解决问题,制订下一步工作计划。监查员应更新项目的各项试验跟踪表格,如研究进展汇总表。跟踪未解决的问题,直至问题解决或有了结果。

三、临床试验结束阶段

研究中心应当在所有受试者都已经结束试验,而且所有的 CRF 都已收集后关闭。在特殊情况下,如研究中心无法招募到足够的受试者,或是研究者不能依从相关法律法规和试验方案的要求进行试验,可以提前关闭研究中心,但应制定相应 SOP,并向申办方和伦理委员会说明原因。

CRO 应制定相应的研究中心关闭 SOP,确保所有受试者均结束试验且未遗留安全性的问题,试验相关文件、试验疫苗、生物样本和其他试验物资的处理符合法律法规和申办方的要求,并确保伦理委员会收到中心关闭的通知。中心关闭的过程应以书面报告的形式提供给申办方。报告的内容,及其起草、修改、审核和批准的程序均应有相应 SOP。

四、质量管理体系及运行

为确保向申办方提供高质量的临床试验外包服务,CRO 应建立并完善内部质量管理体系,设立单独的质量管理部门。为保证质量管理部门工作的独立性,质量管理部门和服务运营部门的负责人不得互相兼任。质量管理工作应涉及所有业务部门,包括 SOP 管理、培训、内部质量控制(如协同访视和常规质量控制)及内部稽查。SOP 应覆盖所有业务领域,通过对公司 SOP 的不断完善和及时培训,来实现标准的统一与达成。同时,通过全面的内部质量控制来实现运营过程中的质量控制及问题预防,使培训和质量控制进入良性循环。

CRO 的质量管理应当包括:①质量方针和质量目标。质量方针为建立和评审质量目标提供了框架,质量目标应与质量方针和持续改进的承诺相一致,并提供标准对服务过程及其结果进行评估。② SOP,即确定实现质量目标和满足客户需求所必需的过程和职责,它应覆盖 CRO 所开展服务的所有过程,并符合法规要求和行业标准。同时,SOP 的撰写、审核、批准、分发、保存、更新和对违规的处理均应有相应的规定。③充足的服务资源以满足实现质量目标和客户的需求。④监督和评估机制以确保员工按照 SOP 的要求执行过程及履行职责。⑤预防和改进机制以防止不合格结果的产生。

第四节 合同研究组织提供稽查服务

一、稽查计划

(一)概述

在稽查实施前,应建立明确的稽查计划(audit plan)。稽查计划包含的内容有:稽查目标,稽查对象,稽查方法,稽查时间,稽查员(auditor)的姓名、职位和地址,参考文件,稽查报告的接收人员,稽查和稽查报告完成的时限。

(二)稽查目标

依据国家药品监督管理局的监管要求、根据试验的分期及复杂程度、试验可能存在的风险,以及以前曾发现的问题来确立稽查目标。

稽查目标可以是一个或多个,举例如下:评估试验各参与方的合规、评估注册法规要求及受试者保护的合规、确认试验实施正确、获取数据真实可信、通过直接查阅确认在参与试验的医疗机构的相关记录的保存条件、确认监查的实施、确认临床试验/研究报告的真实可信及对任何已存在的或潜在的系统和/或程序上的问题的早期发现、更正及预防等。

(三)稽查对象

稽查对象可以是一个或多个,涉及研究机构(负责单位、试验现场)、内部系统、协议第三方(如中心实验室、统计单位、数据管理 CRO、监查 CRO 等)、临床研究报告、计算机化系统验证、数据库等。

根据项目、研究者、监查员的特点来慎重选择稽查现场,选择标准举例如下:有可能引起监管部门关注的项目、新加入的研究者、很少或缺乏临床研究培训的研究者、多中心研究中入组最多最快的试验现场、国际多中心研究时应每个国家选一个、新加入的监查员、基于入组人数/脱落人数/特殊不良事件数/方案违背的数量/数据疑问的数量等。

(四)稽查时间

我国 GCP 对稽查的次数和稽查的时间没有具体规定,可根据一定时期试验项目的数量、试验单位数量、稽查人员的数量、可实施稽查的时间而定。如果一个试验单位在以往的稽查中发现的问题比较多,可以相应增加对该试验单位的稽查。

根据稽查目标的不同,稽查的时间可以放在试验开始前、试验进行中或试验结束后,也可以定期进行(比如每年 1 次或 2 次)。稽查的时间可选在完成受试者入选 20% 或 50% 的时候(即前期稽查),也可选在项目完成准备递交资料时进行(即后期稽查)。稽查不是走形式,申办方通过稽查可以发现和纠正问题,保证质量,避免损失。在临床试验前期稽查如果发现问题,可以及时纠正。临床试验后期稽查,如没有发现严重问题,可保证申办方递交的临床试验数据的有效性和准确性,从而保证该资料能被国家药品监督管理局所接受;但如果只在后期稽查,一旦有问题却没有机会纠正,势必影响试验质量。

(五)稽查方法

为有效地实施稽查,稽查员通常会采用面谈、抽样核查原始资料及走访/拜访等多种方法。

1. 面谈 通过与参与试验的现场研究者、监查员等的面谈,以期重构试验实施的过程,从而确定试验的实施符合 GCP 和 SOP 要求。面谈一般采用问答形式,应提前准备谈话名单和问题,或在稽查过程中发现问题时,随时询问及沟通。

2. 抽样 抽样选取一定比例的受试者的知情同意书和 CRF,进行原始数据核查(source data verification,SDV),核查文件包括知情同意书、原始记录本、日记卡、联系卡、SAE 报告表/个案调查表、疫苗接种记录、血样采集登记表、血样处理登记表等相关表卡,以期确认受试者的权益、安全和健康得到恰当保护,并确认试验数据及时、真实、准确、完整地记录。受试者的研究号或筛选号应提前选好,由于疫苗临床试验受试者数量通常很庞大,需要根据试验方案、稽查目的、稽查员的能力和稽查时间的长短,慎重选择,并在稽查过程中酌情调整。

3. 拜访/走访 对临床试验整个操作过程中涉及的各功能区,稽查组均应去走访;在走访期间,对涉及的设施设备和相关记录,以及储存疫苗、存贮用于关键疗效指标分析的生物样本的冰箱/冰柜,应进行检查并查看仪器设备的校验/维护记录;对保存试验文件资料的档案室、对进行电子 CRF 录入操作的计算机均应进行检查;如果时间及条件允许,可拜访试验负责机构和伦理委员会。

二、稽查内容

为评估 GCP 依从性,依据国家药品监督管理局颁布的《药物临床试验数据现场核查要点》,稽查员应分临床试验条件、试验现场操作、监查工作、安全性资料(AE/SAE)、试验疫苗管理、生物样本管理、数据管理、文件管理等多方面对试验现场进行稽查,具体稽查内容概括如下:

(一)临床试验条件

我国 GCP 及《指导原则》等相关法规规定,临床试验前须获得药物临床试验通知书和伦理委员会批准,疫苗临床试验须由备案的三级医疗机构或省级疾病预防控制中心实施或组织实施,故稽查时应落实临床试验条件是否支持试验项目实际的实施过程,包括监管部门的审评和批准(临床试验通知书、临床试验机构备案、药检报告)、委托合同和职责(试验方案以及合同中的规定)及伦理委员会(递交的文件、审查的程序、组成符合要求、批准文件内容和签署、试验方案/知情同意书等必需文件修订后的再批准等)。

(二)试验现场操作

我国《指导原则》规定试验负责机构应在试验开始前制定统一的 SOP,发给各试验现场严格执行;试验现场的人员分工应经过主要研究者确认,并确保所有参与该项目的研究者均具有相应资质,经过培训和授权,明确各自承担的工作、并掌握和执行相关的 SOP。故稽查时,应确认试验现场操作的合规性,核查的内容包括现场 SOP、研究者的资质、研究者的授权、随机程序和受试者的原始记录等。

（三）监查工作

对监查员的稽查重点为监查实施的计划性、监查报告/随访信的质量、所发现问题的处理措施、跟研究者和申办方之间的沟通,以及是否向申办方及时报告项目进展和重要问题等,应查阅监查报告、监查访视签到表、随访信、电话联系记录、邮件/信件和会议记录等资料。

（四）安全性资料

稽查时,稽查员应重点关注所有严重不良事件(serious adverse event,SAE)和一些特殊不良事件(adverse event,AE)。抽取所有发生 SAE 的受试者及部分特殊 AE 的受试者进行原始资料核查,评估 AE 和 SAE 的报告程序和时限,核查是否有漏报。

（五）试验疫苗管理

稽查时,稽查员应检查存放疫苗的冰箱、清点已用和未用的疫苗、核查相关表格和记录(包括运输、储存、分发、随机表、疫苗计数、接种、返还等记录文件),查看冷链管理相关文件(如冷链破坏报告、运输/储存温度记录等)。

（六）生物样本管理

稽查时,稽查员应拜访血样处理室,检查离心机、清点样本、核查相关表格和记录(包括采集、运输、储存、处理过程的相关记录,以及冷链管理的相关记录,如冷链破坏报告、样本运输/储存温度记录)。

（七）数据管理

稽查员应核实 CRF 填写或录入(电子 CRF)以及修改的过程和授权、检查进行电子 CRF 录入的计算机,查阅数据疑问表,核实数据澄清过程。

（八）文件管理

稽查员应检查研究者文件夹(ISF),确保在不同的试验阶段(试验开始前、试验进行中、试验结束后),与临床试验有关的必需文件都及时归档,并得到妥善保存。

三、稽查程序

（一）稽查准备

稽查准备包括撰写稽查计划、内部文件通知稽查计划(申办方/CRO)、审阅项目必需文件、向待查试验现场发送稽查通知书,确认日期和应备事项、审阅试验方案等项目必需文件、挑选 CRF 并获取复印件、通知试验现场准备所需文件及需见面人员。

（二）实施过程

稽查组到达试验现场后,首先召开沟通会,向研究者和监查员解释稽查的目标、时间表、程序和方法,并确认受试者的资料和设备设施已备好。随后,按照事先准备好的清单实施稽查,先后或穿插进行与研究者和监查员面谈、走访各功能区、核查研究者文件夹、核查知情同意书、对事先选好的 CRF 进行 SDV、核查试验疫苗管理和计数、核查生物样本管理和清点、评估安全性报告程序和安全性信息记录、拜访试验负责机构和伦理委员会等稽查内容。

（三）核实和评估

召开总结会(与被稽查人员沟通稽查发现)、收集进一步的整改措施和后续追踪、稽查组内部讨论所有稽查发现并对稽查发现进行分级。

根据是否存在违背 GCP 两大原则的问题,即伦理问题(受试者安全和权益)和数据问题(完整性和真实性),稽查发现一般分为三级。①一般问题:未发现明显不足,或有不足但对试验结果不构成重大影响,无须整改;②重要问题:发现有明显不足,但对受试者安全和数据完整未构成重大影响,自愿整改;③重大问题:发现的偏离重复出现或故意为之,和/或导致向申办方/国家药品监督管理局递交错误,强制整改。

（四）后续工作

监查员向现场研究者递交感谢信并追踪发现问题的解决;稽查员评估稽查发现并撰写稽查报告,稽查员撰写/评估纠正和预防措施(corrective and preventive action,CAPA)以及向试验现场发送稽查证明。

四、稽查报告

（一）稽查报告发放

稽查报告应为书面报告,应做到实事求是、公正并找到问题的根本原因。稽查报告作为保密资料,仅发送给申办方或 CRO 相关人员作为内部参阅。正式的稽查报告一般不发送给研究者,但应向其解释稽查发现,使被稽查者认识到存在的问题和基本结论,并给予其改进的机会,并发放稽查证明。

（二）稽查报告内容

稽查报告内容包括:试验项目的信息(试验疫苗名称、试验题目、方案编号等),稽查报告的接收人,稽查报告时间,稽查对象,稽查现场,稽查员的姓名、职位和地址,被稽查者的姓名和地址,稽查日期,稽查结果,CAPA,稽查内容清单和稽查报告抄送的所有人员名单等。

第五节　临床试验现场管理组织和临床研究协调员

一、临床试验现场管理组织简介

在医院或科室的实施层面的一项临床试验,据估计只有 20% 的工作量是依赖于研究者的医学背景来做医学判断及处置的,而剩下 80% 的工作量属于项目管理范畴的非医学事务性工作。在国外,临床试验主要研究者(principle investigator,PI)一般均有固定团队来开展临床试验,团队成员包括项目经理、协调员、研究护士、药剂师,甚至有洽谈项目的商务人员。目前,我国实行药物临床试验机构备案制,拟开展药物/疫苗临床试验的机构自行或聘请第三方对其技术水平、设施条件及特点进行评估,符合基本要求和条件后实行备案。但是,具体开展项目时,PI是否有足够的时间、人力、设施设备和经验等去满足项目要求,一直是影响临床试验质量的关键。

由于研究者是临床试验的实际操作者,临床试验质量的关键不在于CRO,而在于研究者。所以,临床试验现场的管理,才是保证临床研究质量的关键。而在我国,临床试验最薄弱的环节恰恰是临床研究基地的管理。正是由于我国的医疗机构缺少编制及专业临床试验人员,临床试验现场管理组织(site management organization,SMO)和临床研究协调员(clinical research coordinator,CRC)才应运而生。SMO和CRC在中国的发展始于2009年,经过多年的发展,整个中国临床试验产业对SMO和CRC的价值及作用给与了肯定。

SMO提供的服务不是监查,而是通过派遣CRC,由CRC履行研究者授予的职责,直接协助研究者对临床研究的执行。一个合格的CRC,能减轻研究者的负担,保证试验的质量。除了派遣CRC,SMO还可拥有其他功能,如管理和培训CRC、培训研究者、协助受试者招募、伦理委员会的申报、不良事件的报告、知情同意书的撰写等。

二、临床研究协调员的资质和职责

CRC是指经主要研究者授权在临床试验中协助研究者进行非医学性判断的相关事务性工作的人员,是临床试验的参与者和协调者。

CRC应具有医学、药学、护理等相关专业大专及以上教育背景或相关工作经验,掌握医学、药学、流行病学或护理学相关知识,熟悉相关法律法规和GCP,熟悉基本的办公软件和信息系统的使用,熟悉文件管理要求,并具备一定的中英文语言运用能力和良好的沟通与协调能力。

CRC应接受GCP、SOP以及相关工作制度的培训,并在CRC职业培训基地进行实习,经考核合格,获得CRC资质证书后方可独立上岗工作。取得资质的CRC每年应接受继续教育更新知识,内容包括:相关法律法规和指导原则、药物临床试验知识,医学、药学、疫苗学、流行病学和护理学等相关知识,学科进展与制度以及SOP等。

CRC作为研究者的一员,在主要研究者的授权下开展非医学判断相关事务工作,不得从事未经授权的医疗护理工作,应遵守所在研究机构的管理制度,并对参与试验项目、受试者以及研究机构有关信息进行保密。CRC应遵照GCP要求,工作中认真保护受试者的权益和安全,确保对法律法规、临床试验方案和SOP的依从性;对职责内的临床试验的质量与规范性负责,对主要研究者负责。

三、临床研究协调员在临床试验中的工作

（一）临床试验准备阶段

经 PI 授权,CRC 可承担的工作包括:①协助准备研究者的资质文件,如个人简历、培训证书等;②协助准备伦理申请材料,提交伦理审查;③联系协调相关科室与人员参加临床研究项目启动会;④在授权的范围内负责试验物资交接与财务管理;⑤完成 PI 授权的其他工作。

（二）临床试验运行阶段

经 PI 授权,CRC 可承担的工作包括:

1. 协助研究者进行受试者招募。

2. 协调安排受试者访视:①协助进行受试者筛选与知情同意;②联系研究者与受试者进行访视,做好访视准备工作;③合理安排受试者访视各项工作;④协助研究者跟踪不良事件的转归情况。

3. 管理临床研究文档。

4. 在 PI 授权范围内,协助疫苗管理员管理试验疫苗。

5. 根据原始记录及时准确填写 CRF。

6. 管理受试者医学检验检查信息,但不得进行抽血、注射和其他未经授权的医学操作。

7. 协助研究者进行不良事件与严重不良事件的报告,但不得进行医学判断和医学处置。

8. 协助研究者进行内部和外部的沟通联系。

9. 协助并接待监查员对试验项目的监查。

10. 协助完成研究者授权的其他工作。

（三）临床试验结束阶段

经 PI 授权,CRC 可承担的工作包括:①协助研究者对 CRF 表的疑问进行合理解释;②整理研究记录,协助工作人员进行文件保存与归档;③完成研究者授权的其他工作。

四、对临床研究协调员的监督管理

聘用 CRC 的 PI、SMO 和研究机构应建立对 CRC 的管理制度,对 CRC 工作进行监督管理、工作考评和专业培训。CRC 应严格按照 PI 授权开展职责范围内的工作,并服从研究机构的管理。如果出现下列行为之一的,研究机构可采取相应的处罚措施,情节严重,造成受试者伤害事件或严重影响数据真实可靠性的,由 CRC 承担法律责任,如违反研究机构制度规定、违背临床试验方案;故意伪造与篡改研究数据;擅自从事授权之外的医疗

护理相关工作;泄露申办方、受试者及研究机构相关信息;违背本行业指南要求的行为准则,出现严重后果。

(张燕平)

参 考 文 献

[1] 国家药品监督管理局,国家卫生健康委员会. 药物临床试验质量管理规范.［2020-05-15］. https:// www. nmpa. gov. cn/directory/web/nmpa/xxgk/ggtg/qtggtg/20200426162401243. html.

[2] 国家食品药品监督管理总局. 疫苗临床试验质量管理指导原则(试行).［2020-05-15］. https://www. nmpa. gov. cn/xxgk/fgwj/gzwj/gzwjyp/20131031120001201. html.

[3] 国家药品监督管理局,国家卫生健康委员会. 药物临床试验机构管理规定.［2020-05-15］. https:// www. nmpa. gov. cn/xxgk/ggtg/qtggtg/20191129174401214. html.

[4] 国家食品药品监督管理总局. 药物临床试验数据现场核查要点.［2020-05-15］. https://www. nmpa. gov. cn/xxgk/ggtg/qtggtg/20151110203701981. html.

[5] 全国医药技术市场协会 CRO 联合体(CROU). 临床试验合同研究组织服务管理规范,2009.［2020-05-15］. http://xiazai. 37lunwen. com/article/ngxq70nwqk31wveo. html.

[6] 曹彩. 临床研究协调员行业指南(试行). 药物评价研究,2015,38(3):233-237.

[7] SHI Y Z,HU H,WANG C M. Contract Research Organizations (CROs) in China:integrating Chinese research and development capabilities for global drug innovation. Globalization and Health,2014(10):78-85.

[8] HIROYASU Y. The Global Guideline for GCP Audit. JSQA GCP Working group. 2014.［2020-05-15］. http:// www. jsqa. com/download/doc/TheGlobalGuidelineForGCPAudit. pdf.

第六章

实验室检测与管理

第一节　中心实验室

一、中心实验室的定义

在预防性疫苗的临床试验中,生物样品检测的全部或部分项目难以在试验现场完成,需要在第三方的专业实验室开展,承担该任务的实验室,一般称作中心实验室。特别在多中心的疫苗临床试验研究中,临床试验的生物样品来源于不同的临床试验现场,样品采集后,被运输到某一实验室统一进行,或在一个中心实验室的统一指导下,在多个实验室完成,各实验室采用统一的实验流程、操作规范,以保障不同实验室的结果具有一致性和可比性。在遇到实验结果判定困难或需要其他检测结果进一步确证等特殊情况时,一般由中心实验室承担和负责最终结果解释,中心实验室同时应该承担对其他合作实验室的培训和监督管理作用。

二、中心实验室的资质

(一)管理规范

为加强疫苗临床试验生物样本分析实验室的管理,提高生物样本分析数据的质量和管理水平,根据《药品注册管理办法》、GCP、《药物非临床研究质量管理规范》,参照国际规范,国家食品药品监督管理局组织制定并发布了《药物临床试验生物样本分析实验室管理指南(试行)》(国食药监注〔2011〕482 号)的通知,在预防性疫苗临床试验生物样品检测的实验室活动和管理应该遵守通知要求。

承担疫苗临床试验的中心实验室,在环境设施、人员培训、档案管理等各方面均应该符合 GCP 和《药物非临床研究质量管理规范》(Good Laboratory Practice,GLP)。前者主要规定了是临床试验的设计、实施、记录、报告标准等的科学质量标准;后者覆盖了实验室研究的设计、实施、监督、记录、报告等方面的过程与条件。符合 GCP 和 GLP 的目的是保障实验检测数据的质量和可靠性,保障实验室的检测结果可以客观准确地反应疫苗临床试验设计的要求,为疫苗临床试验的结果分析提供科学客观的实验室数据。针对临床试验中的生物样品检测实验室,国内外已提出了一个更加具体的概念:《药物临床实验室管理规范》(Good Clinical Laboratory Practice,GCLP),它与 GCP 和 GLP 有紧密联系,但更加强调和明确了承担临床试验的实验室检测管理规范。此外,检验检测机构资质认定(CMA)和实验室能力(CNAS)认可等也对实验室的管理和操作具有重要的保障作用,中心实验室应充分利用这些外部保障和认证体系。

中心实验室在预防性疫苗临床试验的过程中,按照疫苗临床试验方案(简称"试验方案")的要求,从临床试验受试者采集到的需要进行检测的生物样本(如血浆、血清、尿液、粪便、组织和细胞等)的接收,到检测报告的发出,均应在一定的规范下进行,为药品监督管理部门提供客观、真实和科学的检测结果或报告,并接受药品监督管理部门的监督检查。

(二) 组织机构和人员

参与疫苗临床试验的实验室应该建立完善的组织管理体系,包括清晰的组织结构、人员培训制度、质量保证制度、文件管理制度、实验室管理维护、能力评估等。

实验室应建立完善的组织管理体系,任命实验室负责人、疫苗临床试验项目检测负责人,并配备与开展工作相适应的实验人员。实验室应有自己独立质量保证体系或者依托实验室所在单位的独立质量保证部门,并任命质量保证部门负责人。推荐的做法是用图表的形式明确各部门的责任、负责人及人员组成等,并定期进行更新,做好版本控制。

1. 实验室负责人 应具备相关专业本科以上学历,熟悉业务,能有效组织、指导和开展实验室业务工作。对分析工作的实施和结果负责。其职责包括:

(1)全面负责实验室的建设,确保实验室具有满足工作要求的各项条件。

(2)组织制定和修改管理制度、技术规范和 SOP。

(3)定期审阅所有管理制度、技术规范和 SOP 文件,确保所有文件适时更新。

(4)制订主计划表,掌握各项分析工作的进展。

(5)确保质量保证工作的开展。

(6)建立有效的沟通交流机制,以保证与申办方、疫苗临床试验研究机构及现场研究者之间可以及时、有效地沟通。

(7)建立完善的教育培训和考核制度。

(8)在每项实验开始前,指定疫苗临床试验项目检测负责人,实验过程中确需更换疫苗临床试验项目检测负责人时,应记录更换的原因和时间,并保留相关记录。

(9)审查、批准实验方案、标准操作规程、结果或报告。

(10)指定专人负责档案资料与生物样本的管理。

2. 质量保证人员 质量保证部门应配备与其开展的工作相适应的人员。对于不依附于其他机构的、独立的实验室,应成立实验室内部独立的质量保证组织和人员,独立的开展质量保障工作,并确定质量保证负责人。质量保证部门负责人的职责为:

（1）负责质量保证部门的工作安排和运行。

（2）审核分析实验方案、实验记录、结果或报告。

（3）根据每项工作的内容和持续时间制订稽查计划并实施稽查,详细记录稽查的内容、发现的问题、采取的措施等,并向实验室负责人和疫苗临床试验项目检测负责人报告。

（4）检查实验室环境、设施、仪器设备和档案管理等。

（5）参与标准操作规程的制订和审核,并保存和管理标准操作规程副本。

（三）疫苗临床试验项目检测负责人

具体负责某项疫苗临床试验生物样本的分析工作,具备相应专业本科或以上学历,两年以上生物样本分析工作经验,能够独立进行生物样本分析方法的建立和验证,并对所承担实验项目的分析方法、分析结果和分析报告负直接责任。疫苗临床试验项目检测负责人的职责包括：

1. 制订该疫苗临床试验的实验方案。

2. 全面负责该疫苗临床试验的运行管理、组织实施。

3. 建立并验证分析方法,撰写验证分析报告。

4. 确保所有参与该疫苗临床试验的实验人员明确各自所承担的工作,并掌握和执行相关的标准操作规程。

5. 掌握工作进展,确保实验记录及时、完整、准确和清晰。

6. 确保实验中偏离方案的情况及采取的措施均有详细记录。

7. 整理、分析实验数据和结果,撰写分析报告。

8. 及时处理质量保证部门的报告。

（四）实验室工作人员应符合的要求

1. 具备严谨的科学作风和良好的职业道德以及相应的学历,经过专业培训与考核,并保存个人的培训与考核记录,具备相应的经验和能力并取得上岗资格。

2. 熟悉本指南要求,掌握并严格执行相关的 SOP。

3. 及时、完整、准确和清晰地进行实验记录,对实验中发生的可能影响实验结果的任何情况应及时报告给疫苗临床试验负责人。

4. 对涉及保密的技术资料、受试者信息等履行其保密责任。

根据工作岗位的需要着装,保持工作环境正常有序,遵守健康检查制度,确保实验样本不受污染。

三、中心实验室设施

实验场所应符合国家相关规定,布局合理,实验室面积应与其开展的分析工作相适应,根据实验需要合理划分功能区域。

（一）总体要求

实验室环境应保持清洁、卫生,环境调控应符合相应工作的要求。特别要注意实验室建筑结构和位置应该符合实验项目开展要求,排除影响实验效果的不稳定外部因素。另外,对实验室内部的环境应该进行控制和监测,保障特殊仪器设备的工作要求,如采光、防震动,以及温度、湿度等条件。对于有温度和湿度要求的实验室,应该定期监测和记录。每个房间应该有环境条件变化的允许范围,应该有相应的管理制度,超过范围妥善处理,及时采取纠正措施,并评估分析对实验结果的影响。

(二)实验设施的基本要求

1. 有完善的实验设施,并处于良好状态。

2. 具备相应的安全防护、应急和急救设施。

3. 洁净区与污染区分离。

4. 具备保存生物样本的设施;具有监测生物样本保存条件的设施,确保样本的完整性,并防止交叉污染。

5. 具备不同实验用品的储存设施,确保实验材料、试剂、标准物质等的储存符合相关要求;危险化学品、归属于麻醉药品和精神药品的物质、放射性物质的保管设施应符合《危险化学品安全管理条例》《麻醉药品和精神药品管理条例》《放射性药品管理办法》的相关规定。

(三)实验室的基本设施

实验室的设施应根据其承担的检测任务而定,但最常见的基本的设施包括:①接待室/接待区,用于接收资料、发送报告等;②单独的会议室或会议区;③单独的用餐区域,包括食物与饮料的储存区;④样本采集室/采集区;⑤检测工作区;⑥样本储存区,包括低温设备;⑦资料储存区;⑧洗刷区、消毒设施;⑨卫生间;⑩提供检测用水的供应系统;⑪应急供电系统;⑫废弃物处理设施;⑬消防设施;⑭通风系统、温度控制系统、照明系统;⑮通讯设施;⑯样本转运系统;⑰对于有某些特殊要求的检测,可临时增添特定设施。

(四)档案设施的基本要求

1. 应具备保管实验资料的场所和设施。

2. 应具有适宜的温度和湿度及相应记录,应配备防盗、防火、防水、防虫害等必要设施。

3. 如实验室使用特定合同方的档案设施,亦应符合以上条件。

(五)废物处理的基本要求

1. 应按照《医疗废物管理条例》和《医疗卫生机构医疗废物管理办法》的相关规定处理医疗废物。

2. 应参照《实验室生物安全通用要求》的要求妥善处理过期的化学试剂、含化学试剂的废物。

四、仪器与材料

(一)仪器设备的基本要求

1. 配有与分析工作相适应的仪器设备,仪器的量程、精度、分辨率等应符合相应技术指标的要求。

2. 放置地点合理,实验室内部的布局应该方便样品处理和试剂配制、人员流动和不同实验步骤的衔接。

3. 应有专人管理,由专业技术人员按照相关要求定期进行校正、维护。可以依托外部力量进行维护保养,特别是一些专业仪器设备。

4. 应有明显的仪器状态标识;新购进仪器须具有安装验证、操作验证以及性能验证报告;对于需要计量强检的仪器,应该按照要求进行强检,张贴强检标志保存强检记录,对不合格、待修、待检的仪器,应及时联系相关技术人员进行处理,并确保维修记录及时存档。

5. 根据仪器设备的性能和使用要求定期进行清洁、保养、校准和性能验证,确保仪器设备处于良好的状态。期间核查是保障仪器正常工作的基础,出具重要数据的仪器设备均应该建立期间核查的 SOP 和定期进行仪器期间核查,核查记录要存档保存。

6. 设备操作人员应经过培训,考核合格后方可上岗,并严格执行相关 SOP。对于临床试验的仪器设备应该有专人负责日常管理维护,培训合格人员方可授权使用仪器,非授权人员使用仪器,应确保不对临床试验结果的稳定性、可比性等产生不良影响。

7. 实验室应该建立仪器使用登记制度,记录实验人员、实验项目、样品唯一编号、使用前后仪器的工作状态等,对使用过程中发生仪器异常、仪器维修保养记录等均应该如实记录。

8. 对特殊仪器设备应该监测和记录其运行参数,如温度、CO_2 浓度等。

(二)实验材料管理的基本要求

1. 根据分析工作选择、使用与方法验证和方案要求中一致的实验材料,并确保实验材料充足;对于实验材料在临床试验过程中批号、型号、品牌等更换情况应尽量避免,如果不可避免发生,应充分评估,保证不影响实验的准确性和一致性。

2. 应有专人负责实验材料的管理,实验材料的采购、接收、储存和分发均有详细记录。

3. 实验材料的储存条件应符合要求,储存容器应贴有标签,标明品名、来源、批号、有效期和储存条件等。

4. 试剂的管理应符合的要求

(1)应根据分析工作选择、使用相应的试剂、标准物质等。

(2)应有专人负责试剂、标准物质等的管理,有采购、接收、储存、分发、使用的记录。

(3)应记录试剂、标准物质的称量和溶液配制过程。

(4)配制的溶液应贴有标签,标明品名、浓度、储存条件、配制日期、有效期及配制人员名字等必要的信息。

(5)实验中不得使用变质或过期的试剂和溶液,保留处理过期试剂的记录。

五、合同管理

1. 实验开始前,实验室或其所在的机构应与申办方签订具有中国法律约束力的委托合同。

2. 实验室不可将实验工作转包;如果不能完成部分工作,应事先由申办方与相应机构签署相关委托合同。

3. 实验室不应擅自增加实验内容或改变实验方法。申办方如要求进行附加服务,双方应于相关工作开始之前签署附加协议,并承诺额外的工作不与临床试验方案相冲突。增加的实验内容应不违反实验伦理等相关的法律法规。

六、标准操作规程等体系文件

(一) 标准操作规程

承担临床试验的实验室,均应该制定相应的 SOP,由该实验室所在的质量管理部门批准,用于保证检测过程与结果的质量、一致、完整和可溯源性,并实行版本控制。临床试验方案应与实验操作的 SOP 保持一致,应该征得申办方的同意认可,在任何时间、地点、任何人检测均应按照统一的 SOP 进行,保证每份样品,每个测试都是在相同的 SOP 下进行的。实验室应制定的与实验工作相适应的 SOP 主要包括(但不限于)以下方面:

1. SOP 的制定和管理。

2. 质量控制程序和质量保证。

3. 合同的制定及审查。

4. 环境因素的调控。

5. 设施、仪器设备的安装、使用、检查、测试和校正、维护。

6. 计算机系统的安装、验证、使用、维护;试剂、标准物质的采购、接收、储存、分发、使用。

7. 实验材料的准备。

8. 生物样本的转运、交接、保存、追踪和处理。

9. 分析方法学的验证。

10. 生物样本的分析测定。

11. 实验数据和结果的分析处理、偏差分析及报告。

12. 实验资料的归档保存。

13. 实验废物的处理。

14. 现场研究者培训与继续教育制度。

15. 预防性与安全性措施,包括必要时给现场研究者注射疫苗、抗血清等。

16. 内部质量控制程序,包括对异常检测结果的报告、对超出正常范围的质量控制结果的纠正措施等。

17. 内部监督程序。

18. 参加外部质量评估和能力验证。

（二）标准操作规程等体系文件管理要求

1. SOP 应由质量保证部门负责人签字确认,实验室负责人批准后生效。

2. SOP 应该具有唯一的版本号,根据需要对 SOP 进行定期和不定期修订与废止,将相关信息记录在案并及时更新版本和版本序列号。需要撤销的 SOP 需归档保管并有作废标记,保证现行所用的 SOP 为最新版本。

3. SOP 的副本放置应方便使用,应该受控管理,保证 SOP 的及时更新和更新后及时通知所有持有人。

4. 记录 SOP 的制定、修改、分发、学习培训、归档情况和日期。

5. 对实验室的人员管理制度、工作职位等情况应该有文件记录。

6. 人员档案,应建立所有员工的资质、职务、编号等可以作为身份标识的信息,进行书面记录,该记录作为受控文件,可以溯源,在人员发生变更的时候及时更新。任何含有职工签名的日志均应存档,在整个临床试验过程中,参与检测的人员均在日志和记录中有明确的记录。

（三）计算机文件系统

实验室应制定计算机文件系统的管理制度,保证计算机文件系统的安全性和数据的真实性和可溯源性,所有与临床试验相关的计算机系统应该采取授权使用的原则。

仪器设备配套的计算机系统应该定期维护、限制登录,仪器的开机时间应设为不可更改。临床试验中使用计算机系统所作的电子记录、电子签名的相关规则都应符合相关规定。所有参与计算的软件均应采用正版软件,并经过验证,证明其适合于目的用途,并应定期维护。对数据的流转、拷贝进行流程监督,包括数据采集的时间、采集人、负责人。实验数据以电子形式保存的,除做好定期备份保存外,在发生意外情况时应保证可通过技术手段恢复受损数据。

七、临床试验实验室检测工作的实施

（一）制订实验方案

从事疫苗临床试验的实验室,在检测工作开始前,疫苗临床试验项目检测负责人应根据试验方案制订一份详细、清晰的分析工作实施方案,即实验方案,实验方案应该知会参与实验工作的每一位员工。基本内容包括:

1. 疫苗临床试验名称、编号;明确疫苗临床试验名称并统一编号,并在有关文件资料及实验记录中使用该疫苗临床试验名称和编号。

2. 申办方、研究机构、实验室的信息。

3. 实验室负责人、疫苗临床试验项目检测负责人、申办方的签字及签字的日期。

4. 实验的计划开始和结束的日期。

5. 实验目的。

6. 生物样本的种类、数量、包装、转运、交接、保存和处理。

7. 识别生物样本的唯一编码。

8. 仪器设备、材料、试剂、标准物质。

9. 生物样本分析的方法及方法学验证。

10. 分析批次、每批次的质量控制样本量和待测样本量。

11. 生物样本重复分析的相关规定。

12. 需要保留的实验资料的清单,保存地点。

13. 处理、报告实验数据和结果的方法。

（二）实验方案制订与管理的基本要求

1. 应由实验室负责人、疫苗临床试验项目检测负责人、申办方签字同意,并注明某一日期后生效。

2. 不应与委托合同或临床试验方案相冲突。

3. 对已有实验方案的修改,应书面说明原因,由实验室负责人、疫苗临床试验项目检测负责人、申办方签字同意后生效。

4. 针对实验方案或修改后的实验方案,应对参加相关工作的实验人员进行培训并记录存档。

（三）生物样本接收和管理的要求

1. 应采取适当的方式和条件转运生物样本,监测转运过程中样本的保存条件。

2. 接收生物样本时,应检查样本的标识、状态、数量,保存记录有样本标识、状态、数量、来源、转运方式和条件、到达日期等信息的文件。

3. 生物样本的保存应符合方案中规定的条件;监测保存样本的设施设备,以确保其在可接受的参数范围内工作;监测参数偏离可接受范围时,应及时采取应急措施,并保存监测和采取应急措施的记录。

4. 生物样本保存以样本长期冻存稳定时间为限;超过保存期后,在取得申办方书面同意后,按相关规定进行销毁处理。

5. 应按照《医疗废物管理条例》和《医疗卫生机构医疗废物管理办法》的相关规定处理超过保存期的生物样本。

6. 实验室应该有生物样品的接收、转运、使用检测和销毁的记录。

（四）方法学验证

每种检测方法在采纳前均应经过验证,根据具体的分析工作选择仪器和分析方法,依据相关技术指导原则进行,证明其适合于目的用途,并提供方法学验证报告。其内容应包括:特异性、灵敏度、标准曲线与定量范围、提取回收率、精密度与准确度、稳定性、基质效应等。对已验证的分析方法进行改进时,应根据分析方法的改进程度进行完整的或部分的方法验证,告知申办方并取得其书面同意后方可进行。

检测方法的质量控制标准验证:为保证检测结果的正确性,临床实验中采用方法、试剂,如果生产商提供了质量标准,可以采用其进行验证。质量标准通常以"正常范围"的形式出现,"正常范围"的定义中应包括检测方法可以测量的范围和临床上可以报告的范围。如生产商未提供或提供的质量标准不适用于该实验室,以及实验室新建立的方法,实验室均应自行建立合适的质量标准,保障检测过程的可控和结果准确性。

校正因子:对于某些疫苗临床试验检测项目,实验室可能会使用不同的检测方法来检测样本,或者采用与对比疫苗不同的检测方法,为了比较两种不同方法检测结果的差异,此时即需要使用校正因子来补偿方法之间存在的持续的、成比例的误差。如实验室通过验证发现有必要进行校正,即应在检测程序中引入校正因子,并应反映在实验 SOP 中。校正因子的纳入保证了对同一被测样本进行多次检测时数据之间的可比性。

(五)实验的具体实施

疫苗临床试验项目检测负责人按照已生效的实验方案组织开展分析工作,严格执行相应的 SOP;质量控制人员发现任何偏离 SOP 的操作或异常现象时应及时报告质量保证部门负责人和实验室负责人,疫苗临床试验项目检测负责人应做出答复。

生物样本的重复分析应符合实验方案和 SOP 的有关规定,并记录重复分析的理由以及采用相关数据的理由。

八、数据管理

(一)实验记录

应使用专用的记录本或记录纸,及时、规范地记录实验过程及数据,确保实验记录的完整、准确、清晰。实验应该有实验人和复核人,分别签名,并注明实验和复核日期。记录需要修改时,应保持原记录清晰可辨,建议采用杠改的方式,注明修改理由,修改者签名,并注明日期。

(二)原始数据

原始的数据应该记录所有操作的实验人员、时间;确保数据的真实、可靠及可溯源性,应记录实验的编号,样品名称,试剂信息和仪器的唯一编码等必要信息。仪器打印出来的数据,应在原始数据上标明实验日期和实验人,并有实验的唯一编号和样品唯一编号。热敏纸打印的数据,应将原始数据及时复印,实验人签字后保存。原始数据以电子文件形式产生、记录、处理、存储和修改时,应采用经过验证的计算机系统。打印的数据应和仪器数据的备份相一致,仪器设备的日期应该设置为不可更改系统日期。

(三)数据的审批

应该有明确的实验数据处理的分工和流程,实验人员应该及时对实验数据进行记录和总结,疫苗临床试验项目检测负责人应及时撰写临床试验的检测分析报告,交质量保证部门负责人审查和实验室负责人审批。

（四）分析报告

分析报告应该由从事检测的实验室科学独立公正地发出,应该通过申办方的共同确认和认可,其主要内容如下:

1. 分析工作的疫苗临床试验名称、编号。

2. 实验目的。

3. 申办方、研究机构、实验室的信息。

4. 实验室负责人、项目检测负责人、参加检测分析的实验人员姓名。

5. 实验的起止日期。

6. 仪器设备的名称、型号、生产厂家等。

7. 实验材料、试剂、标准物质的名称、来源、批号、纯度(含量、浓度)等特性。

8. 分析的方法。

9. 分析方法验证的结果。

10. 生物样本分析的数据(应包含随行标准曲线及质量控制样品的数据)。

11. 统计学处理的方法和结果。

12. 造成分析工作偏离实验方案或标准操作规程的情况及其对结果的影响。

13. 结果和结论。

14. 参考资料。

15. 实验资料和生物样本的保存地点。

（五）分析报告的修改

已批准的分析报告需要修改或补充时,有关人员应详细说明修改或补充的内容、理由,需经疫苗临床试验项目检测负责人认可、质量保证部门负责人审查和实验室负责人批准,并且将修改记录存档保存,经过申办方的同意和认可。

九、档案

完备的档案管理系统是临床试验科学性和可溯源性的重要保障,所有临床试验相关的资料,至少保存到疫苗上市后五年,期间要准备接受监管部门和申办方的借阅和监督检查。具体要求如下:

1. 设施和环境应符合要求　档案应该放置在固定保存位置,要求保温、隔热、防潮、防水、防日光及紫外线照射,防尘、防污染、防有害生物(霉、虫、鼠等),具有较高的安全防范措施,防止档案的损坏和遗失。

2. 科学的档案管理制度　应明确的档案管理人员、存档内容、借阅制度、保密制度、档案效期等。档案负责人应详细核对归档的实验资料,确保归档资料完整、规范;严格执行实验资料查阅、借阅和归还制度。

3. 档案内容　应该包括实验室组织机构的变化信息,人员信息(资质和培训内容),疫苗临床试验立项合同,临床试验方案和具体实验操作信息(包括实验方案、原始资料、样品接受和流转记录、实验记录、仪器设备的使用和管理记录、分析报告、质量控制记录),质量保证审查内容和问题纠正措施,实验室内生物安全问题,实验中遇到的异常情况和处理措施等需要说明记录的内容。分析工作被取消或中止时,疫苗临床试验项目检测负责人也应书面说明取消或中止原因,并将已进行工作的相关实验资料归档保存。

4. 档案的装订　实验结束后应及时整理全部资料,建立档案内容目录,装订成册,可以编上统一页码,并交由专门的档案管理部门统一保存或实验室负责人指定的档案管理员保存在实验室固定的位置。档案装订成册后,实验室负责人和疫苗临床试验项目检测负责人应该对档案的内容签名确认,任何借阅、复印、更改、销毁等均应记录。

5. 档案的销毁　是指对超过保存期限,没有保存价值的档案可进行销毁处理。档案销毁,须按照国家规定档案销毁的标准,严格进行鉴定。经过鉴定确需销毁的档案,须写出销毁档案内容分析报告,列出档案销毁清册。档案销毁,应严格执行审批制度,履行批准手续。批准销毁的档案,应及时送造纸厂化为纸浆或焚毁,且要有两人鉴销;销毁完毕,鉴销人要在销毁清册上写明某日已销毁并签名盖章。档案的销毁,须在相应的目录和登记簿上注明"已销毁"。

十、质量保障

质量保障应该保证临床实验室报告质量的全过程,避免样品采集错误、检测错误、检测结果分析和解释的错误等。承接预防性疫苗临床试验的实验室,应建立完善的质量管理体系,或者依靠所在单位的质量管理部门,对分析工作的全过程进行质量控制,以确保数据和结果的可靠性、完整性和科学性。多中心的检测工作,其核心实验室应该负责所有参与实验室的统一质量保证工作,确保各实验室的结果具有可比性。

(一) 质量保证计划

质量保证部门或实验室负责人应制订计划,对实验人员、实验室设施、仪器设备、计算机系统、实验材料和试剂、实验方案、分析方法、实验记录、分析报告,以及质量控制程序等进行稽查。完整的质量保证计划应该包括制订计划、实施计划、考察效果、采取措施四个要素,四个要素相辅相成,形成一个良性循环。在制订质量保证计划时,应充分考虑涵盖以上四个要素,以达到预防、发现和纠错目的。质量保证计划应该包括内部质量控制和外部质量控制两个部分。内部质量控制是在实验检测过程中,可由实验室内部人员执行的质量控制活动,可及时的发现并消除错误;外部质量控制,是依靠临床实验检测人员以外的人员、样品,或者第三方机构等开展的认证和能力认可等质量控制活动,可监控检测结果的长期精密度、准确性、稳定性等。在质量保证计划的实施过程中,实验室对于内部质量控制、外部质量保证的样本应采用与常规样本相同的检测程序。中心实验室应该负责制订各实验室的质量保障计划和内部审查。

(二) 内部质量控制

实验室负责人或其指定人员应负责确定质量控制检测的次数和频率,以及使用何种质量控制物质。实验室实施内部质量控制的次数和频率依检测疫苗临床试验而定,一般来说,对于每日都需要进行的检测项目,应每日执行一次;对于频率较低的检测项目,应在每次检测时执行一次。

质量控制计划通常应涵盖以下方面:

1. 检测标准品与对照品　每次检测除了临床试验的生物样品外,均需要包括独立的检测标准或对照品,以保证检测的有效性。定量检测方法应该使用已知量值的标准品,保障检测结果的溯源性,标准品的量值范围应涵盖检测生物样品的报告范围;定性检测方法每次检测都应该包括阳性对照品和阴性对照品。为保证检测质量,每个实验室对于对照品应自行设定可接受范围,商业化的试剂或仪器提供的条件可能过于宽泛,不适合作为质量控制使用。所有质量控制样本均应该按照与临床试验生物样品相同的程序,由常规负责该临床试验的人员进行检测。

2. 标准品与对照品的可接受范围　实验室应对用于质量控制的标准品与对照品设定可接受的检测范围,并形成书面文件。在工作中应按照质量控制计划中规定频次进行标准品和对照品的检测,及时记录检测结果,如果发现异常,应该解决异常问题后再进行后续检测。在所有标准品与对照品的检测数据的质量、完整性及准确性得到确认之后,才能最终报告实验结果。

3. 生物样品、质量控制物质与试剂的管理　临床试验中的待检测样品、实验室使用的所有质量控制物质与试剂应按照实验计划中的要求或试剂提供生产商的要求储存与处理。如对储存或使用的温度有特殊要求的,须有记录表明实验室的环境温度符合规定,或在温度超出规定范围时采取了纠正措施。

所有生物样品均应该有唯一性的标签,并且有独立的保存区域。所有质量控制物质与试剂的容器上均需贴签,注明其成分、储存要求、开瓶日期、制备日期或实验室复溶日期,由制备或复溶人员签字,注明其有效期。如生产商未提供有效期,应遵从科学性有依据地自行标明其有效期,并在效期内使用。

4. 质量控制日志　每次质量控制检测的结果都应记录在质量控制日志中,以判断质量控制检测的可接受性,并帮助发现质量控制数据中存在的偏移和变化趋势。质量控制日志应放置在方便检测人员查阅的地方。负责做质量控制检测、记录结果及绘制相关数据图表等工作的员工须在以上文件中签字,并记录具体日期与时间。质量控制日志中的记录应尽可能详细,以方便回溯每种质量控制物质的结果并进行分析。质量控制结果应标明实验时间,以便及时发现仪器或检测系统中存在的问题。

应该及时记录质量控制日志,并绘制质量控制的趋势图。日志中记录的信息应包括但不限于以下内容:质量控制物质的说明书(包括质量控制物质的名称、生产商、浓度、批号)、开瓶日期、有效期、检测日期、检测人员、原始数据、结果评估、验证及其他需要的信息。实验室质量监督员应至少每月检查一次质量控制日志与纠正措施,并签字认可。质量控制日志的保存时间应达到或长于管理部门规定的时间。

5. 质量控制数据的审核　在临床试验结束后,分析报告发出之前,须依据预定的质量控制计划进行质量控制数据的审核,分析实验室质量控制图的变化趋势与偏移情况,确保质量控制数据为可接受的结果,方可发出分析报告,以保证检测工作与报告的质量与准确性。

如果审核发现在某一时间点发生了不可接受的质量控制结果,实验室应对自上次正常质量控制结果之后的所有样本检测结果进行审核,判断是否发生了显著的临床差异。如结论为"是",则需重新进行纠正和校准,并重新检测受影响的所有生物样本。

以下为质量控制的标准可供参考:

(1)单一水平的质量控制物质时,发生下列情况时质量控制不通过。

1)检测值与平均值的差异超出 3 倍标准差。

2)连续两次检测结果超出 2 倍标准差,且均落在平均值的一侧,但未超出 3 倍标准差。

3)连续 4 次检测结果超出 1 倍标准差,且均落在平均值的一侧,但未超出 2 倍标准差。

4)连续 10 次检测结果均落在平均值的一侧,但未超出 2 倍标准差。

(2)两个水平的质量控制物质时,发生下列情况时质量控制不通过。

1)两个水平的质量控制结果均超出 3 倍标准差。

2)两个水平的质量控制结果均超出 2 倍标准差,且均落在平均值的一侧,但未超出 3 倍标准差。

3)两个水平的质量控制结果之间的差异大于 4 倍标准差,即其中一个水平的质量控制结果低于平均值 2 倍标准差,而另一个水平的质量控制结果高于平均值 2 倍标准差。

4)其中一个水平的质量控制结果连续 10 次均落在平均值的一侧,但未超出 2 倍标准差。

5)两个水平的质量控制结果均连续 5 次落在平均值的一侧,但未超出 2 倍标准差。

(3)定性检测疫苗临床试验的质量控制:对于定性检测的疫苗临床试验,每次检测时都应包括阳性对照和阴性对照物质,对照品的检测结果应和预期结果一致。

(4)尚无质量控制物质的检测疫苗临床试验:对于尚无质量控制物质的检测疫苗临床试验,或由于样本过少,每次都做质量控制不现实时,可以随机选取以前曾检测过的样本,重新检测一遍,或者寻找与检测结果相关的其他参数,用于质量控制分析。

6. 试剂批次更换和仪器人员变更 实验过程中应尽量保证实验试剂批次一致和实验仪器设备与人员的稳定。但是不可避免地发生以上变更,对于试剂批次的更换,实验室均应进行新、旧试剂的比对,分别使用新、旧试剂对常规样本、生产商提供的对照物质或能力评估的样本进行平行检测,以证明新试剂适用于该项检测。对于定量检测项目,应使用新、旧试剂平行检测同一批样本或对照物质,以证明其可比性,检测时还应该加上质量控制物质;对于定性检测项目,平行检测时应至少检测一批已知的阳性样本(或异常样本)和一批已知的阴性样本(或正常样本)。对于仪器设备和人员的变更,同样,要利用质量控制物质、已知重复检测的样品进行分析,重新评估,确保变更后的仪器和人员对实验结果不产生系统误差。

7. 常规监测　如仪器或试剂生产商要求在特定的条件下进行,如温度、CO_2 浓度、水质条件等,则实验室应保证以上因素始终符合要求、记录完整。如检测结果不符合预设的标准,实验室应采取纠正措施并记录。

(三) 外部质量控制

外部质量控制对于提高实验室检测水平十分有益,某些国家甚至规定参与临床申报的实验室须参加外部质量评估。一种方式可邀请独立的外部机构对实验室的检测结果进行定期回顾性审查,并向实验室员工指明其检测过程中存在的问题。另一种方式是由一个组织评估的单位或实验室准备相同的受试样本,分发至所有参与评估的实验室,由它们使用自己的常规检测方法进行检测,然后由组织评估的单位或实验室汇总检测结果,与"真实值"进行回顾性比较,对所有实验室的结果进行打分。打分结束后由组织评估的单位或实验室将所有结果编盲,以编号代替单位名称,将所有实验室的检测结果分发给每一个实验室,各实验室可将自己的结果与其他实验室相比较,从而找出问题所在。如外部质量评估中发现问题,则需要提高和/或更改内部质量控制程序。

如条件允许,检测实验室应尽可能参加外部的认证或能力评估,以证明其完成工作的能力。通过参加此类外部质量评估,实验室可以对自身的整体检测水平有一个直观的认识,通过实验室之间的比较找出差距,及早发现问题,包括系统性问题。通过提供客观的实验室质量评估,有助于实验室及时发现需要努力的方向,从而提高其检测水平。

(四) 内部审查

实验室除了正常的内部质量控制和参加外部质量控制活动外,也建议实验室对于其检测结果进行内部审查。内部审查是对实验室功能的审查,以及对其提供的服务进行的评估,在一定程度上可以代替外部质量评估的作用。内部审查是一个系统的、独立的过程,通过审查检测结果,对其进行客观评价,可判断实验室对特定规定的依从程度。内部审查的内容包括档案、样本、设备、环境状态、检测程序、人员能力等。有效的内部审查可以及时发现检测系统中存在的问题与弱点,并提出补救措施。

内部审查由实验室管理部门指定人员负责或者由独立的第三方公司负责,采用第三方机构时,应经过申办方的同意认可。中心实验室应该对所有实验室定期进行内部审查。审查人员应与临床试验无关,审查主要内容包括遵循临床试验规程、检测计划、SOP 和质量控制计划执行。审查报告中应包括审查期间进行的所有观察措施与结果,以及发现问题后采取的纠正措施。如申报发现问题,检测项目负责人与临床试验管理者应及时做出反应,必要的应追踪所有样品,采取纠正措施,审查报告、反应及纠正措施应该详细记录并存档。

十一、生物安全

在预防性疫苗临床试验的实验室检测和样品运输过程中,会暴露于各种各样的危险因素下,如有毒有害化学物质、具有感染性的生物样品、火灾、有害气体泄漏等。同样,实验室的环境也有可能被检测中使用的生物因子、有害物质、废弃物等污染。因此,应该重视实验室和样品运输的生物安全问题,做好实验人员的防护,也要做好对环境和样品的防护。特别是在预防新突发传染病和重大传染病的疫苗临床试验中,实验对象可能来自高流行区的生物样品或者高危人群,更要做好防护,防止生物污染因子的扩散和引起实验室人员和运输人员的感染,危害社会安全。生物安全依据的法律法规有《中华人民共和国传染病防治法》、《中华人民共和国刑法》、《病原微生物实验室生物安全管理条例》(国务院424号令)、《微生物和生物医学实验室生物安全通用准则》、《人间传染的病原微生物名录》、《人间传染的高致病性病原微生物实验室和实验活动生物安全审批管理办法》、《可感染人类的高致病性病原微生物菌(毒)种或样本运输管理规定》等。在《中华人民共和国传染病防治法》中明确规定了单位法人是生物安全的第一责任人,应引起重视。一些法规和条例分别对实验操作、菌毒种运输、医疗废弃物处置等进行了规范,应遵照执行。

(一) 人员

在涉及生物安全和实验室安全的实验室,对实验人员应进行特别培训,加强对实验室安全制度和防护措施的了解,实验过程中严格遵守相关 SOP 的要求,临床实验室的实验人员要充分认识可能会面对的传染性样本,掌握如何处理和操作含病原性微生物的样本;在工作中应注意自身防护,如穿戴具有防护作用的隔离衣、手套、眼镜等。

(二) 政策与培训

实验室负责人应积极采取各种措施,增强实验室在生物安全预防方面的能力,并提供足够的人力、资源和政策支持。每个实验室应指定一名生物安全员,全面负责实验室内的生物安全工作。

实验室应自行制定一本生物安全手册,对实验室操作,生物废弃物、试剂、利器处理均需做相应规定。实验室内的所有实验人员均应充分了解安全手册中的知识,并定期接受相关培训。对于需要在 3 级、4 级生物安全实验室进行工作的实验人员还需要进行相关知识的特殊培训。

实验人员应对自己可能会接触到高风险致病微生物有充分了解和认识,从心理与应急知识等方面做好准备。

(三) 设施

每个实验室均应有眼部冲洗设施,如便携式的冲洗瓶。所有与有毒、有害或辐射性物质相关的容器与设备均应粘贴明显的标志。实验室应配备足够的灭火器,并定期对安全设施进行检查。

病原性微生物可按照其危害程度进行分级。WHO 对生物实验室也进行了分级,共分4 级。通常情况下,要处理的微生物级别越高,需要使用的生物安全实验室级别也越高。然而,在某些情况下,即使处理低级别的微生物,如其浓度很高,有可能产生气溶胶时,也需要使用高级别的生物安全实验室。具体的要求应以原卫生部颁布的《人间传染的病原微生物学名录》为准,其中对实验操作条件和样品运输的包装要求等进行了明确的划定。在建设实验室时,其内部设计,如仪器摆放、通风设备、区域划分等均需要考虑将来要处理的微生物情况与检测程序的需要。承担实验室检测任务的中心实验室应该具有相应等级的生物安全实验室,分为四个等级:1级生物安全实验室(BSL-1)、2级生物安全实验室(BSL-2)、3级生物安全实验室(BSL-3)和4级生物安全实验室(BSL-4)。BSL-1:适用于操作在通常情况下不会引起人类或动物疾病的微生物;BSL-2:适用于操作能够引起人类或者动物疾病,但一般情况下对人、动物或者环境不构成严重危害,传播风险有限,实验室感染后很少引起严重疾病,并且具备有效治疗和预防措施的微生物;BSL-3:适用于操作能够引起人类或者动物严重疾病,比较容易直接或者间接在人与人、动物与人、动物与动物间传播的微生物;BSL-4:适用于操作能够引起人类或者动物非常严重疾病的微生物,以及我国尚未发现或者已经宣布消灭的微生物。

目前我国对BSL-2需要通过当地卫生健康委员会备案;BSL-3以上实验室,应通过由中国合格评定国家认可委员会组织的评审认可,只有获得相应资质的实验室方可开展工作。不同等级的实验室应该遵守国务院424号令《病原微生物实验室生物安全管理条例》,具体应符合GB 19489—2008《实验室生物安全通用要求》。

(四)有害物质管理

实验室应加强对有害物质、生物安全废弃物的管理,对使用的有害物质建立清单,所有有害物质的使用情况应准确记录;有害物质和生物安全废弃物的销毁、废弃应经过管理部门授权,严格按照相关要求进行处理与监督。

(五)生物安全报告

对于临床试验样品运输过程中和实验过程中的意外或伤害事件应如实记录并上报。报告中应包括对事件的描述、发生原因、采取的救助措施等内容。实验室应定期对以上记录进行分析,找出预防与改进的方法,应该存档保存。

第二节 试验现场实验室

一、试验现场实验室的定义

在疫苗临床试验中,能够承担试验现场生物样本检测和待检样本保存与运输工作的称为试验现场实验室,该实验室应严格遵守实验室操作质量管理规范,具备符合需求的实验室场地和仪器设备,并能提供所需的实验室检测技术。试验开始前由实验室人员对参与样本采集和处理的工作者进行培训,实际操作过程中监查员和主要研究者对实验人员进行考核,以提高检测样本的质量。

二、试验现场实验室的资质

(一)管理规范

疫苗临床试验生物样品检测的实验室活动和管理应该遵守国家有关的法律和法规,

并参照国家药品监督管理局《药物临床试验生物样本分析实验室管理指南(试行)》的通知要求进行。承担临床试验的现场实验室,在环境设施、人员培训、档案管理等各方面均应该符合 GCP 和《药物非临床研究质量管理规范》(GLP)。同时,检验检测机构资质认定(CMA)和实验室能力(CNAS)认可等也对实验室的管理和操作具有重要的保障作用,试验现场实验室应充分利用这些外部保障和认证体系。

(二)组织机构和人员

参与临床试验的现场实验室应该建立完善的组织管理体系,包括清晰的组织结构、人员培训制度、质量保证制度、文件管理制度、实验室管理维护、能力评估等。

实验室应建立完善的组织管理体系,任命实验室负责人、疫苗临床试验项目检测负责人,并配备与开展工作相适应的实验人员。实验室应有自己独立质量保证体系或者依托实验室所在单位的独立质量保证部门。实验室负责人应具备相关专业本科以上学历,熟悉业务,能有效组织、指导和开展实验室业务工作。对分析工作的实施和结果负责。

三、试验现场实验室准入条件

(一)实验设施环境条件

1. 有完善的实验设施,并处于良好运转状态。

2. 具备相应的安全防护、应急和急救设施。

3. 洁净区与污染区分离。

4. 具备保存和监测生物样本的设施,确保样本的完整性,并防止交叉污染。

5. 具备不同实验用品的储存设施,确保实验材料、试剂、标准物质等的储存符合相关要求;危险化学品、归属于麻醉药品和精神药品的物质、放射性物质的保管设施应符合《危险化学品安全管理条例》《麻醉药品和精神药品管理条例》《放射性药品管理办法》的相关规定。

(二)实验室人员岗位条件

1. 具备严谨的科学作风和良好的职业道德以及相应的学历,经过专业培训与考核,并保存个人的培训与考核记录,具备相应的经验和能力并取得上岗资格。

2. 熟悉疫苗临床试验要求,掌握并严格执行相关的 SOP。

3. 及时、完整、准确和清晰地进行实验记录,对实验中发生的可能影响实验结果的任何情况应及时报告给疫苗临床试验负责人。

4. 对涉及保密的技术资料、受试者信息等履行其保密责任。

5. 根据工作岗位的需要着装,保持工作环境正常有序;遵守健康检查制度,确保实验样本不受污染。

(三)档案设施条件

临床试验现场须为各项临床试验提供专门存放实验室原始资料的场所,资料管理员根据存放的(或拟存放的)资料类别在文件柜的不同存储空间贴上资料类别标签。视具体情况可以划分为:管理制度及 SOP、临床试验方案及操作手册、培训相关资料、生物标本管理资料等类别。

(四) 废物处理条件

配备实验室废弃物的暂时储存设施、设备,按照实验室废弃物种类进行分类存放,标识清楚,分别置于防渗漏、防锐器穿透的专用包装物或密闭的容器内,及时进行无害化处理或与当地医疗废弃物集中处理中心交接。

(五) 仪器设备条件

实验室仪器设备应依据疫苗临床试验所涉及的试验任务合理配置,其大小、数量、结构和布局应适应实际工作的需要,不得随意改动。试验仪器设备的放置、操作、清洁、保养和维修要按标准操作规程进行。所有仪器设备均应制定 SOP,专柜保存相关资料。贵重、精密的仪器设备应由专人负责操作。

(六) 实验材料管理的条件

1. 应根据检测的分析工作要求,尽量选择、使用与方法验证和方案要求中一致的实验材料,并确保实验材料充足。

2. 应有专人负责实验材料的管理,实验材料的采购、接收、储存和分发均有详细记录。

3. 实验材料的储存条件应符合要求,储存容器应贴有标签,标明品名、来源、批号、有效期和储存条件等。

(七) 试剂管理的条件

1. 根据工作要求选择使用相应的试剂、标准物质等。

2. 应有专人负责试剂、标准物质等管理,有采购、接收、储存、分发、使用的记录。

3. 记录试剂、标准物质的称量和溶液配制过程。

4. 配制的溶液应贴有标签,标明品名、浓度、储存条件、配制日期、有效期及配制人员名字等必要的信息。

5. 实验中不得使用变质或过期的试剂和溶液,保留处理过期试剂的记录。

四、试验现场实验室运行流程

(一) 生物样本的出入库管理流程

生物样本的入库:样本采集后,由专人送回实验室。实验室人员接收样本、核对样本清单,并在"样本交接记录表"上进行记录。实验室人员将样本按顺序排列后,与管理员核对样本数量,在样本盒和样本外包装上粘贴样本检验状态标识,送储存地点,并在"样本交接记录表"上进行记录。

生物样本的出库:生物样本从试验现场实验室移至负责机构实验室,试验现场实验室人员应提前 1 天通知接收人员做好准备,出发前再次电话联系确认准备接收。经办人在出库时应填写出库记录。生物样本运抵目的地时,由经办人与接收方完成交接并填写标本交接记录,交接记录一式两份,一份由经办人带回归档,另一份交由接收方保存。

(二)生物样本的保藏流程

生物样本保藏应由专人负责管理,按照生物样本进行分类、分区储存保管,建立样本保管台账和温湿度记录。责任人负责审查生物样本使用情况,并填写登记表,做到账物一致。剩余样本的处理要经过申办方确认,并留有记录。

(三)生物样本的检测及质量控制流程

生物样本应采取双份,一份用于检测,一份留存备用。采集到的生物样本需及时检测。

1. 采样后须立即送检的常规实验室检测项目包括血氨、血沉、血气分析、酸性磷酸酶、乳酸以及各种细菌培养,特别是厌氧菌培养等。

2. 采样后 0.5 小时内送检的常规实验室检测项目包括血糖、电解质、血液细胞学等。

3. 采样后 1~2 小时内送检的常规实验室检测项目包括各种蛋白质类、色素类、激素类、脂类、酶类、抗原、抗体测定等。

4. 采样后 2 小时以上才能送检者,则需对标本采取必要的保存手段。

(四)实验室试剂耗材的管理使用流程

实验室试剂、耗材的管理应由专人负责,试剂、耗材的采购、接收、储存、分发、使用应有详细的记录。实验人员根据工作计划领用试剂、耗材,如未使用完,则根据实际情况进行重新入库或者丢弃,并填写相关记录。

(五)实验室废弃物处置流程

实验室废弃物应按照《医疗废物管理条例》和《实验室废物管理规定》进行处置,工作应由专人负责。根据医疗废弃物种类进行分类存放,标识清楚,按照医疗废弃物处理程序与当地医疗废弃物集中处理中心及时交接,并记录医疗废弃物交接记录。

五、试验现场实验室质量保证体系

(一)实验标准操作规程的制定、修订与授权

1. 实验室应制定与实验工作相适应的 SOP。

2. SOP 应由质量保证部门负责人签字确认,实验室负责人批准后生效。

3. SOP 的副本放置操作区方便使用。

4. 根据需要对 SOP 进行定期和不定期修订与废止,将相关信息记录在案并及时更新版本和版本序列号。需要撤销的 SOP 需归档保管并有作废标记,保证现行所用的 SOP 为最新版本。

5. 记录 SOP 的制定、修改、分发、学习培训、归档情况和日期。

(二)实验人员的技术培训与质量控制考核

1. 制定实验人员技术培训的 SOP,根据内容定期对相关人员进行培训。

2. 疫苗临床试验负责机构可定期对试验现场实验室进行考核,提高试验现场实验室

人员的能力。

(三) 仪器设备的维保、校准与使用

1. 应有专人管理,由专业技术人员按照相关要求定期进行校正、维护。

2. 应有明显的状态标识;新购进仪器具有安装验证、操作验证以及性能验证报告;对不合格、待修、待检的仪器,应及时联系相关技术人员进行处理并确保维修记录存档。

3. 根据仪器设备的性能要求定期进行性能验证,确保仪器设备处于良好的状态。仪器定期性能验证的文件应存档。

4. 设备操作人员应经过培训,考核合格后方可上岗,并严格执行相关SOP。

(四) 试剂耗材的管理与使用

根据工作类型与工作量选择合适种类与数量。试剂、耗材的管理应制定相关的SOP,并指定专人负责。试剂、耗材的采购应根据工作量制订计划,进行招标采购。日常使用有详细的出入库及使用记录。过期的试剂、耗材需要处理,不能使用,并保留相应的处理记录。

(五) 生物样本的管理与使用

1. 按照生物样本进行分类、分区储存保管,并分类摆放整齐。计划送检的和备份样本分开冰箱存放。样品储存环境应有适宜的温湿度,无腐蚀、清洁干燥且通风良好;对要求在特定环境条件下储存或养护的生物样品,环境条件应满足要求,并维持、监控和做好记录。保存设备出现故障要及时报修,并做好设备使用维护记录。

2. 应有安全保护措施。可设锁,分别由不同责任人保管,专人负责,限制出入。责任人负责审查生物样本使用情况,并填写登记表,做到账物一致。

3. 对留样过程中的样品保存条件进行监控,应对测试传递过程中的样品加以防护。样品留样期不得少于报告申诉期,特殊样品根据要求另行规定。不可复检项目的样品不予留样。各类样品保存期按以下原则确定:

(1) 一般样品,自报告发出之日起,再留样保存一个月。如相关法律、法规有特殊要求时,按最高保存期限保存。

(2) 对于稳定性好的检测结果不符合产品标准的样品视情况自报告发出之日起,再留样保存六个月。

(六) 实验过程的质量控制

实验人员应进行过程相关的培训并取得相应的上岗资格。实验进行过程中应严格按照实验操作规程进行,使用的试剂、耗材均在有效期内并保存在合适的环境中,使用的仪器设备应按照相应的要求进行检定并有检定证书。实验记录要详尽完善。事先需要制订相应的应急预案以应对突然发生的紧急情况。

(七) 实验室废弃物的处置

需销毁处理的样本按照实验室废弃物处理程序运送至当地医疗废弃物集中处理中心,该中心出具包含物品名称、接收日期、销毁方式、销毁人签字、销毁日期等内容的证明,加单位盖章。

(八) 实验资料的管理

参加疫苗临床试验现场的机构指定专人(经授权)负责试验现场原始资料的归档、保

存和日常维护管理工作。现场研究者收集的各种试验现场原始资料均移交给资料管理员统一归档保存,同时填写资料移交记录表。所有试验现场资料的归档和管理遵循分类存放的原则。资料管理员接收试验现场资料后,用统一规格的文件盒进行装订,贴上统一格式的资料标签,然后依次放入文件柜中相应类别的存储空间中,并且为所有的资料编写索引目录。资料标签的编写格式为:疫苗临床试验名称+资料名称+范围号;索引目录的编写格式为:资料名称-所属类别-存放位置。

第三节　生物样本的管理

生物样本是疫苗临床试验的重要基础材料,是评价疫苗安全性和有效性的物质基础,也是评价疫苗均一性重要资源。疫苗临床试验常见的生物样本有血液、尿液、粪便、唾液、痰液和妇科样本等,下面分别介绍样本的采集、储存、运输及冷链管理。

一、生物样本的采集及处理

首先要做好样本采集前的准备工作,对采集样本的现场研究者要落实责任,并培训样本采集的重要性及注意事项。其次对受试者做好解释工作,即向受试者说明做该项检测的目的及注意事项,消除样本采集时受试者的恐惧和紧张,最大限度内争取受试者的协助配合。并避免饮食、药物、采样时间、运动、体位等对受试者样本采集的影响。样本采集时要注意在采集容器上明确标注受试者信息(如受试者姓名、编号、收集日期等);标签应牢固、防潮,即使在冰箱内仍能保持信息清晰与完整。及时核对样本质量和登记表填写情况,以防错号、重号及样本质量不达标。

(一)血液样本

对血液样本的采集应根据不同的临床试验目的,选用大小规格合适、非抗凝或抗凝剂正确的采血管。采血时,采样的现场研究者应核实受试者的信息后再采集样本,样本采集后,应在试管上注明受试者姓名和编号,且当场核对无误。

1. 血液样本的采集方法

(1)采血部位:通常采血部位为肘静脉、肘正中静脉、前臂内侧静脉,对于婴幼儿受试者可采用桡动脉或颈静脉穿刺。

(2)皮肤消毒:使用消毒剂(碘伏或碘酊)对皮肤进行严格的消毒处理。严格执行以下三步法。

1)70%乙醇擦拭静脉穿刺部位,从穿刺点向外画圈消毒,至消毒区域直径达3cm以上,作用30秒以上。

2)1%~2%碘酊作用30秒或10%碘伏作用60秒。

3)乙醇脱碘:70%乙醇擦拭静脉穿刺部位,从穿刺点向外画圈脱碘(对碘过敏的受试者,用70%乙醇消毒60秒,待乙醇挥发干燥后采血)。

(3)系止血带:在静脉上方5~6cm处系止血带,嘱受试者握拳。

(4)使用真空采血管采血(根据不同的临床试验目的如促凝、抗凝等,选用规格合适的采血管):按静脉穿刺法进针,见回血后用右手的小拇指按压住针柄,左手拿真空采血管,右手示指和大拇指将刺塞针端插入做好标记的真空采血管胶塞中,将采血管侧针头稍斜,使其靠近采血管侧壁,让血液沿管壁缓缓流入采血管,采集相应的血量。采集完毕后,松开止血带,嘱受试者松拳,拔下刺塞针端的采血试管。用消毒干棉签压住穿刺孔,迅速拔针,嘱受试者继续按压1~2分钟,勿揉。将采血针丢入锐器盒内,集中处理。

(5)疫苗临床试验负责人应派专人在采血现场随时核对样本质量、流程单填写情况。遇有错号、重号、样本不合格者,应立即与试验现场负责人取得联系,及时补救。

(6)对采血过程出现的晕针等意外情况要冷静,及时报告试验现场负责人,同时给予相应的处理措施。

(7)采血的现场研究者在采血过程如发现其他原因导致采样不够或血样无法采集,要在流程表上详细记录,如"血量少于××ml、血量不足"。

2. 血液样本的处理

(1)血液样本采集后,由专人送至实验室;实验室接收样本人员需认真检查各采血管有无标签脱落,与"样本采集记录表"逐一核对受试者姓名、研究编号、清点接收的血样总数。若数目有出入或其他特殊情况,及时与采血者核实情况,并做记录。

(2)采样后须立即送检的常规实验室检测项目:血氨、血沉、血气分析、酸性磷酸酶、乳酸以及各种细菌培养,特别是厌氧菌培养等。

(3)采样后0.5小时内送检的常规实验室检测项目:血糖、电解质、血液细胞学等。

(4)采样后1~2小时内送检的常规实验室检测项目:各种蛋白质类、色素类、激素类、脂类、酶类、抗原、抗体测定等。

(5)样本血清分离:首先做好离心前准备,检查离心机,准备好血清盒、一次性吸管、血清管、血清管标签、样本离心保存记录表、黑色签字笔、油性记号笔。血液采集后需室温放置1~2小时,以转速2 500~3 000r/min,离心10~15分钟,使用一次性吸管将血清置于两个血清管中,1管用于送样,另1管备用,分别粘贴标签并分冰箱放置,血清分装量应满足疫苗临床试验需求(一般为每份≥0.5ml);如离心后的血清量不足时,应优先满足送检管血清量。采集的血样需在24小时内完成离心。离心时,离心机转速不宜过快,以免红细胞破裂造成溶血。分装血清时每人份血清更换一次塑料吸管,不能重复使用。血清分装过程应无菌操作,且避免阳光直射。血清分离结束后,分离过程中所使用的材料严格按照医疗废弃物处理要求进行处理,认真用消毒剂全面清洁操作台面。

(6)血样储放:按照研究号码从小到大、从左往右、从上往下的顺序将送检管和备份管血清分别排列于两个血清盒内,用记号笔在血清盒侧面和盒盖上做标记。尽快放置于-18℃以下冰箱储存,登记记录血清放置冰箱的编号、位置、放置时间等入库信息。

(二)尿液样本

应根据疫苗临床试验尿液检验的目的、实验项目及要求指导受试者做好采样前的准备。采样前应指导受试者合理饮食、不要进行剧烈运动或长久站立,以免影响检验结果,并指导受试者合理正确的留取样本。

1. 容器要求　收集尿液的容器应洁净、干燥、无菌、防渗漏、广口、不含防腐剂和抑菌剂、一次性使用,容器容积应根据实验项目的要求而定。

2. 采集方法　可根据方案要求的不同采集清洁的中、后段尿,最好留取早晨清洁中段尿标本;将前段尿排去,中或后段尿约10~20ml直接排入专用的无菌容器中;避免混入杂物并及时送检。

3. 尿样本收集后应及时送检,避免强光照射以免发生细菌增殖、蛋白变性、细胞溶解等。

4. 尿杯盒上应粘贴标签,注明受试者姓名、受试编号及采样时间等。

5. 尿液样本采集时应注意女性受试者月经期不宜留取尿标本;会阴部分泌物过多时,应先清洁或冲洗后再采集;留取尿培养标本时,应注意无菌操作,防止标本污染,影响检验结果。

6. 对不能及时检验的尿液样本,应进行适当处理或保存,以降低因标本送检延时而引起的理化性状的改变。冷藏是保存尿液标本最简便的方法,一般可保存6小时,但要避光加盖。冷藏保存24小时可抑制细菌生长,但有尿酸盐和磷酸盐沉淀可影响显微镜检查结果。因此,不推荐对2小时内可完成检测的尿液样本进行冷藏。冷藏保存主要用于电解质、肌酐、葡萄糖、总蛋白、清蛋白、重金属、药物等检查。

7. 尿液常规检查尽量不要使用防腐剂,然而对2小时内无法进行尿液检查或被检查成分不稳定时,可加入特定的化学防腐剂,同时尿液仍需冷藏。

8. 尿液样本检测后处理　检测后的标本视为感染性生物污染源,应经过10g/L过氯乙酸或漂白粉消毒处理后才能排入下水道内;所使用的尿杯先消毒、毁型,再按照医疗废物进行无害化处理。

(三) 粪便样本

对粪便样本的采集首先要明确临床试验目的,根据不同的临床试验目的,采集不同性状的粪便标本。首先疫苗临床试验管理人员应根据粪便检验项目的目的,指导受试者如何正确采集粪便样本及注意事项。

1. 容器要求　采集粪便标本的容器应为清洁、干燥、加盖、封闭、防渗漏、广口的一次性塑料容器。

2. 采集要求　使用发放的粪便采集盒、吸管、洁净无毒塑料袋、一次性手套等采样器材采集粪便。

3. 采集方法　采集脓血、黏液部分约2~5g,外观无异常的粪便应从粪便表面的不同部位、深处及粪端多处取材;液体便取絮状物1~2ml。

4. 对排便困难或婴幼儿受试者可用肛拭子　用生理盐水湿润棉签,多余的液体紧靠管壁挤出;用棉拭或肛门采便管由肛门插入直肠内约3~5cm(幼儿约2~3cm)处,转动数秒钟,从紧靠肛环边的隐窝旋处,转擦取直肠表面黏液后,缓慢退出(注意免伤肛壁,棉签上应沾有粪便);采集的标本拭子立即置入采样管内,手接触的部分在管口折断弃去,盖好管塞。如做粪便拭子培养,操作中要使用无菌器材,并将拭子放入灭菌试管。

5. 粪便盒上应粘贴标签,注明受试者姓名、受试编号及采样时间等。

6. 样本采集后按实验项目要求及时送检,如检测寄生虫实验项目、细菌学检测等。若需冷藏集中送检,应将样本置于低温冰箱中(<−18℃)冷冻处理。

7. 粪便样本检测后处理　检测后的标本视为感染性生物污染源,按照医疗废物进行无害化处理。

(四)痰液样本

对痰液样本的采集首先要明确临床试验目的,根据不同的临床试验目的,采集不同时间的痰液标本。一般检验以早晨第一口痰为宜;做细胞学检验以上午 9~10 小时留痰液为好;浓缩法找结核杆菌应留取 24 小时痰液。

1. 容器要求　采集痰液标本的容器应为无菌、清洁、干燥、不渗漏、不吸水的广口带盖的容器。

2. 采集痰样本做涂片检查时,一般取晨起漱口后从气管深处咳出的痰液,将痰直接吐入收集容器中,标本量应≥1ml。咳痰困难者可用雾化吸入 45℃ 100g/L NaCl 水溶液,使痰液易于排出。幼儿取痰可用弯压舌板往后压舌,将试子伸入咽部,小儿经压舌刺激咳痰时,可喷出肺部或气管分泌物粘在拭子上送检。

3. 咽拭子的采集　以无菌棉拭子吸附无菌生理盐水,采集两侧腭弓、咽部或扁桃体黏膜上的分泌物,放入无菌试管中,加盖送检。

4. 如找癌细胞应立即送检,也可用 95% 乙醇+10% 甲醛固定后送检。

5. 需作细胞学检查样本时,则宜选带有鲜血丝、拉扯不开的白色条状或颗粒状黏痰液,要避免血液或黄绿色、脓性或灰黑色痰块。

6. 痰培养　嘱患者于清晨起床后,用漱口水漱口、再用清水漱口,深吸气后用力咳出深部痰,吐入无菌培养盒内,加盖后送检。

7. 痰液标本应是深部的痰液而不是唾液;为了减少口腔正常菌群污染标本,采集前应充分漱口。

(五)唾液样本

1. 在采集唾液样本前 30 分钟,请勿进食、吸烟、嚼口香糖或饮水。建议早上起床第一件事就是采样,保证采样成功率。

2. 唾液采集前清水漱口,10 分钟后,用舌尖轻抵上颚,放松脸颊,口微张将,并用手指轻轻按摩脸颊,保持 2~5 分钟以产生唾液。

3. 全口唾液吐出(非刺激性全唾液),用唾液杯收集后倒至 1.5ml 离心管内,总量要超过 1ml 线;或用唾液采集器,按照图 6-1 进行收集(本产品为一次性使用,禁止二次使用,禁止不同患者使用同一个唾液采集管)。

4. 收集唾液后 30 分钟内,4℃ 以 4 000r/min 转速离心 5 分钟,除去脱落细胞及其他残渣,取上清液 1ml,保存于−80℃ 冰箱中。

采集唾液样本步骤(图 6-1):打开唾液采集器→让唾液从上端的漏斗流入下面管子里→拧下采集器上端的漏斗→换上采集器包装盒内试管的盖子并拧紧→低温保存。

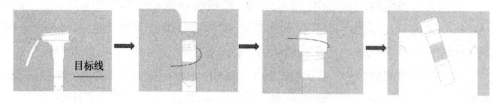

图 6-1　采集唾液样本示意图

(六)咽拭子采集

1. 选择具螺旋帽的采样试管,将无菌咽拭子在采样液中充分浸润,向上提起离开液面,多余的液体紧靠管壁挤出。

2. 让受试者头部微仰,嘴张大,并发"啊"音,露出两侧咽扁桃体;采集者手持拭子,在受试者两侧咽扁桃体稍微用力来回擦拭至少 3 次,然后再在咽后壁上下擦拭至少 3 次。

3. 将拭子头浸入采样液中,把拭子头部与管壁接触几下,使标本尽量多的保存在采样液中,弃去拭子手捏尾部部分,旋盖紧采样管盖子。

4. 若标本不能立即送检,应暂时保存在 2~8℃或-18℃以下长时间保存。

(七)妇科样本

本章节的妇科样本主要是指宫颈细胞取样,此类样本采集由专业妇科医生进行。

1. 嘱受试者小便后,取膀胱截石位。用窥器轻轻撑开阴道暴露子宫颈,在子宫颈外口鳞状上皮与柱状上皮交界处,用取样刷轻轻刮取一周,然后将宫颈取样刷交给样本收集者。

2. 样本收集者将宫颈取样刷放入液基细胞学储存液中,为了使细胞转移到保存液瓶中,反复上下将取样刷推入瓶底,迫使刷毛全部分散开来,涮洗 10 次,弃掉刷子,拧紧瓶盖、密封。

3. 样本收集者将受试者姓名、样本编号写在瓶上空白标签处,取样信息及其他相关信息记录在样本收集表中,然后将样本瓶放在操作台上的样本收集盒里。

为了不影响宫颈细胞的诊断率,受试者应注意以下几点:

(1)取样前 24 小时内应避免性生活。

(2)计划取样前 24~48 小时内不要冲洗阴道或使用置入阴道的栓剂,也不要进行阴道内诊检查。

(3)有炎症时先进行治疗,然后再取样,以避免样本中充满大量白细胞和炎性细胞。

(4)取样最好在非月经期进行。

(5)短时间内(小于 3 个月)不宜多次重复取样。

二、生物样本的储存

样本的正确储存可以为检测结果的准确度和公正性提供保障。生物样本应按照"分类、分区"原则储存保管,并分类摆放整齐。各类生物样本应按照疫苗临床试验要求的温度进行储存,计划送检的和备份样本分开存放。

样本储存环境应有适宜的温湿度,无腐蚀、清洁干燥且通风良好;对要求在特定环境条件下储存的生物样本,环境条件应满足要求,并维持、监控和做好记录。储存应有安全保护措施如设锁,可分别由不同责任人保管,专人负责,限制出入。责任人负责审查生物样本使用情况,并填写登记表,做到账物一致。做好阳性生物标本记录,到期生物标本及时处理。保存设备出现故障要及时报修,并做好设备使用维护记录。样本留样期不得少于报告申诉期,特殊样品根据要求另行规定。

各类样品保存期按以下原则确定:①一般样品,自报告发出之日起,再留样保存一个月。如相关法律、法规有特殊要求时,按最高保存期限保存。②对于稳定性好的检测结果不符合产品标准的样品视情况自报告发出之日起,再留样保存六个月。

生物样本的长期储存通常使用尽可能低的温度降低样本内的生化反应来提高样本内各种成分的稳定性。一般使用专用冰柜或超低温冰箱,冰柜或低温冰箱能上锁、−18℃以下,温度波动范围不能超过3℃。送检血清和备份血清应分开冰柜或低温冰箱存放,疫苗接种前血清和疫苗全程接种后血清分层存放。每天上、下午应查看冰柜或低温冰箱温度一次,并记录冰柜或低温冰箱温度。

1. 疫苗临床试验生物样本的保存应由专人负责。

2. 生物样本标识应易于识别并具有唯一性和溯源性。

3. 生物样本应按照试验方案要求,根据其生物特性独立分区并按疫苗临床试验存放,以保证其完整性和活性不受影响,专人上锁管理,填写"疫苗临床试验样本出入库和储存登记表"。

4. 生物样本在保存期间应每天记录两次冰箱温度,填写"疫苗/样本储存温度记录表"。

5. 储存温度

(1)分离出血清或血浆−18℃以下保存,应避免反复冻融。

(2)粪便样本应−18℃以下保存。

(3)尿样本如不能及时送检,可置于2~8℃冰箱内做短期保存。做定量检查的样本,在留尿期间,为避免理化性质或有形成分的改变,应根据检测目的,适当放防腐剂。

(4)痰样本和妇科样本如不能及时送检,可置于2~8℃冰箱内做短期保存。

(5)妇科样本一般室温保存即可,但须按照临床试验方案要求进行保存和处理。

(6)如果储存温度超出允许范围,生物样本应立即暂时封存,并立即电话告知申办方疫苗临床试验负责人。由冷库管理员填写"冷链中断报告表"并及时报告。

(7)备份样本应按照试验方案要求保存,超过保存期后,在取得申办方书面同意后,按《医疗废物管理条例》和《医疗卫生机构医疗废物管理办法》的相关规定进行销毁处理。

三、生物样本的运输

为了对生物样本在转运环节进行有效的控制,疫苗临床试验应制定相应的管理规范,以确保送检样本的安全性、可靠性和有效性。每个疫苗临床试验应指定专人负责转运管理工作,管理人员须熟悉并严格遵守样本运输的工作程序。生物样本的运输主要分为以下几个环节:采样现场→试验现场实验室→负责机构实验室→检测实验室。

疫苗临床试验现场运送采集室生物样本到试验现场实验室需注意放置于易固定的容器中,避免剧烈晃动导致溶血、倾倒等情况发生;在临床试验现场实验室处理好样本后,按约定时间从试验现场实验室移至负责机构实验室,运送前应通知接收人员做好准备,出发前再次联系确认准备接收。送样方列好清单,密封包装样本,保持冷链状态专人携送;经办人在出库时应填写出库记录。由负责机构实验室送检测实验室,应按疫苗临床试验要求由申办方组织运送或由研究方组织运送,运送前联系接收方,确保有人及时接收。为保证样本安全,送检样本和备份样本不应同时同批异地移动。

以上各样本运输环节都应附样本清单和样本运送交接单,需要冷冻运送的样本应尽量缩短离开冰箱的时间,放入冷链箱(包)中,底部、四周及顶部放上冰排(或其他制冷设备),填充紧密防止倾覆;箱包中应放置水银温度计或电子温度计监测转运途中的标本保存温度,并由经办人完成转运途中的温度记录。生物样本运抵目的地时,由经办人与接收方完成交接并填写标本交接记录,交接记录一式两份,一份由经办人带回归档,另一份交由接收方保存。

如疫苗临床试验需要邮寄样本,需在外包装上做好安全标识,清晰标注运送单位、接受单位、双方地址及联系电话、联系人;样本交寄后立即通知对方,跟踪直到对方收到样本,获得已经由接受人签名的样本运送交接单传真副本。

四、生物样本的冷链管理

样本冷链是指为保证生物样本从处理完毕到检测实验室运转过程中的储存、运输冷藏设施、设备。冷链设备、设施包括冷库、冰箱、样本冷藏箱、样本冷藏包、冰排及安置设备的房屋等。试验现场负责提供储存生物样本的冷链设备,并指定经过培训的专人进行设备管理和维护。

冷链设备需有专室或固定房间存放,避免阳光直射,远离热源,每台设备安装专用插座,不可与其他设备共用插座,并有专人负责管理。对冷藏设施、设备定期检查、维护和更新,确保其符合临床试验规定要求。在采集样本前 1 周,疫苗临床试验负责人应指派专人对需要存放生物样本的冷链设备进行检查,若设备出现问题,应立即联系检修机构对设备进行检修。观察冷链设备须稳定 3 天以上,才可用于存放试验用生物样本。

温度高于-17℃的时间超过30分钟以上,属于冷链破坏。样本管理员一旦发现冷链破坏应立即报告试验现场负责人,同时将样本转移至安全冰柜。试验现场负责人应报告负责机构临床试验负责人或协调员、监查员及申办方。

生物样本在运输过程中应使用合适的、足量的冷藏设备(冷藏箱/包、冰排或其他制冷设备),并在运送途中每小时查看一次温控仪显示屏,并记录所显示温度。每次使用冷藏箱(包)后,应取出冷藏箱(包)中的冰排,将箱(包)内擦洗干净后保存。

(黄维金　夏胜利　张　伟　冯光伟)

参 考 文 献

[1] 国家食品药品监督管理局. 药物临床试验生物样本分析实验室管理指南(试行). [2020-05-15]. https：//www. nmpa. gov. cn/xxgk/fgwj/gzwj/gzwjyp/20111202112701644. html.

[2] Integrated addendum to ICH E6(R1)：Guideline for good clinical practiceE6(R2),Step 4. [2020-05-15]. https：//www. gmp-navigator. com/files/guidemgr/E6_R2__Step_4. pdf.

[3] WHO. Good clinical laboratory practice(GCLP). [2020-05-15]. http：//www. who. int/tdr/publications/documents/gclp-web. pdf.

[4] 国家食品药品监督管理局. 药品注册管理办法. [2020-05-15]. https：//www. nmpa. gov. cn/zhuanti/ypzhcglbf/ypzhcglbfzhcwj/20200330180501220. html.

[5] 国家药品监督管理局,国家卫生健康委员会. 药物临床试验质量管理规范. [2020-05-15]. https：//www. nmpa. gov. cn/directory/web/nmpa/xxgk/ggtg/qtggtg/20200426162401243. html.

[6] 国家药品监督管理局. 药物非临床研究质量管理规范. [2020-05-15]. https：//www. nmpa. gov. cn/xxgk/fgwj/bmgzh/20170802160401550. html.

[7] 国务院. 病原微生物实验室生物安全管理条例. [2020-05-15]. http：//www. gov. cn/zwgk/2005-05/23/content_256. htm.

[8] 国家质量监督检验检疫总局,国家标准化管理委员会. 实验室生物安全通用要求(GB19489—2008). [2020-05-15]. http：//jiuban. moa. gov. cn/fwllm/zxbs/xzxk/spyj/201706/t20170606_5662364. html.

[9] 王佑春. 艾滋病疫苗研究与评价. 北京：科学出版社,2014.

[10] MARCELLA S K,JOSEPHINE C,NAANA C,et al. Evaluation and recommendations on good clinical laboratory practice guidelines for phase Ⅰ-Ⅲ clinical trials. PLoS Medicine,2009,6(5)：1-5.

第七章

疫苗临床试验的设计

第一节 概 述

疫苗研发的早期阶段首先通过体外和动物实验寻找候选疫苗抗原,一旦候选抗原确定,将进行疫苗配方的研究。从临床前试验推进至人体临床试验,是一个非常复杂的过程,需要对疫苗的安全性和免疫原性、成本效益、疫苗的潜在市场等多种因素进行综合考虑。

疫苗的临床评价是支持疫苗批准上市的关键步骤。由于动物实验的局限性,在疫苗广泛应用前,必须开展临床试验以证明疫苗在人体的安全性和效力。

由于疫苗临床试验的特殊性,疫苗临床试验的设计和实施,对生物制品企业和国家监管机构均是极大的挑战。比如:若临床试验是为了证明疫苗能有效预防某种感染性疾病,通常需要入组大样本量的受试者以产生足够的有统计学意义的数据;如果由于某些特殊原因无法对疾病的保护进行评价,则需要评价免疫应答作为替代指标,但设计时应有科学依据,并在上市后继续确认疫苗的有效性。同时,由于疫苗临床试验多涉及健康志愿者和婴幼儿,也将面临诸多伦理考量。

世界卫生组织(WHO)于2004年发布了《疫苗临床评价指南——注册技术审评》第一版,并于2016年再次修订。参照WHO指南,我国国家食品药品监督管理局于2004年发布了《疫苗临床试验技术指导原则》,是在我国开展疫苗临床试验进行试验设计的主要参考依据。

第二节 疫苗临床试验的总体考虑

一、临床研发总体规划

疫苗临床试验的主要目的是评价和确定试验疫苗的风险/获益比,同时也要确定可能从该疫苗获益的特定目标人群及适宜的用法与用量。为此,需要设计一系列的临床试验,而每一个临床试验都有其特定的目的,其设计、执行和拟采用的分析方法等细节均应在试验方案中予以明确。所以每个试验疫苗都应首先考虑其临床研发的总体规划。

在新疫苗注册申请时,应当清晰地描述该疫苗临床研发规划的主要内容,以及每个临床试验在其中的地位和作用。在解释和评价受试疫苗的总体证据时,通常需要把几个试验的数据进行综合分析。因此,同一临床研发规划中,不同临床试验的多个方面应该尽量采用相同的标准,如主要指标的定义和测量时间点、检测方法、试验方案违背的定义和处理方式以及医学编码词典等。

二、探索性试验

疫苗临床试验的早期,需要进行一系列的探索,如疫苗的剂量、免疫程序和免疫应答初步评价等。探索性试验通常不进行假设,但也应有清晰和明确的目标,并采用较为灵活的方法进行试验设计和数据分析,以便根据逐渐积累的结果对后期的确证性试验设计提供依据。

虽然探索性试验对疫苗有效性的确证有参考价值,但不能作为证明疫苗有效性的关键性证据。后期,需要通过确证性试验为评价疫苗的有效性和安全性提供有力证据。

三、确证性试验

确证性试验是一种事先提出假设并对其进行统计检验的试验,以说明所开发的疫苗对临床是有益的,是注册前疫苗临床试验的关键所在。一般应采取随机对照设计。因此,对涉及疫苗有效性和安全性的每一个关键性的问题都需要通过确证性试验予以充分的回答。

在确证性试验中,最关键的假设应根据主要试验目的产生。主要假设应于临床试验开始前在试验方案中预先设定并于临床试验结束后严格按照预先设定的分析计划完成假设检验。除此之外,在试验方案中还应阐明试验设计方法、统计分析方法及相关理由。确证性试验对于试验方案和SOP的严格遵从是非常重要的。在临床试验过程中对试验方案的必要修订,均应进行说明并记录,并对试验方案修订可能对结果产生的影响予以评估。

确证性试验还应对试验疫苗的疗效进行准确的估计。对于疫苗有效性,除了需要证明关键假设的统计学意义之外,还需要评估其临床意义。

第三节　疫苗临床试验的分期和设计要点

一、疫苗临床试验的分期

与一般药物临床试验一样,疫苗临床试验也分为四期:即Ⅰ期、Ⅱ期、Ⅲ期和Ⅳ期。Ⅰ

期重点观察安全性,受试对象一般为健康成人。Ⅱ期观察疫苗在目标人群中能否获得预期效果(通常指免疫原性)和一般安全性信息。Ⅲ期为全面评价疫苗的保护效力和安全性的确证性试验,是获得疫苗注册批准的基础。Ⅳ期是疫苗上市后,对疫苗在实际应用人群的安全性和保护效果进行综合评价。疫苗临床试验分期的汇总见表7-1。

表 7-1　疫苗临床试验分期

分期	原理	评价	受试者	样本量	试验设计
Ⅰ期	首个人体试验	安全性和免疫原性	健康成人	20~100	对照或无对照
Ⅱ期	对目标人群的初步评价	安全性和免疫原性	目标人群	300~500	随机双盲对照
Ⅲ期	对目标人群的全面评价	保护效力和安全性	目标人群	1 000~150 000	随机双盲对照
Ⅳ期	上市后监测	安全性、保护效果和群体效果	接种人群或全人群	多种可能	流行病学研究

二、各期疫苗临床试验的设计要点

(一) Ⅰ期疫苗临床试验的设计要点

当有动物模型可以评价免疫原性/效力时,在临床试验开始前应提供在动物模型上的研究数据。如果没有适宜动物模型,用替代方法和/或体外试验获得的相关数据也可作为支持临床试验计划的依据。

Ⅰ期疫苗临床试验通常为小范围研究(样本量20~100例),重点是确保临床耐受性和安全性。Ⅰ期疫苗临床试验应在符合要求的实验室条件支持下,严密监测和实施。应尽量避免同时使用其他疫苗。

Ⅰ期疫苗临床试验在所需剂量、接种时间、接种途径或疾病发生的危险等,可能存在某些方面的差异,原则上应在成人中开展。必要时,可采取高、中、低三种剂量,每个剂量组8~10例,观察临床耐受性和安全性。

减毒活疫苗(病毒或细菌)可能在接种者和接触过程中造成感染,临床评价时应考虑排毒、接触传播、遗传稳定性和毒力回升等问题,因此,需对研究现场和受试人群采取严密监控和调查。候选减毒活疫苗的早期研究应对初步剂量范围、免疫应答、感染临床表现和过敏原性进行评估。我国《疫苗临床试验技术指导原则》规定Ⅰ期疫苗临床试验应提供排毒、毒力回升、接触传播和遗传稳定性的研究结果。

(二) Ⅱ期疫苗临床试验的设计要点

Ⅱ期疫苗临床试验是为证明试验疫苗在目标人群中的免疫原性和安全性,试验组样本量通常不低于300例。

Ⅱ期疫苗临床试验应严格设计、实施和分析,为后续大规模Ⅲ期效力试验将采用的适宜剂量做出结论。同时,应评价与宿主免疫应答有关的多种可变因素,如年龄、性别、母传抗体或已存在的抗体、疫苗剂量、不同剂量的顺序或间隔、接种剂次、接种途径,以及基因型(如果适用)。

在评价宿主免疫应答时,应注意以下事项:

1. 应仔细评价疫苗抗原的免疫应答,特别是与保护作用有关的特定免疫原诱导的免疫应答,如抗体水平、型别、亚型、特异抗体功能以及抗体滴度出现和持续时间。也应记录其他相关信息,如中和抗体、交叉反应抗体、细胞免疫和可能影响免疫应答的其他因素(如母传抗体或已存在的抗体、同期使用的疫苗和药物)。如果疫苗保护作用的基本机制是细胞免疫,则在剂量探索试验中应建立合适的检测方法,以评价疫苗的保护作用。

2. 符合免疫学指标判定标准的受试者,为有应答者。应根据判定标准(抗体和/或细胞免疫),确定有应答者的百分比。免疫学指标判定标准通常为血清阳转率(seroconversion),其定义为接种后血清抗体浓度或滴度的升高达到预先确定的值。对于接种前未检出抗体[低于检测下限(lower limit of detection,LLOD)或低于定量下限(lower limit of quantification,LLOQ)]的受试者,血清阳转率定义为接种后血清抗体浓度或滴度的升高达到某定量水平。对于接种前已存在抗体的受试者,血清阳转率定义为接种后抗体滴度或浓度较接种前达到成倍的增长,增长倍数根据疫苗的不同而有所区别,可以是 2 倍、4 倍、8 倍或更高倍数。

3. 对与临床保护相关的免疫学指标(immune correlate of protection,ICP)尚不清楚的疫苗,应仔细研究免疫学反应的模式。ICP 是指由疫苗诱导产生的,与接种疫苗后临床试验终点事件(感染或发病)的发生相关,可以用以预测疫苗保护效果的免疫学反应指标(体液或细胞免疫)。应根据预先规定的间隔定期采集受试者的血样并进行相关检测,且必须采用已验证的检测方法。对某些特殊疫苗(如鼻腔接种的疫苗)应考虑收集其他体液样品。Ⅱ期疫苗临床试验的免疫学数据应包括滴度或浓度的几何均数[几何平均滴度(geometric mean titer,GMT)或几何平均浓度(geometric mean concentration,GMC)]、中位数、标准差和免疫前后血清抗体范围等。若疫苗有效性的判定终点是诱导抗体产生,则应对免疫前后抗体滴度或浓度达到规定的或已知的保护抗体水平进行说明。

4. 在剂量反应关系的基础上,应根据每个剂量的抗原量来推荐初始免疫的剂量、次数和持续时间,并推断加强免疫的必要性。

(三)Ⅲ期疫苗临床试验的设计要点

1. 概述 Ⅲ期疫苗临床试验是为评价试验疫苗的疫苗效力和安全性而设计的临床试验。Ⅲ期疫苗临床试验应尽可能采用随机、对照、双盲和多中心设计,试验组最低样本量一般应不低于 500 例,且至少收集一个研究中心的受试者的血清样品来进行免疫原性评价。在试验方案设计时,应考虑因各种原因退出临床试验人数对样本量的影响,并应对退出的原因进行分析。

若含相同抗原成分的疫苗已广泛应用,或疫苗相关疾病的发病率很低,可考虑用与临床保护相关的免疫学指标(ICP)作为疫苗效力评价的替代终点,也可以用其他与保护作用相关的参数来评价。

2. 统计学考虑

（1）总体考虑：Ⅲ期疫苗临床试验应设立随机对照和盲法程序，试验方案应阐明主要和次要研究目的和终点，并明确分析结果的变量、检验的无效假设和备择假设、显著性水平、把握度，并详细说明用于评价每个终点的统计学方法。研究报告中应详细描述已完成全部临床试验的受试者在效力和安全性分析集中被剔除的理由。统计学评估应包括可信区间。

（2）样本量：疫苗临床试验样本量的大小取决于方法学、统计学及临床和流行病学的科学依据（如预期的疾病发生率和流行情况等），不同的判定终点所需的样本量不同，并且视疫苗品种而异。在满足统计学要求的前提下，应不低于法规要求的最低样本量。

疫苗临床试验中受试者的数量应满足统计学要求，从而确保结果的可靠。疫苗效力试验的样本量应足够大，以便得到精确的效力区间估计。常见不良反应的比较研究及为发现严重的、不常见不良反应的队列研究通常需要的样本量较大。

疫苗临床试验设计时应说明每一个主要终点（效力、免疫原性或安全性）所需样本量的计算，最终估计值决定了试验所需的受试者数目，同时还应考虑疫苗获准上市审批所需的数目与可行性之间的平衡。

（3）疫苗效力试验考虑：疫苗效力（vaccine efficacy，VE）是指免疫人群相对于未免疫人群发病率下降的百分率，为直接保护作用，见式（7-1）。

$$VE = (Rp-Rv)/Rp \times 100\% \qquad\qquad 式（7-1）$$

式（7-1）中，Rp 为对照组（人年）发病率；Rv 为试验疫苗组（人年）发病率。

Ⅲ期疫苗临床试验中，评价试验用疫苗对所预防疾病或感染的金标准是前瞻性随机双盲对照的保护效力试验。效力试验应按双盲、随机和对照要求进行试验设计。对疾病的发生应进行双盲评价，以减少潜在的判定偏倚，真实反映疫苗的效果。随机化可避免疫苗临床试验分组产生偏倚，可发现疫苗和对照间的细小差别。受试人群的免疫接种策略、地理分布和流行病学特征等因素决定了试验现场的选择和可行性。随机双盲对照试验有前瞻性队列研究和暴露前队列研究（如对旅行者接种疫苗的疫苗临床试验）等几种方法。

对用临床保护判定疫苗效力的Ⅲ期临床试验，采用随机双盲安慰剂对照试验是评价疫苗效力的有效方法。安慰剂可以是一种无活性的物质或适用于另一种疾病的疫苗，这一类型的临床试验称为优效性试验，目的是评价接种疫苗后所预防的疾病的发病率下降的百分比。疫苗的效力必须优于安慰剂。应对效力进行点值估算和相应可信区间（一般为95%）评价。样本大小由受试人群的发病率以及疫苗预期效力水平决定。

根据疾病的发生率、流行病学情况、人口特征及疫苗的预期效力，可选择其他替代研究方法，但由非随机双盲对照试验提供的效力数据必须经过验证。替代研究方法包括：①续发率研究或家庭内接触研究（可随机化），为一种特殊类型的暴露前队列研究，样本小于其他随机对照试验；②非对照、开放性研究，仅用在获取血清学反应和耐受性等信息时采用；③观察性队列研究，当伦理学不支持双盲随机对照试验、需要长时间随访或临床保护判定终点(如新生儿乙型肝炎疫苗接种)所需样本量太大无法随访等特殊情况,可考虑应用观察性队列研究;④病例对照研究,用于发病率低的疾病,或当疫苗有特殊用途时,对不良事件的研究。

当用已上市疫苗进行广泛免疫接种使疾病发病率降至很低水平,血清学参数公认与临床保护作用相关时,免疫学指标可用于评价疫苗效力。这种情况下,对照疫苗是已获批准的疫苗,新疫苗效力以不低于已获批准疫苗水平为原则,该临床试验设计称为非劣效性试验。

(四)Ⅳ期疫苗临床试验设计要点

1. 概述 Ⅳ期疫苗临床试验的目的是监测疫苗在大量目标人群实际应用时的情况,目的是发现不良反应并观察有效性。对不良反应和有效性更精确的评价可通过主动监测和统计Ⅳ期疫苗临床试验的数据获得。对于偶发疾病及罕见疾病,需调查整个群体以保证统计学的可信性,但一般疫苗临床试验常局限于分组人群。多数情况下Ⅳ期疫苗临床试验采取病例对照或观察性队列研究。

参照药品疫苗临床试验的一般规定,Ⅳ期疫苗临床试验的样本量少则几千例,多则几万例。

2. 临床评价 上市后监测和研究的重点是:疫苗的最佳应用(与其他疫苗同时使用的年龄等)、某些高危人群中的有效性(老人、免疫耐受人群、患某些疾病的人群)以及长期效果和安全性监测。

上市后监测是发现疫苗的罕见不良反应的有效途径,有可能发现Ⅱ期或Ⅲ期临床试验中未能发现的罕见或非预期不良反应。为收集安全性数据,可采用主动或被动监测,范围可针对全人群或分组人群,可有效发现严重或致命的不良反应。

新疫苗上市后,应开展疫苗群体保护效果评价以便确定新疫苗实际应用的有效性,包括直接保护和间接保护。

3. 随访时限与流行病学调查 在Ⅳ期疫苗临床试验计划中应明确上市后对接种者跟踪时间的期限。在某群体中实施免疫接种疫苗临床试验,开展适当组织的上市后调查有利于长时期的观察和发现疾病在目标人群中的流行病学变化。通过分析免疫失败病例及对疾病发生的影响,以及接种疫苗后疾病改变可能造成的不良事件(如其他血清型代替疫苗株的血清型),以帮助决策者对是否需要新的免疫策略进行决策。

第四节 疫苗临床试验的设计类型

一、基本类型

平行组设计是最常见的临床试验基本类型,也是疫苗临床试验最常见的设计类型。平行组设计是指为试验疫苗设置一个或多个对照疫苗,或将试验疫苗设为若干剂量组。

对照组通常分为阳性或阴性对照,阳性对照一般采用对所预防的疾病当前公认的有效疫苗,阴性对照一般采用安慰剂,但安慰剂的使用必须符合伦理学要求。

二、比较的类型

按统计学中的假设检验,将临床试验中比较的类型分为优效性检验、等效性检验和非劣效性检验。在疫苗临床试验方案中,需要明确试验的目的和比较的类型。

(一)优效性试验

优效性试验的目的是显示试验疫苗的有效性优于对照疫苗,包括:试验疫苗是否优于安慰剂;试验疫苗是否优于阳性对照疫苗;或试验疫苗不同剂量间的效应的比较。

疫苗保护效力优效性试验以发病率为基础,对照品是安慰剂或对所研究的疾病无效的疫苗。试验目的是评价接种试验疫苗后所预防的疾病的发病率下降的百分比。

(二)等效性试验

等效性试验的目的是确证两种或多种治疗的效果差别大小在临床上并无重要意义,即试验疫苗与阳性对照疫苗在疗效上相当。疫苗临床试验中典型的等效性试验设计是批间一致性试验。

进行等效性试验时,需预先确定一个等效界值(上限和下限),这个界值应不超过临床上能接受的最大差别范围,并且应小于阳性对照药与安慰剂的优效性试验所观察到的差异。等效界值的确定与非劣效界值的确定相类似,请参见"非劣效性试验"。等效检验的统计推断一般采用置信区间法。

(三)非劣效性试验

非劣效性试验的目的是确证试验疫苗的有效性即使低于阳性对照疫苗,但其差异也应在临床可接受范围内。疫苗临床试验中典型的非劣效性设计是为说明使用新疫苗后疾病、感染的相对危险度(或相对发病率或相对危险率)与对照疫苗相比不大于事先指定的临床相关数值。

进行非劣效性试验时,需预先确定一个非劣效界值(上限或下限),这个界值应不超过临床上能接受的最大差别范围,并且应当小于阳性对照药与安慰剂的优效性试验所观察到的差异。非劣效界值确定一般采用两步法,M1 是阳性对照扣去了安慰剂效应的绝对疗效的保守估计,一般借助荟萃分析法并考虑历史试验间的变异后确定;M2 是非劣效界值,其确定要结合临床具体情况,在考虑保留阳性对照疗效的适当比例 f 后,由统计专家和临床医学专家共同确定。非劣效检验统计推断一般采用置信区间法。值得注意的是,两组之间差别无统计学意义并不能得出两组等效或非劣效的结论。

对非劣效性试验设计而言,偏倚控制和质量控制是设计的关键。因此,在试验设计和实施阶段均应提高试验质量要求,只有高质量的临床试验才能保证非劣效性试验的检验灵敏度。

三、观察性队列研究

队列研究(cohort study)指将某一特定人群按是否暴露于某可疑因素或按不同暴露水平分为多个组别,随访观察一段时间,比较两组或多组间的发病率或死亡率的差异,以检验该因素与某疾病有无因果关联及关联强度大小的一种观察性研究方法,属前瞻性研究。

在对疫苗的保护效果进行评估时,可采用观察性队列研究。观察性队列研究重点在于目标人群中接种者和未接种者发生的感染与发病事件,可能需在社会范围内取样,样本大小取决于干预(试验疫苗)的性质,如对高危人群的干预、社会干预和对旅行者的预防接种等。在非随机性临床试验中,开展家庭内调查可减少偏倚。

四、病例对照研究

病例对照研究(case-control study)是一种回顾性的、由结果探索病因的研究方法(即在疾病发生之后去追溯假定的病因因素),是分析流行病学最基本和最重要的研究类型之一。

病例对照研究的基本原理是以现在确诊的患有目标疾病的受试者作为病例,选择不患该病但具有可比性的个体作为对照,通过实验室检查、询问病史以搜集既往各种可能的危险因素的暴露史,测量和比较病例组与对照组中各因素的暴露比例,经统计学检验来判断这些因素与疾病之间是否存在统计学上的关联。

病例对照研究的优点是省时省力、容易组织实施、可同时研究多个因素与某种疾病的联系,不仅用于病因探索,也可广泛用于其他方面;主要局限在于选择对象时难以避免选择性偏倚、获取信息时难以避免回忆性偏倚、由于缺少随机对照引起的其他偏倚以及不能测定疾病的发生率。

在疫苗临床试验里,病例对照研究可用于发病率很低的疾病或当疫苗有特殊用途时对不良事件的研究。为获得保护效果的数据,应确定有代表性的研究群体。当研究范围不以人群为基础时,应包含尽可能多的例数,研究设计和实施情况均应仔细记录。

检测阴性设计(test negative design)是一种特殊类型的病例对照研究,是基于医疗机构的就诊人群,将满足定义的疑似病例全部纳入研究,通过特定的实验室检测进行确诊,将符合目标疾病的病原学检测阳性者归为病例组,检测阴性者作为对照组,并收集既往针对目标疾病的疫苗接种史,通过比较两组间的疫苗接种比例,来评价疫苗的保护效果。

五、流行病学调查

流行病学调查是指用流行病学的方法进行的调查研究,主要用于研究疾病、健康和卫生事件的分布及其决定性因素。流行病学调查的研究方法包括观察性研究(横断面研究、病例对照研究和定群研究)、实验性研究(临床试验、现场试验和社区干预试验)和数学模型研究三大类研究方法。

在对Ⅲ期疫苗保护效力进行试验设计时,应收集疫苗目标人群的流行病学以及相关传染病疫情监测资料,目的是确定疾病的发病率、感染与发病之比例、临床表现、诊断标准、高危人群(年龄、性别、种族或人群、地理、社会特征及季节等有关因素)等,在此基础上确定临床试验所需人群样本数量及临床试验持续时间。如果没有可靠的目标疾病的流行病学数据,则需在Ⅲ期疫苗保护效力试验开始前在拟开展试验的地域组织开展流行病学调查,以期获得可靠的发病率等流行病学数据,为Ⅲ期疫苗保护效力试验所需样本量提供依据。

六、多中心试验

多中心试验系指由一个单位的主要研究者总负责,多个单位的研究者合作,按同一个试验方案同时进行的临床试验。多中心试验可以在较短的时间内入选所需的病例数,且入选的病例范围广,能够反应地域性,临床试验的结果更具代表性。但影响因素亦随之更趋复杂。

各中心试验组和对照组受试者的比例应与总样本的比例相同,以保证各中心齐同可比。各中心试验组的受试者数目一般不少于100例,各中心间样本应有可比性。多中心试验要求各中心的现场研究者采用相同的试验方法,试验前对现场研究者统一培训,试验过程要有监控措施。当主要指标可能受主观影响时,需进行统一培训和一致性检验。当主要指标在各中心的实验室的检验结果有较大差异或参考值范围不同时,应采取相应的措施进行校正或标化以保证其可比性,如统一由中心实验室检验等。如果预期多中心间检验结果会有较大差异,应在临床试验方案中预先规定可能采用的差异性的检验及校正方法。

在双盲多中心临床试验中,可按中心分层随机;当中心数较多且每个中心的病例数较少时,可统一进行中央随机而不按中心分层。

国际多中心试验特指试验包含不同国家或地区,并且在不同国家或地区所观察的试验结果,可能会被作为相应国家或地区药品注册申请的重要依据的一种特殊形式的多中心试验。在这种特殊的需求下,国家或地区间的临床实践差异有可能对临床结果的解读产生较大的影响。在临床试验设计时应提前对这种差异进行预估,并在临床试验方案中对将采用的分析不同国家地区结果差异性/一致性的统计方法做预先规定。常用的一致性的检验方法有(但不限于)以国家或地区为预设亚组的亚组分析,或采用适当的统计分析模型等。当单独以某特定国家或地区试验数据作为主要注册申请依据时,应说明样本量能够合理地支持相对应的安全性及有效性的评价。

七、桥接试验

临床桥接试验是用以支持生产工艺变更、产品组成改变、新的免疫剂量、途径或程序的比对研究,一般应采取随机对照设计。桥接试验应能对相关免疫学指标进行比较,并可评价一般不良事件;当改变较大时,如新联合疫苗中抗原组成改变,还需要其他安全性比较研究的数据的支持。用于改变使用人群的临床桥接试验可为非随机性的临床试验。但要获得正确的结果,应尽量减少相关的易混淆变量。疫苗组分、生产工艺应尽可能与试验组一致,尽可能使用同批产品。当药学和临床前研究已足以证明生产工艺改变不影响疫苗临床有效性和安全性时,不需进行桥接试验(如质量控制和批签发的质量标准未改变)。

桥接试验的适用范围包括:

1. 用于生产工艺变更 疫苗上市后,产品的组成成分(佐剂、防腐剂)或生产(工艺、地点或规模)的改变,可能会对产品的安全和/或有效性产生较大影响。疫苗生产过程中发生的任何改变,生产者均有责任证实该疫苗与未改变的疫苗一致。但不同情况对临床试验方案的要求不同。

2. 用于新免疫程序 当免疫程序、剂量和/或接种途径(如由皮下注射改为肌内注射)改变时,应考虑进行比较研究。绝大多数情况下,这种改变应用临床桥接试验进行评价。

3. 新的人群 由于不同的群体对疫苗的反应会有所不同,疫苗上市后新增目标人群,需用桥接试验来比较新目标人群与已批准目标人群间安全性和有效性的差别。

4. 安全性 当对目标人群安全性有特别考虑时,如有其他资料显示有严重不良事件发生时,而又不需要进行有效性桥接试验或有效性桥接试验不能提供安全性信息时,应进行安全性桥接试验以证明严重不良事件的发生率在这一人群中不会高于已报道的发生率。

第五节 疫苗临床试验的随机化与盲法

偏倚是临床试验在设计、执行、测量、分析过程中产生的、可干扰疗效和安全性评价的系统误差,包括各种类型的对试验方案的违背与偏离。由于偏倚会影响疗效和安全性评价结果,甚至影响临床试验结论的正确性,因此在临床试验的全过程中均须控制偏倚的发生。

随机化与盲法相结合,可有效避免处理分组的可预测性,控制对受试者分组的选择偏倚,是控制偏倚的重要措施。

一、随机化

随机化是指临床试验中每位受试者均有同等的机会被分配到试验组或对照组中的实施过程或措施,随机化过程不受研究者和/或受试者主观意愿的影响。随机化是临床试验的基本原则,也是疗效和安全性评价的统计学方法的基础,其目的是使各种影响因素(包括已知和未知的因素)在处理组间的分布趋于相似。

临床试验的随机化的方法,一般采用区组随机化和/或分层随机化。如果受试者的入组时间较长,区组随机化有助于减少季节、疾病流行等客观因素对疗效评价的影响,也可减少因试验方案修订(如入选标准的修订)所造成的组间受试者的差异。区组的大小要适当,太大易造成组间不均衡,太小则易造成同一区组内受试者分组的可猜测性。研究者及试验相关人员,应该对区组长度保持盲态,在开放的临床试验中尤为重要。也可设定2个或多个区组长度,或采用中央随机化系统以尽可能减少分组的可预测性。如果疫苗的效应会受到一些因素(如受试者的年龄、性别等)的影响时,可采用分层随机化,以保持层内的组间均衡性。

应在试验方案中阐明随机化的方法和过程,包括随机分配表的产生方法、随机分配遮蔽的措施、随机分配执行的人员分工等,但使人容易猜测分组的随机化的细节(如区组长度等)不应包含在试验方案中。随机分配表应该是一份独立的文件,以记录受试者的处理(或处理顺序)安排。试验用疫苗将根据随机分配表进行编码,在临床操作中,要求现场研究者严格按照入组受试者的随机分配结果及疫苗编码分配疫苗,任何偏离,都应该如实记录,以待数据分析前进行评估。

二、盲法

盲法是控制因"知晓随机化分组信息"而产生的偏倚的重要措施之一,目的是使临床试验中的各方参与人员对随机化分组的不可预测性。

根据设盲程度的不同,盲法分为双盲、单盲和非盲(开放)。在双盲临床试验中,受试者、研究者(对受试者进行筛选的人员、终点评价人员以及对试验方案依从性评价人员)、与临床试验有关的申办方人员对处理分组均应处于盲态;单盲临床试验中,仅受试者或研究者一方对处理分组处于盲态;开放性临床试验中,所有人员都可能知道处理分组信息。

设盲程度,应综合考虑疫苗所预防的疾病、评价指标和可行性,应尽可能采用双盲临床试验。若双盲临床试验实施困难或可行性差时(如不同疫苗在剂型、外观或用法上存在很大的差异),可以采用单盲或开放性临床试验;但理由必须在试验方案中详细说明,尤为重要的是相关信息的知晓不得影响受试者分配入组的随机性。试验方案中还须有控制偏倚的具体措施,如采用客观的主要指标、采用中央随机化系统管理受试者的入组,或参与疗效与安全性评价的研究者在试验过程中尽量处于盲态等。

无论是双盲或单盲临床试验,盲态的执行(随机化分配表的产生、保存以及释放)应该有相应的 SOP 进行规范,且在试验方案中明确规定破盲人员的范围。即使是开放性临床试验,研究相关人员也应尽可能保持盲态。

第六节 疫苗临床试验目标人群的选择

一、选择要点

Ⅰ期临床试验通常在健康、免疫功能正常的成人中进行。Ⅱ期和Ⅲ期临床试验则应选择能代表将来免疫接种的目标人群。若疫苗接种对象为儿童或其他特殊人群,通常应在健康成人进行Ⅰ期临床试验之后,再在小规模目标人群中接种;用于婴幼儿的疫苗,在进行人体安全性评价时,应按先成人、后儿童、最后婴幼儿的顺序(每个年龄组各20~30人)分步进行。

二、入选和排除标准

在进行大规模人群试验之前,应建立明确的受试者入选和排除标准。为保证试验结果的代表性和适用性,入选标准不宜过严,排除标准也不宜过多。

试验的任何阶段均应有具体的入选和排除标准,受试者应符合年龄要求,住地固定。根据医学伦理学的原则,对参加试验的受试者,都要在详细解释试验内容后征得本人和/或监护人同意,并在知情同意书上签字。排除的对象为不符合医学或其他标准者,如具有心、肾衰竭指征,患可疑进行性神经性疾病、癫痫/婴幼儿痉挛,或在1~2周内接种过其他疫苗及长期使用抗生素者。

入选和排除标准还应考虑免疫状态(如过敏体质、免疫缺陷、免疫抑制和/或免疫机制不成熟)和影响免疫应答的因素(如年龄、吸烟、饮酒史等);在临床试验期间可能离开试验住地的、有社交或语言障碍的,或有其他情况影响交流的人也在排除之列。

多剂次接种的临床试验应建立后续接种(如第二剂或第三剂)的禁忌证标准,应包括在第一剂和第二剂后出现严重的反应,如48小时内高热超过40℃或发生过敏反应等。

在试验进行过程中,如发现按原入选/排除标准难以选到合格的病例时,需分析原因并采取相应措施,如监查中发现常有违反标准入选病例现象或入选病例的限制过度情况,则在不破盲的条件下可以考虑修改原入选/排除标准,并将相应分析计划的调整,如对修改前后进行分层分析等的考虑详细表述于修订试验方案中。

第七节 疫苗临床试验对照的选择

一、选择要点

疫苗临床试验的对照选择由多个因素决定。安慰剂对照通常在比较组中使用。当试验疫苗为联合组分时,可用已获批准的非研究组分作为对照疫苗,也可用与疫苗临床试验无关的预防其他疾病的疫苗,而阳性对照则为可预防相同疾病的疫苗。

对多价疫苗,如其中包含预防新传染病的组分,对照中不应含有该组分;如这种新传染病疫苗已获批准或其效力和安全性已被证明,可包含在对照组中,但应单独进行接种。

当不符合伦理学或由于发病率较低,计算效力所需随访期较长而造成随机对照试验不可行时,可应用观察性队列研究获取支持性数据,这些数据可估计疫苗的效力。发病率低,不能使用前瞻性对照试验时,可采用病例对照研究。

二、阳性对照的选择

阳性对照疫苗的选择要慎重。所选阳性对照疫苗应该是已广泛应用的、对相应适应证的疗效和用量已被证实,使用它可以有把握期望在临床试验中表现出相似的效果;阳性对照疫苗原有的用法与用量不得任意改动。选择阳性疫苗时应考虑以下两个方面:

1. 阳性对照疫苗有效性的既有证据　阳性对照的有效性来源于文献报道的临床试验且具有良好的试验结果,既往试验已明确显示非劣效性试验中采用的阳性对照或与其类似的疫苗优于安慰剂,且随时间迁移,阳性对照的疗效维持稳定。根据这些临床试验结果能可靠地估计出阳性对照的效应大小。阳性对照的效应大小是非劣效性试验的关键设计参数(用以确定非劣效界值),既不能用历史研究中最好的疗效作为其效应大小的估计,也不能仅用荟萃分析的点估计作为效应大小的估计,效应大小估计时要充分考虑历史研究间的变异。

2. 阳性对照疫苗效应的稳定性　阳性对照的效应估计来源于历史研究,虽然考虑了历史研究间的变异,但仍有历史局限性,受到很多因素诸如当时的受试人群、疗效指标的定义与判定、阳性对照的剂量、耐药性以及统计分析方法等的影响。因此,采用非劣效性试验设计时要尽可能地确保本次临床试验在以上提及的诸多因素方面与历史研究一致。

如疫苗含一种新抗原或为不同剂型的已知抗原(如液体与冻干、佐剂改变、赋形剂、防腐剂或抗原剂量改变)或接种途径改变(如流感疫苗气雾吸入取代肌内注射),需要应用抗原性相似的阳性对照进行比较。

当阳性对照疫苗效力的稳定性和有效性受疫苗质量、抗原变异、接种覆盖率及其他保护措施、地区、流行病学、社会经济及其他人群特征等因素所影响时,应考虑另设安慰剂作为内部对照。

三、阴性对照的选择

安慰剂对照常在评价新疫苗的保护效力时采用。无活性安慰剂或对其他疾病有效但对所研究疾病无效的疫苗可作为单价疫苗对照。试验疫苗与安慰剂比较时,一般按 1∶1 随机比例分配,而其他类型的对照研究该比例可为 2∶1 或更高。

第八节　疫苗临床试验的研究终点

一、概述

观察指标(终点)是指能反映临床试验中药物/疫苗有效性和安全性的观察项目。观察指标(终点)必须在疫苗临床试验方案中有明确的定义和可靠的依据,不允许随意修改。

在疫苗临床试验的设计阶段,首先需要根据研究目的,严格定义与区分主要终点和次要终点,其次是根据主要终点的性质(定量或定性)和特征(一个或多个、单一或复合终点、临床获益或替代终点、客观/主观指标等),调整疫苗临床试验的统计设计策略,以达到疫苗临床试验的预期目的。

疫苗临床试验设计时常用的试验终点有主要终点、次要终点、复合终点和替代终点。

二、主要终点

主要终点又称主要指标,是与疫苗临床试验主要研究目的有本质联系的,能确切反映疫苗有效性或安全性的观察指标。

主要终点应根据疫苗临床试验目的选择易于量化、客观性强、重复性高,并在相关研究领域已有公认标准的指标。一般情况下,主要终点仅为一个,用于评价疫苗的有效性或安全性。若一个主要终点不足以说明疫苗的效果时,可采用两个或多个主要终点,试验方案中应详细描述所关注的主要参数及其假设检验、对总 I 类错误概率的影响及其控制策略。主要终点将用于样本量估计,若有多个主要终点时,应有对总 I 类错误概率的控制策略并保证疫苗临床试验有足够的把握度。

主要终点包括其详细定义、检测方法(若存在多种测量方法时,应该选择临床相关性强、重要性高、客观并切实可行的检测方法)和统计分析模型等,都必须在临床试验设计阶段充分考虑,并在试验方案中明确规定。对试验方案中主要终点任何方面的修改,均应通过充分论证后谨慎实施,并应在揭盲前完成,不允许揭盲后对主要终点进行任何修改。

三、次要终点

次要终点又称次要指标,为与次要研究目的相关的效应指标,或与疫苗临床试验主要目的相关的支持性指标。

在试验方案中,也需明确次要终点的定义,并对这些指标在解释临床试验结果时的作用以及相对重要性加以说明。一个临床试验,可以设计多个次要终点,可以不对Ⅰ类错误进行调整,但次要终点也不宜过多,足以达到试验目的即可。

四、复合终点

当难以确定单一的主要终点时,可按预先确定的计算方法,将多个终点组合构成一个复合终点。临床上采用的量表(如疼痛量表、生活质量量表等)就是一种复合终点。当疫苗效应需要通过多个终点综合评价时,可采用复合终点,在不对Ⅰ类错误进行调整的情况下解决多重性的问题。将多个终点综合成单一复合终点的方法需在试验方案中详细说明。

主要终点为复合终点时,可以对复合终点中有临床意义的单个终点进行单独的分析。当采用量表进行疗效评价(如疼痛量表、生活质量量表等),应该采用国际或领域内公认的量表。

五、替代终点

替代终点是指在直接评价临床获益不可行时,用于间接反映临床获益的观察指标(终点)。

一个指标能否成为临床获益的替代终点,需要考察:①指标与临床获益的关联性和生物学合理性;②在流行病学研究中该指标对临床结局的预测价值;③临床试验的证据显示:疫苗对该指标的影响程度与疫苗对临床结局的影响程度一致。

选择替代指标为主要终点,可以缩短临床试验期限,但也存在一定的风险,尤其是"新"替代指标。疫苗在替代指标上的优良表现并不一定代表疫苗对受试者具有长期的临床获益,同时不良表现也不一定表示没有临床获益。因此,在Ⅲ期疫苗临床试验中首选临床终点是非常重要和必要的。

疫苗临床试验应以预防疾病作为判定终点,但有时可能存在实施与伦理上的困难(如含相同抗原成分的疫苗已广泛应用,或疫苗相关疾病的发病率很低等),则可考虑用与临床保护相关的免疫学指标作为疫苗效力评价的替代终点,也可以用其他与保护作用相关的参数来评价。

应努力发现、建立保护作用与免疫学指标之间的关联;保护作用与免疫学指标相关联的疫苗临床试验可以群体或个体为基础。血清学分析所用实验室方法需经验证;以群体为基础的与保护作用相关联的特定抗体水平,应根据绝大多数免疫组人群免疫后具有该抗体水平来确定,而绝大多数易感人群(未免疫)检测不出,为此必须在Ⅲ期队列研究中测定免疫和未免疫人群中具有代表性和具有统计学意义样品的免疫学指标。与保护效果相关的抗体水平实际上是Ⅲ期临床试验疫苗的效力;对以个体为基础的与保护相关联指标的疫苗临床试验,免疫前和至少一次免疫后进行抗体水平测定。分析抗体水平与发病间的关联,目的是了解获得保护性的最低抗体水平(临界水平)。在Ⅲ期队列研究中,若以个体为基础,必须测定免疫后抗体水平,对用于测定与保护作用相关的免疫学指标的方法(抗体或细胞免疫)必须验证和标准化,以便不同临床试验数据间有可比性。为建立免疫应答与疫苗保护效力之间的联系,应确定他们之间的定性和定量关系。

经过研究,目前已有 10 多种疫苗如流感疫苗、脊髓灰质炎疫苗和肺炎疫苗等建立了免疫学替代终点,部分免疫学替代终点水平的汇总见表 7-2。

表 7-2　疫苗的免疫学替代终点水平

疫苗名称	检测方法	免疫学替代终点水平
流感疫苗	血凝抑制(HI)试验	1∶40
脊髓灰质炎疫苗	中和试验	1∶8
狂犬病疫苗	中和试验	0.5IU/ml
白喉疫苗	中和试验	0.01IU/ml,0.1IU/ml(长期保护)
乙型脑炎疫苗	蚀斑减少中和试验(PRNT)	1∶10
麻疹疫苗	蚀斑减少中和试验(PRNT)	120mIU/ml
脑膜炎疫苗	血清杀菌试验(SBA)	1∶8
肺炎多糖结合疫苗	酶联免疫吸附试验(ELISA)	0.35μg/ml
b 型流感嗜血杆菌疫苗	酶联免疫吸附试验(ELISA)	0.15μg/ml,1.0μg/ml(长期保护)
甲型肝炎疫苗	酶联免疫吸附试验(ELISA)	10IU/ml
乙型肝炎疫苗	酶联免疫吸附试验(ELISA)	10IU/ml
破伤风疫苗	酶联免疫吸附试验(ELISA)	0.01IU/ml,0.1IU/ml(长期保护)
水痘疫苗	糖蛋白酶联免疫吸附试验(gpELISA)	5IU/ml
风疹疫苗	免疫沉淀法	10~15IU/ml

第九节　疫苗临床试验评价

疫苗临床试验评价通常分为安全性评价、免疫原性评价、疫苗效力评价和疫苗群体保护效果评价四大方面。

一、安全性评价

预防性疫苗的适用人群多为健康人,且以儿童疫苗居多,因此,疫苗的安全性是各期临床试验首要关注的问题,在疫苗上市前的临床试验阶段(Ⅰ~Ⅲ期)尤为重要。安全性是疫苗临床试验的主要研究终点之一,疫苗的安全性评价结果在将来实际应用中应具有代表性和预见性。

(一)安全性评价要点

安全性评价贯穿疫苗临床试验的全过程。在临床试验设计时,应全面彻底调查常见的不良反应,了解所研究疫苗的特征(如与其他药物/疫苗的相互作用、年龄或流行病学特性导致的不同效果的因素等),上述结果需通过大规模的随机试验而获得,涉及临床流行病学、生物统计、实验室检测等多种方法。Ⅱ期和Ⅲ期临床试验中,对安全性评价的描述和定义,一定程度上应与将来实际应用时的情况相一致,且应尽可能提供预防相同疾病且抗原性相似的阳性对照数据比较的结果。

随机试验必须考虑到能发现常见不良反应及罕见不良反应的可能性,安全性评价对象应包括所有甚至仅(至少)接种过一个剂量疫苗的受试者;在临床试验的早期阶段就应制定对所有受试者进行监测的计划和试验方案。

早期阶段的临床试验的安全性评价通常仅对初步数据进行描述,进一步的评价,可用统计学检验以发现可能与疫苗相关的不良事件。如果大规模临床试验目的是前瞻性观察某些特定的严重不良事件,应考虑采用多因素的安全性分析和相关性假设的检验,并进一步观察与疫苗可能相关的不良事件的数据,以便确定因果关系。

我国国家药品监督管理局发布了《预防用疫苗临床试验不良反应分级标准指导原则》,详细列出了疫苗接种后的临床观察指标(接种部位不良事件、生命体征和全身不良事件)和实验室检测指标(血生化、血常规、尿常规)及其分级标准。不同疫苗在进行临床试验时,可根据疫苗的特性和目标人群的不同(如婴幼儿),选择适合的观察指标,根据疫苗的各自特征和疾病流行情况,进行合理的安全性监测与评价。

(二)征集性和非征集性不良事件

疫苗接种后出现的典型的局部不良反应有接种部位疼痛、肿胀和发红等;全身不良反应常见的有发热、不适和肌痛等。不同于成年人,对于婴幼儿,常见的不良反应有异常哭闹和易激惹等;严重不良反应有接种后即刻发生的过敏性休克、接种部位严重溃烂或脓肿等。

设计疫苗临床试验时,通常把接种后常见的不良反应预先列在试验方案和病例报告表(CRF)里,作为征集性不良事件进行主动监测,如果没有其他明确诱因,这些征集性不良事件通常认为与试验疫苗具有相关性。

除征集性不良事件以外的其他不良事件(即非征集性不良事件),也需要在临床试验期间进行收集和报告,并进行是否与试验疫苗相关的判定。

(三)严重不良事件

严重不良事件指临床试验过程中发生需住院治疗、延长住院时间、伤残、影响工作能力、危及生命或死亡、导致先天畸形等事件,但并不一定与试验疫苗有因果关系。凡涉及严重不良事件的资料须详细记录:受试者研究号码、不良事件类型、发生时间、受试者临床特征、同期预防接种和用药及采取的措施和治疗;事件起止、持续时间、转归及研究者对因果关系的评价等。虽然以群体为基础的疫苗临床试验通常不易得到引起不良事件的真正原因,但应尽可能调查每个病例与疫苗接种相关的生物学联系和/或因果关系。

在注册技术审评中,监管机构将对严重不良事件报告进行审议,根据严重程度采取相应措施,如暂停产品开发(或仅是短期)或增加其他临床安全性的疫苗临床试验以证实疫苗与事件之间的关系。严重不良事件跟踪监测期的长短应根据其特性而定。应建立标准的严重的不良事件报告表用以记录严重不良事件信息,该报告表应从Ⅰ期临床试验开始使用。

由于接种后某些严重不良反应的发生率可能非常低,有可能在Ⅱ期和Ⅲ期临床试验中观察不到,因此在Ⅳ期临床试验期间还应继续进行观察和监测。

(四)妊娠事件

妊娠事件指在疫苗临床试验过程中,女性受试者或男性受试者配偶的意外怀孕事件。新疫苗进入临床试验之前,均应开展生殖毒性试验,并在研究者手册里阐述能够预见到的可能给孕妇、胚胎、胎儿或哺乳期婴儿带来的危险。因此,育龄妇女若正在哺乳期、妊娠期、疑似妊娠或正在备孕(包括男性受试者的配偶),一般不能参加疫苗临床试验(针对孕妇的试验除外);对拟参加疫苗临床试验的育龄妇女,应在入组前进行尿妊娠试验检查,以确定其未怀孕;参加临床试验期间,受试者必须避孕。如果受试者有性生活,则应在疫苗临床试验期间采取可靠有效的避孕措施,且必须持续避孕至最后一剂临床试验疫苗接种后6个月(或根据疫苗的特点酌情缩短或延长时间)。

凡在试验期间发生的妊娠或疑似妊娠事件,均应通过填写妊娠事件报告表详细收集妊娠的相关信息。受试者可能会被要求终止临床试验,但临床试验的医生将密切随访,直至妊娠终止或分娩;即使在临床试验结束后,受试者可能仍需配合提供妊娠及新生儿的相关信息。

(五)安全性随访持续时间

疫苗接种后引起的不良事件可以在接种后即刻发生,也可能在随后的几天内出现。按照发生时限,与疫苗相关的疑似预防接种异常不良事件的汇总见表7-3。为及时发现并收集疫苗接种后不良反应,灭活疫苗的主动监测期一般应不少于7天,减毒活疫苗则应持续动态监测至第2周或更长。

原则上,所有疫苗均应建立长期的安全性评价计划,应在最后一次疫苗接种后至少观察6个月。但随访持续时间还依赖于临床试验的研究目的、疫苗接种策略及疫苗的特点和类型,根据上述情况酌情缩短或延长随访时间。

表7-3 疑似预防接种异常不良事件(按照发生时限)

发生时间	不良反应
24 小时内	过敏性休克、不伴休克的过敏反应(荨麻疹、斑丘疹、喉头水肿等)、中毒性休克综合征、晕厥、癔症
5 天内	发热(腋温 ≥38.6℃)、血管性水肿、全身化脓性感染(毒血症、败血症、脓毒血症)、接种部位发生的红肿(直径>2.5cm)、硬结(直径>2.5cm)、局部化脓性感染(局部脓肿、淋巴管炎和淋巴结炎、蜂窝织炎)

续表

发生时间	不良反应
15 天内	麻疹样或猩红热样皮疹、过敏性紫癜、局部过敏坏死反应（Arthus 反应）、热性惊厥、癫痫、多发性神经炎、脑病、脑炎和脑膜炎
6 周内	血小板减少性紫癜、吉兰-巴雷综合征、疫苗相关麻痹型脊髓灰质炎
3 个月内	臂丛神经炎、接种部位发生的无菌性脓肿
接种卡介苗后 1~12 个月	淋巴结炎或淋巴管炎、骨髓炎、全身播散性卡介苗感染

二、免疫原性评价

（一）疫苗临床试验终点

临床试验方案中应明确疫苗临床试验终点（主要终点、复合终点和次要终点等）。复合终点通常会在以下情况时采用：①疫苗保护同一微生物的多种亚型（如 HPV 疫苗或肺炎结合疫苗）；②疫苗包含多种微生物（如麻疹、风疹和腮腺炎疫苗）或多种抗原（如用于婴幼儿的联合疫苗）。

选择主要终点时，应考虑如下因素：

1. 与临床保护相关的免疫学指标（ICP）已明确的，主要终点应为达到或超过 ICP 抗体水平的受试者百分比，一般用"血清保护率"表示。

2. 若尚未明确 ICP 的，主要终点或复合终点的选择应基于体液免疫应答的测量。①有证据支持临界值的，主要终点可为达到或超过临界值的受试者百分比；②如果没有确切的临界值，可采用"血清转换率（血清阳转率）"或其他定义（如有应答者与无应答者之间的差异量级）；③如果接种前的血清阳性率很低，则接种后的血清阳性率也可提供有价值的信息。

既往自然感染或接种后会产生免疫记忆，此类受试者进行加强免疫后，很可能会产生很高的血清保护率、血清转换率和血清阳性率。还有一种情况，如果试验疫苗的免疫原性很强，则接种后诱导产生的血清保护率和/或血清转换率会很高，那么，比较组间差异的最敏感的免疫原性指标是 GMC 或 GMT。

（二）优效性试验设计

评估接种试验疫苗后对目标疾病诱导的免疫应答是否优于未接种试验疫苗者，通常采用优效性试验设计。优效性试验设计也可用于评估试验疫苗的某种特定配方诱导的免疫应答优于其他配方。另外，若试验疫苗中加入了佐剂，也可采用优效性试验设计，证明至少其中一种抗原诱导的免疫应答优于不加佐剂者。

对试验疫苗组间（不同配方）或试验疫苗与对照组间的优效性差异的量级，应在试验方案中预先定义，并考虑其潜在的临床获益。

（三）非劣效性试验设计

多数免疫原性比较试验是为了证明试验疫苗诱导的免疫应答与对照疫苗有可比性，如果是确定性试验，通常采用非劣效性试验设计，并预先规定合理的非劣效界值。

影响非劣效界值确定的因素有：疫苗临床试验终点、所预防的疾病的严重性、目标人群的脆弱性、是否有公认的 ICP 以及检测方法的特点等。在某些情况下，非劣效界值的选定应更加严格：①试验疫苗所预防的疾病是很严重的或危及生命的；②应用于弱势人群的试验疫苗（如婴儿、孕妇）；③有可能低估免疫原性的情况，如新的试验疫苗仅与通过非劣效性试验而获准上市的对照疫苗进行比较时。相反，当新的试验疫苗有大量数据支持其在安全性和免疫覆盖率上有很强的优势时，则可以考虑适当放松界值的标准。总之，在临床试验设计阶段，临床界值的选择需建立在具体疾病特征、临床意义、风险/效益分析等要素基础上，应根据不同的情况慎重选择临床可接受的非劣效界值。

有荟萃分析表明，全球有超过 60% 的疫苗非劣效性试验将非劣效界值确定为 10%。国外的相关指南也对某些适应证的非劣效界值范围给出了建议，对疫苗临床试验，当以血清保护率为主要终点时，非劣效界值建议设定为 10%。

基于 GMT 或 GMC 比率的非劣效性试验，建议 95% CI 的下限（试验疫苗与对照疫苗比较）不应低于 0.67。在某些特殊情况下，监管机构可能会接受更低的下限（如 0.5）或替代指标。另外，抗体滴度或浓度的反向累积分布的任何明显差距（包括累积曲线的底端和顶端）均应进行讨论，以便发现其潜在的临床意义。

（四）免疫原性试验的特殊用途

新疫苗在注册前后，如需要选择配方或剂量、增加或变更剂量、确定是否需要加强免疫、以免疫原性数据预估疫苗效力，以及进行与其他疫苗合并接种、孕妇接种、生产过程改变、批间一致性比较等疫苗临床试验时，通常均应开展免疫原性试验。

1. 选择配方或剂量　试验疫苗的配方和剂量的选择应基于安全性和免疫原性数据，疫苗效力结果不是必须的。在新疫苗注册向监管机构提交资料时，至少应包括基础免疫阶段的数据。根据试验疫苗的分类和研究目的，对免疫原性试验的要求不同：

（1）抗原或微生物（任一）尚未在人类疫苗中应用过的新疫苗。前期临床试验应在未免疫过的健康成人中探索免疫应答。

（2）含已知抗原但系首次合用于同一疫苗里。前期临床试验应在上市疫苗批准的年龄范围内开展免疫原性试验，目的是证明试验疫苗里的每一个抗原诱导的免疫应答非劣效于上市疫苗。用前将不同抗原混合在一起接种的情况，也同样适用。

（3）既含有已知抗原也含有一个或多个新抗原的新疫苗。前期临床试验需证明每个已知抗原非劣效于已知抗原与新抗原分别接种或同时接种，试验设计取决于含有已知抗原的疫苗的上市批准情况。

（4）添加了已知佐剂或新佐剂或将佐剂加入新抗原。前期临床试验需要评估添加佐剂后的免疫应答情况。事实上，多数情况下，可以通过临床前试验获得是否需要添加佐剂的相关证据。

（5）确定稳定性和有效期，特别是含活微生物的疫苗。基于临床前获得的数据，有必要设计额外的临床试验（包含多种微生物数量或抗原剂量的配方），从而确定合适的有效期。

（6）确定特定目标人群的免疫程序。需明确各剂次间的最短间隔时间、窗口期，以及对最终免疫应答不会产生负面影响的接种时间安排（如旅行者在出发前多少天内应完成接种或暴露后预防如狂犬病疫苗的接种）。由于每个国家对婴幼儿的免疫程序规定并未统一（例如三剂次的疫苗，包括了 6-10-14 周龄、2-3-4 月龄、3-4-5 月龄以及 2-4-6 月龄等多种免疫程序），因此，各剂次间的间隔时间与完成全程接种的总时限的确定，在婴幼儿的疫苗临床试验中尤为重要。

（7）确定最终的配方和剂量时，应对上述（1）～（6）条的研究结果进行综合考量。

2. 增加或变更剂量

（1）改变剂次或每剂间隔：对照疫苗可选择已批准上市的剂量，受试人群选择已批准的人群。

（2）已批准的剂量用于新的人群：如受试者年龄小于或大于已批准疫苗的适用人群，或有特殊情况的受试者（如免疫抑制的人群）。临床试验应将新的受试人群接种试验疫苗与已批准的人群进行比较。

（3）将新的替代剂量用于新的人群：临床试验应将新的受试人群接种新的替代剂量与已批准的人群接种批准剂量进行比较。

（4）改变已批准的接种部位：例如增加皮下、皮内或肌内接种。临床试验应与已批准的接种部位进行比较。

3. 基础免疫后的接种　在试验疫苗首次批准之前或之后，需要确定是否需要加强免疫接种以及接种的时间。通常可以参考同类疫苗的经验来决定，如果不清楚是否需要加强免疫，建议对受试者进行长期随访。

4. 批间一致性研究　影响不同批次疫苗免疫应答效果的因素有以下几种：

（1）疫苗成分：疫苗所含的抗原分子结构复杂，在生产过程中或在终产品中有可能与某些成分发生相互作用。如佐剂、防腐剂以及其他添加成分，上述成分的固有特性变异较大，从小分子物质到大分子菌体成分或合成聚合物等，有作为非特异性免疫增强剂的成分、特异性免疫激活作用的成分，以及直接作用于不同免疫细胞的成分，其中有些成分会产生自身毒性，在与抗原联合使用时可能显著改变免疫应答反应。

（2）抗原效价：疫苗抗原效价的检测一般针对的是半成品，加入佐剂、防腐剂或其他物质后，最终的效价难以测定。

（3）生产工艺：疫苗的生产工艺较复杂，生产工艺的变更很可能对疫苗的免疫效果产生显著影响。

基于上述原因，对于某些类型的疫苗，当生产过程存在的固有变异性较大或生产的一致性无法通过生物物理化学方法进行验证时，则需要通过批间一致性临床研究评估不同生产批次的试验疫苗对目标人群的免疫应答效果是否存在差异，以验证生产的一致性。

WHO 和 NMPA 均发布了相关指南,建议疫苗生产企业在申请生产批件或上市许可前,需要证明疫苗的生产过程是稳定的,连续生产的多批次疫苗是一致的,临床批间一致性研究可用于验证疫苗生产的一致性。

无论是否开展批间一致性临床研究,用于临床试验的疫苗批次的一致性均应得到验证并记录在案,临床所用批次必须能很好地代表上市后的配方。

5. 随访时长　免疫原性评价的随访时长应根据免疫应答的持续时间和加强免疫的必要性来设计。随机对照试验可为保护期长短和是否需要加强免疫提供早期指征;对含新抗原疫苗的长期随访除考虑抗体应答与临床保护的关联外,还需对抗体反应的质量和动态进行观察,如抗体滴度、血清阳转率和免疫记忆等动态信息。

三、疫苗效力评价

1. 总体考虑　申办方在前期做临床试验规划时,应对开展疫苗效力试验的必要性和可行性进行评估和决策。如果不进行疫苗效力试验,申办者应在递交 NMPA 的注册材料中解释和说明。

(1)不必提供效力试验数据的情况:如果公认免疫原性指标能准确预测疫苗对疾病的保护(比如已建立 ICP 的,如抗破伤风和白喉的抗毒素或乙肝表面抗体),只需开展免疫原性试验证明候选疫苗能产生很好的免疫应答。

(2)需要提供效力试验数据的情况:评估疫苗是否能有效地预防疾病,应进行效力试验,特别是当出现如下情况时,如未建立预测疫苗效力的 ICP;已上市疫苗缺乏效力数据,导致候选疫苗无法进行桥接;与已上市疫苗的免疫桥接是不可行的(如免疫应答指标与疫苗效力之间未建立必然的联系,或候选疫苗未诱导同样的免疫应答);疫苗的特定血清型或亚型已证明了疫苗效力,但不适用于其他血清型或亚型。

(3)不能提供效力试验数据的情况:疾病已根除(如天花)、疾病的发生不可预测且为短期内暴发导致没有足够的时间来进行试验的准备工作(如病毒性出血热)、发病率极低导致无法进行合理的样本量和随访期限的疫苗临床试验(一种情况是自然感染率低的感染性疾病,如鼠疫和炭疽;另一种情况是疫苗广泛而有效的接种而致的发病率降低)。

如果既不可能开展疫苗效力试验,又没有可靠的 ICP,则应尽可能地获得支持疫苗效力的证据或获得与保护效力相关的免疫标记物,途径如下:临床前效力试验、被动保护试验(使用人类正常或超免疫伽球蛋白或恢复期血清,有可能提供最低保护抗体水平的数据)、已证明保护效力的类似疫苗的参考数据,以及人类挑战性试验。

2. 效力试验的类型

(1)人类挑战性试验(human challenge trial):又称人类攻毒试验,是指在良好的控制下,受试者直接暴露于感染性抗原的试验。人类挑战性试验常常是不可行或不符合伦理要求的。但是,在某些情况下,人类挑战性试验有助于评估疫苗效力。当缺乏合适的临床前模型(如试验疫苗所预防的疾病仅限于人类)、没有已知的 ICP 或疫苗效力试验不可行时,可考虑实施人类挑战性试验。在疫苗临床试验发展史上,疟疾和流感疫苗的临床试验设计均采用过人类挑战性试验。

WHO 于 2016 年发布了《疫苗研发的人类挑战性试验:监管考虑》,对新疫苗的临床阶段开展人类挑战性试验进行了规范,可作为人类挑战性试验设计的参考依据。

(2)初步效力试验(preliminary efficacy trials):可以预估试验疫苗保护力的量级,为关键效力试验提供参考信息,但不能作为疫苗效力评估的有力依据。

初步效力试验有以下几种情况:评估不同剂量和程序的效力;基于一系列效力变量的效力预估;基于病例的不同定义的效力分析以便确认最合适的病例定义;特殊人群的效力探索,为进一步在关键效力试验评价该人群的效力提供设计参考;评估病例确认的方法,为开展大规模和多地域试验提供可行性依据;通过免疫原性和效力数据,以支持潜在 ICP 的评估。

如果试验疫苗可以预防严重的或危及生命的感染性疾病,但尚无可用的上市疫苗或令人满意的疫苗,则监管机构可能会同意接受基于一个或多个初步效力试验数据的注册申请。但前提是,申办方与监管机构应在试验启动前就试验设计的关键点(如样本量大小等)达成共识,同时,如果后续有必要进行额外的效力试验作为上市的支持,也需要在试验开始前明确。

(3)关键效力试验(pivotal efficacy trial):能提供令人满意的疫苗效力数据,用以支持新疫苗的注册上市,是最常采用的效力试验类型。关键效力试验可以评价一种或多种免疫程序,在加强免疫程序之前或之后开展。

3. 效力试验的设计　保护效力试验通常采用随机对照试验设计,试验疫苗组与未接种试验疫苗的对照组比较所研究疾病的发病率。少数情况下,也可设计为与接种同类上市疫苗的对照组进行比较。

(1)试验现场的选择:疫苗效力试验需要疫苗所预防的疾病有足够的疾病负担,以便在合理的时间内从一定样本量的受试者中发现病例。通常应选择疾病高发地区作为试验现场。如果疾病发生较广泛,在确定试验现场时,应考虑可行性和特定血清型或亚型的累积病例。

如果公共卫生系统未能提供可靠的流行病学本底数据,申办方应进行可行性分析,以便能在目标现场准确估计发病率及发病年龄分布。任何非疫苗相关的预防措施的信息(如高危情况下的预防性药物治疗、蚊帐、杀虫剂等)均应提前获知,并在临床试验设计时加以考虑。

(2)试验疫苗的选择:如果前期数据未能支持选择一种剂量或程序来评估疫苗效力试验,那么,疫苗效力试验可以包括 1 个或多个试验组别(试验疫苗组),以及 1 个或多个剂量或程序。有时,当试验为双盲设计时,若一个安慰剂组不能满足试验疫苗的所有程序时(如试验组有 2 剂或 3 剂程序与对照组比较时),有必要设计 1 个以上的安慰剂组。

(3)对照疫苗的选择:对照组包括所有未接种试验疫苗的受试者。一般情况下,一个试验组仅对应一个对照组;特殊情况下则需要 1 个以上的对照组。

1）对照组为未接种预防目标疾病的疫苗：通常在疫苗尚未上市、常规免疫规划里未包括此类疫苗或有证据表明已上市疫苗未能提供有效的保护（如上市疫苗接种覆盖率不够或效力低下导致特定地区疾病高发）时采用，一般分为下述两种情况：

a. 真正的安慰剂：指没有药物活性成分，如生理盐水。优点是安全、有保障。在一些特殊人群（如婴幼儿），注射型安慰剂可能不被伦理、监护人或研究者所接受，但口服或鼻喷剂型，一般没有上述顾虑。

b. 上市疫苗但没有保护目标疾病的作用：受试者也可获益。

一些特殊情况下，上市疫苗（但没有保护目标疾病的作用）和安慰剂均可作为对照，以便与试验疫苗的不同程序相比较。

2）对照组为接种可有效预防目标疾病的疫苗：若受试者已接种上市疫苗，但未涵盖试验疫苗的某些血清型或亚型，则可作为这些血清型或亚型的对照组。

如果有多种上市疫苗可作为对照，或选择的对照疫苗尚未上市或未作为常规接种，申办方应该与监管机构沟通对照疫苗的选择。如果双方未能达成一致，可能需要采用不同的对照疫苗来开展一个以上的效力试验。

（4）临床试验设计

1）随机：一般以个体为单位进行随机，或以家庭或特定人群（如学校或社区）为单位。当评价疫苗的间接效力（如群体免疫）时，以群体为单位进行随机在管理层面相对个体更容易实施。当临床试验的目的是通过接种孕妇从而对婴儿的早期阶段产生保护，则应对母亲进行随机。

2）临床试验设计的类型：对随机的最简单的临床试验设计是试验组与对照组的受试者人数相当（随机比例 1∶1）。如果对照是未接种预防所研究疾病的疫苗，但已有临床数据支持试验疫苗的可能效力，可采用非平衡的随机（随机比例为 2∶1 或 3∶1），从而减少受试者进入对照组的人数并确保多数受试者可进入试验疫苗组。

受试者可随访至基础免疫末剂后的一段固定的时间，进行主要分析的时间点应考虑每个试验组（包括未接种疫苗的对照组）的预期发病率、保护的持久性（根据上市前的信息）、长期随访受试者的可行性以及试验疫苗是否能满足应急需要（如疾病暴发时，预防该疾病的疫苗尚未批准上市）。

基于对照组主要效力终点的预期发病率和试验疫苗的预期或最低保护效力水平，可采取病例驱动设计。当达到预先规定的病例数时（基于双盲设计，为证明疫苗有效试验组和对照组所需的预期病例数）可进行主要分析。

若在短期内与未接种预防目标疾病疫苗的对照组进行比较，临床试验设计可以采用随机阶梯试验（randomized stepped wedge trial）和环疫苗试验（ring vaccine trial）。

a. 随机阶梯试验：指在一段时间内，按照一定的顺序给予受试者（包括个体或组群）干预措施（试验疫苗），在每一个时间点都有新的受试者接受干预（试验疫苗），使得所有受试者接受干预的时间顺序是随机分配的。阶梯试验设计适合于：已知某种干预（试验疫苗）是有效的，不给受试者进行干预不符合伦理学；或由于管理、实际操作或经济的限制，使得干预只能分阶段开展。

b.环疫苗试验:对病例的直接接触者(有时为间接接触者)随机接种试验疫苗或对照疫苗,或随机即刻进行疫苗接种或在一段时间后接种。此类暴露后队列试验所需的样本量比随机对照试验需要的样本量少。

当所预防的疾病易感人群的间接接触者有较高发病率时,环疫苗试验是可行的(如埃博拉病毒病疫苗)。采用此类设计,需要事先了解感染性抗原的传染性、明显临床感染的百分比和易感人群的总体情况。

考虑标志性病例的传染期和接触期,在接触标志性病例后,受试者的随访期应延长至接种期的上限。应在试验方案中规定首个病例后对新病例及其对照以及他们的接触者的入组期。入组的持续时间应考虑发病率随着时间而改变所带来的偏倚。

若试验疫苗需多剂次才能诱导保护性免疫应答,则不适宜开展环疫苗试验。

(5)临床试验终点

1)主要终点:疫苗效力试验关注的是对明显临床感染的预防,应为临床和实验室确诊的病例。如果某种病原所致疾病的程度范围很广,如从危及生命的侵袭性疾病、不太严重的疾病(通过有效的治疗)到自限性疾病,在选择主要终点时应慎重,以便与目标适应证相匹配。

试验疫苗可能包含来自同一组织的一个或多个血清型、亚型或基因型的抗原,可能对未包含在试验疫苗里的抗原存在交叉保护(如轮状病毒疫苗或 HPV 疫苗),此种情况下,主要终点通常为疫苗所包含的任一型别所致的病例。而疫苗所含的单一型别导致的病例或对疫苗未包含的型别的交叉保护并不作为主要终点。

主要终点的替代指标有以下可能:经验证与临床保护相关的抗体滴度、无临床症状的慢性感染但能预测未来感染相关疾病(如 HPV 持续感染)、能预测临床疾病进展的其他标记物(如 HPV 的组织学改变)。

2)次要终点:重要的次要终点应包括以下几种情况。

每剂接种后发生的病例(适用于多剂次接种或加强免疫)、疫苗所含每个抗原型别导致的病例、所有的病例(无论是否由疫苗所含抗原型别所致)、非疫苗所含抗原型别所致的病例、按宿主因素分层(如年龄或地域)、达到疾病的重度的标准的病例、疾病的持续时间和/或严重程度等。

(6)终点病例的定义:作为主要终点的一部分,试验方案中应明确终点病例的临床和实验室的诊断标准。

1)如果终点病例为急性感染性疾病的发生,则终点病例的定义应包括主要临床症状和实验室对病原的确认。

2)如果终点病例为持续感染的后果,则应详细描述样本采集(采样频率和方法)和程度分级(如果适用)。

(7)终点病例的确认:疫苗临床试验期间所有试验现场均应采用同样的方法来确诊病例,这一点至关重要。如果是以临床可见疾病作为效力终点,在入组疫苗临床试验时,应向受试者和/或监护人讲解终点病例的一个或多个典型症状,并告知受试者和/或监护人,当出现上述症状时,应及时联系指定现场研究者;如果是非临床可见疾病的其他终点(如组织学改变),则可进行定期随访,访视的频率和窗口期应慎重决定,并在试验方案中明确。

终点病例的确认时间段应根据疾病的特点来决定。如果是季节性的感染性疾病(如流感或呼吸道合胞病毒),通常应随访1个或多个流行季以便收集到足够的病例进行分析。鉴于此,从疫苗临床试验实施层面而言,通常应在流行季到来前在很短的时间段内完成入组工作。

(8)随访持续时间:以注册为目的的疫苗效力试验的随访时间可能不够长(如6～12个月),不足以观察到保护力的减弱(如果发生)。如果可行,建议应对随机人群进行长期随访以对保护力的减弱进行评价;或者,在上市后开展相关临床评价。这些数据用来支持加强免疫的必要性和合理的时间,以及评估加强免疫后的效力。

四、疫苗群体保护效果评价

完成随机对照Ⅲ期临床试验对疫苗有效性的评价后,可在疫苗上市后开展疫苗群体保护效果评价,以确定新疫苗在真实世界大规模人群应用时的有效性。

疫苗有效性包括直接保护和间接保护。临床试验设计时,应考虑到疫苗有效性受以下因素影响:疫苗接种覆盖的范围、所预防疾病和控制感染的效果(即疫苗自身的效力)、人群免疫状态及易感性、人群暴露于感染原的概率和免疫后获得的保护力、人群特征的影响(如年龄分布)、疫苗生产毒株与环境中毒株的联系、疫苗使用后非疫苗毒株的感染等。若进行较长时间的上市后监控,那么在一定条件下可纵向评价有效性,并发现疫苗质量变化。

(张燕平　杨　焕)

参 考 文 献

[1] 国家食品药品监督管理局. 疫苗临床试验技术指导原则. [2020-05-15]. https://www.nmpa.gov.cn/xxgk/fgwj/gzwj/gzwjyp/20041203010101968.html.

[2] 国家食品药品监督管理总局. 药物临床试验的生物统计学指导原则. [2020-05-15]. https://www.nmpa.gov.cn/directory/web/nmpa/xxgk/ggtg/qtggtg/20160603161201857.html.

[3] 国家食品药品监督管理局. 预防用疫苗临床试验不良事件分级标准指导原则. [2020-05-15]. https://www.nmpa.gov.cn/xxgk/ggtg/qtggtg/20191231111901460.html.

[4] 卫生部,国家食品药品监督管理局. 全国疑似预防接种异常反应监测方案. [2020-05-15]. http://www.nhc.gov.cn/jkj/s3581/201402/5dd5633d93174a7c8e93d8af7579a613.shtml.

[5] WHO. Guidelines on clinical evaluation of vaccines:regulatory expectations. [2020-05-15]. https://www.who.int/biologicals/publications/trs/areas/vaccines/clinical_evaluation/035-101.pdf.

[6] WHO. Guidelines on clinical evaluation of vaccines:regulatory expectations. [2020-05-15]. https://www.

who. int/biologicals/BS2287_Clinical_guidelines_final_LINE_NOs_20_July_2016. pdf.

［7］WHO. Human challenge trials for vaccine development：regulatory considerations.［2020-05-15］. https：//www. who. int/biologicals/expert_committee/WHO_TRS_1004_web_Annex_10. pdf.

［8］HALLORANIRA M E，JR M L，STRUCHINER C J.. Design and analysis of vaccine studies. New York：Springer，2009.

［9］DONKEN R，DE MELKER H E，ROTS N Y，et al. Comparing vaccines：a systematic review of the use of the non-inferiority margin in vaccine trials. Vaccine，2015，33（12）：1426-1432.

［10］WHO. Correlates of vaccine-induced protection：methods and implications..［2020-05-15］. https：//apps. who. int/iris/bitstream/handle/10665/84288/WHO_IVB_13. 01_eng. pdf；sequence=1.

［11］顾伟，金鹏飞，李靖欣，等. 疫苗免疫学替代终点研究进展. 江苏预防医学，2017，28（1）：1-5.

［12］LI QIN，PETER B G，LAWRENCE C，et al. A framework for assessing immunological correlates of protection in vaccine trials. J Infect Dis，2007，196（9）：1304-1312.

［13］STANLEY A P. Correlates of protection induced by vaccination. Clin Vaccine Imunol，2010，17（7）：1055-1065.

第八章

疫苗临床试验方案的撰写

　　临床试验方案(clinnical trial protocol)指说明临床试验目的、设计、方法学、统计学考虑和组织实施的文件,是一份能对临床试验全过程提供足够细节的文件,旨在让人们理解临床试验的研究背景、目的、研究人群、设计、干预措施、方法学、统计学考虑、伦理学考虑和组织实施等;同时说明研究方法和实施中关键点以保证研究的可重复性;以及为伦理批准到试验结果递交审评或学术发表过程中对试验科学性和伦理学严谨性的评价提供依据。

　　临床试验方案包括方案及其修订版,对于临床试验来说是最为关键核心的文件,其重要性不言而喻。一份编写良好的临床试验方案能够在临床试验开始前对科学性、伦理性以及安全性问题做出恰当的评估,能够在临床试验实施中指导临床试验的具体步骤和流程,直接关系到实施质量的一致性和严密性,能够在临床试验现场实施结束后指导数据的整理、分析和结果解读等工作,对临床试验的科学性和完整性至关重要。

　　申办者是临床试验中最为重要的责任主体之一。依据我国2020年更新实施的《药品注册管理办法》,申请人获准开展药物临床试验的为药物临床试验申办者(简称申办者);获准开展药物临床试验的申办者在开展后续分期药物临床试验前,应当制订相应的药物临床试验方案,经伦理委员会审查同意后开展,并在药品审评中心网站提交相应的药物临床试验方案和支持性资料。药物临床试验用药品的管理应当符合药物临床试验质量管理规范的有关要求。

　　根据我国2013年颁布的《疫苗临床试验质量管理指导原则(试行)》,试验方案制订的责任主体是申办者,申办者应在疫苗临床试验开展前制订试验方案。疫苗临床试验的负责机构接受申办者委托,承担临床试验的风险、对试验方案的可行性进行评估,并参与试验方案的制订。

第一节　临床试验方案的撰写要求

　　疫苗临床试验方案是对一个临床试验设计思想的集中体现。不同疫苗的试验设计,需要考虑病原体、疾病的发病机制、免疫应答以及候选疫苗的自身特性,根据研究目的、受试对象、终点指标采取适宜的临床试验设计。针对不同的试验设计,相应临床试验方案的撰写内容和要求也会有所不同。

我国 GCP(2020 年版)中要求申办者在拟定临床试验方案时,应当有足够的安全性和有效性数据支持其给药途径、给药剂量和持续用药时间。当获得重要的新信息时,申办者应当及时更新研究者手册。如果有需要,应当按规定程序对试验方案作修正。通常临床试验方案应包括以下内容:

1. 试验题目。

2. 试验目的,试验背景,临床前研究中有临床意义的发现和与该试验有关的临床试验结果、已知对人体的可能危险与受益,以及试验药物存在人种差异的可能。

3. 申办者的名称和地址,进行试验的场所,研究者的姓名、资格和地址。

4. 试验设计的类型,随机化分组方法及设盲的水平。

5. 受试者的入选标准,排除标准和剔除标准,选择受试者的步骤,受试者分配的方法。

6. 根据统计学原理计算要达到试验预期目的所需的病例数。

7. 试验用药品的剂型、剂量、给药途径、给药方法、给药次数、疗程和有关合并用药的规定,以及对包装和标签的说明。

8. 拟进行临床和实验室检查的项目、测定的次数和药代动力学分析等。

9. 试验用药品的登记与使用记录、递送、分发方式及储藏条件。

10. 临床观察、随访和保证受试者依从性的措施。

11. 中止临床试验的标准,结束临床试验的规定。

12. 疗效评定标准,包括评定参数的方法、观察时间、记录与分析。

13. 受试者的编码、随机数字表及病例报告表的保存手续。

14. 不良事件的记录要求和严重不良事件的报告方法、处理措施、随访的方式、时间和转归。

15. 试验用药品编码的建立和保存,揭盲方法和紧急情况下破盲的规定。

16. 统计分析计划,统计分析数据集的定义和选择。

17. 数据管理和数据可溯源性的规定。

18. 临床试验的质量控制与质量保证。

19. 试验相关的伦理学。

20. 临床试验预期的进度和完成日期。

21. 试验结束后的随访和医疗措施。

22. 各方承担的职责及其他有关规定。

23. 参考文献。

尽管临床试验方案对于临床试验的实施有着核心作用且各国指南和规范都明确提出了试验方案内容的要求,但这些指南在关于临床试验方案内容的适用范围和撰写标准上并无详细规定,很少描述试验方案的内容细节应如何体现,并缺乏实际试验方案撰写的相关建议。由于部分申办方或研究者缺乏试验方案撰写的经验,使得在一定程度上带来了临床试验方案的质量良莠不齐,实际操作中缺乏全方位的指导,难以保证临床试验的可重复性,且不同临床试验之间可比性不足的各种问题。根据一项系统综述研究,许多随机临床试验的方案对以下内容未充分描述:主要结局(25% 的临床试验描述不充分)、处理分配方法(54%~79%)、盲法的使用(9%~34%)、不良反应报告方法(41%)、样本量计算的参数(4%~40%)、数据分析计划(20%~77%)、论文发表的政策(7%),以及申办者和研究者在试验设计或数据收集过程中的作用(89%~100%)。这些试验方案缺陷和问题,同时也可能导致临床试验过程中不得不对试验方案进行补充修订,或可能导致临床试验的不良实施以及发表的临床试验报告不充分。

越来越多的证据表明,许多临床试验方案的描述不充分、不规范、不完整以至于不能回答临床研究的重要问题。试验方案内容撰写的不标准会损害临床试验的理解和实施,降低临床试验审查效率,导致后续各种问题和烦琐的修改。

一、SPIRIT 临床试验方案撰写标准

为了保证临床试验方案的规范性、内容的完整性以及避免疏漏的出现,提倡采用标准临床试验方案模板,形成一定的制式化。国际上目前较为通用的一个试验方案撰写标准是《规范临床研究方案内容》(Standard Protocol Items Recommendations for Interventional Trial,SPIRIT)。

SPIRIT 计划始于 2007 年,旨在帮助提高临床试验方案的质量和完整性。SPIRIT 的发展广泛咨询了临床试验方案利益相关主体,他们包括试验研究者、医疗专业人员、方法学专家、统计学家、试验合同组织者、医学杂志编辑、研究伦理委员会代表、企业和非企业申办方及监管机构人员等不同角色的人。SPIRIT 声明的制订经过了 2 个系统综述、1 个正式的 Delphi 程序、2 个面对面的共识会议和 1 个预试验建立发展起来。SPIRIT 条目清单经历了几次修改。2007 年,来自 1 个低收入、6 个中等收入、10 个高收入国家(共 17 个国家)的 96 位专家组成员通过 3 轮电子邮件及采用反复的 Delphi 共识调研方法重新审议了条目。专家组成员对每个条目进行评分(1 分代表不重要,10 分代表非常重要),提议新的条目并提供意见,而这些内容均会在下一轮的讨论中传阅。在最后一轮,平均分 ≥8 分的条目入选,而那些平均分 ≤5 分的则会被排除。平均分在 5~8 分之间的则留待共识会议中讨论。在 Delphi 调研后,16 个 SPIRIT 委员会成员于 2007 年 12 月在加拿大安大略省的渥太华市及 2009 年 9 月 14 位委员在加拿大安大略省的多伦多市分别召开会议,分析调研的结果,讨论有争议的条目,并加工条目的草稿。会议结束后,修改的条目在 SPIRIT 委员会中继续传阅以取得更多的回馈。第 2 篇系统综述确认了一些经验性证据,着重讨论试验实施或偏倚风险的相关具体条目。这篇综述的结果有助于 SPIRIT 纳入和排除条目的决定,并且为 SPIRIT 2013 版的说明与详述提供了证据。有些条目缺乏或没有

可确认的经验证据,但基于强烈的务实或伦理学原则而被纳入。

二、SPIRIT 与临床试验指南的关联

SPIRIT 2013 版声明的建立考虑了一系列适用于规范临床试验方案的国际指南。它遵循了 2008 年"赫尔辛基宣言"的伦理原则,尤其是试验方案中需要指出特定的伦理学要求,如获益和风险等。另外,SPIRIT 2013 版声明包含 ICH 1996 年颁布的《药品临床试验管理规范》ICH E6 指南中对临床试验方案的推荐。根据该指南,SPIRIT 2013 版声明提出了要求临床试验方案中必须说明的一些关键条目(如盲法、试验注册、知情同意过程等)。SPIRIT 2013 版声明同样支持 WHO 关于临床试验登记注册的要求,国际医学杂志编辑委员会(the International Committee of Medical Journal Editors)的报告要求,以及关于临床研究登记网站(ClinicalTrials. gov)和欧盟(the European Commission)等的登记注册要求,如 WHO 的注册所包括的条目。在试验方案中设立这些登记注册要求不但是试验概述格式的需要,也有助于提高有临床研究登记注册制度的国家其注册内容的质量。登记注册所需要的特定资料可以容易地从试验方案内的章节中找出来,并复制入相应的注册项目中。

我国对临床试验登记注册也有要求:凡获国家药品监督管理局临床试验批件,并在我国进行临床试验(含生物等效性试验,PK 试验,Ⅰ、Ⅱ、Ⅲ、Ⅳ期试验等)的,均应在"药物临床试验登记与信息公示平台"上进行登记和信息公示。其注册内容覆盖了临床试验方案的核心内容,如申办者信息(申办者名称、联系人相关信息和试验项目经费来源)、试验目的、试验设计、受试者信息(除实际入组人数外)、试验分组、主要终点指标及评价时间。这些方案的相关信息同样在 SPIRIT 2013 版临床试验方案的检查表(checklist)中均有相应的要求。

因此,SPIRIT 2013 版声明是一个国际通用的试验方案撰写指南,其内容涵盖了 ICH 颁布的 GCP 及我国的 GCP 中对临床试验方案的要求,且与美国 FDA、WHO 和欧盟对临床试验方案的注册要求相符合。SPIRIT 2013 版目前已经翻译了西班牙语、意大利语、土耳其语、中文、日文和韩文,在世界范围内被推广使用。SPIRIT 2013 版声明在中国的推广和使用也将同样促进和提高我国的疫苗临床试验方案撰写和登记注册的质量。

三、SPIRIT 临床试验标准方案条目

SPIRIT 2013 版声明中包含了一项 33 个条目的试验方案撰写检查表,可用以辅助临床试验方案撰写。声明可以作为临床试验方案撰写的最基本内容的指导性文件,但在某些情况下可能需要根据试验方案设计的特点增加额外的方案条目,如析因设计可能要求特定的理由说明;交叉设计的临床试验可能需要特有的统计分析注意事项,如交互效应;由疫苗企业发起的临床试验可能有额外的监管要求等。SPIRIT 2013 版主要应用于随机研究,但其他类型的临床研究,就其不同的研究设计、干预措施或者选题等均可以考虑

应用。

SPIRIT 2013 版 33 项条目(见表 8-1、表 8-2)适用于所有的临床试验方案,主要侧重于内容而非格式。检查表中建议对计划的内容作详细完整的描述,但并未对如何设计和实施临床试验做出规定。遵循 SPIRIT 2013 版声明可以对关键内容提供指导,促进高质量试验方案的拟定。遵循 SPIRIT 2013 版声明还能够加强临床试验方案的易懂性和完整性,从而有益于研究者、试验参与者、患者、申办者、赞助方、研究伦理委员会、同行评审、杂志编辑、临床试验注册者、政策制定者、监管者,以及其他关键利益相关者。

表 8-1　SPIRIT 2013 条目清单:临床试验方案及相关条目建议*

条目	编号	描述
试验管理信息		
题目	1	阐明试验设计、人群、干预措施,如果适用,列出题目缩写
试验登记	2a	试验登记号及注册名称,或拟注册的名称
	2b	WHO 临床试验登记注册数据集的所有条目(见 www.annals.org)
方案版本	3	日期和版本号
经费	4	财务、材料和其他支持的来源和类型
角色与职责	5a	方案贡献者的名称、附属机构和角色
	5b	临床试验申办方的姓名和联系方式
	5c	如有试验和赞助者,其在研究设计、收集、管理分析及诠释资料、报告撰写、出版等环节的角色,以及谁拥有最终决策权
	5d	协助单位、指导委员会、终点判定委员会、数据管理以及其他审查临床试验的个人或组织的组成、角色和职能[如适用,详见 21a 关于针对数据监查委员会(DMC)的内容]
引言		
背景和原理	6a	对研究问题和开展试验的必要性与合理性进行描述,包括验证干预措施利弊的相关研究(发表和未发表的)的概述
	6b	对照的选择及依据
目的	7	特定研究目的或假设
试验设计	8	对试验设计进行描述,包括试验设计类型(如平行、交叉、析因、单臂等)、分配比例及研究模式(如优效性、等效、非劣效、探索性等)
方法		
受试者、干预措施及结局		
研究现场	9	描述研究地点如社区诊所、研究型医院,提供受试者和收集数据的国家和研究中心的列表
合格标准	10	受试者纳入、排除标准。如适用,还需包括研究中心和实施干预的研究者(如医生等)的资质

续表

条目	编号	描述
干预措施	11a	对每组的干预进行足以允许重复的详细描述,包括如何和何时实施
	11b	对既定试验受试者的干预进行中止或分配修正的标准(如因危害、受试者要求或进展性/恶化疾病而改变药物剂量等)
	11c	提高干预依从性的策略,以及监督依从性的程序(如回收药物记录、实验室检测等)
	11d	临床试验中允许或禁止使用的相关合并治疗和干预措施
临床结局/终点	12	主要、次要和其他结局指标,包括特定的测量变量(如收缩压),量化分析(如从基线开始的改变、最终值、至终点事件发生的时间等),整合数据的方式(如中位数、比例)及每个结局指标的时间点。强烈推荐解释所选有效或风险结局指标与临床的相关性
受试者时间表	13	受试者入组、干预(包括插入和洗脱)、评价和访视时间表。强烈推荐使用示意图
样本量	14	预计达到研究目的所需的受试者数量及其估算方法,包括任何临床和统计假设
招募	15	实现达到目标样本量的足够受试者入组的措施
干预措施的分配(对照试验)		
分配—产生序列	16a	产生分配序列的方法(如计算机生成随机数),以及分层因素列表。为降低随机序列的可预测性,所有计划的限定条件(如区组)的详细说明都以附件的形式提供,试验招募者或干预措施分配者禁止获得该文件
分配—设盲机制	16b	实施分配序列的机制(如中央随机、按序编号的不透明密封信封),对干预措施被分配前的序列号设盲的步骤进行详述
实施	16c	明确生成分配序号、招募受试者、受试者分配干预措施的研究人员
盲法	17a	明确干预措施分配后的盲态对象(如试验受试者、医疗提供者、结局评估者以及数据分析者),以及如何保持盲态
	17b	如果使用盲法,破盲的条件以及在试验过程中对某个受试者的干预措施进行揭盲的程序
数据收集、管理和分析		
数据采集方法	18a	评价和收集临床终点/结局、基线和其他临床试验数据的方案,包括任何提高数据质量的相关措施(如重复测量、数据评估者的培训);研究工具(如调查表、实验室检测)及其信度和效度的相应描述。如果数据收集表在试验方案中未提供,需说明获得这些表格的出处
	18b	督促受试者坚持和完成访视的方案,包括收集失访或偏离干预方案受试者的结局数据的列表

条目	编号	描述
数据管理	19	数据录入、编码、安全和保存方案,包括任何提升数据质量的相关措施(如双重录入、数据值的范围核查)。如果数据管理流程在试验方案中未详细说明,需提供相应出处
统计方法	20a	主要、次要终点/结局的统计方法。如统计分析计划在试验方案中未详细说明,需提供相应出处
	20b	附加分析(如亚组和校正分析)方法
	20c	事先明确违背试验方案人群分析的定义(如按照指南进行分析和处置),以及处理缺失值的统计分析方法(如多元填充)
监查		
数据监查	21a	DMC 的组成,其职能和架构,对其是否独立于申办方之外和无竞争利益的声明,如在试验方案中未对其章程进行详细说明,需列明其出处。若未设立 DMC 则需进行说明
	21b	中期分析或试验中止标准的描述,包括谁(可以)将获得中期分析结果及中止试验的最终决定权
风险	22	收集、评价、报告和管理征集性,自报告不良事件及试验干预或实施的其他非预期不良反应的方案
稽查	23	对临床试验实施进行稽查的频率和流程,以及确定该程序是否独立于研究者和申办方之外(如适用)
伦理审核结果公开		
研究伦理批准	24	获取伦理审查委员会(REC/IRB)批准的计划
方案修订	25	与相关机构(如研究者、REC/IRB、试验受试者、试验注册机构、期刊以及监管者)就重要的方案变更(如入选标准、终点/结局指标或分析方法的修改)进行沟通的计划
知情同意	26a	明确如何获取试验志愿者或其授权代理人知情同意的计划(见条目32)
	26b	收集和使用受试者相关数据和生物标本进行探索性研究的额外同意条款(如适用)
保密性	27	在试验前、进行中与试验后,须对志愿者和入组受试者的个人信息进行收集、共享和维护以达到保密性
利益冲突声明	28	整个试验和各研究中心主要研究者的财务和其他竞争性利益声明
数据访问	29	明确阐述何人能够访问最终试验数据集,并制定明确限制研究者访问数据的合同协议
临床试验后补偿治疗	30	明确是否需要临床试验后补偿性治疗(如适用),以及对因参与临床试验受到损害的受试者赔偿的条款
试验结果发布	31a	研究者和申办方就试验结果与受试者、医学专业人员、公众,以及其他相关机构进行沟通的计划(如通过发表、在结果数据库中提交报告或其他数据共享措施),包括所有发表限制条件

条目	编号	描述
	31b	作者资质以及使用专业作家的计划
	31c	向公众公开完整试验方案、受试者数据集以及统计编码的计划(如适用)
附件		
知情同意材料	32	给受试者和授权代理人的知情同意书模板及其他相关文件
生物标本	33	收集、实验室评价和保存生物标本,为本次临床试验进行基因或分子学分析,或备用后续探索性研究(如适用)

注:DMC, Data Monitoring Committee,数据监查委员会;IRB, Institutional Review Board,伦理审查委员会;REC, Research Ethics Committee,研究伦理委员会。

* 推荐将本检查表与 SPIRIT 2013 版解读和细化一文结合阅读,便于明确认知所有条目内容。试验方案修订需要留有记录并登记日期。SPIRIT 条目清单版权由 SPIRIT 组织所有,允许转载。

表 8-2 入组、干预和评价时间表推荐内容的模板示例

	研究期间							
	入组	分配			分配后			结束
时间点 *	$-t_1$	0	t_1	t_2	t_3	t_4	...	t_x
入组:								
合格性筛查	X							
知情同意	X							
[列出其他流程]	X							
分配		X						
实施干预:								
干预措施 A			◆——————◆					
干预措施 B			X		X_1			
[列出其他研究组]			◆———————————◆					
评价:								
[列出基线变量]	X	X						
[列出结局变量]				X		X	...	X
[列出其他数据变量]			X	X	X	X	...	X

注:这一模板的版权由 SPIRIT 组织所有,允许转载。

* 在本行中列出特定的访视时间点。

SPIRIT 2013 版旨在提升临床试验计划的理解以及描述的完整性,而并未涉及临床试验如何设计或实施。该检查表不可用于判断试验的质量,因为设计不良的临床试验方案也可能通过完整描述其不恰当的设计特征来阐述检查表所有条目。因此,临床试验方案

不仅仅是相关条目的罗列,它应是整合有序的文件,可以提供合适的研究背景及理念的叙述,以及各项关键环节的实施过程和要求,以便于相应专业的人员对临床试验的科学性进行评估,或保证试验过程的可重复。但是使用 SPIRIT 2013 版能够通过提醒研究者在临床试验设计阶段所要考虑的重要问题以及临床试验方案的标准化撰写,从而提高临床试验的有效性并促进临床试验良好和高效的实施。

从第二节开始,笔者依据多年开展疫苗临床试验实践经验以及应用临床试验方案撰写标准的思考总结,结合我国 GCP(2020 年版)的"第六章 试验方案"中对临床试验方案撰写基本内容的要求对疫苗临床试验方案撰写中的重要内容进行逐项介绍。

第二节　试验方案的基本信息

GCP(2020 年版)提出临床试验方案中需要包括的基本信息有:试验方案标题、编号、版本号和日期;申办者的名称和地址;申办者授权签署、修改试验方案的人员姓名、职务和单位;申办者的医学专家姓名、职务、所在单位地址和电话;研究者姓名、职称、职务,临床试验机构的地址和电话;参与临床试验的单位及相关部门名称、地址。

以上内容,通常出现在试验方案的首页或是摘要中,这些信息属于一项临床试验的基本信息,经常需要获取,如查询研究者的联系方式等。将这些基本信息写在试验方案的首页或是摘要中,方便快速查阅。

一、试验方案首页及修订页

一份完整的试验方案通常需要在首页中以适当的形式将试验的基本信息和主题内容进行详细列明:

1. 项目名称　包括疫苗名称、临床试验的阶段(I～Ⅳ期)。

2. 试验方案名称　需包含受试对象信息(年龄、性别等)、疫苗全称、试验设计描述(随机、双盲、安慰剂对照/阳性对照,优效性/非劣效)。

3. 申办者　公司全称。

4. 研究疫苗　疫苗全称。

5. 项目编号　应为试验项目的统一编号,如"JSVCT012"。

6. 临床试验注册号　需要写明试验注册编号和注册网站名称,如果尚未注册,写明计划注册的网站。

7. 试验方案日期　与试验方案版本号相对应的方案定稿日期。

8. 版本号　与试验方案定稿日期相对应的版本号。

9. 主要研究者　姓名、职称以及工作单位。

10. 试验方案编写者或参与方案修改的医学专家等　姓名、职称以及工作单位。

11. 版权声明 ××××公司××××年版权所有,未经授权禁止复制或使用。

注意研究疫苗的全称需要和临床试验批件上的疫苗名称保持一致。注意试验方案的版本号和方案日期须一致,并且符合当前所用的试验方案版本,如果最终试验方案不是第一版,需要在方案修订页中列表将每版试验方案的修订内容和理由进行说明(示例1)。

示例1 临床试验方案修订记录表

方案版本	版本日期	修订内容	原因
2.0版(最终)	2011年10月9日	增加了一个次要目标和相应的终点检测:免后第14个月的免疫持久性;增加了第9次访视,即第14个月的采血	申办者要求
1.0版	2011年7月20日	N/A	

二、签字页及主要研究者声明

递交伦理委员会的试验方案中还需包括申办方批准临床试验方案签字页及主要研究者声明,均需将项目编号、方案日期、版本号、研究题目详述[需涵盖受试对象信息(年龄、性别等)、疫苗全称、试验设计描述(随机、双盲、安慰剂对照/阳性对照,优效性/非劣效、研究主要目的)详细列出]。申办方批准临床试验签字页还需包含申办方及其负责人的详细信息,并加盖申办方公司章及申办方负责人签名,而主要研究者声明中除还需主要研究者详细信息及签名外,还需包含研究者对于将遵照试验方案、《药物临床试验质量管理规范》以及所有相关的法规要求执行临床试验的声明(见示例2)。

示例2 临床试验方案研究者签字页
主要研究者声明

我同意:

● 承担指导在本地区进行该项临床研究的职责。

● 确保本研究按照试验方案、经各方同意的修订方案以及■■■■■■■■■■公司的其他临床研究标准操作规程进行。

● 确保参与本项研究的我方人员充分了解■■■■■■■■■公司的产品信息和试验方案中规定的其他与研究相关的职责和义务。

● 确保在未经申办者和伦理委员会(IEC)的审查和书面批准的情况下,不对试验方案做任何更改,除非需要消除对受试者的即刻危害或为了遵守药政管理部门的要求(如涉及行政管理的方面)。

● 我完全熟悉试验方案中所描述的正确使用该疫苗的方法,完全了解申办者所提供的其他信息,包括但不限于以下内容:现行的研究者手册(IB)或等效文件、研究者手册增补件(如果有)、处方信息(如果是已上市的疫苗)。

● 我熟悉并将遵守《药物临床试验质量管理规范》(GCP)和所有相关的法规要求。

项目编号	×××010
试验方案日期	终版:××××年××月××日
版本号	2.0 版
详细研究题目	本研究为多中心、随机、双盲、安慰剂对照的Ⅲ期临床试验,用于评价■■■■■■■■■■■公司研制的■■■■■■■■■■疫苗在中国 6~35 月龄健康婴幼儿受试者中按照 0、28 天免疫程序肌内注射后的保护性、免疫原性、免疫持久性和安全性。
主要研究者	姓名:■■■ 职称:■■■■■■ 职务:■■■■■■ 单位:■■■■■■■ 地址:■■■■■■■ 邮编:■■■■■ 电话:■■■■■■■ 传真:■■■■■■ E-mail:■■■■■■

主要研究者签名:■■■　　　　　　　　　　　　签字日期:2011 年 10 月 18 日

三、试验方案摘要

试验方案摘要(见示例 3)是对临床试验方案主要内容和关键信息的集中,以便于研究者快速地了解临床试验的设计和核心。现场操作中,方便实施过程中研究者的快速查阅。

示例 3　疫苗临床试验方案摘要模板

条目	内容
研究题目详述	受试对象信息(年龄、性别等)、疫苗全称、试验设计描述(随机、双盲、安慰剂对照/阳性对照,优效性/非劣效)、研究主要目的
预防疾病	试验疫苗所针对的疾病
研究人群	受试对象信息(年龄、性别等)、年龄/性别分组
基本原理	受试人群选择、免疫程序和免疫剂量的选择
研究目的	主要研究目的、次要研究目的、探索性研究目的
研究设计	研究地区、试验设计(随机、双盲/盲法/开放、安慰剂对照/阳性对照,优效性/非劣效),分组及每组的干预措施、疫苗分配、免疫程序与免疫途径、计划研究持续时间、访视计划、血样采集的时间点、采血量、安全性观察的指标、期中分析、最终分析

续表

条目	内容
受试者人数	每组受试者人数
主要终点	待评价的主要终点(如:受试人群每针次接种后第 0~7 天征集性不良事件的发生率)
次要终点	待评价的次要终点(如:受试人群每针次接种后第 0~28 天非征集性不良事件的发生率。)
试验期限	应明确描述;阐明是否包括接种实施现场的安全性监测、病例采集、免疫原性检测、长期安全性和免疫持久性研究的随访时间。
主要参与方	主要参与单位(申办方、研究方、监察方、实验室检测方)的负责人、联系电话、邮箱、单位、单位地址
申办方的角色	申办者和资助者的角色,是否参与以下的任何活动(试验设计;数据收集、管理、分析和数据的解释;报告的撰写;是否发表研究结果)
相关委员会	如有成立临床试验指导委员会、终点判定委员会、数据监查委员会或其他独立的临床试验监管组织,说明其成员的信息,包括姓名、单位、专长、电话、邮箱

四、英文缩写表及相关术语表

此项为推荐内容,可在试验方案目录之前将该方案中涉及的缩略语、英文全名、中文名以及相关专业名词的解释,如征集性、非征集性不良事件等,以表格的形式列出(见示例 4)。

示例 4　英文缩写表及相关术语表

缩略语	英文名称	中文名称
AE	adverse event	不良事件
AR	adverse reaction	不良反应
CI	confidence interval	置信区间
CRF	case report form	病例报告表
CRO	contract research organization	合同研究组织
DSMB	data and safety monitoring boards	数据安全监查委员会
FAS	full analysis set	全分析集
GCP	good clinical practice	药物临床试验质量管理规范
GMT	geometric mean titer	抗体几何平均滴度
GMI	geometric mean increase	抗体几何平均增长倍数
ITT	intent-to-treat	意向治疗
IEC	ethics committee	伦理委员会
PPS	per protocol set	符合方案集
SAE	serious adverse event	严重不良事件
SAR	serious adverse reaction	严重不良反应
SOP	standard operation procedure	标准操作规程

五、目录

疫苗临床试验方案内容复杂,可能有四级或更多的级。但为了保证目录的清晰可读,试验方案的目录通常仅包含一级和二级标题,以及相应的页码(见示例5)。

如果考虑到试验方案中提供的图和表需要在临床试验过程中被经常查阅和参考(流程图或访视表),增加图和表的目录检索更加方便。

示 例 5 目 录 节 选

目 录

第三节 研究背景

GCP(2020年版)提出临床试验方案中需要介绍研究背景。研究背景应当包括以下内容:试验用药品名称与介绍;试验用药品在非临床研究和临床研究中与临床试验相关、具有潜在临床意义的发现;对受试人群的已知和潜在的风险和获益;试验用药品的给药途径、给药剂量、给药方法及治疗时程的描述,并说明理由;强调临床试验需要按照试验方案、本规范及相关法律法规实施;临床试验的目标人群;临床试验相关的研究背景资料、参考文献和数据来源。

研究背景提供的内容通常要求能反映出临床试验设计的理论基础和设计思路,并且反映出针对性的一些问题考量,如选择安慰剂作为对照品的理由和可行性;目标人群的确定依据,包括本试验前期的流行病学调查资料等等。合理地说明这些背景信息有利于阅读者了解本临床试验的必要性、科学性和重要性。

一、绪论

试验方案的绪论中需提供疾病背景,包含当前已知的疾病流行状况、发病机制以及针对感染而产生保护的相关免疫反应信息;对采取控制措施的需要;需讨论挑选疫苗候选株以及对照疫苗的科学理论基础;受试者参加临床试验的受益和可能存在的风险。

二、前期研究资料的小结

总结本临床试验之前对该试验疫苗开展的动物实验研究结果或是前期临床试验结果的小结。如果国内外有其他类似产品的研究结果,也需要其进行汇总描述,这些前期的研究资料可以为本方案设计提供依据和参考(见示例6)。

示例6　绪论节选范例

1. 绪论

1.1　疾病背景

■■■■■■■病毒是能引起儿童急性感染的一种常见肠道病毒,其引起的临床症状和体征主要包括手足口病、疱疹性咽峡炎、脑炎、脑干脑炎、脑脊髓炎、脊髓灰质炎综合征、格林-巴利综合征、无菌性脑膜炎、急性出血性结膜炎、肺水肿/肺出血、心肺功能衰竭、严重脑功能衰竭等,而其中以手足口病及疱疹性咽峡炎最为常见。

1.3.3　临床前研究小结

在临床前研究中,完成了■■■■■■■疫苗的设计、中试、有效性试验、安全性评价、质量控制等工作,病毒特异性抗原纯度达95%以上;10~50倍 LD_{50} 强毒攻击免疫乳鼠,保护效果100%;临床前安全性评价试验证明在临床拟用量10倍情况下仍是安全的。根据动物实验显示:两剂次接种后中和抗体水平明显高于单剂次接种后;含佐剂的疫苗接种后中和抗体水平明显优于不添加佐剂者,建议推荐在Ⅰ、Ⅱ期临床试验中使用两针次、不同剂量组、含有佐剂和不含佐剂的疫苗组开展人群疫苗临床试验。

第四节　研 究 目 的

根据GCP(2020年版)的要求,临床试验方案中应当详细描述临床试验的研究目的。临床试验的研究目的应当在试验方案的摘要和正文中均明确说明,且保持一致。试验的研究目的可以是一个或者多个,可以按主要目的、次要目的、探索性目的分别描述。

一般来说,对于Ⅰ期临床试验,主要研究目的是评价疫苗的安全性、耐受性和反应原性,次要研究目的是评价疫苗的免疫原性。对于联合的Ⅰ/Ⅱ期或Ⅱ期临床试验,主要研究目的可以是评价疫苗的安全性和免疫原性,进行剂量反应、免疫程序选择,也可包括其他探索性研究目的,如不同年龄、种族或性别的免疫反应。当疫苗候选株相比先前注册的结构出现变异时,需考虑采用联合的 Ⅰ/Ⅱ 期临床试验,如流感亚单位疫苗。Ⅲ 期临床试验的主要研究目的通常是疫苗的保护效果和安全性。如在某疫苗的 Ⅰ 期临床试验方案中,明确主要研究目的是评价疫苗的安全性和耐受性,次要研究目的为免疫原性评价(见示例 7)。

示例 7　绪论节选范例二

7. 研究目的

7.1　主要研究目的

评价■■■■■■■■■疫苗在 18~65 周岁的健康人群中的安全性和耐受性。

7.2　次要研究目的

初步评价■■■■■■■■■疫苗在 18~65 周岁的健康人群中的免疫原性。

第五节　临床试验设计

临床试验设计是实现研究目的的主要方案的具体体现。临床试验设计反映了临床试验的科学性和试验数据的可靠性。要求的临床试验设计通常包括:明确临床试验的主要终点和次要终点;对照组选择的理由和试验设计的描述(如双盲、安慰剂对照、平行组设计),并对研究设计(优效性、等效、非劣效、探索性等)、流程和不同阶段以流程图形式表示;减少或控制偏倚所采取的措施,包括随机化和盲法的方法和过程。采用单盲或开放性试验需要说明理由和控制偏倚的措施;治疗方法、试验用药品的剂量、给药方案;试验用药品的剂型、包装、标签;受试者参与临床试验的预期时长和具体安排,包括随访等;受试者、部分临床试验及全部临床试验的"暂停试验标准""终止试验标准";试验用药品管理流程,包括安慰剂、对照药品等;盲底保存和揭盲的程序;明确何种试验数据可作为源数据直接记录在病例报告表中。

临床试验设计是临床试验方案中的主要内容,详细描述了临床试验关键步骤中的执行过程。试验方案中对这些关键内容的描述越清晰明确,越有利于试验过程中的质量控制。

一、研究终点

试验方案中需明确研究的观察指标/研究终点,观察指标的选择应根据研究目的来确定。对于 Ⅰ 期临床试验,安全性、耐受性和反应原性为主要研究目的,则观察指标/研究终点可以是不良反应发生率或某种严重程度的不良反应发生率。疫苗临床试验中常见的不良反应观测,包括局部反应(疼痛、敏感和红肿)和全身反应(发热、寒战、头痛、肌痛、关节痛等),以及不良反应的实验室证据(血液、生化检查和其他检查)。Ⅱ 期临床试验主要终点通常为接种后在特定时间内的特异性免疫反应水平,如特异性抗体的几何平均滴度、阳转率或四倍增长率,安全性和反应原性可能是主要或次要终点。III期临床试验的主要终点可能是对目标感染和/或疾病的保护效果,也可能是达到保护性抗体水平的百分比,主要的安全性评估可能是疫苗相关严重不良事件的发生率。

二、地点时间及实施

临床试验设计的关键信息还包括研究地区/中心(多个研究中心,或单中心)、研究持续时间(每个个体的观察时间和整个试验从第一个受试者入组到最后一个受试者出组的时间长度)、访视计划(时间窗)等。这些信息均需要在试验方案摘要和正文中描述。

要求,临床试验方案中需要明确制订受试者访视和随访计划,每次随访中要完成的评估内容和数据采集方式,包括临床试验期间对临床试验终点和不良事件评估及试验结束后对仍在持续的不良反应的随访和医疗处理。针对既定的评估安全性/免疫原性和/或保护效果的特定的临床和实验室程序,包括将要进行的筛查、招募和随访,应列出详细的研究计划说明不同评估的开展时间/研究程序/干预措施,临床试验的流程图和受试者随访安排表是反应临床试验设计和实施步骤的重要工具(见示例8)。

示例8 临床试验流程及访视安排

访视编号	1	2	3	4	5	6	7	8	9
访视ID	2月龄时的访视	3月龄时的访视	4月龄时的访视	5月龄时的访视	6月龄时的访视	7月龄时的访视	12月龄时的访视	13月龄时的访视	18月龄时的访视
研究的间隔时间	第1次接种	OPV/DTaP接种	第2次接种	仅进行DTaP接种	第3次接种	婴儿免疫接种阶段后	第4次接种	幼儿剂接种后	6个月随访
访视窗口	年龄为42~98天	第1次访视后28~42天	第2次访视后28~42天	第3次访视后28~42天	第4次访视后28~42天	第5次访视后28~42天	年龄为365~455天	第7次访视后28~42天	最后1次研究疫苗接种后165到210天
知情同意书	×								
审查入选/排除标准	×								
人口统计学、病史和体检	×								
腋温	×	×	×	×	×		×		
随机分组	×								

访视编号	1	2	3	4	5	6	7	8	9
试验疫苗	×		×		×		×		
20 分钟观察	×	×		×	×		×		
Hib 疫苗接种	×		×		×				
OPV 疫苗接种	×	×	×						
DTaP 疫苗接种		×		×					
HBV 疫苗接种					×				
获得血样				×		×		×	
确认受试者的连续合格性		×	×	×	×	×	×	×	
向父母提供电子日记、体温计和卡尺	×		×		×		×		
评价反应原性	Day 1 to 7		Day 1 to 7		Day 1 to 7		Day 1 to 7		
退热剂的使用	Day 1 to 7		Day 1 to 7		Day 1 to 7		Day 1 to 7		
电话/访视									×
相应访视时收集不良事件	×	×	×	×	×	×	×	×	×

此外,试验方案中应该规定临床试验暂停或提前终止的标准(见示例9)。一般提前终止或暂停临床试验的原因包括:伦理委员会或申办方叫停;在一定比例的人群中发生了超敏反应或试验制品相关 SAE 或中/重度不良反应达到一定异常比例等。

示例9　临床试验提前终止标准节选

试验提前终止条件:

当受试者在临床试验期间内观察到的不良事件,满足下列3条中的任一条时,可对试验疫苗的安全性提出质疑,由研究者和申办者共同讨论,决定是否提前终止临床试验。

—— 在研究期间出现可能与疫苗接种有关的 4 级不良反应、严重异常反应。

—— 15% 以上受试者出现 3 级及以上不良反应,包括局部反应、全身反应、生命体征和异常实验室数据。

—— 2/3 受试者出现 2 级及以上不良反应。

三、试验制品/干预措施

根据 GCP(2020 年版)的要求,临床试验方案中需要详细描述受试者在临床试验各组应用的所有试验用药物名称、给药剂量、给药方案、给药途径和治疗时间以及随访期限。并且规范临床试验前和临床试验中允许的合并用药(包括急救治疗用药)或治疗的指南,明确列出禁止使用的药物或治疗方案。

试验用疫苗的描述主要内容应包括疫苗有效成分的剂量、佐剂含量、剂型等,外观特征还包括包装、标签、文字说明、疫苗的储存条件等;接种前对疫苗的准备过程说明。除了试验疫苗以外,还包括安慰剂和/或对照疫苗的相关信息和准备过程。试验疫苗的制造信息、临床前动物实验和前期临床安全性、免疫原性、可能的预期不良反应等,均应与研究手册中提供的信息相符合。

试验方案中需要对临床试验中可能的联合用药或联合用疫苗的要求进行说明,包括严禁使用的药物,需详细说明,如激素或免疫抑制剂的禁止使用。通常在临床试验中,除应急疫苗(如狂犬疫苗)或扩大免疫规划疫苗外,应尽量减少其他非试验用疫苗或药物的联合使用;如出现联合用疫苗或合并用药的情况,需要做记录以评价其对试验终点的可能影响等。详情见示例 10。

示例 10　试验制品/干预措施节选范例

10.3.1　试验用疫苗

本研究的试验疫苗为■■■■■■■■公司研制的■■■■■疫苗。

试验疫苗:为冻干粉针剂,外观为白色疏松体,可表达■■■■■■病毒,活病毒含量 $2×10^{10}$ vp/瓶,质量符合申办方制定的《■■■■疫苗的制造及检定规程(草案)》的要求,并经中国食品药品检定研究院检定合格。安慰剂对照:为冻干粉针剂,外观为白色疏松体,除不含可表达■■■■■■病毒的活性成分外,其他成分均与试验疫苗一致,并经中国食品药品检定研究院检定合格。

稀释液为灭菌注射用水(■■■■■■■公司研制,国药准字■■■■,批号■■■■,有效期:■■■■)。

10.3.2　免疫程序与免疫途径

疫苗配制和接种:取 1 只试验用疫苗,开盖,用 2.0ml 一次性注射器吸取灭菌注射用水 1.0ml,注入疫苗瓶中,轻摇,使其完全溶解,使用一次性注射器抽取 1.0ml 溶解后的疫苗注射于上臂外侧三角肌中部,肌内注射。1 人次注射剂量为 $2×10^{10}$ vp。

四、随机与盲法

一般情况下,常需依据既定随机化方法进行,可采用完全随机法或分层、区组(依样本量大小而定,通常以 5~10 为一个区组)随机化方法:分层随机化有助于保持层内的均衡性,如按照性别、年龄组进行分层,促使组内均衡安排;区组的大小与总样本量相关,设置要适当,太大易造成组间不均衡,太小则易造成同一区组内受试者分组的可猜测性。根据设盲程度的不同,盲法可分为双盲、单盲和非盲的开放性试验。如条件许可,应尽可能采用双盲试验;如果双盲不可行,则应优先考虑单盲试验。

试验方案中应对以下内容详细说明:随机号的产生与分配,受试者的分组分层的因素,疫苗编号的分配方法;编盲的方式、盲底的制作和保存;揭盲以及紧急揭盲的条件。详情见示例 11。

示例 11 随机与盲法节选

10.2 随机与盲法

10.2.1 随机与双盲

本研究通过疫苗编盲的方法实现随机与盲法。

筛选合格的受试者,以筛选入组的先后为序,按随机号表依次获得疫苗编号,各年龄组下各剂量组试验疫苗与安慰剂对照按 2:1 的比例随机编码,获得疫苗编号的受试者按 2:1 的比例随机分为试验疫苗组和安慰剂对照组,按照疫苗编号分别接种试验疫苗或安慰剂对照。

10.2.2 疫苗编盲

由申办方委托研究者以外的第三方组织编盲,应用 SAS 软件以随机化方法产生随机编码。低剂量试验疫苗、高剂量试验疫苗分别与安慰剂对照进行随机编盲,按表 8-3 分成 4 组。

表 8-3 疫苗编号号段

剂量组	年龄组	试验疫苗	安慰剂对照	合计
低剂量组	18~44 周岁	20	10	30
	45~60 周岁	20	10	30
高剂量组	18~44 周岁	20	10	30
	45~60 周岁	20	10	30

每个号段中将相应剂量试验疫苗与安慰剂对照按 2:1 的比例随机分配疫苗编号(每人份试验疫苗随机分配唯一编号)。试验疫苗与安慰剂对照内外包装均一致,并在包装上统一标注编号等内容。

编盲方制作两份盲底,由申办方与研究者分别保存,并进行详细记录。编盲人员不得参加临床试验工作,同时也不得向参加临床试验工作的任何人员泄露编盲内容。

编盲方制作一份应急盲底,应急盲底应注明试验方案名称和"仅在紧急情况下开封"字样。

第六节　研究对象/受试者

根据 GCP(2020 年版)第六十三条的要求,受试者的选择和退出要有详细的纳入、排除标准等。除此以外,包括停用试验用药品、终止临床试验等措施。试验方案摘要和正文中均需要详细描述研究人群范围特征及研究中预期招募的受试者样本量。

一、入选和排除标准

试验方案中需明确列出可纳入人群的基本特征(性别限制、年龄范围、健康状况、是否签署知情同意等)(入选标准)以及不被纳入人群的排除原因(排除标准)。对于一些 I 期临床试验,筛检内容除了病史询问、体格检查以外,还包括实验室筛查,用于证明所选择受试者健康状况良好(血液和生化指标正常,无乙肝、丙肝或 HIV 感染)。

关于入选和排除标准的描述应详细明确、无歧义,并且具有实际可操作性。详情见示例 12。

示例 12　入选和排除标准节选

4.2　入选标准

所有参加本研究的受试者必须满足下列条件:

1)6~35 月龄健康人群。

2)经询问病史及相关体检,经研究者临床判定的健康者。

3)受试者监护人同意接受接种方案、免疫原性检测和相关随访。

4)获得受试者监护人的同意,并签署知情同意书。

5)受试者能遵守临床试验方案的要求。

4.3　排除标准

在决定受试者是否入选时必须针对以下标准进行衡量。如果存在其中任何一种情况,受试者将不能参加本研究。

1)手足口病患者、治愈者。

2)有疫苗或疫苗成分过敏史,对疫苗有严重的副反应,如过敏、荨麻疹、呼吸困难、血管神经性水肿或腹痛。

3)先天畸形或发育障碍,遗传缺陷,严重营养不良等。

4)癫痫,惊厥或抽搐史,或有精神病家族史。

5)自身免疫性疾病或免疫缺陷,或父母、兄弟姐妹有自身免疫性疾病或免疫缺陷。

……

二、研究的完成或中途退出

通常在试验方案中需对受试者完成研究、中途退出进行明确的定义,并且规定好退出原因的分类。此外,考虑到各种可能预先列出终止接种和停止试验的标准。常见的个人终止接种原因包括:出现严重不良反应和/或疫苗接种后超敏反应,出现了符合试验中的排除标准的情况,以及不能遵循试验方案继续随访。需注意,对于提前退出试验的受试者,仍应尽最大的努力继续随访这些受试者,而部分试验数据可能还可以纳入数据分析库中,特别是安全性数据。详情见示例13。

示例13　研究的完成或中途退出节选

9.4　受试者退出研究

受试者在研究期间可以随时退出,研究者应按以下几种情况进行记录和处理:

—— 失去联系,提前终止研究。

—— 受试者无任何原因要求退出。

—— 受试者因与研究无关的原因要求退出,如长期外出、迁居等,应记录具体退出原因。

—— 受试者因与研究有关的原因要求退出,如无法耐受不良反应、无法忍受生物标本采集等,应记录具体退出原因,研究者应对因 AE/SAE 退出的受试者跟踪随访至事件解决。

—— 受试者可以主张完全终止研究,包括停止接种、生物标本采集和安全性观察等所有研究行为,该受试者退出前的研究资料可以用于分析。如果该受试者禁止研究者继续使用与其有关的所有研究资料,则该受试者退出前的所有研究资料将不可以用于分析。

—— 受试者也可以主张部分终止研究,如只停止接种,或只停止生物标本采集等,试验方案规定的其他研究应继续完成。

9.5　受试者完成研究

9.5.1　受试者完成安全性观察

完成免疫接种的受试者按试验方案完成接种后28天的安全性观察,以及整个研究期间的 SAE 报告。

第七节　检测指标的测量和评估

在临床试验方案中针对有效性评价指标的内容通常需要开展对临床试验的有效性指标的详细描述,包括评价方法、数据记录、分析方法和时间点。安全性评价内容通常需要开展对临床试验的安全性指标的详细描述,包括安全性指标的评价方法、数据记录、分析方法和时间点,不良事件和伴随疾病的记录和报告程序,以及不良事件的随访方式和时间。临床试验方案中需要对有效性评价指标或安全性相关评价指标所涉及的临床和实验室检查的项目内容进行详细描述。

一、安全性指标测量和评估

各期临床试验对局部反应和全身反应进行多次详细的评估,同时对受试者接种后的临床不良反应记录进行审核。评估的频率因研究产品的不同而异:对安全性不确定的新产品需进行更加频繁而详细的评估。对于候选活疫苗,定期收集血液、鼻腔分泌物、粪便以及其他样本用来评估毒性事件,或测定排毒的频率、数量及持续时间。实验室评估应当基于病原体、评估的疫苗以及预审收集的信息满足试验方案的特殊需要。每个研究均需简单的描述采集标本的类型,列出标本采集的方法、准备、处理、储存以及运输(如果适用),并提供单独的研究手册详细描述研究程序。对于Ⅲ期临床试验,需进行随访以确定疫苗对感染或疾病的保护效果,并收集 SAE 发生情况;此外,研究还需包含有限的前瞻性安全性评估(可以仅为研究人群的亚集)以完善安全性数据。

通常安全性比较研究应该是随机对照的,且应该采取主动随访方式进行安全性监测,前瞻性地安排访视时间点。一般对于活疫苗或灭活疫苗,免疫后均需进行主动监测,随访应该持续至少 28 天。通常依据疫苗性质的不同,对受试者在接种后第 30 分钟、6~12 小时以及第 1、2、3、7、28 天进行安全性监测。而因疫苗接种后 7 天内,尤其是 3 天内发生的不良反应通常较可能与疫苗接种相关,国内外许多研究均将疫苗接种后 7 天称为征集期,而 7~28 天则为非征集期。

如上所述,临床试验的方案需详细列出试验过程中监测的具体安全性指标、监测的方法、评估和报告的时间,以及严重程度分级的判定标准。不良反应/事件的严重程度分级的判定标准来源需要在试验方案中进行说明,一般可主要参考国家药品监督管理局 2019 年更新施行的《预防用疫苗临床试验不良事件分级标准指导原则》。如果有需要,也可以采用一些国外的分级标准,如美国国立卫生研究院(NIH)过敏和传染病研究所(NIAID)的评价标准。

安全性评估中还需要描述安全监督计划。对于单中心临床试验或其他小型的临床试验,由独立的专家成员阶段性或不定期的回顾试验结果,并对申办方如何继续开展临床试验提出建议。而对于大型、多中心临床试验,则由相关临床专家和统计学家构成数据与安全监查委员会(Data and Safety Monitoring Boards,DSMB),回顾研究进展并向申办方提出建议。DSMB 可因以下情况而对试验方案进行调整:出现非预期的或严重的不良反应而建议终止试验;审核一项触发了终止标准的不良事件后继续试验;基于中期分析而改变样本量;其他为了保证试验顺利完成所需进行的试验方案调整。详情见示例 14。

示例 14　安全性评估节选

7.2　安全性评价

疫苗的安全性将依据局部不良反应和全身不良反应发生的范围、严重程度以及不良事件与疫苗的相关性来评价。

试验过程中出现的所有不良反应/事件(即从签署知情同意书开始)都要进行收集、记录,并由研究者报告给申办者和监查员。

7.3 临床评估

受试者接种疫苗后出现任何有临床意义的不良反应/事件,应尽快向研究者报告。研究者应对不良反应/事件进行调查和医学访视,如病史调查、体检和必要的实验室检查,并进行相应的医学处理,继续跟踪随访,直到不良反应/事件得到解决,最终完成详细的调查和随访记录,包括以下内容:

不良反应/事件的描述

不良反应/事件开始时间和结束时间

强度分级

与疫苗接种的关联性

实验室检查结果

处理措施

以每例受试者为单位报告不良事件,即按受试者而非不良事件的次数计算。这意味着如果随访期间同一事件重复发生于某一受试者,则该事件只被计作一次。根据下列原则总结反复发生于同一例受试者的不良事件:如果某受试者重复发生一次以上同一不良事件,则取其中最严重的程度、与接种最密切的关系和最早的起始时间来概述此不良事件。但是,在数据列表中,将列出所有发生的不良事件。

7.4 安全性观察指标与分级标准

局部反应、全身反应及生命体征:不良反应分级主要参考国家药品监督管理局《预防用疫苗临床试验不良事件分级标准指导原则》、美国国立卫生研究院(NIH)过敏和传染病研究所(NIAID)的评价标准,参见《儿童及婴儿副反应及毒性分级表》(2007 年)。AE 的强度按表 8-4、表 8-5 进行评价。

表 8-4 征集性局部不良事件观察指标与分级标准

局部症状	轻度(1级)	中度(2级)	严重(3级)	潜在的生命威胁(4级)
触痛	触动注射部位有退缩等轻微反应	触动注射部位有啼哭等中度反应	触动注射肢即发生哭闹、推拒等反应	急诊或住院
硬结*	<10mm	10~25mm	26~50mm	>50mm
红斑*	<10mm	10~25mm	26~50mm	>50mm
肿胀**	<10mm	10~25mm	26~50mm	>50mm
瘙痒	注射部位微痒	注射肢中度痒	全身痒	

注:*除了最直接地通过测量直径来分级评价局部反应,还要记录测量结果的发展变化。

**肿胀的评价和分级应根据功能等级和实际测量结果。

表 8-5 征集性全身不良事件观察指标与分级标准

全身反应	轻度(1级)	中度(2级)	严重(3级)	潜在的生命威胁(4级)
变态反应	瘙痒无皮疹	局部荨麻疹	广泛荨麻疹,血管性水肿	严重变态反应
疲倦、乏力	正常活动减弱小于48h,不影响活动	正常活动减弱20%~50%大于48h,稍影响活动	正常活动减弱>50%,严重影响日常活动,不能工作	不能自理,急诊或住院
烦躁(易激惹,异常哭闹)	睡眠较平时稍减少	睡眠明显减少或难以入睡,哭闹较难安抚	持续哭闹难以安抚,影响日常活动	
食欲下降	摄入较平常少	1~2顿未进食	24h未进食	无明显摄入,需静脉输液
恶心、呕吐	1~2次/24h,摄入基本正常且不影响活动	2~5次/24h,摄入显著降低,或活动受限	24h内>6次,无明显摄入,需静脉输液	由于低血压休克需要住院或其他途径营养
腹泻	轻微或一过性,2~3次稀便/d,或轻微腹泻持续小于1w	中度或持续性,4~5次/d,或腹泻>1w	>6次水样便/d,或血样腹泻,直立性低血压,电解质失衡,需静脉输液>2L	低血压休克,需住院治疗
其他不适或临床上的不良反应(依据相应的判断标准)	不影响活动	稍有影响活动不需药物治疗	严重影响日常活动需要药物治疗	
发热,腋温	37.1~37.5℃	37.6~39.0℃	>39.0℃	

二、免疫原性指标测量和评估

免疫原性评估的目的是体现研究疫苗和对照之间存在的重要差异。这些研究应该有足够的把握度,以发现抗体滴度的几何平均数(GMT)和/或血清阳转率有统计学意义的差异。在临床试验方案中,应该对每种应答的有临床意义的差异分别给予定义,并规定相应评价指标、相应标本采集以及检测计划。详情见示例15。

示例 15 免疫原性评估节选

9.1 免疫原性和免疫持久性亚组

免疫原性和免疫持久性亚组将从3研究中心招募1 200名受试者,他们将在第0天接受采血,评价血清中和抗体基线水平。

将在第56天采血检测中和抗体,评价试验疫苗组和安慰剂对照组免疫原性。

将在第 8 个月和第 14 个月采血检测中和抗体，评价试验疫苗组和安慰剂对照组免疫持久性。

9.2　免疫原性评价标准

中和抗体阳性标准：中和抗体滴度≥1∶8 为阳性。

中和抗体阳转标准：免前中和抗体滴度<1∶8，免后≥1∶32 或免前≥1∶8 免后抗体滴度 4 倍增长为阳转。

计算免后中和抗体 GMT、GMI、阳性率和/或阳转率，评价试验疫苗的免疫原性与免疫持久性。

9.3　免疫原性评价

全程免疫第 56 天(访视 5，全程免疫后第 28 天)采集免疫原性和免疫持久性亚组受试者血清，检测中和抗体，计算中和抗体 GMT、GMI、阳性率和阳转率。

9.4　免疫持久性评价

全程免疫第 8 个月、第 14 个月(访视 7、9)采集免疫原性和免疫持久性亚组受试者血清，检测中和抗体，计算中和抗体 GMT、阳转率和阳性率。

三、疫苗效力指标测量和评估

实施一项疫苗效力评价的Ⅲ期临床试验是一个极其复杂的过程。不仅仅是其样本量和观测期限远大于以免疫原性为评价指标的试验，疫苗效力评估本身的复杂性对临床试验的设计和实施都提出了很高的要求，要求研究者在制订临床试验方案时需要多方面权衡考虑。

一般来说，疫苗效力是通过疫苗的保护率指标来进行衡量。疫苗保护率的计算公式通常可表示为：

$$VE(\%) = \{1-(ARV/ARC)\} \times 100 \qquad 式(8-1)$$

式中，VE 是指疫苗保护率，ARC 和 ARV 分别是对照组和疫苗组的终点事件发生率。只要疫苗可以提供一定程度的保护，那么疫苗组的终点事件发生率就会低于对照组，疫苗组和对照组的相对危险度小于 1，使得最终 VE 的范围在 0~100。然而，如果疫苗可促进终点事件的发生(如疫苗没有完全灭活)或使得受试者更加易感，则疫苗组和对照组的相对危险度可能大于 1，所计算得到的疫苗的保护率为负值。

需要注意的是，疫苗的效力评价结果也取决于终点判定的灵敏度和特异度，见表 8-6。在疫苗的效力临床评价试验中，要求终点判定同时具有较高的灵敏度和特异度。目前的研究认为，终点判定的特异度较低，即把非病例(非感染)误诊为患病(感染)病例，疫苗的效力估计将偏向于无效假设，因此在制订试验方案时即需明确保证灵敏度和特异度的措施。

表 8-6 疫苗效力评估中的影响因素

可能的影响因素	对疫苗效力评估可能的影响		
	ARC*	ARV*	VE*
灵敏度低;灵敏度在试验组和对照组中相等;特异度为 100%	↓	↓	~
灵敏度低;灵敏度在对照组中高于疫苗组;特异度为 100%	↓	↓↓	↑
特异度低(部分非终点事件被错判为终点事件);特异度在试验组和对照组中相等;灵敏度为 100%	↑	↑↑	↓
特异度低(部分非终点事件被错判为终点事件);特异度在试验组中低于对照组;灵敏度为 100%	↑	↑↑↑	↓↓
特异度低(部分非终点事件被错判为终点事件),灵敏度低	↑	↑↑↑	↓↓

注:ARC*,对照组的终点事件发生率;ARV*,疫苗组的终点事件发生率;VE*,疫苗的保护率。↓表示下降程度;↑表示上升程度;~表示可能上下浮动。

此外,理想的疫苗效力评估临床试验,需要在完全易感的受试者中进行,并且为了尽可能地收集终点事件,监测期应限制在疾病发病率最高时的高峰暴发期。而实际上,常见的一种情况是部分受试者在入组前已经自然感染,疫苗接种前血清抗体水平阳性并且已经具有免疫力。原则上来说,这些受试者不需要再接种疫苗,但是在实际操作中,考虑到费用和检测周期,往往难以对所有受试者的抗体水平进行入组前筛查。因此,受试者的基线抗体水平可能会造成对疫苗保护率的低估。特别是当疫苗组和对照组的易感性分布不均衡时,或是在监测期内存在暴露风险差异时,将会显著地影响疫苗的效力评估。因此,常常需要通过随机化来保证疫苗组和对照组受试者接种前的易感性均衡可比,在接种后的观察期内具有同等的暴露风险。此外,通过采集血清样本对基线血清抗体水平阳性的受试者进行准确的判别,并在统计分析时剔除也是一种矫正偏倚的方法。

还需要注意的是,在疫苗接种率高的群体中,特别是在入组前已经有部分受试者处于非易感状态时,很可能会形成保护屏障而使得疾病/感染的流行受限,从而影响疫苗效力评估。此外,疫苗接种本身也可能对效力评估带来混杂,如接种疫苗的受试者在发病后临床症状较轻或不典型,而接种安慰剂的受试者发病症状更重或更典型,可能使得接种安慰剂的发病者更容易被确诊,从而造成疫苗保护率的高估。详情见示例 16。

示例 16 有效性评估节选

8.6 预防效果评价方法

统计汇总试验疫苗组和安慰剂对照组之间的 EV71 感染所致疾病的发病人数和全程接种疫苗者有效观察人年数,并计算各组的发病密度:

$$发病密度 = \frac{全程接种的发病人数}{全程接种者有效观察人年数} \times 100\%$$

按下式计算试验疫苗的保护率和效果指数:

$$保护率 = \frac{对照组发病密度 - 试验疫苗组发病密度}{对照组发病密度} \times 100\%$$

$$效果指数 = \frac{对照组发病密度}{试验组发病密度} \times 100\%$$

第八节　临床试验的监查

试验方案中要清晰列出各临床试验中对临床研究基地和项目进展的监查计划,或说明可查询详细监查计划的文件。监查的具体目标是审核所有的研究文件以保护受试者;遵循 GCP(2020 年版)、临床和实验室程序、试验制品管理和问责制指南;准确、完整地收集和记录数据。申办方可以指导监查,也可以指派一个独立的合同研究组织(CRO)在整个试验过程中定期指导监查。早期监查的价值在于发现试验方案中的未意识到的偏倚。

第九节　伦理学考虑

我国 GCP(2020 年版)第七十条规定试验方案中需包括该试验相关的伦理学问题的考虑。

一、风险和受益

临床试验方案中需要对参加本项临床试验的受试者的风险和受益情况进行说明,以表明研究的伦理性,确保受试者权益。通常情况下受试者的风险来源于与本研究试验疫苗相关的不良反应/事件、实验室检查和采血等风险,而受试者的受益来源与可能因为疫苗保护而获得的健康受益和因为对研究贡献带来的惠及后人群体的受益。临床试验中保证受试者的风险受益平衡,利益大于风险是一项临床试验是否符合伦理要求的重要特征,也是临床试验的伦理基本要求。

二、伦理批准的要求和过程监管

临床试验方案中,需要声明临床试验项目递交伦理审查的要求,以及试验方案从保障受试者权益的角度需要遵循何种伦理标准进行:

1. 研究者的资格、经验、是否有充分的时间参加审议中的临床试验,人员配备及设备条件等是否符合试验要求。

2. 试验方案是否适当,包括研究目的、受试者及其他人员可能遭受的风险和受益及试验设计的科学性。

3. 受试者入选的方法、向受试者或其家属或监护人或法定代理人提供有关本试验的信息资料是否完整易懂,获取知情同意书的方法是否适当。

4. 受试者因参加临床试验而受到损害甚至发生死亡时,给予治疗或保险措施。

5. 对试验方案提出的修正意见是否可接受。

6. 定期审查临床试验进行中受试者的风险程度。试验方案中需要表明在该方案以及知情同意未获得 IRB 批准之前,不得开展任何研究(包括筛检)。描述知情的过程,并且受试信息是保密的。

第十节　统计学考虑

临床试验方案中应当包括该试验在统计方面的基本考量以及一般统计原则和要求,以指导相应的统计分析计划的撰写。通常试验方案中需要描述的统计学考虑包括:

1. 确定受试者样本量,并根据前期试验或文献数据说明理由。

2. 统计检验水准,如有调整说明考虑。

3. 说明主要评价指标的统计假设,包括原假设和备择假设,简要描述拟采用的具体统计方法和统计分析软件。若需要进行期中分析,应当说明理由、分析时点及操作规程。

4. 缺失数据、未用数据和不合逻辑数据的处理方法。

5. 明确偏离原定统计分析计划的修改程序。

6. 明确定义用于统计分析的受试者数据集,包括所有参加随机化的受试者、所有服用过试验用药品的受试者、所有符合入选的受试者和可用于临床试验结果评价的受试者。

应准备一份详细的统计分析计划书(statistical analysis plan,SAP),叙述研究假设、目的和研究终点,描述样本量选择的统计依据,列出用于分析安全性和保护效果的统计方法。如果计划进行期中分析,需要讨论相关的统计问题。详情见示例 17。

示例 17　统计学考虑节选

8.2.1　效力评价样本量估计

假定年发病率 3‰,随访 24 个月,预期疫苗的保护效果可达到 50%,试验组与安慰剂组比例 1∶1,检验水准 0.05,把握度 90‰采用 O'Brien-Fleming 方法的成组序贯设计,当试验累计观察到 75% 的病例数(80 例)时可进行期中分析,则每组需要样本量 11 293 例,共 22 586 例,需要观察到病例 106 例。预计年脱落率 10%~15%,故总样本量设定为 30 000 例。当试验累计观察到 80 例病例时可进行期中分析,若期中分析 $P<0.019\ 299$,则拒绝零假设可提前结束试验;否则,继续试验直至观察到 106 例病例进行终末分析,此次分析的名义检验水准为 0.044 250。

8.2.2　统计分析计划书

由申办方委托统计方承担统计分析任务,并参与从试验设计、实施至分析总结的全过程,试验方案制定完成并经伦理委员会批准后,由申办方负责协调统计方建立数据库和制定统计分析计划书的事宜,以确定分析数据集及统计方法等。

8.2.3　数据统计方法

统计分析时首先检查完成的例数、病例脱落情况；然后进行各组病例入选时人口统计学及基线各有关特征的分析，考察组间的可比性；疫苗效果的评价包括评价指标的确定，以及组间效果的比较；安全性评价包括临床不良反应/事件的统计。

别除病例标准：不符合入选病例标准；接种疫苗后未能随访到数据和信息者；随机化后信息和数据缺失严重者；受试者符合退出的标准，但没有退出；受试者接受错误的接种或不正确的剂量。

本试验中安全性的分析主要为描述性分析不良反应/不良事件的发生率，进行组间比较时可采用 χ^2 检验，必要时用 Fisher 精确概率法。免疫原性指标抗体水平的分析需进行对数转换，应以 GMT、标准差、中位数、最大值和最小值及 95% 置信区间表示，组间分类指标的比较，如抗体阳转率采用 χ^2 检验，必要时用 Fisher 精确概率法。对不同时间点的试验数据，采用重复测量资料的统计分析方法。

所有统计计算用 SAS 9.3 统计分析系统进行处理，统计分析检验用双侧检验，给出检验统计量及其对应的 P 值，用 Fisher 精确概率法时直接计算出 P 值，以 $P \leqslant 0.05$ 作为差异有统计学意义的标准。

第十一节　质量管理

试验方案中应当包括实施临床试验质量控制计划和质量保证的措施。临床试验中心有责任遵循试验方案，并且准确、完整地收集和记录数据。各中心需建立标准操作规程（SOP），列出用于标化确保试验顺利进行的方法，以及合理培训研究工作人员的方法。试验方案中应描述整个质量管理计划，详情见示例 18。

示例 18　质量管理节选

11.4　文件资料的质量控制

11.4.1　原始资料

原始数据应包括受试者人口学资料、病史询问结果、体检结果、实验室检测结果、疫苗接种记录、采血记录、合并用药、不良事件/反应及其处理和转归等，所有信息均应在原始病历上记录，研究者要将其妥善保存于一个专门的房间内，并上锁，由专门的工作人员保管钥匙。原始资料在研究中心存档，它是受试者参加临床试验和数据真实、完整性的依据。

研究者应认真、准确和及时地填写接种与访视记录及其他原始记录，所有采集的原始数据应在当天记录在接种与访视记录上，填写与修改要规范。原始记录应包括以下基本数据：

试验名称、受试者代码、受试者随机编码

人口学资料

入选/排除标准

体格检查结果

11.4.2 病例报告表(CRF)

为每例受试者提供两联无碳复写的 CRF。CRF 的第一联交给申办方保存,第二联由研究者保存。在试验期间只有研究者和经批准的工作人员允许访问 CRF。CRF 要反映受试者在试验过程中每一个阶段的情况。CRF 上不能填写受试者的姓名,必须使用适当的代码和受试者姓名首字母缩写。无论受试者完成试验还是退出试验,研究者都须在 CRF 上签字声明所记录的数据准确无误。对于提前终止试验的受试者,其 CRF 上要记录提前终止的原因。CRF 上的所有数据均来源于原始资料,并和原始资料一致。CRF 中记录的所有数据,在原始资料中均应有记载。

第十二节 数据管理和记录保存

临床试验方案中需要说明试验数据的采集与管理流程、数据管理与采集所使用的系统、数据管理各步骤及任务,以及数据管理的质量保障措施。数据管理的目的是确保临床收集数据的准确性、完整性和实时性。临床试验中心对数据收集负有主要责任,额外的监管和数据管理的责任(质量审核、分析和报道)由申办方和数据协调中心共同完成。试验方案中应体现数据管理的组织结构,此处应写明数据获取方法和内部质量核查、数据类型、报道的实时性、研究记录的保留和试验方案偏差的发现的修正措施,说明数据归档的相关问题,包括数据由谁保管、保管条件、保存形式以及期限。详情见示例 19。

示例 19　数据管理和记录保存节选

10.6　数据管理

10.6.1　数据的采集、录入和报告

接种与访视记录及其他原始资料作为原始记录,要求用黑色签字笔填写,填写错误之处不得擦涂、覆盖原记录,而应在其上划一条横线,在旁边空白处注明改正后的数据,并由修改的研究者签名并注明日期。

按照试验方案规定填写全部 CRF。CRF 用于记录临床试验的数据,是临床试验和研究报告的重要组成部分,填写须清晰、完整,使用中文完成。要求用黑色签字笔填写,填写错误之处不得擦涂、覆盖原记录,而应在其上划一条横线,在旁边空白处注明改正后的数据,并由修改的研究者签署姓名并注明日期。

10.6.2　数据记录的监查

监查员要对数据记录情况进行定期及不定期的监查,直到 CRF 填写完整,在收回 CRF 前,监查员应仔细核实受试者 CRF 编号、每个 CRF 的页数和必要的研究者签名等。现场手工核查要依据试验方案的复杂性、CRF 的结构等因素酌情进行,应尽可能详细,监查的主要内容应集中在知情同意书签署、志愿者筛查入组、免疫接种、试验用疫苗管理、安全性观察、免疫原性标本采集与保存等环节,重点审核研究数据与原始资料的一致性,手工核查结果应记录。CRF 等研究资料的交接应有文件记录。

10.6.3　数据库建立及数据录入

建立数据库:

负责数据管理的人员根据 CRF 建立数据库结构及检查程序,确保数据库可以正确地转换为 SAS 文件格式,并通过试录入的方式修改和确认数据库结构。

进一步核查:

在进行 CRF 录入前,数据管理人员要再次进行 CRF 核查,主要查看是否有漏项和明显的错误。

第十三节　管理事务

试验方案中需要包括临床试验相关的知识产权、财务和保险,以及研究数据发表的权限说明、数据及相关知识成果的所有权、数据的保密及公开发表事宜。详情见示例 20。

示例 20　管理事务节选

11.6　研究结果所有权与发表

申办方提供的所有研究信息、在研究中心产生的所有数据/信息(受试者的医学记录除外)均属申办方所有。如果本研究的书面合同涉及的发表条款与此声明相抵,应以合同条款为准。

研究者在以投稿、演讲、教学或其他形式公开研究结果(统称为"发表")前,必须向申办方提交计划发表内容的副本,得到书面批准后方可发表。计划发表的内容中不能包括非研究结果的申办方保密信息和受试者个人信息(如姓名或首字母缩写)。研究结果在发表时,应保证结果的真实性和完整性,研究中的阴性结果和阳性结果均应发表。

第十四节　附录及页眉页脚

附录中通常包括临床试验相关的一些标准操作规程,以及疫苗临床试验的知情同意书,一份完整的知情同意书必须要包括以下内容:

(1)研究的试验性申明。

(2)试验的目的。

(3)试验的随机性。

(4)试验的程序包括所有带有侵袭性的程序。

(5)受试者的责任。

(6)试验中带实验性的内容。

（7）给受试者可能带来的风险和不便。

（8）预期利益，如果没有应予以申明。

（9）对受试者的补偿或对其造成的损伤的处理。

（10）自愿参与并可随时退出。

（11）有关资料严格保密。

（12）及时告知受试者或其法定代理人有关影响其决定是否参与或退出试验信息。

（13）联系人，以便了解更多试验信息、受试者权益或反映试验有关损害。

（14）终止其参与试验的各种因素。

（15）试验预期持续时间。

（16）受试者人数。

而试验方案页眉通常设置为包含申办方、研究名称以及试验方案版本号，页脚则为"当前页码/总页码"的格式。详情见示例21。

示例21 附录及页眉页脚节选

■■■■■■■■公司　　　　　　　■■■■■疫苗Ⅲ期临床试验方案（版本号2.0）

附录H　临床试验样本的编号原则

1 免疫原性和免疫持久性的血液样本

以"受试者（疫苗）编号+样本采集次数"的组合为原则，第0天、第56天、第8个月及第14个月的血液样本采集次数分别记为-1、-2、-3、-4。举例：01088号受试者第8个月的血液样本编号为01088-3。血清样本编号与血液样本编号一致。

……

82/82

（李靖欣　胡月梅）

参 考 文 献

［1］ CHAN A W，TETZLAFF J M，ALTMAN D G，et al. SPIRIT 2013 Statement：Defining standard protocol items for clinical trials. Annals of internal medicine，2013，158（3）：200-207.

［2］ CHAN I S F，WANG W W B，HEYSE J F. Vaccine clinical trials. Encyclopedia of Biopharmaceutical Statistics，2nd Edition. 2003，2：1005-1022.

［3］ 国家药品监督管理总局药品评审中心. 关于发布《药物临床试验登记与信息公示管理规范（试行）》的通告（2020年第9号）2020. https://www. cde. org. cn/main/news/viewInfoCommon/5511bd2febfdf157b7d6e5ca70a10c51.

［4］ CHANG M，CHOW S C. Analysis strategies for adaptive designs with multiple endpoints. Journal of Biopharmaceutical Statistics，2007，17（6）：1189-1200.

［5］ 国家食品药品监督管理总局. 疫苗临床试验质量管理指导原则（试行）. 2013. https://www. nmpa. gov. cn/directory/web/nmpa/xxgk/fgwj/gzwj/gzwjyp/20131031120001201. html.

［6］CHAN A W,TETZLAFF J M,ALTMAN D G,et al. SPIRIT 2013 声明:定义临床研究方案的标准条目. 中国循证医学杂志,2013,13(12):1501-1507.

［7］EFRON B R A. Fisher in the 21st Century(Invited paper presented at the 1996 R. A. Fisher Lecture). Statistical Science,1998,13(2):95-114.

［8］ELLENBERG S S. Safety considerations for new vaccine development. Pharmacoepidemiology and drug safety,2001,10(5):411-415.

［9］ORENSTEIN W A,BERNIER R H,HINMAN A R. Assessing vaccine efficacy in the field. Further observations. Epidemiologic reviews,1988,10(1):212-241.

［10］PLOTKIN S A. Vaccines:correlates of vaccine-induced immunity. Clinical infectious diseases,2008,47 (3):401-409.

［11］PLOTKIN S A. Vaccines:the fourth century. Clinical and Vaccine Immunology,2009,16(12):1709-1719.

［12］PLOTKIN S A,GILBERT P B. Nomenclature for immune correlates of protection after vaccination. Clinical infectious diseases,2012,54(11):1615-1617.

［13］SADOFF J C,WITTES J. Correlates,surrogates,and vaccines. Journal of Infectious Diseases,2007,196 (9):1279-1281.

［14］World Health Organization. Guidelines on clinical evaluation of vaccines:regulatory expectations. 2016. http://www. who. int/biologicals/expert_committee/Clinical_changes_IK_final. pdf? ua=1,&ua=1.

［15］World Health Organization. Correlates of vaccine-induced protection:methods and implications. 2013. http://apps. who. int/iris/bitstream/10665/84288/1/WHO_IVB_13. 01_eng. pdf? ua=1.

［16］World Medical Association Inc. Declaration of Helsinki. Ethical principles for medical research involving human subjects. J Indian Med Assoc,2009,107(6):403-405.

［17］国家药品监督管理局. 预防用疫苗临床试验不良事件分级标准指导原则. 2019. https://www. nmpa. gov. cn/directory/web/nmpa/xxgk/ggtg/qtggtg/20191231111901460. html.

［18］国家药品监督管理局和国家卫生健康委. 关于发布药物临床试验质量管理规范的公告(2020 年第 57 号). (2020-04-26)[2020-05-10]. https://www. nmpa. gov. cn/xxgk/ggtg/qtggtg/20200426162401243. html.

［19］SPIRIT 中文工作组. SPIRIT 2013 声明:定义临床研究方案的 标准条目. 中国循证医学杂志,2013, 13(12):1501-1507.

第九章

疫苗临床试验的实施与管理

第一节　疫苗临床试验开展前准备

一、疫苗临床试验现场选择

（一）疫苗所预防疾病的流行病学基线调查

疫苗临床试验应充分考虑试验疫苗所预防疾病的流行病学特征，包括疾病发病率、病死率；疾病流行的周期性；疾病的高危人群；疾病传播的途径、方式，以及相关的媒介；疫苗目标人群的人口统计学数据等。这些特征构成了疫苗临床试验方案（简称"试验方案"）设计、疫苗临床试验现场选择，以及试验现场实施所依赖的重要流行病学基线资料。通常，这些特征可以通过疾病预防控制机构或医疗机构的常规工作获得，也可以通过开展专项流行病学调查研究来获取。常用的流行病学研究方法包括描述性研究（横断面调查、长期纵向队列研究、前瞻性人群或医院为基础的监测）和分析性研究（病例对照研究和队列研究）。流行病学研究的基本步骤包括研究设计、实施、数据分析、总结报告。具体应根据试验疫苗的特性，选择相应的流行病学研究方法。

（二）疫苗临床试验现场的可行性评估

在计划开展一项疫苗临床试验前，需要对其可行性进行充分的评估，目的是充分了解该项疫苗临床试验开展的可行性、难度和存在风险。评估内容主要包括：

1. 疫苗临床试验负责机构的资质，以及研究团队的数量与时间是否满足疫苗临床试验需要。

2. 当地卫生行政部门对疫苗临床试验开展和实施的支持。

3. 试验现场满足试验疫苗所预防疾病的流行病学本底资料，包括感染率（以免疫原性为研究终点的疫苗临床试验）、发病率（以流行病学保护效力为研究终点的疫苗临床试验）。

4. 疫苗临床试验的目标人群满足志愿者招募的数量需求。

5. 与当地二级以上综合医院具有良好的合作关系，保证快速绿色通道的开通。

6. 疫苗临床试验资金需专账管理,保障专款专用。

(三) 疫苗临床试验现场可行性评估基本流程

1. 疫苗临床试验现场根据负责机构通知的疫苗临床试验内容和要求,如实填写"××疫苗×期疫苗临床试验备选试验现场信息"并提供相关证明材料。

2. 主要研究者根据负责机构相应的 SOP 对疫苗临床试验现场的环境、资源、人员等条件进行全面评估,充分了解疫苗临床试验开展的可行性、难度和存在风险,疫苗临床试验现场的真实意愿。

3. 由主要研究者撰写可行性评估报告,负责机构负责人签字认可。

二、疫苗临床试验方案的确定及修订

(一) 疫苗临床试验方案的确定

在疫苗临床试验开始前,一般由申办方和研究者共同协商制订方案,必要时可组织专家咨询会讨论制订。疫苗临床试验方案确定后,由申办方和主要研究者签字,报伦理委员会批准,并在国家药品监督管理局药物临床试验注册平台登记后实施。

(二) 疫苗临床试验方案的修订

疫苗临床试验开始后,如需对试验方案进行增补或修订,应由研究者和申办方充分协商后,将修订版提交伦理委员会审核后方可执行;如国家药品监督管理局对现行法规有修改或补充规定,应按相关要求及时执行。

疫苗临床试验过程中,申办方若获得有关试验疫苗的重大安全性信息,应及时报告国家药品监督管理局,同时通报主要研究者;主要研究者在试验过程发现有关试验疫苗的重大安全性信息,应及时报告申办方,视具体情况及时修订方案,或中止疫苗临床试验。

疫苗临床试验过程中,如需对知情同意书内容进行修改,或向受试者提供的信息有重要更新,均应报伦理委员会。

按照 GCP 的要求,任何涉及试验方案的修订均要详细记录在案。记录的内容包括:修改的具体内容和理由、修改时间和方案新版本号、报伦理委员会重新批准的通信函件(相关申请手续)以及伦理委员会的批准文件等。

三、文件准备

为保障疫苗临床试验遵循相关法律法规,在疫苗临床试验开始前,申办方、临床负责机构、试验现场、监查方、统计方需要准备的文件如下:

(一) 临床负责机构

1. 主要研究者的简历。

2. 主要研究者声明。

3. 伦理委员会批准证明及成员名单。

4. 疫苗临床试验委托合同(申办方—负责机构)。

5. 疫苗临床试验委托合同(负责机构—试验现场)。

6. 疫苗临床试验机构备案资料。

7. 疫苗临床试验通知书/临床试验批件。

8. 培训会议签到表。

9. 培训会记录。

10. 招募告知书、知情同意书、日记卡、原始记录本以及试验现场使用表格的模板。

11. 试验现场操作手册。

12. GCP、SOP 及试验方案相关的培训及考核试卷。

13. 参与疫苗临床试验研究者的授权表。

(二)疫苗临床试验现场

1. 疫苗临床试验委托合同(负责机构—试验现场)。

2. 疫苗临床试验现场概况。

3. 各功能分区管理制度及 SOP。

4. 医疗机构执业许可证、事业单位法人证书、计量认证证书、预防接种单位认证书。

5. 风险防控预案,包括受试者损害和突发事件预案、SAE 应急处置预案、冷链中断应急处置预案等。

6. 医疗救治绿色通道协议。

7. 实验室检测指标参考区间/正常值范围(如需)。

8. 受试者招募计划。

9. 疫苗临床试验现场研究者分工安排。

10. 参与疫苗临床试验现场研究者培训签到表及培训记录。

11. GCP 及试验方案相关的培训及考核试卷。

12. 参与疫苗临床试验研究者的授权表。

13. 疫苗临床试验现场所用仪器的校正书、合格证。

14. 疫苗临床试验现场各功能分区研究者的简历及声明。

15. 异常反应调查诊断专家组成员名单。

(三)申办方

1. 试验现场可行性评估报告。

2. 研究者手册、试验方案、病例报告表(CRF)或电子病例报告表(eCRF)、志愿者招募告知书、知情同意书等的初稿、会议修订稿、伦理委员会批准稿。

3. 国家药品监督管理局疫苗临床试验通知书/临床试验批件。

4. 疫苗检验报告和说明书;对照疫苗批签发证书和说明书。

5. 提供疫苗编盲的记录。

6. 多中心疫苗临床试验协调委员会联络小组成员名单(如需)。

（四）监查方

1. CRO 与申办方的合同书。

2. 监查员个人资格表。

3. 疫苗编盲过程监查及监查反馈报告。

4. 启动前监查访视评估报告。

5. 监查计划。

6. 监查实施细则。

（五）统计方

1. 随机化设计方案。

2. 盲码表及盲底。

3. 应急信封（两份，一份用于备用疫苗启用，一份用于紧急破盲）。

4. 数据管理计划。

5. 疫苗临床试验统计分析计划。

四、服务合同签订

根据《指导原则》要求，负责机构与申办方及试验现场应签署责权明确的疫苗临床试验服务合同，保障各方权益。签订合同之前，须认真确认机构证照、疫苗临床试验通知书等文件。

（一）负责机构与申办方的合同文本包括的主要内容

1. 疫苗临床试验各方机构及代理人基本信息。

2. 疫苗临床试验目的简介。

3. 研究者和申办方各自主要职责。

4. 临床试验期限。

5. 经费预算及拨付方式。

6. 违约责任。

7. 其他事项　如不良事件的处理、经济补偿；试验资料的保存事宜；试验结果的保密及应用等。

（二）负责机构与试验现场的合同文本包括的主要内容

1. 负责机构、试验现场基本信息及各自代理人基本信息。

2. 试验目的简介。

3. 负责机构及试验现场各自主要职责。

4. 临床试验期限。

5. 经费预算及拨付方式。

6. 违约责任。

7. 其他事项　如不良事件的处理、经济补偿；临床试验结果的保密及应用；临床试验资料的保存等。

在开展疫苗临床试验过程中，如有必要，可以签订补充合同，对疫苗临床试验启动前未纳入疫苗临床试验总体合同范畴的工作任务及相关费用进行补充约定。所有合同(包括补充合同)须经双方法人或委托人签字盖章后生效。

五、人类遗传资源申报

根据《中华人民共和国人类遗传资源管理条例》(2019年5月28日，中华人民共和国国务院令第717号)规定，外国组织及外国组织、个人设立或者实际控制的机构(以下称外方单位)需要利用我国人类遗传资源开展科学研究活动的，应当遵守我国法律、行政法规和国家有关规定，并采取与我国科研机构、高等学校、医疗机构、企业(以下称中方单位)合作的方式进行。

为获得相关药品和医疗器械在我国上市许可，在临床机构利用我国人类遗传资源开展国际合作疫苗临床试验、不涉及人类遗传资源材料出境的，不需要审批。但是，合作的中外双方在开展疫苗临床试验前应当将拟使用的人类遗传资源种类、数量及其用途向国务院科学技术行政部门备案。国务院科学技术行政部门和省、自治区、直辖市人民政府科学技术行政部门加强对备案事项的监管。

按照条例要求，需要将我国人类遗传资源材料运送、邮寄、携带出境的，可以单独提出申请，也可以在开展国际合作科学研究申请中列明出境计划一并提出申请，由国务院科学技术行政部门合并审批。将我国人类遗传资源材料运送、邮寄、携带出境的，持人类遗传资源材料出境证明办理海关手续。具体申报请参照《中国人类遗传资源出境审批行政许可事项服务指南》。

六、疫苗临床试验机构备案

为加强疫苗临床试验的监督和管理，确保疫苗临床试验在具有疫苗临床试验资格的机构中进行，疫苗临床试验须在药物临床试验机构备案管理信息平台备案的疫苗临床试验机构进行，疫苗临床试验机构未按照药物临床试验机构管理规定备案的，国家药品监督管理部门不接受其完成的药物临床试验数据用于药品行政许可。

省级药品监督管理部门、省级卫生健康主管部门根据疫苗临床试验机构自我评估情况、开展疫苗临床试验情况、既往监督检查情况等，依据职责组织对本行政区域内药物临床试验机构开展日常监督检查。对于新备案的疫苗临床试验机构或者增加临床试验专业、地址变更的，应当在60个工作日内开展首次监督检查。疫苗临床试验机构应当于每年1月31日前在备案平台填报上一年度开展药物临床试验工作总结报告。具体的备案流程和注意事项详见药物临床试验机构管理规定。

七、培训及考核

为保障疫苗临床试验质量、受试者权益和安全,在开展疫苗临床试验前,应制订疫苗临床试验研究者的培训计划,确保所有研究者在疫苗临床试验启动前均接受充分、有效的培训,熟悉试验方案与相关 SOP。确保所有研究者均能遵循 GCP 和试验方案。疫苗临床试验启动前培训按时间顺序分为:启动前培训、启动会培训和启动会后岗位培训。

(一)启动前培训

在获得伦理委员会的批件后,应对所有研究者进行试验方案相关 SOP 以及流程的培训,由主要研究者或协调员或申办方和监查方负责培训。

(二)疫苗临床试验启动暨研究者培训

疫苗临床试验正式开始,应对所有研究者进行试验方案与相关 SOP 的培训,由申办方或研究者主持。疫苗临床试验负责机构负责人、试验现场的卫生行政领导、试验现场负责人、申办方代表、监查方代表应出席会议。会议开始前应编制培训日程,收集培训课件,印制培训教材与考核试卷,并安排好会议其他相关事宜。

培训的主要内容包括:GCP;研究者手册、疫苗临床试验方案、试验现场使用表格、日记卡等填写;疫苗临床试验质量控制计划;应急预案及 SOP;疫苗和样本管理规范等。

所有培训纸质、影像材料及签到表均需归档保存。培训后应实行书面考试和试验现场模拟操作考核,不合格者另外安排培训,直至考核合格。

(三)各功能区分组培训

试验现场操作岗位模拟演练应根据疫苗临床试验操作流程分组别,各功能区按照疫苗临床试验开启入组的标准要求,前往疫苗临床试验现场进行实人模拟演练,包括急救、应急预案启动、断停电等演练,进一步熟悉和掌握各岗位流程和 SOP。存在问题及不达标者反复演练,直至达到符合实际入组的要求。

(四)启动会后分级培训(含分专业岗位培训)

1. 启动会后分级培训

(1)一级培训:由疫苗临床试验主要研究者及协调员负责,主要对试验现场负责研究者和现场研究者进行 GCP、试验方案、研究者手册、试验现场操作手册及相关表卡的培训。

(2)二级培训:由试验现场负责研究者负责,主要根据试验方案的要求和疫苗临床试验开展的实际情况,制订具体的实施方案,对承担疫苗临床试验工作的现场研究者进行 GCP 基本要求,疫苗临床试验质量管理指导原则以及操作流程,AE 的观察、记录、报告和督导,SAE 的记录及逐级上报等培训。

所有参与疫苗临床试验的研究者均须进行考核,考核实行书面考试和试验现场模拟操作考核相结合,对法规和方案内容实行书面考核,技术培训内容实行试验现场模拟操作考核。

2. 分专业培训　在临床实施的过程中,应当针对各工作环节的实际需求进行分专业培训。

3. 疫苗临床试验过程中培训　试验过程中,如有方案违背的情况发生,研究者需要在获知方案违背后及时对试验现场研究者进行培训。培训内容包括复原方案违背过程,分析方案违背原因,提出解决办法,重申正确操作流程以及注意事项,避免类似事件再次发生。

试验过程中,如有新增或职责变更试验现场研究者,则应对其进行 GCP、试验方案、试验现场操作流程以及相关 SOP 培训,重点讲解其承担的岗位职责。

当开展新一阶段工作前或 SOP 或临床试验方案等文件出现更新,应对试验现场研究者进行重新培训。总结上一阶段工作的经验与不足,重点介绍即将进行的工作及 SOP、注意事项。

八、临床试验用疫苗准备

疫苗是特殊的生物制品类药品,一般对保存温度有严格的要求,在疫苗临床试验中,应该要建立试验用疫苗运输、交接、储存、使用、回收、处理的管理规程,以确保试验用疫苗管理符合法规及试验方案的要求。申办方负责提供质量合格的、易于识别的、正确编码并贴有特殊标签的盲态疫苗和备用疫苗。疫苗临床试验现场应指定专人负责试验用疫苗的管理。

(一)疫苗临床试验现场接收疫苗应具备的条件

1. 具有满足试验用疫苗存储条件的场地及冷藏设备或设施,并能配备足够的冰排。

2. 冷藏设备或设施需定期进行温度校验并能提供相应的校验报告。

3. 冷藏设备或设施在接收疫苗前需稳定运行 3 天以上并能提供温控记录。

4. 冷藏设备应配有自动监测、调控、显示、记录温度状况以及报警装置。

5. 接收方应制订断电及制冷失效应急处置方案,冷藏设备(设施)需配备发电机、双回路电力管线或不间断电源(UPS)等设备。

6. 接收方应配备 1~2 名具有一定疫苗管理经验并经过主要研究者(PI)授权的专职人员。

当上述条件成立后,疫苗临床试验负责机构应与申办方充分沟通,确认试验用疫苗抵达时间。在试验用疫苗到达前 1 天,疫苗管理员应再次确认冷链设备运转正常。疫苗运输须严格按照《中华人民共和国疫苗管理法》和《疫苗储存和运输管理规范》(2017 年版)的相关要求进行。

(二)临床试验用疫苗的接收

试验用疫苗抵达后,由运送人员、试验现场疫苗管理员共同检查疫苗运输全过程的温度记录。如运输过程中的温度记录符合要求,则接收并记录以下信息:

1. 品种、名称、剂型、数量、规格、生产批号、有效期、生产厂商、供货(发送)单位、启运和到达时间、启运和到达时的疫苗储存温度和环境温度、运输过程中的温度变化、运输工具名称和接送疫苗人员签名等。

2. 包装是否有破损、溅洒、遗失等情况。

3. 质量合格报告/检验报告和生物制品批签发证明。

对于符合上述要求的试验用疫苗,方可在双方办理相关交接手续后予以接收并按照试验用疫苗说明书规定的储藏方法予以入库。上述信息应妥善保管至试验用疫苗被批准上市后5年以上。如发现试验用疫苗在运输过程中存在异常情况,应立即将其封存并报告申办方处理。在获得申办方答复前,不得使用试验用疫苗。

九、疫苗临床试验的物资准备

疫苗临床试验开始前,应对所需物资的准备工作制订计划与管理规范,以保障疫苗临床试验的正常进行。疫苗临床试验用物资可以由负责机构或疫苗临床试验现场统一采购,主要包括办公用品、急救药品与设施、医用设备与耗材等。物资管理员应对出入库的物资严格管理,密切关注试验现场各个工作组的物资使用进度,以便及时补充物资。医疗废弃物回收应严格按相关规定处理。

十、疫苗临床试验的登记与信息公示

为加强疫苗临床试验监督管理,推进疫苗临床试验信息公开透明,保护受试者权益与安全,国家药品监督管理局参照世界卫生组织要求和国际惯例建立了"药物临床试验登记与信息公示平台"(网址:http://www.chinadrugtrials.org.cn/index.html),实施疫苗临床试验登记与信息公示。

凡获得国家药品监督管理局药物临床试验批件并在我国进行临床试验的,均应登陆"药物临床试验登记与信息公示平台",按照要求进行临床试验登记与信息公示。对于新获得药物类型试验批件的,申请人须在获批件后1个月内完成试验预登记,获取试验唯一登记号;在第1例受试者入组前完成后续信息登记,并首次提交公示;获批件1年内未完成首次提交公示的,申请人须提交说明;3年内未完成首次提交公示的,批件自行废止。

疫苗临床试验启动后,申请人与研究者应根据相关规范性文件要求与《药物临床试验登记填写指南》,通过信息平台及时完成相关试验信息更新与登记公示。公众可以通过信息平台查询在我国开展的疫苗临床试验公示信息,了解并促进疫苗临床试验规范化,发挥社会监督作用。

第二节 疫苗临床试验的组织实施

疫苗临床试验的组织实施一般包括:受试者招募、受试者筛选及入组、试验用疫苗接种与生物样本采集、安全性监测、终点事件监测、数据录入与管理、揭盲、数据统计分析与疫苗临床试验报告撰写等主要步骤。

一、受试者招募

开展疫苗临床试验前,应该有一个科学、因地制宜的招募计划,目的首先是保障受试者合法权益,其次,确保有足够、合格的受试者,顺利开展疫苗临床试验。

在充分理解试验方案的前提下,制作恰当的招募志愿者告知书,其内容包括疫苗临床试验目的、试验用疫苗、试验流程与周期、受试者入选条件、受试者风险与权益及试验现场研究者联系方式等内容。招募志愿者告知书应当事先提交伦理委员会审批。

招募方式一般通过基层医疗机构联系受试者,也可采用报纸、电视、公共场所张贴广告等形式。招募人员应接受疫苗临床试验的相关培训,熟悉方案和招募材料,记录并统计初筛受试人群信息。招募人员不应与受试者有利益关联。

二、受试者筛选及入组

(一)接待和登记

志愿者到达试验现场后,首先检查核对相关证件(一般包括出生证明、预防接种证、身份证、户口本、委托书等);登记基本信息,包括姓名、性别和出生日期,分配筛选号。

(二)知情同意

研究者与志愿者一般一对一地详细讲解知情同意书,并耐心解答志愿者的疑问。在志愿者充分了解试验目的、程序、要求、获益、保密、风险、治疗或补偿等临床试验内容后,签署知情同意书。复印或扫描相关证件,并应加盖"疫苗(临床)试验专用章",以保护受试者权益。对于知情同意失败的志愿者,应当记录相关信息,并终止试验流程。

(三)体检

对于签署知情同意的受试者,应询问个人健康状况、既往过敏史、家族史等信息,进行体格检查,包括:

1. 常规检查 测量体温、身高、体重等指标。

2. 医学检查 心肺听诊、皮肤检查等。

3. 妊娠检查 育龄妇女还需进行尿妊娠试验。

4. 特殊检查 如重组人乳头瘤病毒(HPV)疫苗临床试验需要按照方案进行妇科检查、妇科样本采集等。

5. 早期疫苗临床试验应根据试验疫苗的特性,进行血生化、血常规、尿常规、粪便常规等检测,必要时可增加心电监护、B超、影像等检查项目。

(四)入组

对于符合疫苗临床试验入排标准的受试者,应依据试验方案的要求,按照时间顺序随机分配研究编号。

三、生物样本采集和处理

生物样本的检测结果是评价试验用疫苗的重要指标之一。在疫苗临床试验中,样本的采集、处理、保存及运输都有严格的要求,应该事先建立疫苗临床试验生物样本的管理规范。具体请参见第六章第三节。

基线生物样本的采集参照体检部分;接种后的生物样本采集应按照临床试验方案相关要求执行。

四、试验用疫苗的储存及分发

在疫苗临床试验开展期间,试验现场应按以下要求对疫苗进行妥善储存,对储存温度进行有效监测和记录。

1. 采用电子温度记录仪对普通冷库、低温冷库、冰箱持续进行温度记录。温度记录仪的放置应按照仪器说明书操作。亦可采用纸质手工记录,每天上午和下午各进行一次温度记录。

2. 试验用疫苗包装箱与冷库四壁之间保留一定空隙并按照试验用疫苗编号摆放整齐,方便取用;用冰箱储存时,应与冰箱四壁之间留有 1~2cm 的空隙并按照试验用疫苗编号摆放整齐,方便取用。取用试验用疫苗应迅速,并避免反复开启冰箱门。

3. 冷藏设施/设备的温度超出试验用疫苗储存要求时,应采取相应温控措施并记录,同时,应按照要求及时报告。

4. 疫苗管理人员应定期对储存的试验用疫苗进行检查并记录,发现试验用疫苗遗失、异常或超过有效期等情况,应及时报告主要研究者及申办方,并采取措施予以处理。

疫苗接种人员应在接种前做好用苗计划,并通知疫苗管理员提前做好准备。疫苗管理员应根据接种组需要的试验用疫苗号段,仔细核对试验用疫苗编号后将相应试验用疫苗放入冷藏箱中,提前准备好试验用疫苗。

试验用疫苗运送到接种现场后,应继续存储于温度符合方案要求的冰箱或冷藏箱中。冰箱或冷藏箱内应放置温度计,原则上每小时查看一次温度。

当日接种工作结束后,由接种组组长将剩余试验用疫苗清点,放回冷藏箱,连同已使用试验用疫苗空盒一起送回冷库交还给疫苗管理员。

在试验用疫苗存储、运输过程中,保存温度超过方案要求的范围,出现冷链脱离时,疫苗管理员应暂时封存试验用疫苗,立即电话告知主要研究者和申办方,并填写"冷链脱离报告表"。申办方应及时用书面形式回复研究者,出现冷链脱离的该批试验用疫苗是否继续使用,或退回更换。在未得到回复之前,该批试验用疫苗应保持封存状态,严禁使用。

试验现场关闭后,试验现场研究者、疫苗管理员和申办方共同核对剩余试验用疫苗、破损/废弃试验用疫苗的数量,由疫苗管理员填写"研究结束时疫苗清点记录表",各方签名确认。疫苗临床试验结束后的剩余试验疫苗应由申办方收回。

五、试验用疫苗的使用

(一)试验用疫苗接种

疫苗配制员核对受试者身份信息及试验用疫苗编号,确认无误后,撕开标签,粘贴于原始记录本指定位置,并按照试验用疫苗说明书的要求对试验用疫苗进行配制;将配制好的试验用疫苗交给接种员,在试验用疫苗盒子上标注相应的受试者姓名缩写和接种日期;接种员应再次核对受试者身份信息和试验用疫苗编号,确认无误后进行接种,并填写相关的试验用疫苗在医疗研究机构的登记表,完善相关接种记录;疫苗配制员将试验用疫苗空瓶按照试验方案或保密协议要求与未使用试验用疫苗分开放置,统一保管。

每天接种结束后,疫苗配制员应清点剩余试验用疫苗,填写相关记录,放回冷藏箱,连同已使用试验疫苗用空盒一起送回冷库交还给疫苗管理员。

(二)备用疫苗启用

疫苗接种员一旦发现试验用疫苗出现异常情况,应立即将异常的试验用疫苗进行标示并单独存放,同时报告试验现场负责人和监查员。试验现场负责人应立即通知疫苗接种员启用相应的备用疫苗,按照正常的程序进行接种。

使用备用疫苗时,应将包装盒的标签撕下,平行粘贴在原疫苗标签右侧,同时在备用疫苗标签上填写受试者姓名缩写;在备用疫苗内、外包装上填写受试者姓名缩写、研究编号(即原试验用疫苗编号)和接种日期,在原试验用疫苗标签和原试验用疫苗内外包装上填写启用备用疫苗的原因,同时填写"备用疫苗启用记录表"和"疫苗异常情况处理一览表"。

当天接种工作结束后,应将报废试验用疫苗返还疫苗储存室,并由疫苗管理员独立保存。

六、接种后30分钟医学观察

试验用疫苗接种后,受试者需要在接种地点的留观室完成30分钟即时反应观察。在观察期间,试验现场研究者要仔细观察受试者的身体状况,及时发现异常情况并采取相应的处置。如有必要,需将受试者转移至试验现场急救室进一步观察和处置。一般观察至25分钟时,开始测量受试者体温;医学观察30分钟后查看接种部位的不良反应、全身不良事件和体温。若无严重不良事件,受试者即可离开;如有,则继续留观和处置。若发生3级及以上不良事件,须及时报告试验现场负责人和SAE调查员,并进行及时处置。同时,试验现场研究者应填写"3级及以上不良事件、SAE一览表""疫苗临床研究不良事件个案调查表";若属SAE,同时还需要填写"严重不良事件报告表"并及时报告。

在留观期间,试验现场研究者发给受试者日记卡、体温计、签字笔和刻度尺(注射剂型需要),并辅导如何按时、正确测量体温,观察并记录接种后出现的不良事件。同时提示受试者如若发生任何不良事件或住院治疗,需及时联系试验现场研究者。

后续试验用疫苗接种和安全性观察参考上述流程。

七、不良事件监测

在疫苗临床试验过程中发生的各种不良事件需要及时收集上报、处理,以保证受试者的权益得到保护。研究者通过系统收集、分析不良事件来判断试验疫苗的安全性。

(一)不良事件监测的岗位设置

1. 安全性随访调查员 按照方案要求对受试者/监护人安全性信息进行询问、核查、记录和汇报,保证临床试验安全信息的准确、完整、真实、客观。

2. 个案调查员 在发生 3 级及以上不良事件、过敏或罕见的不良事件时需要对发生的不良事件进行单独调查。

3. SAE 调查员 发生 SAE 时,需要对 SAE 进行核实调查,填写相关调查表,并在知晓 SAE 的 24 小时内,报告主要研究者和申办方。

(二)不良事件监测

不良事件的监测模式包括主动监测与被动监测两种。

1. 主动监测 安全性随访人员应根据试验方案要求,定期对受试者进行随访。随访时需询问受试者是否发生不良事件,一旦发现,随访人员应将访视信息记录在"安全性随访表",同时辅导受试者将不良事件记录在日记卡或联系卡上。若发现 3 级及以上不良事件或 SAE,随访人员应及时告知个案调查员或 SAE 调查员,以便进行详细调查。

随访人员应按照试验方案,在接种后 0~7 天/8~30 天(非减毒活疫苗)或 0~14 天/15~30 天(减毒活疫苗)进行 AE 和 SAE 随访,询问接种疫苗后的身体状况及是否出现不适,同时指导受试者/监护人正确填写日记卡或联系卡。

2. 被动监测 通常包括受试者报告、基层医疗机构报告两种途径。

受试者报告是指受试者在发生不良事件时记录在日记卡/联系卡上。随访医生在收集日记卡/联系卡时,应核实不良事件发生情况。

基层医疗机构报告是指受试者因不良事件至所在地的医疗机构就诊,由医疗机构人员发出的报告。随访医生在获得报告后应及时核实不良事件发生情况。

若不良事件达到 3 级及以上,个案调查员或 SAE 调查员进行详细调查。

通过以上主动和被动监测,尽可能收集不良事件发生情况,以便评价试验疫苗的安全性。

(三)严重不良事件的随访和报告

研究期间,试验现场研究者应重点随访受试者严重不良事件(SAE)及可疑且非预期严重不良反应(SUSAR)的发生情况。

1. SAE 随访

（1）当不良事件达到严重不良事件标准时，现场研究者须立即核实受试者是否已在医疗机构接受治疗或已采取必要和有效的医疗救治措施。如有需要，研究者应当协调医疗机构为受试者提供及时有效的医疗服务。

（2）SAE 调查员在获知受试者发生 SAE 后，如果受试者尚在治疗中，应尽快（24 小时内）电话或上门随访受试者；如果受试者已出院，须打电话询问和追踪随访其痊愈情况。

2. SAE 报告

（1）首次报告：包括严重不良事件名称或初步诊断、受试者基本信息、试验用疫苗信息、是否为非预期事件、严重性、与试验用疫苗的相关性、处理情况、报告来源等。

（2）进程报告：首次报告完成后，如果受试者尚未治愈出院，则每隔 5~7 天现场研究者需随访受试者并完成 SAE 随访报告，包括新获得的有关严重不良事件信息、对前次报告的更改信息与必要的说明、严重不良事件的分析评估与可能的提示、受试者安全风险评估结果、严重不良事件的转归、临床试验继续/退出等。

（3）总结报告：SAE 受试者治愈出院，尽快收集受试者住院期间病历诊断等信息资料及 SAE 详细信息并发出 SAE 总结报告；若受试者已出院，但尚未获得病历，可每隔 15 天左右现场研究者需随访受试者，直至获得病历后完成 SAE 总结报告。

在 SAE 发生至终止期间，研究者应尽快收集 SAE 受试者医院病历诊断等相关信息资料，填写"疫苗临床研究不良反应/事件个案调查表"和"三级及三级以上不良事件一览表"，及时撰写"严重不良事件（SAE）报告表"（以下简称"SAE 报告表"），并须在获知受试者发生 SAE 信息后立即撰写"SAE 报告表（首次报告）"传真或邮件发至主要研究者、申办方。

申办方收到任何来源的疫苗安全相关信息后，应进行分析评估。对于判断与试验药物肯定相关或 SUSAR，均需要按照要求快速报告给研究方、伦理委员会、药品监督管理局、（NMPA 药品审评中心等。研究者在接到申办方提供的 SUSAR 报告应立即提交伦理委员会。对于致死/危及生命的 SUSAR，申办方应在首次获知 7 个自然日内尽快报告 NMPA 药品审评中心，并在随后的 8 天内报告相关随访信息；对于非致死/危及生命的 SUSAR，或其他潜在严重安全风险的信息，申办方应在首次获知后 15 个自然日内尽快报告 NMPA 药品审评中心。

3. 紧急破盲　在 SAE 发生后，如研究者认为必须获知受试者疫苗分组情况才能对受试者进行及时、有效的处置，则需进行紧急破盲。当需要紧急破盲时，研究者应与申办方讨论。紧急破盲可采用在线破盲系统或应急信封形式。

八、疾病终点事件监测

在疫苗临床保护效力评价中，有效性通常需要以临床病例作为终点事件，为此，需要建立严谨的疾病监测系统。

（一）病例定义

疫苗临床试验中，对于试验疫苗所预防疾病的定义应参考相关临床指南，在试验方案中予以明确。一般按照病例检出过程，分为：

1. 疑似病例 一般是指出现了相关的可疑症状，符合调查标准，需要建立档案。

2. 临床病例 达到疑似病例的标准，治疗经过对该疾病有效，但无法获得病理或实验室证据者。

3. 确诊病例 达到临床病例的标准，并且能够获得病理或实验室证据支持。

（二）监测人员

在试验用疫苗接种前，即应安排专门的试验现场研究者，负责协调管理整个终点事件监测。一般每名研究者负责一定数量的受试者（如每人负责50~60名受试者的终点事件监测），需要定期电话访视或面访受试者，并记录随访日志，主动搜索、报告疑似病例。当发现疑似病例时，需要迅速进行面访调查，收集原始医学证据，按照试验方案要求采集相关生物样本并规范运送。

所有参与监测工作的试验现场研究者均需要接受相应职责的多层次培训。

（三）监测模式

疾病终点事件的监测一般在受试者接种首剂疫苗即开始。通常采用主动监测和被动监测相结合的方式进行。

1. 主动监测 主动监测一般由指定的试验现场研究者，或基层医疗机构医生实施。根据参加疫苗临床试验受试者的数量与居住地，分配试验现场研究者或基层医疗机构医生负责定期对本辖区受试者进行定期随访，了解受试者的目标疾病发病与就诊情况，以及常驻状况。随访频次应根据目标疾病感染特征来确定。随访应秉持逢病必查、逢疑即采的原则，尽可能不漏掉任何疑似病例。访问中，如发现在外地就诊的受试者病例，也应立即按要求完成登记、追踪采样与报告；如发现监测病例在外地住院，应记录病例住院医院的名称及床位号，并及时报告CDC随访人员，由CDC工作人员赴该医院按接诊后操作程序完成登记、采样与报告。

2. 被动监测 被动监测通常通过鼓励、培训受试者主动报告，以及通过医疗机构的诊疗记录发现疑似病例。受试者入组时，试验现场研究者应培训受试者或其监护人，及时在病例监测卡上记录疑似症状，主动到监测点就医并报告相关试验现场研究者。

试验现场研究者在主动搜索时或被动报告发现疑似病例，应推荐到试验指定医院进行诊疗。

试验现场研究者对发现的疑似病例应进行全程随访，填写"病例个案调查表"，直至受试者痊愈/好转。同时，复印医疗机构的诊疗病历，将所有资料交给疫苗临床试验项目办存档。

生物标本采集须按照试验方案及相关生物安全防护要求进行。在疫苗临床试验负责机构统一协调下完成存放、运送、交接。

在对疑似病例的全程随访中,应尽量避免失访。对于失访受试者,亦应通过访视受试者亲戚或邻居,通过各种方式,尽量追回受试者。对于无法追回的受试者,应记录随访时间和可能的随访原因。

试验现场研究者收集和整理的所有受试者终点事件资料,应按一例一套进行资料归档。

九、试验方案偏离/违背

在疫苗临床试验过程中,发生与试验方案偏离或违背的情况,应该要按照规定的流程进行上报,主要研究者和申办方需要对每个事件分析,形成最终处理意见。如出现严重试验方案偏离/违背时,主要研究者应填写"违背方案报告表"(伦理委员会提供),报告伦理委员会。伦理委员会应根据事件严重程度作出判断,必要时中止疫苗临床试验,由主要研究者组织多方讨论,提出整改意见。

主要研究者应定期对所有的试验方案偏离/违背进行分类汇总,分析问题趋势,采取相应的措施改进疫苗临床试验的质量管理。

试验方案偏离/违背的常见原因包括:①试验方案设计问题,如入选/排除标准设计得不合理,或者访视窗口期设置不合理;②受试者依从性问题,如受试者未能很好地理解试验方案,在研究过程中不能遵守试验方案要求;③申办方问题,如关键指标的检测标准不符合试验方案要求,又如试验用疫苗运输环节出现问题,不能及时到达试验现场。

十、临床试验暂停/终止

为维护受试者安全和权益,研究过程中发现试验疫苗的风险受益比发生改变、严重违背方案违背、严重违反 GCP 等情况,均需要暂停/终止临床试验。

1. 对临床试验过程中发生的严重非预期的医学事件,应立即报告主要研究者。主要研究者应及时通知伦理委员会、NMPA,对受试者的风险受益情况做出评估,必要时终止临床试验。

2. 对临床试验过程中受试者出现可能与试验用疫苗接种有关的 4 级局部、全身不良反应,或出现 3 级及以上征集性不良反应(包括局部反应、全身反应)达到一定比例(如 15%以上),或出现异常实验室数据,应报告主要研究者和申办方。主要研究者应及时通知伦理委员会、NMPA,对受试者的风险受益情况做出评估,必要时终止临床试验。

3. 申办方发现试验用疫苗具有安全性隐患或疫苗临床试验具有潜在质量问题,应立即通知研究者并报告伦理委员会、药品监督管理部门,提出中止试验,同时提供详细书面报告。

4. NMPA 视疫苗临床试验存在问题的严重性,有权要求暂停或中止试验。

5. 任何疫苗临床试验提前中止或暂停时,应及时通知受试者,并给予受试者适当的治疗和随访。

十一、疫苗临床试验的数据管理

疫苗临床试验过程中,负责机构研究者、监查员、临床试验项目协调员、临床试验项目质量控制员应及时配合数据管理员核对原始数据和病例报告表进行审核、质疑和澄清,包括进行形式审核、原始数据核查以及纠错等(详见第五章合同研究组织、第十章疫苗临床试验数据管理与统计分析)。

十二、试验现场的关闭

按照试验方案要求,在下列条件满足时,由负责机构以书面形式向申办方提出关闭疫苗临床试验现场,并报告伦理委员会。

1. 所有样本送至中心实验室,完成全部检测项目。

2. 受试者访视工作全部结束,资料收集完毕。

3. 受试者入选人数达到试验方案要求,知情同意书齐全。

4. 所有不良反应/事件已经核实,病例报告表完成审核,原始记录与病例报告表数据一致,并完成数据录入。

5. 严重不良事件得到处理并记录。

6. 剩余试验用疫苗清点完毕并封存。

7. 应急信封数量完整,盲态保持。

8. 所有疫苗临床试验的原始资料和文件完成归档。

十三、疫苗临床试验揭盲

疫苗临床试验盲底一般采用纸质文档记录并密封保存。在试验现场关闭,并完成数据库锁定后,即可对受试者的分组情况进行揭盲。在试验中各组不等比的情况下,通常采用一次揭盲的方法,即同时明确临床试验中每个受试者所对应的试验组别(如试验组或对照组);而在临床试验中各组等比的情况下,可根据临床试验的具体情况考虑采用一次揭盲或两次揭盲的方式。其中,两次揭盲是指在数据库锁定完成后进行第一次揭盲,明确每名受试者所对应的试验组别代码(如 A 组或 B 组),进行统计分析;在完成统计分析报告初稿后进行第二次揭盲,明确试验组别代码所对应的具体组别,如明确 A 组所对应的是试验组,B 组所对应的是对照组。

纸质盲底的试验现场揭盲需要至少包括主要研究者、申办方代表、统计方、监查方临床试验项目经理等。揭盲前,应首先对已封存盲底的保存情况进行检查,如涉及多份封存盲底(如正副本),应对所有封存盲底进行检查,确保封存盲底在揭盲前保存完整,同时对应急信件的拆启情况进行核对。揭盲通常由负责疫苗临床试验的主要研究者进行,并记录具体的揭盲人、揭盲时间、揭盲地点以及见证人等。条件允许的情况下,可记录揭盲过程的影像资料。整个揭盲过程的相关资料均需进行记录存档。

在使用中央随机系统(central randomization system,CRS)的疫苗临床试验中,由统计方(编盲方)负责把电子组别信息上传到中央随机系统里、将电子盲底信息上传到紧急破盲系统里,在上传过程中系统自动把组别代码和盲底信息进行加密,行成一号一码,除统计方外,其他人都不接触组别代码和盲底信息,中央随机系统通过接口的方式提供疫苗分发服务,紧急破盲系统通过接口提供单个志愿者破盲服务。在临床试验过程中,如果需要对某个志愿者进行紧急揭盲,由临床试验相关人员提出揭盲申请,并经申办方、主要研究者以及统计方共同批准后,由紧急破盲系统将电子盲底发出给相关方。采用电子盲底揭盲的疫苗临床试验同样应当记录完成揭盲的具体时间,以及揭盲过程的相关资料,如揭盲申请批准表。

十四、数据统计分析

根据统计分析计划,对锁定的疫苗临床试验数据库进行统计分析。分析结果是撰写疫苗临床试验报告的重要依据,并与统计分析计划一起作为疫苗注册上市的申请材料提交给监管部门,用于对疫苗临床试验结果的评价(详见第十章疫苗临床试验数据管理与统计分析)。

十五、疫苗临床试验报告

疫苗临床试验报告是对试验疫苗安全性与有效性所作的综合性总结,是试验疫苗注册所需的重要文件。报告应按照相关指导原则撰写(详见第十一章疫苗临床试验的总结报告撰写)。

十六、疫苗临床试验其他工作

1. 向伦理委员会递交疫苗临床研究完成报告。
2. 配合申办方整理相关材料。
3. 配合国家药品监督管理局开展疫苗临床试验数据和试验现场核查。
4. 按照相关法规,规范保存相关资料至疫苗上市 5 年后。

第三节 疫苗临床试验现场实施过程的管理

一、突发事件的处置

突发事件是指在疫苗临床试验过程中发生的公共卫生事件、自然/事故灾害、冷链破坏等。有时,严重不良事件也会演变成突发事件。

临床试验开始前,试验现场应成立应急处置小组,包括应急处置负责人、不良反应管理员、AE/SAE 处置人员、签署《绿色通道医疗救治协议》的综合性医院。其中,应急处置负责人应为试验现场主要负责人,其职责是负责指挥、组织、协调处理突发事件的全部工作和相关事务。参与疫苗临床试验的其他试验现场研究者为应急处置参与人员,协助负责人做好突发事件的处理工作。

突发事件应以预防为主:

1. 建立符合 GCP 管理规范的工作制度,严格执行试验方案及标准操作规程。

2. 试验现场研究者应详细学习试验方案、研究者手册等相关内容,充分了解试验疫苗安全性特征。

3. 试验现场研究者应如实、详细向受试者告知临床试验的风险与受益信息。受试者充分了解信息后自愿参加。

4. 严格依照入选/排除标准认真筛选合格的受试者,尤其要注意受试者潜在的疾病和依从性,以减少安全性风险。

5. 试验现场研究者均应熟悉不良事件报告的标准操作规程。

6. 试验开始前,各抢救设备和急救药品及时到位,确保出现受试者损害及突发事件时,受试者在第一时间得到救治。

7. 密切关注极端天气等自然状况,降低自然灾害对疫苗临床试验的影响。

(一) 突发公共卫生事件

临床试验前应成立负责机构和试验现场联合处置小组,全面负责突发公共卫生事件处理。试验现场研究者发现接种过程中出现群体性心因性反应,或出现受试者死亡应立即向联合处置小组报告,经小组人员初步评估,判断突发公共卫生事件的性质,向卫生行政管理部门报告,同时按照相关应急预案处置。

(二) 自然/事故灾害

临床试验前应成立负责机构和试验现场联合处置小组,全面负责突发事件处理。当火灾、水灾、地震、极端天气、停电等自然/事故灾害发生,联合处置小组应按照相关应急预案处置。

1. 发现火灾、水灾和地震等发生应立即与“119”或“110”联系,及时获得救助;相关人员做好各自工作。

2. 停电时,应立即启用备用发电机组,能够保证冷链正常运转。

(三) 冷链中断

试验用疫苗/生物标本在运输、存储等过程中温度超出允许范围,试验现场研究者应立即电话报告主要研究者,同时由冷库管理员填写“冷链中断报告表”,由试验现场负责人将“冷链脱离报告表”传真至主要研究者及申办方。申办方应及时用书面形式回复研究者,确认该批试验用疫苗继续使用或更换。在未得到批准使用之前,超出温度范围的试验用疫苗应立即封存,严禁使用。对于生物样本,则由申办方进行评估,并提出最终处置意见。

（四）严重不良事件

临床试验前应成立负责机构和试验现场联合处置小组,全面负责 SAE 突发事件处理。当试验过程中受试者发生伤残、生命受到威胁或死亡等 SAE 时,试验现场研究者应立即采取必要的医疗救治措施,同时报告联合处置小组,启用医疗救治绿色通道,并组织不良反应调查人员进行原因调查,按照相关应急预案处置。

1. 救治程序　疫苗临床试验紧急情况发现后,应在信息报告的同时立即组织试验现场抢救,争取把患者的损伤降到最低程度。在接种现场进行现场抢救的过程中,出现过敏性休克等危及受试者生命等的情况时,启动抢救应急预案,开通绿色通道,迅速转运病人至协议医院继续救治。

2. 情绪安抚　在进行救治的同时,做好受试者及其家属的工作,争取把不良影响降到最低程度。

3. 伤害补偿　经调查 SAE 与接种试验用疫苗相关,则应由申办方承担其医疗费用,并根据相关法律法规及时给予补偿。

4. 危机公关　如 SAE 突发造成一定社会影响,应与相关政府部门主动沟通,积极应对,开展必要的宣传解释工作。

在启动应急预案处置事件的同时,应积极开展事件原因调查。调查人员应包括负责机构和试验现场联合处置小组、省级预防接种异常反应调查诊断专家组,以及申办方。

1. 核实报告　收集受试者病史(或临床记录)中的资料;根据病史和书面资料详细核对患者的反应情况。

2. 收集资料　按照流行病学调查方法,收集病例的一般情况、现病史、既往史、预防接种史;实验室检查结果、诊断、治疗措施和治疗结果等;接种同批疫苗和未接种疫苗的其他人的情况。此外,还需要调查疫苗、接种器材情况,接种过程以及服务情况。

3. 查找原因　根据调查和收集的资料,分析反应是由疫苗固有特性引起,还是由接种过程本身引起的;疫苗生产、储运、接种实施过程中是否存在差错;受种者是否合并某种疾病发病等。

4. 初步结论　根据调查后掌握的信息,在试验方案要求下揭盲,分析导致事件发生的可疑因素,得出初步结论,并提出建议。对有争议的处理,参照有关法律、法规执行。

在调查尚未结束或查明确切原因之前,任何人不得公开调查信息或发布未经证实的消息。

在疫苗临床试验紧急情况/突发事件发生后的救治过程中,要对试验现场的处置情况有所记录,对处理的过程(各种处理措施)和结果有较详细的记录。所有记录均要向负责机构报告并且备案。

突发事件处理结束后,主要研究者应召集相关人员进行总结,并对突发事件的原因进行剖析,必要时根据相关规定,停止疫苗临床试验或修改试验方案,以减少类似事件发生。

二、盲态维持

盲法是科学评价试验疫苗安全性与有效性的关键之一。试验过程中可能发生紧急破盲、必要的局部揭盲,以及意外泻盲。因此,必须事先制订相应规范,全程维持疫苗临床试验盲态。

(一)编盲人员的盲态维持

1. 编盲前,统计方人员已经准备好盲底,并妥善保管,确保开启前处于密封状态。

2. 编盲时,统计方人员现场拆开密封完好的编盲信封,按照盲底对疫苗进行编盲包装。

3. 编盲过程中,统计方人员全程保管盲底,确保编盲流程在盲态下进行。

4. 编盲人员不得参加疫苗临床试验工作,同时也不得向参加疫苗临床试验工作的任何人员泄露编盲内容。

(二)接种过程中的盲态管理

如果编盲之后的试验组疫苗和对照组疫苗仅外包装相同,但内包装不同,需要采取以下措施以实现疫苗临床试验接种过程中的盲态维持。

1. 从事疫苗接种工作的研究者和疫苗管理员须签订保密协议,且不能参与该疫苗临床试验中的其他研究工作。

2. 试验用疫苗配制及接种工作人员用隔断隔开操作。疫苗配制人员在核查受试者信息无误后,将配制好的疫苗递交给本组疫苗接种人员,疫苗接种人员需再次核对受种者信息,确认无误后实施接种。

3. 试验用疫苗配制过程中,疫苗配制员须在隔间内进行操作。

4. 用过的注射器、试验用疫苗空瓶等需进行及时销毁,做好记录。

(三)签署保密协议

疫苗接种组中的研究者和工作人员因工作需要能够接触到试验用疫苗,为确保疫苗临床试验盲态信息的严格保密,保证严格履行试验方案中"关于操作者盲"的要求,该类人员须作出如下承诺:

1. 严格遵守 GCP、试验方案、SOP 的规定,以严谨、负责的态度严格按照试验现场操作规程操作。

2. 不向其他研究者及任何受试者透露有关试验用疫苗接种工作中的任何细节,包括人员分工、人员组成、试验用疫苗取用方法、稀释方法、核对检查方式、接种途径、废弃空瓶的回收及销毁等。

3. 不向其他研究者及任何受试者透露涉及试验用疫苗盲态的任何信息,包括试验用疫苗的盲态标签设置、试验用疫苗外包装的外观、试验用疫苗装瓶外观颜色、试验用疫苗的容器及装量、稀释液的容器及装量等。

4. 在工作期间不作任何涉及其他未经方案及 SOP 允许的记录,包括拍照、录像、录音、文字等方式。

5. 在研究期间,除了疫苗接种相关工作,不能再参与其他涉及受试者研究信息的工作。一旦工作完成,将马上终止工作授权并立即退出研究团队。

6. 保密义务自该疫苗临床试验启动时开始,到该研究结果公开时结束。如果有违背行为,将承担由此而导致的法律责任。

三、受试者脱落管理

疫苗临床试验中,对脱落的受试者需要根据脱落类型进行相应的规范管理,目的是保证受试者安全与权益,保证试验数据的科学性和完整性。

1. 外出失访　对于外出失访的受试者,研究者可通过访视受试者亲戚或邻居,了解受试者目前所在地和联系电话,采用电话、信函、登门面访或利用网络通讯方式(比如 QQ、微信等)等各种方式进行联系,若仍不能获得受试者信息,将每次尝试联系的方式和时间进行真实记录。

2. 主动退出　现场研究者应在试验方案规定的访视期内,利用电话或登门面访等形式给予及时沟通,了解受试者主动退出的原因,并对受试者的疑问进行适当的解答,尝试解除受试者的顾虑。同时,要本着受试者自愿的原则,尊重受试者的决定,在安全性观察结束之后收回受试者日记卡/联系卡。

3. 不良事件退出　对于接种后因发生不良事件/严重不良事件,要求退出的受试者,研究者应及时、积极地与受试者沟通,妥善处理受试者的救治;详细记录不良事件/严重不良事件全过程信息;继续对试验疫苗相关的脱落受试者进行访视,关注并记录其转归,提供必要的医疗服务。

试验现场研究者应按照真实情况记录脱落原因及具体时间,填写原始记录本中的"研究总结"等相关内容,连同之前访视的原始资料(包括知情同意书、身份证件、接种记录等)进行存档管理。

四、档案管理

在疫苗临床试验全过程中记录的一系列资料,是评价疫苗临床试验真实性、完整性、合法性的重要依据。疫苗临床试验档案管理专业性、保密性强,种类繁多,因此,应建立管理规范,并通过反复培训,加强档案管理人员的管理意识,提高管理水平,保障管理质量。

(一) 资料归档

1. 疫苗临床试验现场前期文件要在疫苗临床试验启动前归档。

2. 疫苗临床试验现场应指定专人(经授权)作为档案管理员负责原始资料的归档、保存、更新和日常维护管理工作,各种更新文件、表格和日记卡等要及时归档。

3. 配备足够数量的带锁文件柜用于存放资料。

4. 资料遵循按疫苗临床试验分类存放的原则。

5. 各类资料应存放在贴有标签的统一的档案盒内,编制目录索引,便于资料查阅、管理。档案盒标签格式可按"疫苗临床试验名称+资料名称"进行编写。

6. 试验现场工作当天产生的所有原始记录和质量控制表格一般应在当天工作完成

后,由各组组长和试验现场负责研究者核对、汇总和填写后,统一移交资料管理员归档。

7. 在试验现场关闭后,试验现场档案管理员应及时完成试验现场原始资料的归档工作,保证归档的及时性,避免因归档不及时造成资料丢失。

(二)档案保管

1. 疫苗临床试验现场须为每个疫苗临床试验配备独立和相对独立的资料存放空间,并满足防水、防潮、防火、防盗、防鼠的要求,以保证试验资料的安全。

2. 疫苗临床试验现场指定专职档案管理员对档案室进行管理。档案管理员应严格执行本操作规程中档案管理的有关规定,确保档案的完整、系统和安全。

3. 建立并严格执行档案借阅制度,借出的档案须按时归还,借阅资料需填写"试验资料借阅登记表",借阅后的档案应随即放回原处。试验资料借阅人仅限于研究者、监查员、申办方委派的稽查员、药品监督管理部门监查员、伦理委员会人员,与疫苗临床试验无关人员不得借阅档案资料。

4. 严格控制资料室进出人员,未经主要研究者同意,任何人不得复印、翻拍疫苗临床试验资料。

5. 任何人不得窃取、出卖和涂改档案,违者追究法律责任。

6. 每个工作日对档案室温、湿度进行一次监控记录。

7. 每年定期对档案室进行全面检查、清点,发现问题及时处理。

(三)档案安全

1. 档案室重地,非本室工作人员不得擅自入内。

2. 若需进入档案室须事先履行登记和审批手续,填写档案室出入人员登记表,注明进出档案室时间及原因。

3. 严禁将烟火和易燃、易爆及腐蚀物品带入档案室。

4. 档案管理员负责做好安全巡查工作,下班时关好水电、锁好门窗。

5. 档案管理员应熟悉消防器材的性能及使用方法;做好消防器材的保养更新工作,保证消防器材的可靠有效。

(四)档案鉴定和销毁

1. 档案鉴定小组由负责机构负责人、主要研究者、试验现场负责人、质量控制员和档案管理员组成。

2. 对正在整理的资料,应准确把握归档范围和保管权限,有异议时由鉴定组裁定。

3. 对存留期满的档案,在机构负责人或主要研究者与申办方沟通后,由鉴定组提出销毁或延长保管期限的意见。

4. 对待销毁档案进行登记造册(注明档案名称、卷宗、数量、鉴定时间、参加鉴定人员);销毁时至少由疫苗临床试验主要研究者、试验现场负责人、质量控制员和档案管理员共同执行。销毁后在档案管理台账和《档案销毁登记册》上注明销毁日期并签字;《档案销毁登记册》归档保存。

五、投诉管理

疫苗临床试验中,试验现场研究者应及时受理受试者的投诉,做好沟通和处置工作,保障疫苗临床试验的顺利进行。

疫苗临床试验现场应安排并授权专人负责受理受试者的投诉,调查相关事项及提出处理意见;主要研究者做出最终裁定;投诉受理人根据裁定撰写处理报告并进行反馈。受理程序如下:

1. 受理人应在接到投诉后尽快完成登记基本信息,包括:

(1)投诉者的姓名、性别、职业、单位、地址、联系电话等。

(2)投诉的事实与理由,包括被投诉者的名称、通讯地址、联系电话等。

(3)具体赔偿要求或希望达到的目的。

(4)与投诉有关的证明材料,如医院证明等。

2. 及时开展调查工作,向主要研究者、申办方报告投诉事件。事态严重的,应在完成初步调查核实后立即报告。

3. 主要研究者与申办方接到报告后,应根据具体投诉内容确定解决方式,由受理人负责处置。

4. 如果投诉违背伦理,主要研究者应及时向伦理委员会报告,根据需要启动专家委员会评估,做出处理决定。

5. 如投诉人不接受处理意见,可通过当地法院、仲裁机构进行仲裁。

6. 投诉案件终结,受理人完整填写"受试者投诉受理处理单",交试验现场档案管理人员登记、归档。

六、物资管理

临床试验开始前,应制订物资采购计划,以满足疫苗临床试验的需求。所有物资均需进行规范管理,保障疫苗临床试验顺利进行。

(一)采购

根据试验方案提前制订物资采购计划。大批物资的采购可由申办方、负责机构或试验现场统一采购发放。

(二)入库和出库管理

1. 物资管理员对接收的物资要严格验收,若出现不相符现象,要如实记录并反映给交付方,有权拒绝办理入库手续。

2. 对于分批采购的物资,要做好分次验收记录。

3. 接收物资后应建立管理台账,及时登记各种物资明细账,做到日清月结,达到账物相符。

4. 领用物资需登记,实行跟踪管理。

（三）存储管理

1. 根据物资的种类及特性,结合保存室条件,保证物资定置摆放,合理有序,以便物资进出和盘存方便。

2. 严格执行安全规定,切实做好防水、防火、防盗工作,保证物资安全。

3. 管理员每天上下班前检查,确保物资完整。

4. 无关人员不得进入保存室;保存室不得存放试验物资外的任何物品。

5. 经常清查盘点在库物资,掌握现有库存,减少库存物资占用,提高物资利用率。

（四）剩余物资的处理

临床试验结束后,剩余物资原则上应返回申办方,并填写交接记录。

七、医疗废弃物管理

疫苗临床试验中,注射疫苗、标本采集和处理等均会产生大量的医疗废弃物,应依据2011年修订的《医疗废物管理条例》(国务院第588号令)进行处置。

（一）医疗废弃物

医疗废弃物包括:人体血液(血清/血浆及其他血液组分);人体排泄物(粪便、尿液、痰液等);尖锐利器(包括注射针头、注射筒、手术刀或与感染性物质接触的玻璃器具等);感染性物质(培养基/液、菌毒株、培养皿或相关器具);使用过的实验服、纱布、棉签、覆盖物、口罩、橡胶手套等。

（二）处置原则

1. 处置应由经过实验室生物安全培训,熟悉国家相关法律法规,具有医疗废物处置知识与技能的研究者负责。

2. 处置须本着分类收集、警示标记、密闭包装与运输储存、无害化处置的原则进行。

（三）处置方法

1. 医疗废弃物的包装物

(1)感染性废弃物的包装需使用聚乙烯(PE)材质制作的黄色塑料袋,袋体外应标注"感染性废弃物"及警示标示,包装袋不得渗漏、破裂、穿孔。

(2)损伤性废弃物(如针头、刀片等)放入专用防刺伤锐器盒中。体侧面应印有"损伤性废弃物"及警示标识。

(3)废弃物的临时存放需使用周转桶。周转桶为黄色硬质材料,防液体渗漏,可一次性或多次重复使用;桶体外应印制"医疗废弃物"及警示标识。

2. 医疗废弃物的消毒和处理

(1)感染性培养物(基/液)、菌毒株、培养器皿(具)等首先需进行消毒处理。

(2)无法消毒且不会在运送过程中造成污染的物品(损伤性废弃物除外)可直接装黄色双袋处理。

（3）废弃的血液制品，粪便、尿液、痰液等人体代谢物或排泄物；具有感染性的实验制服、纱布、棉签、覆盖物、口罩、橡胶手套需用印有感染性废弃物标示的专用黄色塑料袋双层包装并扎紧袋口。

（4）包装完成后需仔细检查袋体防止渗漏；锐器盒在使用前须将黄色塑料袋置于利器盒内层，利器盒最多只能装至容量的 80%，不得超过警戒线，盒封口要紧实、严密，严禁重新开启；利器盒运送时不得放入收集袋中，以防造成锐器刺伤。

3. 包装处理完毕的感染性废弃物应在规定时间内由指定机构或部门做无害化处理；纸张、包装盒（箱）等一般性废弃物可装入黑色塑料袋中作普通垃圾处理；实验室废弃试剂、药品（化学品）可按规定移交本单位指定部门处理。

4. 医疗废弃物的转运与存放

（1）试验现场研究者应及时处理、整理与包装当日产生的废弃物转移（运）至周转桶或临时储存点并做好废弃物的交接登记工作。

（2）运送废弃物应当使用防泄漏、防遗撒、无锐利边角、易于装卸和清洁的专用运送工具。每天运送工作结束后，应当对运送工具及时清洁和消毒。

（3）试验现场应当建立废弃物临时储存设施（场地），不得露天存放废弃物，储存时间不得超过规定期限（一般不超过 3 天）。

5. 医疗废弃物临时储存设施、场地要求。

（1）远离试验区、人员活动区和普通垃圾存放场所，方便废弃物运送人员及运送工具、车辆的出入。

（2）有严密的封闭措施，防止非工作人员接触医疗废弃物。

（3）有防鼠、防蚊蝇、防蟑螂及防止泄漏措施，易于清洁和消毒。

（4）避免阳光直射。

（5）设有明显的医疗废弃警示标识。

八、试验现场质量控制及管理

质量控制活动是保障受试者权益，保证疫苗临床试验遵循相关法律法规、试验方案和 SOP，最终获得科学、真实结果的关键。

（一）质量控制抽查

根据试验方案确定抽查比例，对实施过程中的重点环节进行质量控制抽查，包括接待、知情同意、体检筛查、分发随机号、标本采集、疫苗接种、30 分钟医学观察、样本处理和保存、日记卡/联系卡审核与转录、安全性随访、原始资料记录、SAE 管理、疫苗管理、样本管理、资料管理和电子 CRF 管理。

针对薄弱环节可增加抽查数量，必要时对重点工作进行全部质量控制检查。

（二）质量管理工作日志

将每天开展的质量控制工作记录到质量管理工作日志，内容包括质量控制检查的内容、存在问题、整改意见和追踪整改结果。

（三）阶段性质量控制检查

根据疫苗临床试验的不同阶段,采取的全方面质量控制检查,保证每个环节都进行质量控制检查。

1. 试验开始前的质量控制检查　包括人员培训/资质、标准操作规程、设施设备、风险防范、疫苗管理、样本管理、档案管理、受试者招募计划、物资齐备等。

2. 试验进行中的质量控制检查　包括试验方案遵循、人员培训/资质、标准操作规程、物资齐备、风险防范、受试者访视过程、疫苗和冷链管理、生物样本管理、不良反应/事件监测、盲态保持、病例发现(如需)、原始文件记录、档案管理和监查等。

3. 试验结束前的质量控制　包括试验方案遵循、档案管理、不良反应和事件监测、疫苗管理、生物样本管理、原始文件记录、数据录入和审核、CRF 管理等。

（四）质量控制阶段性总结

依据质量控制抽查、质量控制检查和工作日志结果,定期进行阶段总结,撰写质量控制报告。根据报告中存在的问题进行相应的纠正和解决,并及时反馈给相关研究者。

（五）质量控制总结报告

疫苗临床试验结束前,对质量控制工作进行全面总结,撰写质量控制总结报告,内容包括:试验现场质量控制检查内容,质量控制次数,发现的问题以及如何跟踪解决,接受检查、稽查和视察的情况等。

（王彦霞　黄丽莉　谢志强　夏胜利）

参考文献

[1] 国家食品药品监督管理局. 药物临床试验生物样本分析实验室管理指南(试行). [2020-05-15]. https://www.nmpa.gov.cn/xxgk/fgwj/gzwj/gzwjyp/20111202112701644.html.

[2] E6(R2)Integrated addendum to ICH E6(R1):Guideline for good clinical practice. Step 4. [2020-05-15]. https://www.gmp-navigator.com/files/guidemgr/E6_R2_Step_4.pdf.

[3] WHO. Good clinical laboratory practice(GCLP). [2020-05-15]. http://www.who.int/tdr/publications/documents/gclp-web.pdf.

[4] 《药品注册管理办法》(局令第 27 号). [2020-05-15]. https://www.nmpa.gov.cn/zhuanti/ypzhcglbf/ypzhcglbfzhcwj/20200330180501220.html.

[5] 《药物临床试验质量管理规范》(2020 年第 57 号). [2020-05-15]. https://www.nmpa.gov.cn/yaopin/ypggtg/20200426162401243.html.

[6] 《药物非临床研究质量管理规范》(局令第 34 号). [2020-05-15]. https://www.nmpa.gov.cn/xxgk/fgwj/bmgzh/20170802160401550.html.

[7] 卫生部. 预防接种异常反应鉴定办法. [2020-05-15]. http://www.nhc.gov.cn/wsxf/zcfg/201312/d84e567b443f4d11868ac73411feec22.shtml.

[8] 卫生部. 药品不良反应报告和监测管理办法. [2020-05-15]. http://www.nhc.gov.cn/fzs/s3576/201105/ac4ab24c135a43379f2af1694457f65e.shtml.

［9］国家卫生和计划生育委员会,国家食品药品监督管理总局.疫苗储存和运输管理规范.［2020-05-15］.http://www.nhc.gov.cn/ewebeditor/uploadfile/2017/12/20171228151946998.pdf.

［10］国家食品药品监督管理局.预防用疫苗临床试验不良事件分级标准指导原则.［2020-05-15］.https://www.nmpa.gov.cn/xxgk/ggtg/qtggtg/20191231111901460.html.

［11］国家药品监督管理局,国家卫生健康委员会.药物临床试验质量管理规范.［2020-05-15］.https://www.nmpa.gov.cn/directory/web/nmpa/xxgk/ggtg/qtggtg/20200426162401243.html.

［12］国家食品药品监督管理总局.疫苗临床试验质量管理指导原则(试行).［2020-05-15］.https://www.nmpa.gov.cn/xxgk/fgwj/gzwj/gzwjyp/20131031120001201.html.

［13］国家食品药品监督管理总局.疫苗临床试验严重不良事件报告管理规定(试行).［2020-05-15］.https://www.nmpa.gov.cn/xxgk/fgwj/gzwj/gzwjyp/20140117145701524.html.

［14］国务院.中华人民共和国药品管理法实施条例(2016修订).［2020-05-15］.http://www.nhc.gov.cn/fzs/s3576/201808/fd5a817ca26c47d5a8b4a7aa4006cbe5.shtml.

［15］国务院.疫苗流通和预防接种管理条例.［2020-05-15］.http://www.gov.cn/zhengce/content/2016-04/25/content_5067597.htm.

［16］国家药品监督管理局药品审评中心.药物临床试验期间安全性数据快速报告标准和程序.［2020-05-15］.https://www.cde.org.cn/main/news/viewInfoCommon/f86be6d655db5c711fe660bef22c3bf1.

［17］全国人民代表大会.中华人民共和国疫苗管理法.［2020-05-15］.http://www.npc.gov.cn/npc/c30834/201907/11447c85e05840b9b12c62b5b645fe9d.shtml.

［18］国务院.中华人民共和国人类遗传资源管理条例.［2020-05-15］.http://www.gov.cn/zhengce/content/2019-06/10/content_5398829.htm.

［19］国家药品监督管理局,国家卫生健康委员会.药物临床试验机构管理规定.［2020-05-15］.https://www.nmpa.gov.cn/xxgk/ggtg/qtggtg/20191129174401214.html.

第十章

疫苗临床试验数据管理与统计分析

预防性疫苗临床试验以健康受试者为受试人群,其中大多为婴幼儿,这就对试验疫苗的有效性和安全性评价提出了更高的要求。数据管理和统计分析是疫苗临床试验中的一个关键环节。从数据管理和统计分析的角度看,预防性疫苗临床试验除了需要遵循一般临床试验数据管理和统计分析的基本原则外,还具有自身的一些特殊性。因此,本章在介绍统计学比较中常用的优效性、非劣效性和等效性设计的基础上,对它们在预防性疫苗临床试验的免疫原性试验、批间一致性试验和保护效力试验中的具体运用予以介绍;此外,对预防性疫苗临床试验中数据管理、安全性评价以及其他相关的统计学问题进行阐述。

第一节　疫苗临床试验的数据管理

临床试验数据是一项临床试验的直接产出,数据质量与整个临床试验的设计、执行、分析直接相关,对于客观科学的评价疫苗的有效性和安全性而言都至关重要。广义上的数据管理涉及申办方、研究者、受试者、监查员、数据管理员等临床试验的各个参与方,贯穿数据的产生、采集、核查、审核、保存等全过程,临床试验数据质量的好坏也与临床试验的各个参与方息息相关;而狭义的数据管理则是指数据管理部门在数据管理计划的制订、病例报告表的设计、数据核查、数据盲态审核、数据库锁定以及数据管理报告的撰写中的工作,数据管理员的工作应严格遵循《良好的临床数据管理实践》(Good Clinical Data Management Practice, GCDMP)要求。本节中所介绍的主要是指狭义上的数据管理流程。更多的数据管理相关内容参见本套丛书的《临床试验数据管理学》分册。

一、临床试验数据管理的一般内容

(一) 数据管理计划的撰写

在进行临床试验数据管理之前,数据管理部门应根据疫苗临床试验实际情况制订数据管理计划(data management plan, DMP)。数据管理计划一般应包括临床试验中各方角色与职责、病例报告表的注释、数据库的建立与测试、数据核查、系统培训与权限管理、疑问处理、SAE 一致性核对、数据编码、外部数据管理、数据库锁定、数据管理报告、数据备份与恢复等部分内容。数据管理计划应由数据管理部门和申办方共同签署执行。

（二）病例报告表的设计与填写

临床试验主要依赖于病例报告表(case report form,CRF)来收集临床试验过程中产生的各种临床试验数据。CRF 的设计必须保证收集试验方案里要求的所有临床数据(外部数据除外)。CRF 的设计、制作、批准和版本控制过程必须完整记录。

CRF 的设计、修改及最后确认会涉及多方人员的参与,可以包括申办方、申办方委托的 CRO、研究者、数据管理员和统计师等。CRF 最终必须由申办方批准。

CRF 填写指南是根据疫苗临床试验方案,对病例报告表的每页的表格及各数据点所做出的具体填写说明。CRF 填写指南可以有不同的形式,可以应用于不同类型的 CRF 或其他数据收集工具和方式。对于纸质 CRF 而言,CRF 填写指南应作为 CRF 的一部分或一个单独的文档打印出来。对电子数据采集(electronic data capture,EDC)系统而言,填写指南也可能是针对表单的说明、在线帮助、系统提示以及针对录入数据产生的对话框。

注释 CRF 是对空白 CRF 的标注,记录 CRF 各数据项的位置及其在相对应的数据库中的变量名和编码。注释 CRF 作为数据库与 CRF 之间的联系纽带,帮助数据管理员、统计师、统计程序员和药物评审机构了解数据库。注释 CRF 可采用手工标注,也可采用电子化技术自动标注。

临床试验研究者必须根据原始资料信息准确、及时、完整、规范地填写 CRF。CRF 数据的修改必须遵照 SOP,保留修改痕迹。

（三）数据库的设计

临床试验方案设计具有多样性,每个疫苗临床试验的数据收集依赖于临床试验方案。临床试验数据库应保证完整性,并尽量依从标准数据库的结构与设置,包括变量的名称与定义。就特定的疫苗临床试验来说,数据库的建立应当以该疫苗临床试验的 CRF 为依据,数据集名称、变量名称、变量类型和变量规则等都应反映在注释 CRF 上。数据库建立完成后,应进行数据库测试,并由数据管理负责人签署确认。

（四）数据接收与录入

数据可以通过多种方式进行接收,如传真、邮寄、可追踪有保密措施的快递、监查员亲手传递、网络录入或其他电子方式。数据接收过程应有相应文件记录,以确认数据来源和是否正确接收。提交数据中心时应有相应程序保证受试者的识别信息得到保密保护。

数据录入流程必须明确该临床试验的数据录入要求。一般使用的数据录入流程包括:双人双份录入、带手工复查的单人录入和 EDC 方式录入。一般纸质 CRF 的双人双份录入和带手工复查的单人录入可由数据管理员完成,而 EDC 客户端的数据录入由研究者或研究者授权的 CRC 进行。

（五）数据核查与质疑的管理

数据核查的目的是确保数据的完整性、有效性和正确性。在进行数据核查之前,应列

出详细的数据核查计划,数据核查包括但不局限于以下内容:

1. 缺失数据核查,查找并删除重复录入的数据,核对某些特定值的唯一性(如受试者ID)。

2. 随机化核查。

3. 违背方案核查 根据临床试验方案检查受试者入选/排除标准、试验用药计划及合并用药(或治疗)的规定等。

4. 时间窗核查。

5. 逻辑核查 根据相应的事件之间的逻辑关联来识别可能存在的数据错误。

6. 范围核查 识别在生理上不可能出现或者在研究人群的正常变化范围外的极端数值。

7. 一致性核查 如严重不良事件安全数据库与临床数据库之间的一致性核查、外部数据与 CRF 收集的数据一致性核查、医学核查等。

数据管理员应对方案中规定的主要和次要有效性终点、关键的安全性终点进行充分的核查以确保这些数据的准确性和完整性。

数据核查应该是在未知试验分组情况下进行,数据质疑表内容应避免有偏差或诱导性的提问,诱导性的提问或强迫的回答会使试验的结果存有偏差。

数据核查可通过手动检查和电脑程序核查来实现。数据核查程序应当是多元的,每个临床试验相关人员有责任采用不同的工具从不同的角度参与数据库的疑问清理工作。

数据核查后产生的质疑以电子或纸质文档的形式发送给临床监查员或研究者。研究者对质疑做出回答后,数据管理员根据返回质疑答复对数据进行修改。如质疑未被解决则将以新的质疑再次发出,直至数据疑问被清理干净。数据管理过程中应保存质疑过程的记录完整;若采用 EDC 系统进行质疑的发送和回答,则系统应具有对质疑过程记录的可溯源性。

(六) 医学编码

临床试验中收集的病史、不良事件、伴随药物治疗建议使用标准的字典进行编码。编码的过程就是把从 CRF 上收集的描述与标准字典中的词目进行匹配的过程。当出现的词目不能够直接与字典相匹配时可以进行人工编码,对于医学编码人员也无法确认的词目,应当通过数据质疑与研究者沟通以获得更详细的信息来进行更确切的编码工作。医学编码应在锁库前完成,并经研究者审核确认。

用于不良事件、伴随用药、病史等的编码一般采用 MedDRA、WHOART、WHODrug 等公认的标准词典。数据管理部门应制定相应的 SOP,适时更新词典并审核医学和药物编码在不同版本词典之间的一致性。疫苗临床试验使用的词典名称及版本信息应在数据管理计划中描述说明。

(七) 试验方案修改时的 CRF 变更

药物临床试验中有时会有试验方案修改的情订况发生,但不是所有的试验方案修改都需要变更 CRF,需要制订相应的流程处理此种情况。须注意的是,CRF 的重要变更应在方案的修订获得伦理委员会批准后才生效。

（八）实验室及其他外部数据

在临床试验的组织实施过程中,某些临床试验方案中规定的数据由其他供应商(如中心实验室)采集,形成外部数据,如疫苗临床试验中的免疫原性数据。为保证外部数据的完整性,在建立数据库期间应注意:关键变量的定义和必需内容;数据编辑和核查程序;记录格式和文件格式(如 Excel、SAS、ASCⅡ等);数据传输;数据库更新;数据储存和归档。为了确保有足够的信息可供用于外部数据的鉴别和处理,选择关键变量(唯一地描述每一个样本记录的数据)时必须谨慎。若无关键变量,将会对受试者、样本和访视与结果记录的准确配对造成困难。

本地实验室数据一般通过人工录入方式采集,需关注不同实验室检测单位及其正常值范围之间的差别,重视对缺失数据、异常数据以及重复数据等的核查。中心实验室数据的收集主要通过电子化的文件形式传输。在疫苗临床试验开始之前,数据管理员要为中心实验室制定一份详细的数据传输协议,对外部数据的结构、内容、传输方式、传输时间以及工作流程等作具体的技术要求;在正式数据传输之前,应对外部数据的传输进行测试,以保证外部数据传输的质量。对于实验室和其他外部数据,监查员要对这些数据进行源数据核查。

（九）数据审核

无论临床试验过程是开放或盲法操作,在临床试验数据库锁定前,应由申办方、研究者、数据管理员和统计师在盲态下共同审核最终数据中未解决的问题,并按照临床试验方案划分统计分析人群、核查严重不良事件报告与及其处理情况记录等。如双盲临床试验还需检查紧急揭盲信件和临床试验盲底是否密封完好,如有紧急揭盲记录情况发生,需有紧急揭盲记录、理由及处理报告。

（十）数据库锁定

数据库锁定是疫苗临床试验过程中的一个重要里程碑。它是为防止对数据库文档进行无意或未授权的更改,而取消的数据库编辑权限。数据库锁定过程和时间应有明确的文档记录,对于盲法临床试验,数据库锁定后才可以揭盲。

数据库锁定时,应事先制定锁库的工作程序并严格遵守,应保证通知了试验相关方,并获得所有相关方的批准后方可锁定试验数据库。数据管理员应制订数据库锁定清单,数据库锁定清单包括但不限于以下内容:所有的数据已经收到并正确地录入数据库;所有的数据质疑表已经解答并根据解答修订了数据库;所有的病例报告表已经得到主要研究者签字批准;非病例报告表数据(如中心实验室电子数据)已经合并到试验数据库中,并完成了与试验数据库的数据一致性核查;已完成医学编码;已完成最终的数据的逻辑性和一致性验证结果审查;已完成最终的明显错误或异常的审查;已完成最终的医学核查;已完成数据质量审核,并将质量审核中发现的错误发生率记录在相关文档中;根据 SOP 更新并保存了所有的与试验相关的文档。在完成以上工作后,可书面批准数据库锁定,并由临床试验相关方签名及签署日期,临床试验相关方包括:数据管理员、生物统计师、临床监查员代表、研究者代表和申办方等。一旦获得数据库锁定的书面批准文件,就应收回数据库的数据编辑权限,并将收回数据编辑权限的日期记录在文档中。

针对中期分析(interim analysis),应严格按照试验方案中规定时间点或事件点进行分析,中期分析数据库锁定过程与最终分析的数据库锁定要求可能有所不同,但是所有数据库锁定的要求以及采取的步骤都应记录在文件中,还应报告截至进行中期分析时的数据情况、时间点及终点事件情况等。

如果数据库锁定后发现还存有数据错误,应仔细考虑如何处理并记录这些错误数据。最重要的是,应评估这些数据错误对安全性分析和有效性分析的潜在影响。然而,并非所有发现的数据错误都必须更正数据库本身。数据错误也可以记录在统计分析报告和临床试验报告文档中。尽管有些申办方选择更改所有发现的数据库中的错误,但另一些申办方可能只对安全性/有效性分析有重要影响的数据错误作更改。更重要的是,申办方应事先确定一个程序来决定应处理哪些数据错误和记录这些数据错误。

如果数据库锁定后又重新解锁,这个过程必须谨慎控制并仔细记录。重新解锁数据库的流程应包括通知疫苗临床试验团队,清晰地定义将更改哪些数据错误,更改原因以及更改日期,并且由主要研究者、数据管理员和统计师等人员共同签署。数据库的再次锁定应遵循和数据库首次锁定一样的通知和批准过程。

对于盲法临床试验,试验盲底可采用纸质文档记录并密封保存,在完成数据库锁定后对受试者的分组情况进行揭盲。在临床试验中各组不等比的情况下,通常采用一次揭盲的方法,即同时明确试验中每个受试者所对应的试验组别(如试验组或对照组);而在临床试验中各组等比的情况下,可根据试验的具体情况考虑采用一次揭盲或两次揭盲的方式。其中,两次揭盲是指在数据库锁定完成后进行第一次揭盲,明确每名受试者所对应的试验组别代码(如 A 组或 B 组),进行统计分析;在完成统计分析报告初稿后再进行第二次揭盲,即明确试验组别代码所对应的具体组别,譬如明确 A 组所对应的试验组,B 组所对应的对照组。揭盲应当记录具体的揭盲人、揭盲时间、揭盲地点以及见证人等,并保存揭盲过程中的相关资料。

在使用交互式语音/网络应答系统(interactive voice/web response system, IVRS/IWRS)的临床试验中,也可以采用电子盲底存档,在临床试验过程中,仅非盲的随机化统计师和 IVRS/IWRS 系统工程师具有接触到电子盲底的权限。在数据库锁定后,由临床试验相关人员提出揭盲申请,并经申办方、主要研究者以及统计方共同批准后,由随机化统计师将电子盲底发出给临床试验统计师,以进行统计分析。采用电子盲底揭盲的临床试验同样应当记录完成揭盲的具体时间,以及揭盲过程的相关文件,如揭盲申请批准表等。

(十一) 数据备份与恢复

在疫苗临床试验的数据管理的全过程中,应及时备份数据库。通常是在另外一台独立的物理设备上进行备份,并根据工作进度每周对备份文件作同步更新。最终数据集将以只读的光盘备份,必要时,未锁定数据集也可进行光盘备份。当数据库发生不可修复的损坏时,应使用最近一次备份的数据库作恢复,并补充录入相应数据。相关计算机或物理设备必须具有相应的有效防病毒设置,包括防火墙、杀病毒软件等。

（十二）数据保存

数据保存的目的是保证数据的安全性、完整性和可及性（accessibility）。保证数据的安全性主要是防止数据可能受到的物理破坏或毁损。在临床试验的进行过程中,把所有收集到的原始数据(如 CRF 和电子数据)存储在安全的地点,诸如受控的房间,保证相应的温度、湿度,具有完善的消防措施,有防火功能、带锁的文档柜。这些原始文档是追踪到原始数据的审计路径的一部分,应同电子审计路径对数据库的任何修改或备份所作的记录一样,严格予以保护。数据保存期限应按照法规的特定要求予以执行。数据的内容及其被录入的数据库的时间、录入者和数据在数据库中所有的修改痕迹都需要保存完整。保证数据的可及性是指用户在需要时能够自如地登录和获取数据,以及数据库中的数据可以按照需要及时传输。在临床试验完成后,应存档试验过程中的所有的相关文档。

二、疫苗临床试验数据管理的特点

疫苗临床试验数据管理的主要内容与其他治疗领域的临床试验一样,应当符合GCDMP 的要求。但由于疫苗临床试验中数据来源、内容等方面的特殊性,决定了它的数据管理也有其自身的特点。

（一）外部数据管理的重要性

免疫原性是评价疫苗有效性的重要指标之一,而免疫原性数据的获得则是需要通过中心实验室来获取,因此,几乎所有的疫苗临床试验中免疫原性数据的获取都会涉及外部数据的管理,且所获得的外部数据对于评价疫苗的有效性至关重要。由于疫苗免疫原性评价的数据由外部中心实验室产生,加强对外部数据的管理以提高数据的质量是极其重要的,这也给外部数据管理提出了更高的要求。

在保护效力临床试验中,除免疫原性外部数据外,对于所采集病例样本的病毒分型等工作往往也会由中心实验室进行。因此,在这种临床试验中,通常会涉及多个中心实验室的多种数据的外部传输,在一定程度上增加了外部数据管理的复杂性。另外,在安慰剂对照的盲法临床试验中,由于安慰剂与疫苗之间免后抗体结果的差距会比较明显,如果免后抗体外部数据不加控制地传递给临床试验团队,则有可能带来破盲的风险。为保证试验盲态的维持,我们需要在此类临床试验中设置非盲数据管理员的角色,由非盲数据管理员负责具有潜在破盲风险数据,如免疫原性数据的外部传输与管理。同样,临床试验团队也应建立相应的非盲团队,以满足非盲数据流传输的需要。

（二）安全性数据的管理

疫苗临床试验中的安全性数据主要包括全身反应、局部反应的主动征集性不良事件、由受试者自主报告的非主动征集性不良事件和严重不良事件。非征集性不良事件一般仅收集疫苗接种后的 28 天或 30 天内所发生的不良事件;征集性的全身反应和接种部位局部反应则通常界定为发生在疫苗接种后的 7 天或 14 天内,试验方案中需要对试验征集的不良事件进行事先定义;而严重不良事件的收集日期一般截至全程免疫后的 6 个月内。由于不良事件和严重不良事件收集日期的不同,在严重不良事件的一致性核对中,数据管理员主要对疫苗接种后 28 天或 30 天内所记录的严重不良事件和不良事件进行一致性核对;另外,在不良事件数据的核查中,数据管理员应根据不同试验方案的要求,对不同时间段内收集的不良事件内容、发生时间、相关性等进行核查。

(三)医学编码的特殊性

由于疫苗不良事件采集的特殊性,临床试验中对需要征集的各类全身反应和局部反应项目在方案中已经进行了具体的规定,因此,疫苗临床试验中的征集性全身反应和局部反应不需要进行医学编码,我们可以将方案规定的各类全身反应和局部反应看作试验方案特定的不良事件分类,在统计分析中按照试验方案特定的不良事件分类进行分析;而对于非征集性不良事件和严重不良事件,我们可采用 MedDRA 或 WHOART 对不良事件进行编码。

疫苗临床试验方案中通常也会对合并用药的分类进行规定,如抗生素、抗病毒药物、解热镇痛药、抗过敏药物、生物制品(疫苗)等。因此,疫苗临床试验中的合并用药一般按方案规定的类别进行分类,或也可采用 WHODrug 字典进行编码。

三、疫苗临床试验中的数据标准

疫苗临床试验数据的标准化包括变量名、编码、结构和格式等属性的标准化。使用标准化可以减少不同疫苗临床试验的病例报告表设计时间,大大减少人力物力。标准化数据能实现数据之间的快速交换,增加数据间的交流,使得提交的数据可以被快速、正确地解读,从而提高审评的效率。

临床数据交换标准协会(Clinical Data Interchange Standards Consortium,CDISC)是一家开放的全球性非营利公益组织。它通过开发行业标准,为医学和生物制药产品的开发提供临床试验数据和元数据的取得、交换、提交以及存档的电子手段;CDISC 将医疗保健行业各相关领域进行了有机的结合,已发展成为一个全球性、开放、公认的临床试验数据标准。

CDISC 基础标准是 CDISC 整个标准的基石,促进了临床试验从开始到结束整个过程中质量、效率及成本效益的提高。CDISC 基础标准包括:①研究数据表格模型(study data tabulation model,SDTM),它是针对临床试验项目的病例报告表的数据表格提出的,用于向监管部门递交的内容标准。②分析数据模型(analysis data model,ADaM),它是针对分析数据集及其相关文件提出的,用于向监管部门递交的内容标准。ADaM 按照分析类型将数据结构分为:受试者水平的分析数据集(ADSL)、基本的数据结构(BDS)、发生的数据结构(OCCDS)和事件时间的分析结构(ADTTE)。其中,ADSL 主要用于人口学、基线特征、分析人群、依从性等的分析;OCCDS 主要用于不良事件、合并用药、病史等的分析;ADTTE 主要用于事件时间分析,如生存数据等的分析;BDS 适用于按照指标和按照访视的大部分分析,如交叉表、相对基线变化等的分析。ADaM 与 SDTM 相比较灵活,根据分析需求和溯源的需要,可以增加变量。③临床数据获取标准协调(clinical data acquisition standards harmonization,CDASH),它主要是关于病例报告表中基础数据收集字段的内容标准,该标准基于 SDTM,并对 CRF 的设计和 EDC 系统的搭建具有指导意义。④方案相关模型(protocol reference model,PRM),它是关于临床试验方案信息交换的内容和格式标准。⑤非临床数据交换标准(standard for the exchange of nonclinical data,SEND),它是 SDTM 的拓展标准,用于递交临床前研究的数据。⑥受控术语(controlled terminology,CT),它是一组代码列表和有效的值,是用于 CDISC 定义的数据集中的数据项。受控术语提供了在符合 CDISC 的数据集中提交给 FDA 和 PMDA 所需的值。⑦操作数据模型(operational data model,ODM),它是基于 XML 的,用于获取、交换、报告或递交,以及对基于病例报告表的临床试验数据归档的内容和格式标准。⑧生物医学研究整合域组(biomedical research integrated domain group,BRIDG),它用于将临床前和临床试验过程中采集的电子数据与临床医疗保健过程中采集的电子数据进行连接。

CDISC 标准目前已成为美国 FDA 和日本 PMDA 数据递交时强制遵循的标准,并已获得中国监管机构的认可与推荐。与此同时,欧洲创新药物倡议组织(IMI)亦要求使用 CDISC 标准。CDISC 标准对临床前和临床研究全部过程的信息流均有推进作用:包括试验方案设计、不同来源数据的收集、分析和报告,直至向药政监管部门递交和电子数据归档。在保证可追溯源性、提高数据质量、改进流程、提高效率、增强创新性、利于数据分享等方面 CDISC 标准都具有积极的意义。

CDISC 治疗领域标准是基础标准的延伸,用以呈现特定疾病领域的数据。与 CDASH、SDTM、ADaM 联系密切,对于某一个治疗领域在 CDASH、SDTM、ADaM 的实施具有指导意义。2018 年 4 月 9 日,CDISC 推出用于疫苗治疗领域的数据标准用户指南(therapeutic area data standards user guide for vaccines,TAUG-Vax)。TAUG-Vax 旨在指导疫苗临床试验如何应用 CDISC 标准呈现数据,目前首先推出的 1.1 版本主要集中在对疫苗临床试验中的接种后的局部反应和全身反应事件等安全性数据的呈现问题。

第二节　统计学比较的类型

临床试验中常见的统计学比较方法包括优效性检验、非劣效性检验和等效性检验,它们同样也应用于预防性疫苗临床试验中。本节将主要介绍这三种检验方法的统计学基本概念、样本量计算方法以及在疫苗临床试验应用中的主要问题。此外,当某临床试验涉及多次统计学检验时,则会带来整个试验 I 类错误膨胀的问题,本节也将对如何处理这类临床试验中的多重性问题进行介绍。

一、优效性试验

优效性试验(superiority trial)常见于预防性临床试验中以安慰剂为对照的免疫原性

和保护效力评价试验,它是为显示试验疫苗的效果优于对照疫苗的临床试验。从科学性的角度上来讲,优效性试验可以提供试验疫苗有效性的最强证据。然而,从疫苗临床评价的角度上来讲,优效性试验的推断过程则是通过两步完成的。假定 T 和 C 分别代表试验组和对照组的预防效果,且该试验的主要指标为高优指标。那么,优效性检验的第一步是在双侧 $\alpha=0.05$ 的检验水准下建立假设检验,见式(10-1),并进行统计学检验。

$$H_0: T=C$$
$$H_1: T \neq C$$

式(10-1)

当在 $\alpha=0.05$ 水准下拒绝零假设后,则进行优效性检验的第二步,当 $(T-C)$ 的估计值大于 0 时,则可认为试验组优效于对照组。ICH E9 同时说明,两步法优效性检验与计算 $(T-C)$ 的 95% 可信区间进行统计推断的结果是一致的。可信区间的方法可以准确地估计试验组与对照组之间预防效果的差异,当 $(T-C)$ 的 95% 可信区间下限大于 0 时,也可作优效性结论。

同样,两步法优效性检验也等价于在单侧 $\alpha=0.025$ 的水准下进行假设检验,见式(10-2)。

$$H_0: T \leq C$$
$$H_1: T > C$$

式(10-2)

也就是说,两步法优效性检验在单侧 $\alpha=0.025$ 的水准下证明了试验疫苗的优效性,而不是在一般的双侧 $\alpha=0.05$ 的水准下。

优效性试验的样本量估计应当根据试验方案中所指定的主要终点进行。样本量的具体计算方法以及计算过程中所需用到的统计量的估计值及其依据应在临床试验方案中列出,同时需要提供这些估计值的来源依据。Ⅰ类错误概率常用双侧 $\alpha=0.05$,Ⅱ类错误概率 β 应不大于 0.2。其中,二分类资料率差的优效性试验估计公式见式(10-3)。

$$n_c = \frac{(Z_{1-\alpha/2}+Z_{1-\beta})^2}{\delta^2}\left[\frac{T(1-T)}{K}+C(1-C)\right]$$

式(10-3)

式(10-3)中,T 为试验组率,C 为阳性对照组率,δ 为试验组与对照组率之差,Z_x 为 $x \in (0,1)$ 的标准正态分位点,K 为分组比例,n_c 为对照组样本量,Kn_c 为试验组样本量。正态分布资料均数之差的样本量估计公式见式(10-4)。

$$n_c = \frac{(Z_{1-\alpha/2}+Z_{1-\beta})^2}{\delta^2}\sigma^2\left[1+\frac{1}{K}\right]$$

式(10-4)

式(10-4)中,σ^2 为合并方差,δ 为试验组与对照组均数之差,Z_x 为 $x \in (0,1)$ 的标准正态分位点,K 为分组比例。

最后需要说明的是,以上介绍的优效性试验用于在统计学上验证试验组优效于对照组,统计学上试验组优效于对照组并不说明一定具有临床意义。如果想要验证试验组临床上优效于对照组,则需要进一步结合临床相关知识结合 $(T-C)$ 的 95% 可信区间进行判定。某些情况下,如果方案中给定了临床优效界值时,若 $(T-C)$ 的 95% 可信区间大于此优效性界值,则可以认为试验组在临床上优效于对照组。

二、非劣效性试验

非劣效性试验(non-inferiority trial)是在以公认有效的疫苗作为阳性对照的临床试验中,试验疫苗与阳性对照疫苗相比,其有效性即使劣于阳性对照疫苗,但它与阳性对照疫苗间预防效果的差值仍在可接受的范围内,间接推定试验疫苗的有效性。非劣效的结论有两层含义:试验疫苗的预防效果优于安慰剂(间接推论试验疫苗的有效性);试验疫苗的预防效果若是比阳性对照疫苗差,其差值也是在临床可接受的范围内。由于非劣效性试验采用阳性对照,更加符合伦理学的要求,但它在设计中也同样存在一定的限制。

非劣效性试验设计要求阳性对照疫苗应具有较稳定的有效性,否则不能采用非劣效设计。非劣效性试验一般用于有客观疗效指标的临床试验中,如疫苗临床试验中的免疫原性结果。在下列条件下,不应采用非劣效性试验设计:①因疫苗的预防效果较低等原因导致非劣效性试验设计样本量超出可行范围。例如,在保护效力临床试验中,如果疾病的发病率较低,若采用非劣效设计,所需要的样本量大小往往超出了临床试验可能执行的范围,因此,保护效力临床试验较少采用非劣效设计方法。②疫苗预防效果在不同试验间的差异过大,以致阳性对照疫苗不具备稳定的有效性。③没有历史数据支持非劣效界值的确定。④医疗实践的变化使得历史研究中观测到的阳性对照疫苗疗效不再适用。在预防性疫苗的临床试验中,非劣效设计常见于以已上市的标准疫苗为阳性对照的免疫原性确证性临床试验,以及免疫原性的桥接试验,如 HPV 疫苗临床试验中青少年组与成人组之间的免疫原性桥接试验。

非劣效性检验的检验水准一般取单侧 $\alpha = 0.025$,采用差值、比值进行非劣效性试验的检验假设见表 10-1,其中,Δ 为非劣效界值大小。

表 10-1 非劣效性试验的检验假设

指标类型	差值(率差,均数差)	比值(RR,HR,OR)
高优指标	$H_0 : C-T \geq \Delta, \ \Delta>0$	$H_0 : \ln(C/T) \geq \Delta, \ \Delta>0$
	$H_1 : C-T < \Delta$	$H_1 : \ln(C/T) < \Delta$
低优指标	$H_0 : T-C \geq \Delta, \ \Delta>0$	$H_0 : \ln(T/C) \geq \Delta, \ \Delta>0$
	$H_1 : T-C < \Delta$	$H_1 : \ln(T/C) < \Delta$

非劣效界值的确定是非劣效性试验设计的关键,应根据对照疫苗的既往循证医学证据由申办方、主要研究者和统计师共同商定,确定的界值应不超过临床上能接受的最大差别范围且相对保守。非劣效界值的确定可采用两步法确定,即首先构建阳性对照疫苗与安慰剂间差值的 95% 可信区间,取其下限作为阳性对照预防效果的估计值;然后结合临床具体情况,在考虑保留阳性对照效果的适当比例 f 后确定,即取非劣效界值为 $f(C-P)$,其中 P 代表安慰剂预防效果的估计值,临床试验中一般取 $0.5 \leq f \leq 0.8$。阳性对照疫苗与

安慰剂间的预防效果既往证据可采用 Meta 分析给出其可信区间估计。

在疫苗临床试验中,如果采用抗体阳转率作为主要评价指标,可综合分析对照疫苗既往临床研究结果对抗体阳转率进行保守估计,一般取其双侧95%可信区间下限的1/20至1/9(最多不超过10%)作为率差的等效/非劣效界值。若采用率比法,抗体阳转率率比(试验苗/对照苗)的双侧95%可信区间(等效区间)应包含在(0.8,1.25)内;通常抗体阳转率率比(试验苗/对照苗)的单侧97.5%可信区间下限应不低于0.8。如果采用 GMT(或 GMC)作为主要评价指标,一般试验苗/对照苗 GMT 或 GMC 比值的双侧95%可信区间下限(等效区间)应包含在(0.67,1.5)内;试验苗/对照苗 GMT 或 GMC 比值的单侧97.5%可信区间下限应不低于0.67。若试验中涉及多个主要研究终点(如多价疫苗的临床试验等),试验设计时应根据检验假设考虑是否对统计学 I 类错误进行调整。对于多价疫苗,等效/非劣效界值可在遵循保守原则的基础上适度放宽。

如果非劣效性试验只有一个主要终点,样本量的大小通常根据这个主要终点来确定。I 类错误概率常用单侧0.025,II 类错误概率应不大于0.2。二分类资料率差非劣效样本量计算公式见式(10-5)。

$$n_c = \frac{(Z_{1-\alpha}+Z_{1-\beta})^2}{(\delta-\Delta)^2}\left[\frac{T(1-T)}{K}+C(1-C)\right] \qquad 式(10-5)$$

式(10-5)中,$\delta=C-T\geq0$,$\Delta>0$ 为非劣效界值,Z_x 为 $x\in(0,1)$ 的标准正态分位点,K 为分组比例。正态分布资料均数之差非劣效样本量计算公式见式(10-6)。

$$n_c = \frac{(Z_{1-\alpha}+Z_{1-\beta})^2}{(\delta-\Delta)^2}\sigma^2\left[1+\frac{1}{K}\right] \qquad 式(10-6)$$

式(10-6)中,σ^2 为合并方差的估算值,Z_x 为 $x\in(0,1)$ 的标准正态分位点,K 为分组比例,$\delta=C-T\geq0$。

由于非劣效性检验是单侧检验,统计推断一般采用可信区间法,高优指标根据($C-T$)[低优指标根据($T-C$)]的双侧95%可信区间上限(或单侧97.5%上限)是否小于非劣效性检验界值进行统计推断。临床试验方案中,应详细描述构建双侧95%可信区间的统计学方法。

采用阳性对照的非劣效性试验要保证试验的鉴定灵敏度,保证非劣效结论成立时试验疫苗的有效性,因此,非劣效性试验设计必须注意以下问题:

1. 阳性对照有效性的既有证据 阳性对照效应来源于文献报道的有良好临床试验设计的试验结果,这些历史试验已明确显示本次非劣效性试验中采用的阳性对照或与其类似的疫苗优于安慰剂,且随时间迁移基本维持稳定;根据这些试验结果可以估计出阳性对照的效应大小。阳性对照的效应大小是非劣效性试验的关键设计参数(确定非劣效界值),既不能用历史研究中最好的疗效作为其效应大小的估计,也不能仅用 Meta 分析的点估计作为效应大小的估计,效应大小估计时要充分考虑历史研究间的变异。

2. 阳性对照疫苗效应的稳定性 阳性对照效应的估计来源于历史研究,虽然考虑了历史研究间的变异,但仍有历史局限性,受到很多因素诸如当时的受试人群、主要指标的定义与判定、阳性对照的剂量以及统计分析方法等的影响。因此,采用非劣效设计时要尽可能地确保本次临床试验在以上提及的诸多因素方面与历史研究一致。

然而,与历史研究的可比性只有等到试验结束后才能得到充分评价,如果证实了本次临床试验与历史试验间存有明显异质性,则应在揭盲前对阳性对照效应的估计值进行适当、保守的调整。如果随着年代的迁移,所预防的疾病的定义与诊断标准、预防接种的方法与程序已经发生变化,则不能采用非劣效性试验设计。

3. 良好的试验质量　试验质量是非劣效性试验具有鉴定灵敏度的基础。各种临床试验质量上的缺陷,包括违背方案入组、依从性差、合并影响预防效果评价的疫苗、测量偏差、分组错误、受试者脱落率高等都有可能导致试验组与对照组效应差异的减小。在优效性试验中,这些试验质量上的缺陷不利于优效性结论的成立,但在非劣效性试验中却有利于非劣效结论的成立,并且试验质量越差,有可能越易于得出错误的非劣效结论。当然,这种质量低劣的试验是不具有鉴定灵敏度的。同样,在优效性试验中被公认为保守的 ITT 原则在非劣效性试验中则不一定仍是保守的,尤其是当脱落率较高且采用的疗效填补方法不当时。因此,在试验设计和实施阶段都应该提高试验质量要求,只有高质量的临床试验才能保证非劣效性试验的检定灵敏度,否则可能陷入证明谎言是真理的陷阱。

三、等效性试验

以上两种统计学比较方法中,优效性试验主要用来验证试验组是否优效于对照组,即使优效性检验未成立,也不可推论至试验组与对照组相当;而非劣效性试验则是要证明试验组至少不劣效于对照组,它本身包含了试验组可能优效于对照组的可能性,因而也不能用来完全证明试验组与对照组相当。因此,如果想要证明试验组与对照组两者效果相当,则需要采用等效性检验(equivalence test)假设,即

$$H_{01}: T-C \leqslant L \quad \text{vs.} \quad H_{a1}: T-C > L \qquad 式(10-7)$$

且

$$H_{02}: T-C \geqslant U \quad \text{vs.} \quad H_{a2}: T-C < U \qquad 式(10-8)$$

式(10-7)和式(10-8)中,L 和 U 分别是等效性检验的下限和上限界值。由此可见,等效性检验由针对上限界值 U 的单侧检验和下限界值 L 的单侧检验构成,因此,它也被称为双单侧检验(two one-sided test,TOST)。

当 $|L| = |U| = \Delta$ 时,给定等效性试验的双单侧检验水准为 α,把握度为 $(1-\beta)$,则正态分布资料试验的样本量可采用式(10-9)进行计算。

$$n_c = \frac{(Z_{1-\alpha} + Z_{1-\beta/2})^2}{(\delta - \Delta)^2} \sigma^2 \left[1 + \frac{1}{K}\right] \qquad 式(10-9)$$

式(10-9)中,σ^2 为合并方差,δ 为试验组与对照组总体均数之差,Z_x 为 $x \in (0,1)$ 的标准正

态分位点,K 为试验组与对照组间的分组比例,n_c 为对照组样本量,Kn_c 为试验组样本量。当 $|L| \neq |U|$ 或 $\delta \neq 0$ 时,则需要采用迭代算法,对式(10-10)求解,以分别得到试验组和对照组的样本量。

$$\Phi\left(\frac{\delta-L}{\sigma\sqrt{\dfrac{1}{n_T}+\dfrac{1}{n_C}}}-Z_{\alpha/2}\right)+\Phi\left(\frac{\delta-U}{\sigma\sqrt{\dfrac{1}{n_T}+\dfrac{1}{n_C}}}-Z_{\alpha/2}\right)-1 \geqslant (1-\beta) \qquad 式(10-10)$$

式(10-10)中,n_T 代表试验组的样本量。

与非劣效性试验相同,等效性试验通常也采用可信区间的方法来判定等效性结论是否成立。所谓等效即批次间的差别在临床可以接受的范围(等效性界值)内。一般要求各批间 GMT 或 GMC 比值的 95% 可信区间落在 $(1/\Delta,\Delta)$ 等效界值范围内(Δ 主要为 GMT 的实验室允许的最大检测误差)。依据疫苗特点,各批间 GMT 或 GMC 比值的 95% 可信区间通常选择 $(2/3,3/2)$ 或 $(1/2,2)$ 作为等效界值;应提供选择等效界值的依据。批次间一致性试验的样本量估算时应注意 II 类错误膨胀所致检验功效的降低。

四、多重性问题

如果某一确证性临床试验需要对多个检验假设做出统计学推断,例如多个主要指标的多重检验、多组间多重比较、多个时间点的中期分析等情况下,便会涉及多重性(multiplicity)问题。无须考虑多重性问题的临床试验一般限于下列情况:单臂或双臂设计、使用单个主要指标、事先只指定了一个与主要指标相关的原假设且在一个时间点上进行统计推断。除此以外的其他情况,理论上都应考虑多重性问题。若进行统计推断时遇到多重性问题但未经妥善处理,则会导致 I 类错误增大。对确证性临床试验进行评价时,将 I 类错误控制在可接受的 α 水平上是一个重要的原则。所以在制定试验方案和统计分析时应慎重考虑统计推断的多重性及相关问题。

将多个假设检验看作一个整体,其中至少有一次错误拒绝原假设,就会导致错误的决策,这一错误的概率称为总 I 类错误率,即 m 次检验中至少发生一次假阳性的概率。在确证性临床试验中所指的"控制 I 类错误"发生率,是强控制总 I 类错误率,即在同一问题的多个假设检验中,应控制至少一个真的原假设被拒绝的概率在通常可接受的某个 α 水平即 α_{FWER} 上,而不论多次检验中的哪个或哪些原假设为真;相应地在所有原假设为真的条件下控制总 I 类错误率 FWER 则属于弱控制。强控制 FWER 常常意味着事先对 α_{FWER} 进行分配,不同的原假设须在其分配所得到的校正后检验水平上进行检验。采用何种分配 α_{FWER} 的算法必须在临床试验设计时事先指定校正方法,包括是否需要进行多重性校正的考虑,并详细介绍具体校正步骤。如果出现非预见的多重性问题,就必须使用保守的方法,如 Bonferroni 法,当然此时会降低把握度。

当事先指定了一个主要指标和多个次要指标,且声明所有次要指标属于支持性证据的情况下,由于结果的判断主要取决于单个主要指标,故不存在从多次比较中选择有利结果的机会,不需要考虑多重性校正。

当所有的多个主要指标同样都需要有统计学意义才可下推断结论时,如多价疫苗的免疫原性试验,由于没有意图或机会选择最有利的某次假设检验结果,因此可设定每次检验的Ⅰ类错误水平等于α_{FWER},无须进行多重性校正。但应注意此时会增大Ⅱ类错误(错误地不拒绝至少1个原假设),在估算试验的样本量时应设定更高的把握度。把握度的损失除了与指标多少有关,还受到指标间相关性的影响。若相互独立,其把握度为单个指标把握度的乘积;若完全相关且标准化的效应值相同(实际上很难发生),则不增大Ⅱ类错误。当有$m \geq 2$个主要指标,至少有一个达到有统计学意义即可认为药物有效的情况下,由于存在从多次比较中选择有利结果的机会,故需要考虑多重性校正。

当同一个临床试验中多个指标可能具有不同的重要性,其中一个指标最为重要,而其他指标如果出现令人信服的结果也将明显提升试验疫苗的价值。此时原假设可以按照序贯的策略进行检验。序贯的次序可以是自然的次序(例如假设按时间或指标的重要程度排序),也可以根据研究者具体的关注点。检验原假设的等级次序应当在试验方案中事先说明。如果多个主要指标已按照层级确定了假设检验的顺序,只有在位次靠前的检验有统计学意义时才可进行下一个检验,此时不需要校正Ⅰ类错误,每次检验的水准均等于α_{FWER}。需要注意的是,在这种固定顺序(fixed sequence)的序贯检验中,一旦依次进行的某个原假设没有被拒绝,该序贯检验终止,本次及之后的所有检验均认定为无统计学意义。

第三节　免疫原性评价的统计方法

评价预防性疫苗有效性的金标准是开展保护效力试验,即将一组健康受试者随机分入试验组或安慰剂组,随访观察两组疾病的发病率。如果试验组的疾病发病率显著低于安慰剂组,则可作为该试验疫苗可预防疾病发病的有效证据。但保护效力试验往往需要非常大的样本量和较长的随访时间,耗费大量的资源;且如果临床试验随访期内疾病的自然发病率较低,而未观察到足够的疾病发病例数,则还需要进一步延长临床试验的随访时间以观察到足够的疾病发病例数,更增加了资源的耗费。此外,以安慰剂对照的保护效力试验也会受到伦理学的挑战。因此,当已经明确建立免疫原性指标与保护效力间的相关性的情况下,如口服脊髓灰质炎疫苗,以免疫原性评价指标作为主要疗效终点的免疫原性评价试验可替代保护效力试验来评价疫苗的有效性。

一、常用的免疫原性评价指标

由于血清抗体检测方法的不同,疫苗临床试验中测量的抗体数据通常为抗体滴度(antibody titer)或抗体浓度(antibody concentration)。由于抗体滴度和抗体浓度通常服从对数正态分布,因此建议采用几何抗体滴度(geometric mean titer,GMT)或几何抗体浓度(geometric mean concentration,GMC)对它们进行统计描述。免疫原性评价的另一个指标是抗体增长倍数,它等于免后抗体滴度(浓度)/免前抗体滴度(浓度)的比值,反映了个体的免疫原性增长情况。抗体增长倍数也服从对数正态分布,可采用几何平均抗体增长倍数进行统计描述。

疫苗临床试验中还常采用血清抗体阳转率(seroconversion rate)对疫苗的保护效果进行评价,Stedman 医学词典将抗体阳转定义为由于感染或免疫接种的作用所导致的血清中可检测到抗体,指免前抗体阴性的个体在免后检测到抗体阳性。试验方案中需要说明判定抗体阳性的界值,如 OPV 疫苗以抗体滴度<1:8 为抗体阴性,≥1:8 为抗体阳性。因此,血清抗体阳转率通常仅对易感人群进行评价;非易感人群则通常用免后抗体的 4 倍增长率对免疫原性效果进行评价。但在某些疫苗,如流感疫苗的临床试验,广义的血清抗体阳转包含了易感人群的抗体阳转和非易感人群的 4 倍增长两部分。

除以上几个常见的免疫原性评价指标外,部分疫苗的临床试验还会采用其他免疫原性评价指标。如 23 价肺炎疫苗采用免后抗体 2 倍增长率进行免疫原性评价,流感疫苗则还会采用抗体保护率(定义为免后抗体水平≥40)对疫苗的预防效果进行评价。因此,临床试验方案需要明确规定免疫原性评价的主要和次要指标,并对它们的定义进行描述。有关疫苗临床试验中免疫原性指标的选择和定义,可详见"第七章疫苗临床试验的设计"的相关部分。

二、免疫原性试验的统计方法

第二节中所述的优效性设计、非劣效设计和等效性设计均可用于免疫原性评价的疫苗临床试验。其中,优效性设计常见于以安慰剂为对照的临床试验,如Ⅲ期的保护效力试验通常会对其中的免疫原性亚组进行优效性检验。非劣效设计可见于以同类产品作为阳性对照的确证性临床试验,如国产 IPV 疫苗的Ⅲ期临床试验通常以国外 IPV 疫苗作为阳性对照,对国产疫苗的免后抗体阳转率进行非劣效比较;此外,同一产品不同年龄组间的免疫桥接试验也可采用非劣效设计方法,如 HPV 疫苗在成年女性受试者中通过保护效力试验证明疫苗的有效性后,由于青少年人群无法通过保护效力试验进行有效性评价,可进行青少年人群和成年人群之间的免疫原性非劣效评价;若青少年人群与成年人群的免后抗体 GMT 比值的 95% 可信区间下限大于非劣效界值,即可将 HPV 疫苗在成年人群中的有效性结论桥接外推至青少年人群。美国 FDA 则对流感疫苗要求试验疫苗与阳性对照疫苗的免后抗体阳转率和免后抗体 GMT 均必须达到非劣效结论,即(试验组-对照组)免后抗体阳转率差值的 95% 可信区间大于非劣效界值-10%,且同时(试验组/对照组)免后抗体 GMT 比值的 95% 可信区间大于非劣效界值 0.67。等效性设计则通常见于疫苗临床评价的批间一致性试验(lots-to-tots consistency trial),它主要用于对疫苗产品生产的稳定性进行评价,满足法规注册的要求。在这类试验中,通常连续生产三个批次的试验疫苗,对三个不同批次试验疫苗的免后抗体 GMT 两两间进行等效性检验,一般要求各批间 GMT 或 GMC 比值的 95% 可信区间落在$(1/\Delta, \Delta)$等效界值范围内(Δ主要为 GMT 的实验室允许的最小检测误差)。依据试验疫苗特点,各批间 GMT 或 GMC 比值的 95% 可信区间通常选择$(2/3, 3/2)$或$(1/2, 2)$作为等效界值,若三个批次两两间等效性检验均成立,则可认为三个批次生产的试验疫苗质量具有稳定性,批次间一致性试验的样本量估算时应注意 II 类错误膨胀所致检验功效的降低。由于批间一致性试验的主要目的是通过比较不同批次试验疫苗免后抗体的等效性来评价不同批次生产疫苗的稳定性,因此一般以易感人群,即免前阴性人群为主要评价对象,以提高不同批次试验疫苗稳定性评价的鉴定灵敏度。

免疫原性评价的统计分析方法中,免疫抗体阳转率、免后抗体 4 倍增长率等二分类资料的统计分析可采用常用的卡方检验或 Fisher 确切概率检验。但由于疫苗临床试验中免后抗体阳转率和免后抗体 4 倍增长率通常较高,甚至接近于 100%,不符合二分类资料的近似正态性假设,因此,在非劣效性试验和等效性试验中,我们建议采用基于二项分布的确切概率方法(如 Miettinen-Nurminen 方法、Farrington-Manning 方法等)计算组间率差的 95% 可信区间,单个率值的 95% 可信区间则采用二项分布的 Clopper-Pearson 方法。免后抗体 GMT 的统计分析,由于它服从对数正态分布,需要进行对数转换后,对其对数转换值进行 t 检验、方法分析或协方差分析模型等方法进行统计分析。如批间一致性试验中,(批次 1/批次 2)间免后 GMT 比值通过对数转换即可转为 $\log($批次 1/批次 2$) = \log($批次 1$) - \log($批次 2$)$ 两者之间的差值,计算两者差值的 95% 可信区间;然后,通过将其差值 95% 可信区间逆对数转换为两个批次间比值的 95% 可信区间。此外,免疫原性评价还通常绘制抗体滴度逆累积分布图(reverse cumulative distribution plot)对抗体水平的分布情况进行描述。

三、实例

(一)临床试验设计

本临床试验是某 23 价肺炎球菌多糖疫苗在 2 岁及以上健康人群中接种的安全性和免疫原性的确证性临床试验,采用随机、盲法、国外同类制品阳性对照的非劣效性试验设计。临床试验拟入组样本量 1 660 例,随机分为 2 组,分别接种试验疫苗或阳性对照疫苗。受试人群为 2 岁及以上健康人群,共接种 1 剂疫苗,于免前和免后 30~35 天采血,以 ELISA 法检测 23 价肺炎球菌抗体。所有受试者均于接种后 30 分钟、0~7 天进行系统安全性主动观察,8~30 天通过受试者自动报告收集不良事件。

由于试验疫苗预期可保护 23 种最广泛流行、最具侵袭性的血清型肺炎球菌,包括血清型 1 型、2 型、3 型、4 型、5 型、6B 型、7F 型、8 型、9N 型、9V 型、10A 型、11A 型、12F 型、14 型、15B 型、17F 型、18C 型、19A 型、19F 型、20 型、22F 型、23F 型和 33F 型,因此,本试验要求以上 23 型免后抗体均达到非劣效要求才可认为本临床试验成功。

（二）主要免疫原性指标

主要疗效评价指标为免后 23 型抗体的 2 倍增长率。

（三）非劣效界值

23 型抗体免后 2 倍增长率的非劣效界值均取 −10%。

（四）多重性检验问题

由于本临床试验要求免后 23 型抗体均达到非劣效要求时才可认为试验成功，因此，不要再进行 α 校正。但是，为了防止 Ⅱ 类错误膨胀，保证临床试验的总检验效能达到 80%，本试验需要对 β 进行调整，调整后 $\beta' = 0.2/23 = 0.008\ 7$。

（五）样本量计算

假定试验组和对照组免后 23 型抗体阳性率均不低于 70%，设检验水准 $\alpha = 0.025$（单侧）、非劣效界值 $\Delta = -10\%$、总检验效能为 80%，调整后检验效能为 99.13%，试验组与对照组样本比例 1∶1，利用 PASS 软件计算，试验组和对照组各需 791 例，总样本量 1 582 例。考虑到免疫原性观察中受试者脱落情况，试验组和对照组拟各入组 830 人（脱落率低于 5%），共观察 1 660 人。

（六）统计分析方法

本临床试验分别对免后 23 型抗体 2 倍增长率进行非劣效性检验，检验假设均为式（10-11）所示。

$$H_0 : \pi_T - \pi_C \leqslant \Delta ;$$
$$H_1 : \pi_T - \pi_C > \Delta ; \qquad\qquad 式（10-11）$$

式（10-11）中，非劣效界值取 $\Delta = -10\%$，检验水准为单侧 0.025。

分别计算试验组和对照组的免后各型抗体 2 倍增长率，采用 Clopper-Pearson 方法分别计算两组免后抗体 2 倍增长率及其 95% 可信区间，计算（试验组-对照组）的单侧 97.5% 可信区间进行非劣效性检验。

（七）统计分析结果

临床试验共入组 1 660 例（对照组：830 例；试验组：830 例），其中完成临床试验 1 619 例（对照组：808 例；试验组：811 例），脱落 41 例（对照组：22 例；试验组：19 例），脱落率为 2.47%（对照组：2.65%；试验组：2.29%）。

所有 23 型抗体的非劣效性检验结果中，血清型 6B 型（试验组-对照组）免后抗体 2 倍增长率的单侧 97.5% 可信区间下限小于等于非劣效界值 −10%，其他各型别试验组与对照组免后抗体 2 倍增长率的组间差异达到了非劣效标准。但由于临床试验要求免后 23 型抗体均达到非劣效要求时才可认为临床试验成功，因此，本临床试验尚不可认为试验疫苗非劣于对照疫苗。见表 10-2 和表 10-3。

以血清型 10A 型为例，免疫原性评价的抗体滴度逆累积分布图见图 10-1。由图可见，无论试验疫苗还是对照疫苗，接种后免后抗体的总体水平较免前有明显的提高，且试验疫苗的免疫抗体水平总体上略高于对照疫苗。

表 10-2　免后抗体 2 倍增长率的非劣效性检验

	FAS		PPS	
	对照组 ($n=808$)	试验组 ($n=811$)	对照组 ($n=804$)	试验组 ($n=802$)
血清型 1 型				
≥2 倍增长 n(%)	539(66.71)	534(65.84)	538(66.92)	532(66.33)
95% 可信区间	63.34~69.95	62.47~69.11	63.54~70.16	62.95~69.60
血清型 2 型				
≥2 倍增长 n(%)	692(85.64)	726(89.52)	690(85.82)	722(90.02)
95% 可信区间	83.03~87.99	87.20~91.54	83.22~88.16	87.74~92.01
血清型 3 型				
≥2 倍增长 n(%)	498(61.63)	582(71.76)	496(61.69)	579(72.19)
95% 可信区间	58.18~65.00	68.53~74.84	58.23~65.07	68.95~75.27
血清型 4 型				
≥2 倍增长 n(%)	580(71.78)	661(81.50)	578(71.89)	655(81.67)
95% 可信区间	68.54~74.86	78.66~84.12	68.64~74.97	78.82~84.29
血清型 5 型				
≥2 倍增长 n(%)	541(66.96)	544(67.08)	540(67.16)	543(67.71)
95% 可信区间	63.59~70.19	63.72~70.31	63.80~70.40	64.35~70.93
血清型 6B 型				
≥2 倍增长 n(%)	567(70.17)	525(64.73)	565(70.27)	520(64.84)
95% 可信区间	66.89~73.31	61.34~68.03	66.98~73.42	61.42~68.15
血清型 7F 型				
≥2 倍增长 n(%)	630(77.97)	621(76.57)	628(78.11)	617(76.93)
95% 可信区间	74.95~80.78	73.50~79.45	75.09~80.92	73.86~79.81
血清型 8 型				
≥2 倍增长 n(%)	767(94.93)	764(94.20)	764(95.02)	758(94.51)
95% 可信区间	93.18~96.33	92.37~95.71	93.29~96.42	92.70~95.99
血清型 9N 型				
≥2 倍增长 n(%)	772(95.54)	786(96.92)	770(95.77)	778(97.01)
95% 可信区间	93.88~96.86	95.48~98.00	94.14~97.05	95.58~98.07
血清型 9V 型				
≥2 倍增长 n(%)	712(88.12)	722(89.03)	711(88.43)	717(89.40)
95% 可信区间	85.69~90.27	86.67~91.09	86.02~90.56	87.06~91.45

	FAS		PPS	
	对照组 ($n=808$)	试验组 ($n=811$)	对照组 ($n=804$)	试验组 ($n=802$)
血清型 10A 型				
≥2 倍增长 n(%)	415(51.36)	536(66.09)	414(51.49)	534(66.58)
95% 可信区间	47.85~54.86	62.72~69.35	47.98~55.00	63.20~69.84
血清型 11A 型				
≥2 倍增长 n(%)	567(70.17)	612(75.46)	566(70.40)	607(75.69)
95% 可信区间	66.89~73.31	72.35~78.39	67.11~73.54	72.56~78.62
血清型 12F 型				
≥2 倍增长 n(%)	616(76.24)	598(73.74)	616(76.62)	596(74.31)
95% 可信区间	73.15~79.13	70.56~76.74	73.53~79.50	71.14~77.31
血清型 14 型				
≥2 倍增长 n(%)	489(60.52)	502(61.90)	488(60.70)	501(62.47)
95% 可信区间	57.05~63.91	58.46~65.25	57.22~64.09	59.01~65.83
血清型 15B 型				
≥2 倍增长 n(%)	606(75.00)	627(77.31)	605(75.25)	621(77.43)
95% 可信区间	71.86~77.95	74.27~80.15	72.11~78.20	74.38~80.28
血清型 17F 型				
≥2 倍增长 n(%)	701(86.76)	685(84.46)	698(86.82)	680(84.79)
95% 可信区间	84.22~89.02	81.78~86.89	84.28~89.08	82.11~87.20
血清型 18C 型				
≥2 倍增长 n(%)	732(90.59)	733(90.38)	731(90.92)	728(90.77)
95% 可信区间	88.37~92.52	88.14~92.32	88.72~92.82	88.55~92.69
血清型 19A 型				
≥2 倍增长 n(%)	574(71.04)	568(70.04)	574(71.39)	566(70.57)
95% 可信区间	67.78~74.15	66.75~73.17	68.13~74.50	67.29~73.71
血清型 19F 型				
≥2 倍增长 n(%)	615(76.11)	602(74.23)	615(76.49)	597(74.44)
95% 可信区间	73.02~79.02	71.07~77.21	73.41~79.38	71.27~77.43
血清型 20 型				
≥2 倍增长 n(%)	621(76.86)	665(82.00)	621(77.24)	661(82.42)
95% 可信区间	73.79~79.72	79.18~84.58	74.18~80.10	79.60~84.99

续表

	FAS		PPS	
	对照组 ($n=808$)	试验组 ($n=811$)	对照组 ($n=804$)	试验组 ($n=802$)
血清型 22F 型				
≥2 倍增长 $n(\%)$	521(64.48)	539(66.46)	519(64.55)	535(66.71)
95% 可信区间	61.07~67.78	63.09~69.71	61.13~67.86	63.33~69.97
血清型 23F 型				
≥2 倍增长 $n(\%)$	515(63.74)	526(64.86)	513(63.81)	523(65.21)
95% 可信区间	60.32~67.06	61.46~68.15	60.38~67.13	61.80~68.51
血清型 33F 型				
≥2 倍增长 $n(\%)$	770(95.30)	783(96.55)	768(95.52)	777(96.88)
95% 可信区间	93.60~96.65	95.05~97.69	93.85~96.84	95.43~97.97

注:可信区间采用确切法估计。

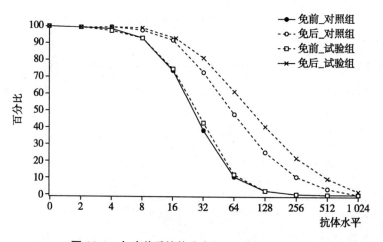

图 10-1 免疫前后抗体分布图(血清型 10A 型)

表 10-3 免后抗体 2 倍增长率的非劣效性检验组间比较结果

变量	检验方法	FAS		PPS	
		统计量/%	P	统计量/%	P
血清型 1 型	率差 (单侧 97.5% CI)	−0.86(−5.47,∞)	0.7133	−0.58(−5.19,∞)	0.8049
血清型 2 型	率差 (单侧 97.5% CI)	3.88(0.67,∞)	0.0181	4.20(1.02,∞)	0.0097
血清型 3 型	率差 (单侧 97.5% CI)	10.13(5.56,∞)	<0.0001	10.50(5.93,∞)	<0.0001

续表

变量	检验方法	FAS		PPS	
		统计量/%	P	统计量/%	P
血清型 4 型	率差 (单侧 97.5% CI)	9.72(5.63,∞)	<0.000 1	9.78(5.68,∞)	<0.000 1
血清型 5 型	率差 (单侧 97.5% CI)	0.12(−4.46,∞)	0.958 3	0.54(−4.04,∞)	0.816 9
血清型 6B 型	率差 (单侧 97.5% CI)	−5.44(−10.00,∞)	0.019 5	−5.44(−10.01,∞)	0.020 0
血清型 7F 型	率差 (单侧 97.5% CI)	−1.40(−5.48,∞)	0.502 1	−1.18(−5.26,∞)	0.572 2
血清型 8 型	率差 (单侧 97.5% CI)	−0.72(−2.93,∞)	0.522 3	−0.51(−2.69,∞)	0.645 5
血清型 9N 型	率差 (单侧 97.5% CI)	1.37(−0.48,∞)	0.146 9	1.24(−0.59,∞)	0.184 3
血清型 9V 型	率差 (单侧 97.5% CI)	0.91(−2.19,∞)	0.566 2	0.97(−2.10,∞)	0.536 4
血清型 10A 型	率差 (单侧 97.5% CI)	14.73(9.99,∞)	<0.000 1	15.09(10.34,∞)	<0.000 1
血清型 11A 型	率差 (单侧 97.5% CI)	5.29(0.96,∞)	0.016 8	5.29(0.96,∞)	0.017 0
血清型 12F 型	率差 (单侧 97.5% CI)	−2.50(−6.72,∞)	0.245 2	−2.30(−6.51,∞)	0.283 6
血清型 14 型	率差 (单侧 97.5% CI)	1.38(−3.37,∞)	0.569 1	1.77(−2.98,∞)	0.465 3
血清型 15B 型	率差 (单侧 97.5% CI)	2.31(−1.84,∞)	0.275 0	2.18(−1.97,∞)	0.303 5
血清型 17F 型	率差 (单侧 97.5% CI)	−2.29(−5.71,∞)	0.188 6	−2.03(−5.44,∞)	0.244 3
血清型 18C 型	率差 (单侧 97.5% CI)	−0.21(−3.07,∞)	0.884 5	−0.15(−2.97,∞)	0.918 5
血清型 19A 型	率差 (单侧 97.5% CI)	−1.00(−5.44,∞)	0.658 2	−0.82(−5.26,∞)	0.717 5
血清型 19F 型	率差 (单侧 97.5% CI)	−1.88(−6.09,∞)	0.380 2	−2.05(−6.26,∞)	0.338 9
血清型 20 型	率差 (单侧 97.5% CI)	5.14(1.21,∞)	0.010 5	5.18(1.26,∞)	0.009 7
血清型 22F 型	率差 (单侧 97.5% CI)	1.98(−2.65,∞)	0.401 9	2.16(−2.49,∞)	0.363 0

变量	检验方法	FAS		PPS	
		统计量/%	P	统计量/%	P
血清型 23F 型	率差 (单侧 97.5% CI)	1.12(−3.55,∞)	0.638 0	1.41(−3.27,∞)	0.556 0
血清型 33F 型	率差 (单侧 97.5% CI)	1.25(−0.68,∞)	0.203 3	1.36(−0.51,∞)	0.153 9

第四节　保护效力评价的统计方法

保护效力试验通常以安慰剂为对照,说明试验疫苗相对于安慰剂保护某一疾病不发病的能力。与免疫原性试验相比,保护效力试验具有更强的说服力来证明疫苗预防某一疾病发生的有效性;但它也会需要更长的研究时间和更多的研究费用。对于创新性疫苗而言,由于尚不明确疫苗保护效力与免疫原性终点间的相关关系,因此,必须进行大型的保护效力试验对创新性疫苗的有效性进行评价。

一、常用的保护效力评价指标

疫苗效力(vaccine efficacy, VE)最常用的评价指标为保护率,计算公式为式(10-12)。

$$VE = \left[1 - \frac{疫苗组发病率(人时发病率)}{对照组发病率(人时发病率)}\right] \times 100\% = (1-RR) \times 100\% \quad 式(10-12)$$

式(10-12)中,发病率(incidence rate)是指临床试验人群中,观察期内新发生病例的比例,它等于观察期内新发生的病例数除以观察人群的受试者例数;而人时发病率(person-time incidence rate)则是以观察人时数为分母来计算发病率,最常见的为人年发病率。疫苗保护率可基于发病率或人时发病率来计算。采用发病率来计算疫苗保护率的优点在于计算较为简单,仅需要观察受试者是否发病或未发病即可;但在观察期内可多次发病的疫苗保护效力试验中,如包括两个流行季评价的轮状疫苗保护效力试验,由于接种疫苗带来的疾病发病次数的减少,采用基于发病率计算的保护率来评价疫苗的保护效力则可能会被忽略,但基于人时发病率计算的保护率可以克服这一缺陷。此外,当同类疫苗的不同保护效力试验的观察期不同时,由于暴露时间的差异,不同临床试验间的发病率不能进行直接比较,而人时发病率采用一定的时间长度对发病率指标进行了标准化,排除了不同临床试验可能暴露时间不同的影响。但人时发病率的观察对保护效力试验的疾病监测也有更高的要求,它除了需要观测疾病的发病情况,还需要对所有受试者在监测网络中的暴露时间进行记录,以能够精确计算试验的人时发病率和疫苗保护率。

由此也可以看到,疾病监测的观察期对于疫苗临床试验中至关重要。临床试验方案应当对主要效力终点疾病监测的起始时间点进行明确的定义,临床总结报告中对于疾病监测的终止时间点进行说明。一般情况下,疾病监测的起始时间通常在完成全程疫苗接种后,疫苗能够完全发挥保护效力后。例如,轮状疫苗效力试验的疾病监测期通常在完成三剂接种 14 天后,HPV 疫苗临床试验的疾病监测期在完成三剂疫苗接种 30 天后。

二、保护效力试验的统计方法

保护效力试验一般仅采用安慰剂对照的优效性设计方法,这是因为若保护效力试验采用非劣效设计,由于一般疾病的发病率较低,试验会需要更加庞大的样本量,大大超出试验可承受的能力,因此保护效力试验一般不考虑采用非劣效设计。

在保护效力数据的统计分析中,若临床试验采用疾病的发病率进行保护效力评价,则可采用近似正态分布的方法计算保护率的 95% 可信区间,采用卡方检验对疫苗组和安慰剂组间发病率的差异进行统计学检验;如果疾病的发病率非常低,不满足近似正态分布假设,则可采用 Fisher 确切概率检验进行组间比较,使用基于二项分布的确切概率方法计算保护率的 95% 可信区间。

保护效力数据还可以看作生存数据进行处理,它以疾病的发病作为终点事件,若受试者观察期内未发病则以截尾数据处理,将已发病受试者的发病时间和未发病者的截尾时间拟合 Cox 回归模型,将分组变量和其他可能影响疫苗保护效果的协变量纳入模型,则疫苗的保护率可采用(1-HR)进行估计。其中,HR(hazard ratio)为由 Cox 回归模型计算而来的疫苗组相对于安慰剂组的风险比。与前一方法相比,Cox 回归模型计算疫苗保护率纳入了疾病发病时间早晚的因素,纳入考虑了疾病监测的暴露时间的影响,但它也只能假定临床试验观察期内受试者仅一次发病来拟合模型分析,而不能在模型中考虑疾病发病次数多少的影响。另外,由于保护效力试验中疾病的发病率一般较低,Cox 回归模型就会包含大量的截尾数据来构建模型,给模型中 HR 和疫苗保护率的估计带来一定偏倚,因此,该方法中疫苗保护率的计算方法是一种近似估计方法。此外,基于生存分析的方法,我们可以采用 Kaplan-Meier 方法绘制两组疾病发病的生存曲线图,对临床试验中不同组别的发病情况进行描述。

当采用人时发病率计算疫苗的保护率,且考虑观察期内疾病可能多次发病的可能性,以每个受试者的发病次数来拟合 Poisson 回归模型,模型中纳入分组变量和其他可能影响疫苗保护效果的协变量,每个受试者在临床试验观察期内的暴露时间为偏移量(offset),根据 Poisson 模型计算疫苗保护率及其 95% 可信区间。在采用 Poisson 回归模型估计疫苗保护率时,需要特别注意受试者暴露时间的计算。例如,在轮状病毒疫苗的临床试验中,由于受试者在两个流行季的观察期内可能发生多次轮状病毒所致的腹泻,因此,受试者在观察期内的疾病监测时间均应该计入暴露时间;而在重组人乳头瘤病毒疫苗的保护效力试验中,受试者在观察到临床终点事件宫颈上皮内瘤变2级及以上(cervical intraepithelial neoplasia 2+,CIN2+)宫颈病变后即进行确定性治疗,不可能有发生第二次临床终点事件的可能性,因此,这里仅将发生终点事件前的观察时间计入暴露时间。

在保护效力试验的样本量估计中,基于不同组别的发病率,可采用第二节中所介绍的式(10-3)直接进行样本量的计算。从另一个角度来看,保护效力试验也是一类事件驱动型临床试验,它更关心试验所定义的主要终点事件的发生情况。与其他事件驱动型临床试验相同,与试验把握度直接相关的不是临床试验的样本量,而是预计发生的期望事件数,即预计发生的终点病例数。样本量则是根据预计发生的终点病例数,结合试验所预期的疫苗组保护率和安慰剂组发病率所进一步计算得到的。然而,与其他事件驱动型临床试验的不同点在于,由于疫苗临床试验中终点病例的发病率一般较低,终点病例的发生较少,属于罕见事件的事件驱动型临床试验。因此,在其他事件驱动型临床试验,如肿瘤临床试验中常用的样本量计算方法也并不完全适用于疫苗临床试验。

Chan和Bohidar在1998年给出了大样本泊松分布假设情况下的确切条件方法用于疫苗保护效力试验的样本量计算。令E_T为试验所预计观察到的终点病例总数,E_V为其中疫苗组的终点病例数,给定把握度($1-\beta$),则可通过式(10-13)采用迭代算法计算临床试验所需观察到的终点病例数E_T。

$$1-\beta=\Pr\left[E\leq E_V\,|\,E\sim Bionomial\,(E_T,\theta_1)\,,H_1\right]=\sum_{k=0}^{E_V}\theta_1^k(1-\theta_1)^{E_T-k}\qquad 式(10\text{-}13)$$

式(10-13)中,H_1为保护效力试验的备择假设$\pi\geq\pi_1$,π_1为试验所预期的保护率临床优效界值。θ_1为预计发生的终点病例中疫苗组所占的比例,它与π_1、疫苗组样本量N_V、安慰剂组样本量N_P、疫苗组发病率P_V、安慰剂组发病率P_P间存在的关系见式(10-14)。

$$\theta_1=\frac{E_V}{E_V+E_P}=\frac{N_VP_V}{N_VP_V+N_PP_P}=\frac{1-\pi_1}{1-\pi_1+u}\qquad 式(10\text{-}14)$$

式(10-14)中,$u=N_P/N_V$。基于所估算的终点病例数E_T,可进一步计算疫苗组样本量$N_V=E_V/\left[(1-\pi_1+u)P_P\right]$和安慰剂组样本量$N_P=uN_V$。

三、实例

(一)试验设计

某肠道71型(EV71)病毒灭活疫苗拟预防EV71病毒所致手足口病的保护效力试验,采用随机、双盲、安慰剂对照、多中心试验,分别对6~71月龄儿童接种试验疫苗和安慰剂。临床试验共计划接种研究对象12 000名,其中,6~11月龄组3 500名、12~23月龄组3 500名、24~35月龄组3 000名、36~71月龄组2 000名,疫苗组与安慰剂组样本量比例1:1。研究者分别在试验的第0天、第28天对受试者进行两剂免疫。该临床试验对所有研究对象中发生的疑似EV71病毒感染的相关病例(主要是手足口病)进行病例监测,采集疑似病例的生物学样本(粪便、咽拭子、肛拭子、血样)进行病原学鉴定,确认是否为 EV71 病毒感染,并收集疑似病例的流行病学资料等相关情况。在安全性观察方面,研究者分别在接种第一剂和第二剂疫苗后 0~7 天内的各种征集性局部和全身症状;每剂接种后 0~28 天记录非征集性不良事件;整个试验期间观察报告严重不良事件。

(二)主要保护效力评价指标

两剂疫苗接种 2 周后疫苗预防 EV71 病毒感染的手足口病的保护率。

(三)样本量估计

假定安慰剂组在观察期内 EV71 病毒所致手足口病的发病率为 1%,疫苗的保护率预期至少可达到 70%,由此计算疫苗组预计发病率为 0.3%;疫苗组与安慰剂组的样本比例 1:1,检验水准取双侧 5%,疫苗保护率的 95% 可信区间下限至少达到 15% 方可认为试验疫苗的有效性,采用 Chan 和 Bohidar 在大样本泊松分布假设情况下的确切条件方法计算样本量,临床试验需要观察到 46 例 EV71 病毒所致手足口病病例以达到 90% 的把握度,每组需要样本量 3 539 例。考虑到临床试验过程中的失访、疾病监测网络等方面的因素,试验最终计划入组样本量 12 000 例,疫苗组和安慰剂组各 6 000 例;临床试验在至少累计观察到 46 例 EV71 病毒所致手足口病病例时方可进行统计分析。

(四)统计分析方法

分别计算疫苗组和安慰剂组在两剂疫苗接种后 EV71 病毒所致手足口病的发病率,利用 Clopper-Pearson 确切法估计发病率的 95% 可信区间;采用考虑中心效应的双向无序 CMH-χ^2 检验对两组间差异进行统计学检验;根据发病率计算疫苗预防 EV71 病毒所致手足口病的保护率及其 95% 可信区间。绘制疫苗组和安慰剂组 EV71 病毒所致手足口病的 Kaplan-Meier 发病率曲线图。

(五)统计分析结果

本临床试验共入组 12 000 例(疫苗组:6 000 例;安慰剂组:6 000 例),其中,完成两剂免疫接种 10 988 例(疫苗组:5 486 例;安慰剂组:5 502 例);完成临床试验 10 872 例(疫苗组:5 426 例;安慰剂组:5 446 例),脱落 1 128 例(疫苗组:574 例;安慰剂组:554 例),脱落率为 9.40%(疫苗组:9.57%;安慰剂组:9.23%)。

预防效果分析数据集中:进入 PPS 的受试者有 10 980 例(疫苗组:5 481 例;安慰剂组:5 499 例),占入组受试者的 91.50%(疫苗组:91.35%;安慰剂组:91.65%);入组受试者全部进入 FAS。

主要保护效力分析:

两剂疫苗接种 2 周后 EV71 病毒所致手足口病的发病率:疫苗组为 0.07%、安慰剂组为 2.69%,经考虑中心效应的 CMH-χ^2 检验,两组间差异有统计学意义($P<0.000\ 1$)。预防 EV71 病毒感染的手足口病的保护率(95% CI)为 97.3%(92.6%,99.0%)。结果见表 10-4。各时间发病情况的 Kaplan-Meier 见图 10-2。主要保护效力终点的分析基于预防效果评价的 PPS 进行。

表 10-4　两剂接种 2 周后 EV71 病毒所致手足口病发病率(PPS)

	疫苗组	安慰剂组	保护率(95% CI)	P 值[b]
发病率[a] n(%)	4(0.07)	145(2.64)	97.3(92.6,99.0)	<0.000 1
95% 可信区间	0.02~0.19	2.23~3.10		
合计(Missing)	5 481(0)	5 499(0)		

注:[a] 发病率的可信区间采用确切法估计。
[b] 检验结果和保护率计算中考虑了中心效应。

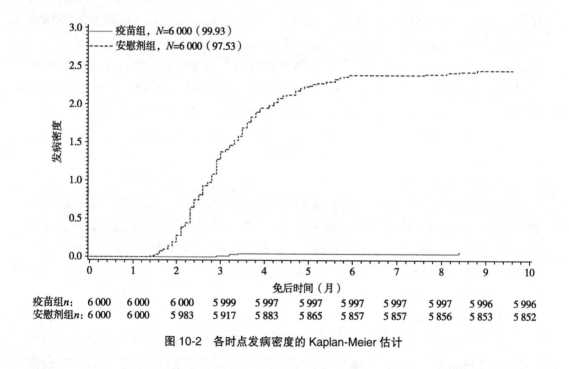

疫苗组 n:　6 000　6 000　6 000　5 999　5 997　5 997　5 997　5 997　5 997　5 996　5 996
安慰剂组 n:　6 000　6 000　5 983　5 917　5 883　5 865　5 857　5 857　5 856　5 853　5 852

图 10-2　各时点发病密度的 Kaplan-Meier 估计

第五节　疫苗安全性数据的统计分析方法

　　由于预防性疫苗以健康人为主要接种对象,如果疫苗出现安全性问题,会对公共卫生和整个公众带来较大的问题和影响。因此,疫苗临床试验的安全性评价比有效性评价具有更大的挑战性。疫苗临床试验的样本量虽然一般会大于其他药物临床试验,但是这对疫苗的安全性评价来讲仍然是有限的,还需要疫苗上市后的大规模不良反应监测。而本节则主要关注于上市前注册临床试验中疫苗的安全性评价问题,对此进行介绍。

一、疫苗临床试验中安全性数据的特点

疫苗临床试验的安全性主要关注不良事件和严重不良事件的评价。其中,不良事件主要对每剂次接种后 30 天内进行采集,而严重不良事件则采集至全程接种后 6 个月以内。与一般药物的临床试验不同,疫苗临床试验的不良事件一般分为征集性不良事件(solicited adverse event)和非征集性不良事件(unsolicited adverse event)。征集性不良事件是指在试验的征集期(如每剂次接种后 0~7 天)内,主动收集的特定的不良事件。它的征集期要在试验方案中给出说明,主动征集的不良事件的种类也需要在试验方案和 CRF 中说明。一般征集性不良事件包括全身反应和局部反应(仅针对注射类疫苗)两类,常见的全身反应有发热、恶心、腹泻、乏力、烦躁和变态反应等,局部反应主要对疫苗注射部位的不良事件进行评价,有局部疼痛、局部发红、局部肿胀、局部硬结等。非征集性不良事件则包括了临床试验非征集期内的所有不良事件和征集期内除全身反应和局部反应外的其他不良事件。非征集性不良事件由于采用被动采集的方式,由受试者或其监护人主动上报。非征集性不良事件和严重不良事件一般可采用国际医学用语词典(medical dictionary for regulatory activities,MedDRA)或 WHO 不良反应术语集(WHO adverse reactions terminology,WHOART)等医学编码手册进行规范分类,征集性不良事件由于在方案中已经进行了特定的说明,一般不再需要单独进行医学编码。

二、试验疫苗安全性数据的统计分析

同药物临床试验的安全性分析相同,疫苗临床试验中的不良事件分析一般也包括所有不良事件的分析、严重不良事件的分析、与疫苗有关的不良事件(不良反应)的分析、不同严重程度的不良事件分析、3 级及以上不良事件的分析等。此外,疫苗临床试验还关注每剂疫苗接种后不同时间段内的不良事件发生情况,如疫苗接种后 30 分钟内的不良事件、接种后 0~7 天内不良事件、接种后 8~30 天内不良事件等,分别进行汇总分析。

根据疫苗临床试验中收集不良事件的特点,试验疫苗不良事件的分析需要分别对征集性不良事件和非征集性不良事件分别进行汇总。其中,征集性不良事件分别按照全身反应或局部反应及其相应的征集不良事件名称进行分级汇总;而非征集性不良事件则可根据医学编码进行分级汇总,例如采用 MedDRA 编码,按照系统器官分类(system organ class,SOC)和首选术语(preferred term,PT)进行分级汇总。试验疫苗不良事件发生例次和频率的分析见表 10-5。

表 10-5 各类不良事件发生例次和频率(样表)

	疫苗组(## 例)			对照组(## 例)			合计(## 例)			P
	例次	例数	发生率/%	例次	例数	发生率/%	例次	例数	发生率/%	
合计										
征集性不良事件										
全身反应										
全身反应名称 1										
……										
局部反应										
局部反应名称 1										
……										
非征集性不良事件										
SOC 名称 1										
PT 名称 1										
……										
SOC 名称 2										
SOC 名称 3										
……										

疫苗临床试验中不良事件的统计分析,一般采用描述性统计分析方法,或同时辅以可信区间进行说明。不良事件分析的统计描述通常包含各类不良事件发生的例次、例数和发生率。其中,例数是指临床试验中发生此类不良事件的受试者数;例次则是指临床试验中发生此类不良事件的总次数,包含了一个受试者发生多次该不良事件的情况;发生率为临床试验中发生此类不良事件的受试者数与暴露受试者例数之比。需要指出的是,当临床试验中出现受试者未按照随机化方案分组接种试验疫苗的情况时,安全性分析应当遵循 ASaT(all subject as treated,表示依照实际治疗分组所有受试者)的原则,受试者按照实际接种疫苗的组别,而不是随机化分组的组别,进行统计分析。不良事件的分析可按照其重要性和与接种疫苗的相关性分为不同的类别:重要性较低且与接种疫苗相关性较弱者,可仅采用描述性分析方法;重要性适中且与接种疫苗有一定相关性者,建议加入可信区间分析;而对于重要性较高且与接种疫苗相关性较强者,可提供相应的统计检验 P 值作为参考。但是需要说明的是,由于一般临床试验的主要目的是评价试验疫苗的有效性并进行假设检验,而不是以安全性为主要研究假设,因此,即使不良事件分析给出了统计检验的 P 值,但它仅提示性地说明组间不良事件发生率的差别,并不能依此得到不良事件发生率在组间存在统计学差异的结论,因而,安全性评价中一般也不需要考虑假设检验的多重性问题。只有当临床试验以疫苗的某特定安全性事件作为主要研究假设进行评价,如轮状

疫苗以接种后 31 天内肠套叠发生率作为主要评价终点开展临床试验,则需要对该不良事件的发生率进行正式的假设检验,并考虑统计检验的多重性问题。

第六节　疫苗临床试验中的其他统计学问题

一、随机化与盲法

随机化(randomization)是临床试验中控制偏倚最常用的方法之一,它是将受试者以一定的概率随机分配至试验组或者对照组,可以控制临床试验中已知或未知的混杂因素,保证组间的均衡可比性。常见的随机化方法有完全随机化(complete randomization)、区组随机化(blocked randomization)、分层随机化(stratified randomization)和适应性随机化(adaptive randomization)等。完全随机化将临床试验中的受试者随机分配至试验组或对照组,对临床试验的随机化未加任何限制,但它可能会导致各个中心或试验现场中试验组或对照组的比例不同,给临床试验中疫苗的配备和运输带来问题,各中心或试验现场也会对此有伦理学的担忧。区组随机化则是将试验中的受试者先分为多个区组,在区组内受试者随机分配至试验组或对照组。区组随机化可以克服完全随机化的缺陷,也是临床试验中最常用的随机化方法。区组随机化在应用中要注意区组长度(block size)的选择,不可选择过短的区组长度,否则可能由于区组内个别受试者的紧急揭盲导致其他受试者的破盲,存在一定的风险。分层随机化是根据试验方案中确定的分层因素(如年龄组),在层内采用完全随机化或区组随机化的方法将受试者分配至试验组或对照组。适应性随机化是适应性设计方法的一种,目前临床试验中最常用的是 Pocock & Simon 最小随机化方法,它是一种协变量-适应性随机化方法,可以在受试者分配过程中采用最小随机化算法,保证在随机化中指定的多个混杂因素在试验组和对照组间的均衡性。最小随机化方法一般通过中央随机化系统得以实现。由于最小随机化是一种限制性随机化方法,在一定程度上破坏了统计检验需要的随机化特性,会给统计推断带来一定的偏倚。需要指出的是,不管临床试验采用何种随机化方法,都必须记录随机化过程的相关参数,包括随机种子、区组长度等,随机化方案应当有可重现性。

疫苗临床试验中的随机化除了所有受试者入组的随机化方案外,一般还会有备用疫苗的随机化和血清样本的随机化。为了防止试验疫苗在生产、准备和运输中可能的问题导致个别试验疫苗在接种时无法使用的情况,疫苗临床试验一般会准备一定的备用疫苗。在双盲临床试验中,为了保证盲法的实现,我们首先对临床试验的备用疫苗也进行随机化,然后将受试者的随机化方案与备用疫苗的随机化方案进行随机对应,建立受试者随机表中的疫苗组与备用疫苗随机表中的疫苗组间的对应关系,以及受试者随机表中的对照组与备用疫苗随机表中的对照组间的对应关系。其中,随机对应步骤的实现可采用备用疫苗分配卡片的间接遮蔽方法(见图 10-3)或基于 Web 的在线实时分配法(见图 10-4)。

血清样本的随机化是指在安慰剂对照的保护效力临床试验中,它通常还包含一个免疫原性亚组进行免疫原性评价,由于临床试验中病例监测的随访时间较长,那么事先得到的免疫原性亚组抗体检测结果可能会暴露该受试者来自于疫苗组还是安慰剂组,因此,为了防止保护效力试验中免疫原性亚组破盲的潜在风险,可对免疫原性亚组采集的血清样本随机化设盲后再进行抗体检测,并且直到完全保护效力的疾病监测,临床试验数据库锁定后进行血清随机化方案的揭盲。血清样本的随机化方法与受试者的随机化方法相同。

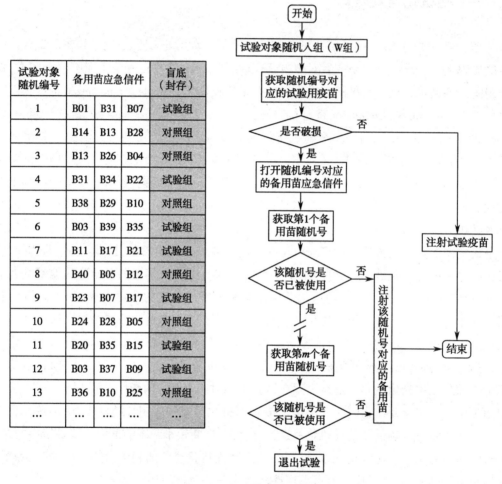

试验对象随机编号	备用苗应急信件			盲底（封存）
1	B01	B31	B07	试验组
2	B14	B13	B28	对照组
3	B13	B26	B04	对照组
4	B31	B34	B22	试验组
5	B38	B29	B10	对照组
6	B03	B39	B35	试验组
7	B11	B17	B21	试验组
8	B40	B05	B12	对照组
9	B23	B07	B17	试验组
10	B24	B28	B05	对照组
11	B20	B35	B15	试验组
12	B03	B37	B09	试验组
13	B36	B10	B25	对照组
...	...	...	...	...

图 10-3　备用疫苗分配卡片的间接遮蔽方法示意图

　　随着信息化技术的发展,随机化的实现也从最初的随机信封,发展到 IVRS/IWRS 技术,直至今天的交互式应答技术(interactive response technology,IRT)系统。IRT 系统在临床试验的随机化的基础上,与疫苗在申办方、试验现场间的物流管理等链接在一起,以进一步提高临床试验执行的效率;此外,借助于 IRT 系统,随机化统计师可分别进行受试者随机化和疫苗随机化,增强随机化在试验现场实施的灵活性和可溯源性,便于不同试验现场间受试者的调配,优化竞争入组机制;最后,IRT 系统可集紧急揭盲、备用疫苗管理于一体,提高疫苗临床试验的可执行性。

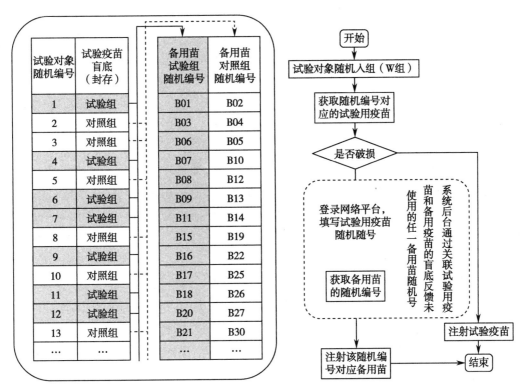

图 10-4　基于 Web 的在线实时分配法示意图

盲法（blind method）是临床试验中控制偏倚的另一个方法。盲法在临床试验中可分为单盲（single blind）、双盲（double blind）。其中,单盲是指只有受试者不知晓试验的分组情况,双盲则是指研究者和受试者均不知道试验的分组情况。临床试验中最常用的是双盲,它可以有效控制研究者主观判定等所带来的主观偏倚。但在实际临床试验中,由于试验疫苗剂型、外观或使用方法等不同,不可能做到试验组与对照组产品的完全相同而影响盲法的实施。在这种情况下,可在条件许可的条件下尽可能地实行盲法操作,如实现疫苗接种人员和研究者的分离,虽然疫苗接种人员会知道试验分组情况,但保持评价研究结果的研究者的盲态,最大程度上降低主观偏倚的影响。所有这些采取的盲态维持的盲法操作均应建立试验的 SOP 记录和培训。

二、统计分析集

ICH E9 中指出,临床试验中的有效性和安全性分析应基于一定的分析集进行。同样,疫苗临床试验也不例外。统计分析集的定义需要在临床试验方案中明确给出,且应当在数据库锁定前进行临床试验数据进行盲态审核,以确定受试者是否可以进入各统计分析数据集。

全分析集（full analysis set,FAS）和符合方案集（per protocol set,PPS）是进行有效性评

价的两个分析集。其中,全分析集是指遵循意向性分析(intent-to-treat analysis,ITT)原则,包括所有经随机化且至少接受过一次疫苗接种的受试者;而符合方案集一般是全分析集的一个子集,它排除了全分析集中违背方案、影响临床试验有效性评价的受试者。保护效力分析和免疫原性分析是疫苗有效性评价的两种主要方法。因此,疫苗的免疫原性和保护效力分析同样需要基于全分析集和符合方案集进行。而疫苗的安全性评价则应当基于安全数据集(safety set,SS)进行,它包括了至少有一次疫苗接种记录的所有受试者。

在疫苗临床试验的分析集定义中,需要注意以下几个问题:①当临床试验同时进行保护效力和免疫原性评价时,应当对保护效力分析和免疫原性分析分别定义全分析集和符合方案集。②在免疫原性评价中,对于多价疫苗(如四价 HPV 疫苗)或联合疫苗(如 AC-Hib 疫苗),由于它需要对不同抗体的免疫原性分别进行评价,如四价 HPV 疫苗需要分别对 6、11、16、18 型的免疫原性抗体分别进行评价,因此,需要分别对各型抗体的免疫原性评价分别定义全分析集和符合方案集。③在保护效力试验中,分析集的定义与疾病监测的观察期是密切相关的。以轮状疫苗的保护效力试验为例,它的疾病监测期通常在完成三剂接种 14 天后,那么,符合方案集中的受试者应当全部按照试验方案规定完成三剂接种,无其他违背方案影响保护效力评价的情况,且仅三剂接种 14 天后观察到的病例可纳入符合方案集分析;而全分析集包含了所有完成一剂接种的受试者,对主要疾病监测期(三剂接种 14 天后)病例的保护效力评价无法进行定义。因此,全分析集对临床试验全程观察到的所有病例,即第一剂接种后的所有病例进行保护效力评价。如果需要对疾病监测期内的病例进行相对保守的评价,则需要基于改良的全分析集(modified full analysis set,mFAS)进行统计分析。④在安全性评价中,对于多剂接种的疫苗,它除了关心临床试验所有疫苗的发生情况外,还需要对各剂次接种后的不良事件和不良反应发生率进行评价。因此,在各剂次的不良事件分析中,应基于各自的安全性分析集进行。

统计分析集应在试验方案中明确定义。免疫原性作为评价指标的等效/非劣效性试验,一般应基于易感人群的 mFAS 和符合方案数据集(mPPS)的统计分析结果进行综合评价。保护效力的评价应遵循 ITT 原则,以 FAS 或 mFAS 为主要分析人群,PPS 作为次要分析人群。必要的亚组分析(如年龄层、易感和非易感人群的亚组分析等)应在试验方案中事先列出。注册临床试验中只有主要终点的统计学检验成立时亚组分析结果才可以作为支持性结论,否则应该在设计时考虑对统计学 I 类错误的控制。

三、成组序贯试验

成组序贯试验(group sequential trial)是指允许在临床试验进行过程中对试验组的有效性和/或安全性进行中期分析(interim analysis)的一类临床试验,它可在中期分析时拒绝或接受原假设而提前结束。成组序贯试验与传统的平行对照试验相比,可以缩短试验时间、节约资金、提高效率,具有更强的灵活性;且从伦理学角度来讲,它允许因试验疫苗无效提前结束试验,使更少的受试者暴露于无效产品之下,缩短有效疫苗的研发周期而惠及所有受试者,更符合伦理学的需求。随着临床试验设计方法的进一步发展,在成组序贯设计的基础上,能否在中期分析后进行样本量再估计、调整试验组与对照组的随机分配比例,使临床试验设计更加灵活等一系列问题应运而生,也进一步产生了适应性设计(adaptive design)的概念。

成组序贯设计一般用于Ⅲ期确证性临床试验。由于Ⅱ期临床试验样本量和试验人群的局限性,研究者和申办方对试验疫苗在Ⅲ期临床试验中的预期疗效有可能仍存在一定的不确定性。为了提前得到确证性效果以减少受试者不必要的暴露风险,避免临床试验失败造成的大量资金浪费,可考虑采用成组序贯设计。

从如何衡量中期分析时间点的角度来看,成组序贯试验可以分为基于日历时间(calendar time)的成组序贯试验和基于信息时间(information time)的成组序贯试验。日历时间为根据临床试验计划完成需要的时间,选择在一定的日期进行中期分析;而信息时间的概念则不同,它主要关心临床试验过程中所积累的信息占总信息的百分比。例如,信息时间可以是临床试验所累计完成的样本例数占临床试验需完成的总样本量的百分比,也可以是临床试验中累计发生的事件数占预计发生的总事件数的比例。成组序贯试验中采用日历时间还是采用信息时间定义中期分析时点依据实际情况来确定。从临床试验的实际情况看,如果临床试验未能够按照预计的入组速度入组受试者,在采用日历时间的情况下,临床试验就无法在预定的中期分析日期积累足够的临床试验信息。在这种情况下进行中期分析则是没有实际意义的,也会影响中期分析统计检验鉴定灵敏度。因此,采用信息时间定义中期分析时间点在成组序贯试验中被经常采用。

从成组序贯试验所进行中期分析决策的类型来看,成组序贯试验分为以下两大类:①中期分析时仅考虑因有效而提前结束的成组序贯试验。由于此类临床试验在中期分析进行多次假设检验考虑是否可以拒绝原假设,因此会造成Ⅰ类错误膨胀问题。所以,我们一般采用α消耗函数等方法进行统计学设计,控制临床试验的总Ⅰ类错误。②中期分析时仅考虑因无效而提前结束的成组序贯试验。仅考虑是否因无效而提前结束临床试验的中期分析不会增大临床试验的总Ⅰ类错误,但是会造成试验总Ⅱ类错误的膨胀,降低临床试验的检验效能。因而,在此类成组序贯试验的设计中,需要考虑中期分析对临床试验把握度的影响。为此,可采用β消耗函数、条件检验效能(conditional power,CP)方法等进行统计学设计。在成组序贯试验中,还可以在中期分析同时考虑因有效或无效而提前结束的设计方法。在这种成组序贯试验的设计中,就需要同时考虑它对试验总Ⅰ类错误和总Ⅱ类错误的影响。需要特别指出的是,成组序贯设计是以假设检验为基础的,它适用于以有效性评价终点或安全性评价终点作主要假设检验的临床试验。如果试验方案设计以评估安全性指标作为主要目的,并设定了相应的假设检验,可采用成组序贯设计的方法对此指标进行多次评估和假设检验;它有别于在临床试验过程中仅进行一般的安全性监测,但未在试验方案中采用事先明确的假设检验进行安全性评价的临床试验。

多次中期分析所带来的总Ⅰ类错误膨胀是成组序贯试验所面临的主要问题。因此,在成组序贯试验的设计中,必须采取有效的方法对试验的总 I 类错误进行控制。假定在 K 阶段的成组序贯试验中,当第 $k(k=1,2,\cdots,K)$ 次中期分析的 P 值满足 $p_k<\alpha_k$ 时,可拒绝原假设而提前结束临床试验。其中,α_k 被称作此次中期分析的名义检验水准(nominal significance level);而第 k 次中期分析所消耗的 I 类错误记为 α_k^s,且需满足 $\sum_{k=1}^{K}\alpha_k^s=\alpha$。在这里需要注意的是,在第一次中期分析中,$\alpha_1$ 与 α_1^s 相等;但当 $k\geqslant 2$ 时,两者并不相等,且 $\sum_{k=1}^{K}\alpha_k>\alpha$。

α 消耗函数方法是一种可用于控制成组序贯试验总 I 类错误的有效方法。该方法由 Lan 和 DeMets 于 1983 年提出,它是通过建立一个连续函数 $\alpha(t)$ 来计算不同的中期分析时间点的检验界值和名义检验水准。表 10-6 中列出了 Lan、DeMets 和 Kim 等提出的多种 α 消耗函数。α 消耗函数方法的提出是成组序贯设计方法发展历史中的里程碑,它能够很好地控制试验的总 I 类错误,使成组序贯设计方法更加灵活,不受中期分析次数和时间点的限制。Pocock 消耗函数将每次中期分析拒绝原假设的概率均分;O'Brien-Fleming 消耗函数则较为保守,在临床试验前期拒绝原假设的可能性很小,但是临床试验所需的样本量与 Pocock 消耗函数相比也较小;如果临床试验希望在早期只有当具有更大的显著性才可以提前拒绝原假设时,则可以考虑使用更为保守的 Heybittle-Peto 设计方法。其中,O'Brien-Fleming 消耗函数是成组序贯试验中最常用的临床试验设计方法之一。α 消耗函数的确定要结合试验疫苗和临床试验的特点以及试验的目的,由统计学和临床专家共同讨论确定。

表 10-6　常见 α 消耗函数

函数名称	函数形式
Pocock 消耗函数	$\alpha(t)=\alpha[\log(1+(e-1)t)]$
O'Brien-Fleming 消耗函数	$\alpha(t)=2-2\Phi\left(\dfrac{Z_{\alpha/2}}{\sqrt{t}}\right)$
指数族消耗函数	$\alpha(t)=\alpha t^\rho(\rho>0)$
Gamma 族消耗函数	$\alpha(t)=\begin{cases}\dfrac{\alpha(1-e^{\gamma t})}{1-e^{-\gamma}}(\gamma\neq 0)\\ \alpha t(\gamma=0)\end{cases}$

成组序贯设计的样本量不仅与试验的总检验水准、检验效能($1-\beta$)和预期的试验疫苗与对照疫苗的组间差异 δ 及标准差 s 有关,而且与中期分析的次数、时间点,以及 α 消耗函数计算得到的名义检验水准大小有关。一般情况下,我们所说的成组序贯样本量是指如果临床试验在中期分析各时点都未能提前拒绝原假设的情况下所需要的最大样本量。由于成组序贯试验在中期分析需进行重复检验,造成 I 类错误或 II 类错误的膨胀,损耗了临床试验的鉴定灵敏度。因此,如果成组序贯试验未能在中期分析时提前结束,它往

往比传统单阶段平行组对照设计耗费更大的样本量。如果临床试验计划在早期中期分析时消耗较多的 α，以期有更大的可能性因有效而提前结束临床试验，那么，样本量膨胀得就更大。例如，O'Brien-Fleming 设计虽然比 Pocock 设计更为保守，较难在早期中期分析时拒绝原假设而结束临床试验，但 O'Brien- Fleming 设计所需的最大样本量要小于 Pocock 设计。

由于成组序贯设计的重复检验往往会造成样本量的增大，因此，可采用设定膨胀因子（inflation factor）在单阶段设计固定样本量的基础上估算出成组序贯设计样本量，见式（10-15）。

$$n_{GSD} = n_{fixed} \times R \qquad\qquad 式（10-15）$$

式（10-15）中，R 表示膨胀因子，n_{GSD}、n_{fixed} 分别代表成组序贯设计和传统设计（无中期分析的单阶段设计）的样本例数。同样，膨胀因子 R 的大小不仅依赖于试验的检验水准和检验效能大小，而且也与成组序贯试验中中期分析的次数、时间点和 α 消耗函数有关。

成组序贯试验具有科学性和灵活性。它有可能提高试验效率、缩短试验时间、节约经费；也可以有效控制由于多次中期分析检验所导致的 I 类或 II 类错误膨胀；在成组序贯试验的实际操作中，如何保证临床试验的盲态，维持完整性和可靠性，确保临床试验结论的科学性，也是成组序贯试验设计时需要关注的另一个重要问题。因此，成组序贯试验的设计和实施，必须要事先进行严谨的设计，并在实施过程中最大程度上减小偏倚。

四、独立的数据监查委员会

成组序贯试验虽然允许在临床试验过程中对临床试验的有效性进行早期评价，但也给盲法的保持、临床试验完整性的保证带来了潜在风险。如果中期分析的部分揭盲和分析结果的泄露造成了盲法的破坏，很可能给临床试验的最终结果带来主观偏倚。这种主观偏倚会影响到研究者管理临床试验方式、研究者管理受试者方式、研究者对临床试验结果评价以及所有临床试验相关人员是否能够继续保持对试验的客观性。由于临床试验操作所带来的主观偏倚是无法在后期采用统计学方法进行弥补的，所以必须在临床试验设计和操作过程中采取必要的措施以控制和减小主观偏倚的产生。

因此，成组序贯试验通常需要建立一个独立的数据监查委员会（Independent Data Monitoring Committee，IDMC）负责中期分析的操作并为申办方提供建议。IDMC 应当由与临床试验申办方、研究者等无财务、学术以及其他方面利益冲突的、具有相关疾病专业知识的资深临床专家、临床试验统计学专家等组成，以保证其独立性，有助于保护研究的完整性，并减少研究结果的偏倚；此外，IDMC 还应当设立一个独立统计团队负责中期非盲态数据的分析，由 IDMC 依据统计分析结果提出相关建议。但独立统计团队并非 IDMC 成员，不具有决策的投票权。对 IDMC 以外的任何人，包括提供咨询意见的外部相关领域专家均应维持临床试验结果的盲态，临床试验过程中应严格控制可接触到临床试验盲底和非盲态数据统计分析结果的人员数量，并对中期分析的实施、中期分析结果传播的范围和中期建议及相关考虑的记录进行详细的保密规定。

IDMC 不仅用于成组序贯试验的中期分析操作和决策,而且也常用于仅进行安全性监测的临床试验。这一类临床试验虽然对临床试验过程中所发生的不良事件和其他安全性指标进行监测,但并不建立任何关于有效性和安全性指标的序贯检验规则,不会对试验的 I 类错误造成影响;当发生严重的安全性问题时,由 IDMC 共同讨论决定是否建议终止临床试验。特别是在创新性疫苗的临床试验中,由于缺乏对该疫苗安全性的既往研究数据,IDMC 可以在临床试验中定期(如每 6 个月)对疫苗发生的安全性事件进行审核,以及时发现试验疫苗可能出现的安全性问题,保护受试者的权益。

虽然 IDMC 可以根据部分揭盲后的中期分析结果对是否因有效或无效而提前结束临床试验提出建议,但是最终是否提前终止临床试验的决策仍然是由临床试验的申办方综合考虑 IDMC 建议和其他相关信息最后裁定。特别是当中期分析结果满足临床试验因有效提前结束的规则时,即使 IDMC 根据既定规则建议提前结束临床试验,但从统计学的角度来看,由于中期分析结果是根据在中期分析时间点所积累的病例进行的,所使用样本量较小,分析结果可能存在较大的变异和不稳定性;从临床的角度来讲,因有效而提前结束临床试验的统计学原则的满足并不能保证试验的疗效结果一定存在临床意义。因此,在中期分析的最终决策时,除临床试验疗效的点估计和 P 值外,还应结合疗效的可信区间结果进行综合考虑;再者,由于中期分析时样本量较小不足以暴露药物安全性问题,也建议临床试验继续进行。但是,从伦理学的角度看,当临床试验结果已显示出试验疫苗的有效性,特别是当临床试验以死亡或其他不可逆转的生命事件作为主要疗效指标时,如果继续进行临床试验,会使更多的受试者暴露于其他可能无效的临床治疗(如安慰剂对照临床试验)或延迟试验疫苗的尽早审批上市以惠及所有患者,这显然又是有悖伦理学要求的。因此,即使成组序贯试验的中期分析结果已经满足预设的有效提前结束试验的原则,但是否真正提前结束临床试验的决策仍然存在有效性/安全性评价的科学性与伦理的博弈。此外,也会涉及临床试验资金等方面的考虑。

(蒋志伟　王　陵　夏结来)

参 考 文 献

[1] 陈峰,夏结来. 临床试验统计学. 北京:人民卫生出版社,2018.

[2] CDISC. Theraputic Area Data Standards User Guide for Vaccines Version 1. 1(Provisional). [2020-05-15]. https://www. cdisc. org/standards/therapeutic-areas/vaccines.

[3] Society of Clinical Data Management. Good Clinical Data Management Practice. [2020-05-15]. https://https://scdm. org/gcdmp/#:~:text=The% 20Good% 20Clinical% 20Data% 20Management% 20Practices% 20% 28GCDMP% 20% C2% A9% 29,are% 20currently% 20revising% 20the% 20chapters% 20of% 20the% 20GCDMP% C2% A9.

[4] NAUTA J. Statistics in Clinical Vaccine Trials. Berlin Heidelberg:Spronger,2011.

[5] HALLORAN M E,LONGINI I M,STRUCHINER C J. Design and Analysis of Vaccine Studies. New York:Springer,2009.

［6］JENNISON C,TURNBULL B W. Group Sequential Methods with Applications to Clinical Trials. Boca Raton：Chapman & Hall,2000.

［7］CHOW S C,SHAO J,WANG H. Sample Size Calculation in Clinical Research. Clermont：CRC Press Inc.,2003.

［8］KONG Y,ZHANG W,JIANG Z,et al. Immunogenicity and safety of a 23-valent pneumococcal polysaccharide vaccine in Chinese healthy population aged >2 years：A randomized,double-blinded,active control,phase Ⅲ trial. Human Vaccines & Immunotherapeutics,2015,11(10)：2425-2433.

［9］LI R C,LIU L D,MO Z J,et al. An inactivated enterovirus 71 vaccine in healthy children. New England Journal of Medicine,2014,370(9)：829-837.

［10］CHAN I S F,BOHIDAR N R. Exact power and sample size for vaccine efficacy studies. Communications in Statistics-Theory and Methods,1998,27(6)：1305-1322.

［11］国家药品监督管理局药品审评中心. 药物临床试验数据监查委员会指导原则(试行). ［2020-05-15］. http://www. cde. org. cn/news. do? method=largeInfo&id=316eeded88351dbb.

第十一章

疫苗临床试验的总结报告撰写

第一节 概 述

疫苗临床试验报告是对疫苗临床试验过程、结果的总结,是评价拟上市疫苗有效性和安全性的重要依据。一份结构科学合理、内容完整良好、表述明确清晰的临床试验报告,是提供给药监当局批准疫苗注册和上市的重要文件。按照国家药品监督管理局的要求,疫苗临床试验报告撰写必须满足 ICH E3 相关要求,撰写时应清晰地阐明研究中的关键设计特点的选择过程,以及关于研究计划、方法和实施过程的完整信息,避免对研究过程的描述不够明确。同时报告及附录还应提供充分的个体患者数据,包括人口统计学和基线数据、分析方法详情,从而保证必要时监管机构可以对关键分析进行重复。本章旨在帮助申办方编制一份完整、内容明确、条理清楚、易于审评的报告,鉴于不同类型疫苗临床试验的复杂性,对临床试验报告格式和内容可根据各自疫苗临床试验的具体情况进行适当的调整。

第二节 疫苗临床试验报告的结构与内容

（一）封面内容

封面包括研究标题、试验疫苗的名称、适应证(作用与用途,包括接种人群)、注册申请人(签名及盖章)、研究编号、研究分期、研究开始日期、研究完成日期、主要研究者(签名)、研究单位(盖章)、统计负责人(签名)及单位名称(盖章)、申办者联系人及联系方式、报告日期、是否遵循 GCP 的申明(包括必需文件的存档)等。

（二）概要

每个临床试验应提供总结试验的简要概要(通常限于 3 页),应使用具体数据来说明结果,形成临床试验略表(见章后样表)。

（三）临床研究报告目录

目录应包括每个章节(包括汇总表、图示和曲线图)的页码或其他定位信息;提供的附录、表格及任何病例报告表的列表和位置。

（四）缩略语和术语定义表

临床试验报告中所用的缩略语的全称以及在报告中使用的专门或不常见的术语或测量单位的列表和定义。缩写的术语应该拼写出来，并且在文本中第一次出现时在括号内指明缩写。

（五）伦理学

1. 伦理委员会　应该确认这项试验研究和任何修正案均由独立伦理委员会或机构审查委员会（IRB）审查。并应在（十六）附录中列出所有 IRB 的列表，如果监管机构要求，应提供委员会主席的姓名。

2. 疫苗临床试验的主体须申明完成的临床试验严格遵守了《世界医学协会赫尔辛基宣言》的人体医学研究的伦理准则，须申明本临床试验方案及其修订申请均经伦理委员会审核批准，须提供伦理委员会批准件。

3. 须描述如何以及何时获得与受试者入选有关的知情同意书，（十六）附录中应放入受试者的知情同意书样本。

（六）研究者和研究管理结构

在临床试验的附件中列出疫苗临床试验主要研究人员的姓名、隶属机构名称、在研究中的职责及其简历。主要研究人员包括主要研究者及各研究中心实验现场主要参加人员、统计学分析机构及负责人、临床试验报告的撰写人等。

（七）简介

在简介（最多 1 页）中明确受试疫苗研发的背景、依据及合理性，将研究的关键特征（如基本原理和目标、目标人群、治疗、持续时间、主要终点）与研发相联系。描述方案制订时所遵循的任何指南、监管机构的反馈意见等。

（八）研究目标

描述试验研究的总体目标。

（九）研究计划

1. 整体研究设计和计划描述　疫苗临床试验报告对总体设计（如平行设计等）和方案的描述应清晰、简洁，必要时采用图表等直观的方式。对临床试验进行时的方案修改的情况和任何方案以外的信息来源也应在报告中详细叙述，包括下列方面：疫苗使用方法（疫苗规格、剂量和具体用法）、受试研究对象及样本量、设盲方法和程度（非盲、单盲、双盲等）、对照类型、分组方法（随机、分层等）、试验各阶段的顺序和持续时间（包括随机化前和疫苗接种后、访视期、终点，应指明随机分组的时间，尽量采用流程图的方式以直观表示时间安排情况）、数据监查/稽查及安全性问题或特殊情况的处理预案、期中分析等情况。

2. 研究设计的依据（包括对照组选择的考虑）　与治疗性疫苗临床试验不同，疫苗临床试验对象为健康人群，疫苗临床试验的对照选择由多个因素决定，应阐明所设对照的确定依据及合理性。

当试验疫苗有效性以免疫原性为替代指标时,用相同规格或剂量上市同类疫苗作对照的合理性。如试验疫苗为联合组分时,说明选择已获批准的非研究组分作为对照疫苗,或采用与研究无关的预防其他传染病的疫苗的合理性。因此,疫苗临床试验的对照选择应是对其他疾病有效的疫苗,而阳性对照是可预防相同疾病的疫苗。在评价新疫苗的保护效力时,一般多采用安慰剂作对照,但需要详细说明,尤其是无活性安慰剂或对其他疾病有效,而对所研究疾病无效的疫苗对照。试验组与安慰剂组比例分配等也应给予说明。

根据不同疫苗特点,确定试验疫苗适应症范围及确定依据,如 ACYW135 群脑膜炎球菌多糖结合疫苗适用于 2 月龄以上正常人群免疫接种等。

3. 研究人群的选择　报告应确定本试验严格按照疫苗临床试验方案的入选标准、排除标准和剔除标准实施。详细描述根据研究目的确定的入选标准,说明适应证范围及确定依据,选择公认的诊断标准,注意疾病的严重程度和病程、病史特征、体格检查的评分值、各项实验室检验的结果、既往治疗情况、可能影响预后的因素、年龄、性别、体重、种族等。必要时进行合理的论证。从安全性和试验管理便利性考虑的排除标准应进行说明,并注意排除标准对整个研究的安全有效评价方面的影响。事先确定的剔除标准应从治疗或评价的角度考虑,并说明理由。对剔除的受试者的随访观察措施及随访时间也应进行描述。

4. 试验实施

(1)流程概述:对试验疫苗的用法用量(包括剂量及其确定依据,疫苗接种途径、方式和免疫程序或时间安排)应详细描述。

(2)试验用疫苗:报告应详细描述试验疫苗在临床试验中的应用过程及其相关事宜,列出试验疫苗的名称、剂型、规格、来源、批号(如采用多个批号,对各受试者采用的疫苗批号应登记)、效期及保存条件,对安慰剂、对照疫苗应进行详细说明和评价。

(3)受试者随机化与分组:报告应详细描述随机化分组的方法和操作,说明随机号码的生成方法,应在附件中提供随机表(多中心的研究应按各中心分别列出)。

(4)试验疫苗剂量选择:对试验疫苗的用法用量(包括免疫剂量、免疫程序)的选择依据应详细描述。

(5)研究剂量和免疫程序:疫苗接种途径、方式和免疫程序或时间安排应详细描述。

(6)盲法:描述盲法的具体操作方式(如何标注瓶签、编盲过程、设置应急信件,双模拟技术等)、紧急破盲的条件、数据稽查或期中分析时如何确保盲法的继续、无法设盲或可以不设盲的合理理由并说明如何控制偏倚。

(7)合并疫苗/用药:报告对除试验用疫苗外的其他药品、疫苗的使用、禁用、记录情况及其规定和步骤进行描述,并评价其对受试疫苗的结果观察的影响,阐明如何区分和判断其与受试疫苗对观察指标的不同反应。

(8)依从性:描述保证受试者良好依从性的措施(如访视、日记卡填写、血液/粪便等标本采集、不良事件监测等)。

5. 有效性和安全性终点

(1)概况:描述观察指标、观察时间、有效性评定标准(包括主要和次要有效性指标、安全性指标),以及试验步骤(包括访视计划/流程图),包括实验室检查项目、测定时间安排、检测方法;各种指标的定义及其检测结果(如生化、血清学、病原学、细胞学、组织学实验室检查等)。说明不良事件数据的监测方法,实验室检查发现的不良事件的判断标准及其处理等。如采用的有效性或安全性指标是非常规、非标准的特殊指标,应当对其准确性、可靠性和相关性进行说明。

(2)衡量指标的适当性:判断有效性的主要终点指标应清晰阐述,并提供相应的确定依据(如世界卫生组织、国家标准、行业标准等要标出版物或有关研究指导原则等)。如使用替代指标,应提供相应依据或验证说明。在测定血清学或病原学指标时,应详细说明生物样本的采样时间、采集生物样本量和次数、样本处理和运输保存,特殊情况应加以说明,生物学检测方法应进行方法学确证。

(3)主要有效性指标:判断有效性的主要终点应清晰阐述,需明确主要分析指标,并说明其选择原因;或指定可以作为支持有效性证据的重要发现或其他综合性判定方法。

6. 数据质量保证　对保证指标测量的数据达到准确可靠的质量控制过程进行简要阐述,包括监查/稽查的情况、数据录入的一致性、数值范围和逻辑检查、盲态审核及揭盲过程等。必要时,须说明质量控制的有关工作,如数据一致性检查、数值范围和逻辑检查、盲态审核时的记录等。

7. 研究方案中计划的统计方法和样本量的确定

(1)统计分析计划:应根据疫苗临床试验方案制订统计分析计划,明确列出统计分析集(按意向性分析原则确定的全分析集 FAS、符合方案集 PPS、安全性数据集)的定义、试验比较的类型(如优效性、等效性或非劣效性检验)、主要指标和次要指标的定义、各种指标的统计分析方法(为国内外所公认的方法和软件)、有效性及安全性评价方法等。

重点阐述如何分析、比较和统计检验以及离群值和缺失值的处理,包括描述性分析、参数估计(点估计、区间估计)、假设检验以及协变量分析(包括多中心研究时中心间效应的处理)。应当说明要检验的假设和待估计的处理效应、统计分析方法以及所涉及的统计模型。处理效应的估计应同时给出可信区间,并说明估计方法。假设检验应明确说明所采用的是单侧还是双侧,如果采用单侧检验,应说明理由。

对各种主要和次要指标的定义应清晰明确,分析时对某些有数据病例的剔除应解释原因并加以详细说明。对研究中任何统计方案的修订须进行说明。

说明有无期中分析。如进行期中分析,应按照所确定的临床试验方案进行并说明 α 消耗函数的计算方法等。

(2)样本量的确定:应提供计划的样本量及其确定依据,如统计学考量或临床实践局限性。样本大小计算方法应连同其推导或参考文献来源一起提供。应给出计算中使用的估算值,并提供说明它们是如何获得的。

8. 研究过程或分析计划的变更　一般疫苗临床试验实施中方案不宜作重大更改。如有必要修改,应该描述研究过程或分析计划的任何变更。对进行中的临床试验方案进行的任何修改(如试验疫苗组改变、入选标准改变、免疫剂量改变、免疫程序改变、样本量改变、访视时间改变等)均应说明,并应有伦理委员会批件(参见第四章),重大变更上报监管机构审批。对更改的时间、理由、更改过程及有无备案进行详细阐述,并论证其对整个临床研究结果评价的影响。通常,在试验揭盲前进行的分析计划修改对研究结果解释的影响有限,揭盲后增加的分析数据原则上只能作为事后分析,因此,应准确描述揭盲与计划变更和数据收集的时间顺序。

（十）研究人群

1. 受试者分配、脱落及剔除情况描述　报告根据疫苗临床试验方案及医学伦理学的原则,说明参加试验的所有受试者都在详细解释临床试验方案及内容后取得本人同意(征求儿童父母或监护人的同意),并在知情同意书上签字。

参加试验的所有受试者人数可以图表方式加以描述,包括筛选人数、随机化人数、完成试验人数及未完成试验人数。对所有未完成试验的受试者应按中心和试验分组列出随机编码、人口学信息(如年龄、性别)、入组及最后一次访视时间、疫苗或安慰剂接种情况(免疫剂量、免疫程序、接种途径等)、同时合用其他药物的情况、未完成试验的原因(如失访、外出、严重不良事件、依从性差等)、是否对其继续随访及是否破盲等。

2. 方案偏离　所有关于入选标准、排除标准、受试者管理、受试者评估和研究过程的偏离均应阐述。报告中应按中心列出以下分类并进行总结分析:①不符合入选标准但进入试验研究的受试者;②符合剔除标准但未剔除的受试者;③接受错误的疫苗接种方案或剂量的受试者;④同时服用禁用的其他药物的受试者。

（十一）有效性评估

1. 分析数据集　应明确每个有效性分析中包括哪些受试者,如果在研究方案中没有定义,应该明确何时(相对于试验破盲)以及如何制定分析数据集的入选/排除标准。

2. 受试者人口学、基线情况及可比性分析　以主要人口学指标和基线特征数据进行试验组间的可比性分析。基线的可比性分析一般采用全分析集分析,必要时还需采用符合方案集分析。分析的内容应包括各临床试验基地的试验组和对照组间的年龄、性别和种族等人口学指标和主要有效性指标的基线值(如免疫前抗体检测、疾病相关指标基线)比较。

3. 依从性分析　报告首先对保证和记录依从性的方法和指标进行定义,如免疫次数、随访次数、生物标本采集数、日记卡及各项安全性监测指标(AE、SAE)等。描述受试者在试验期间对临床试验方案的依从性情况,对其进行评价,并分析其对整个疫苗临床试验安全性和有效性结果的影响。

4. 有效性分析结果

(1)有效性分析(主要有效性和次要结果及分析、有效性评定)和有效性小结

1)有效性/效力分析数据集:对用临床保护判定疫苗效力的临床试验,随机双盲安慰剂对照试验(Ⅲ期临床试验)是评价疫苗效力的有效方法。对参加有效性分析的受试者应进行明确的定义,如所有用过试验疫苗的受试者或所有按临床试验方案完成试验的受试者或某特定依从性的所有受试者。评价疫苗有效性临床试验是群体保护效力,一般同时采用全分析集和符合方案集进行分析。对使用过受试或对照疫苗但未归入有效性分析数据集的受试者的原因应加以详细说明。

2)有效性/效力的分析:疫苗临床试验验证的所有有效性指标均应事前给予明确定义。疫苗效力是指临床试验中对受试者的临床保护力和/或用血清免疫学检测指标作为替代终点的结果。在对临床病例的定义作具体描述(临床病例、确诊病例的诊断标准及诊断方法的验证资料,确定检测方法和试剂的灵敏度及特异性可能对病例诊断的影响)时,诊断应有明确的临床指征及实验室检测结果支持。必要时,应对整个研究期间和所有研究地点保证所用的检测、确定病例方法和标准一致性进行说明。对不能用病原微生物学方法证实的也应在方案中作适当的界定。疫苗群体保护效果还与受试者个体、人群对疫苗的易感性、暴露于感染原的概率和免疫后获得的保护力有关,同时还受人群特征的影响(如年龄分布)。因此,这些影响因素也应在报告中给予描述。

免疫原性作为疫苗效力替代终点时,即以疫苗诱导抗体滴度或浓度达到已知保护性抗体水平定义,分析免疫前后血清中抗体浓度的峰值、几何均值、可信区间等。对用于测定与保护作用相关的免疫学指标的方法(抗体或细胞免疫)必须验证和标准化,以便不同临床试验数据间有可比性。

无论是以临床保护终点还是替代终点作为终点,均应确定并验证疫苗效力计算方法,根据临床试验方案进行全分析集分析和符合方案集分析,以主要有效性指标和次要有效性指标处理组间差异并进行描述。

(2)统计/分析内容:应在报告文本中为临床和统计学审评人员描述使用的统计学分析,并在附录"研究信息"的"统计分析计划"中提供统计学方法的详细文件。应讨论数据分析的重要特征,这些特征包括使用的特定统计分析方法、对人口统计学特征或基线测量值、对脱落或缺失数据的处理、多重比较的调整、多中心研究的特殊分析以及对期中分析的调整。应确定试验破盲后任何数据分析的变更。

(3)合并用药结果及分析:分组列出试验期间所有受试者的合并用药情况。

(4)有效性小结:通过对主要有效性指标和次要有效性指标的分析,简要总结受试疫苗的有效性及临床意义。

(十二)安全性评价

安全性是临床试验的主要判定终点之一,临床试验疫苗的安全性评价结果在将来实际应用中应具有代表性和预见性。

1. 暴露程度与安全性分析数据集　作为对健康群体使用的制品,在临床试验中使用过至少一次试验疫苗的受试者均应列入安全性分析集。安全性分析集包括三个层次:第一,受试者疫苗免疫接种状况,指疫苗的剂量、免疫次数,接种疫苗的受试者人数;第二,根据疫苗接种常见的不良事件和实验室指标的改变等进行归类,采用合适的统计方法分析比较各组间的差异,对影响不良反应/不良事件发生频率的可能因素(如剂量、接种次数、人口学特征等)进行分析;第三,严重的不良事件和其他重要的不良事件(指需要采取临床处理的不良事件)。

2. 不良事件(AE)

(1)不良事件概要:应简要描述研究中出现的总体不良事件,并在其后附以更详细的列表和分析。在这些列表和分析中,与试验用疫苗相关的事件都应被列出。

(2)不良事件列表:应在汇总表内列出所有在研究开始后发生的不良事件。列表应包括生命体征的变化以及任何严重不良事件的实验室结果变化或其他重要不良事件。

(3)不良事件分析:所有试验疫苗和对照疫苗组出现的不良事件包括总体不良事件、征集性和非征集性不良事件、局部和全身不良事件等均应明确与疫苗的相关关系。分析时比较试验组和对照组的不良事件的发生率,最好结合事件的严重程度及因果判断分类进行,必要时应分析其与免疫剂量、免疫次数、基线特征及人口学特征的相关性,以图表的方式对出现的不良事件进行总结。

(4)各受试者不良事件列表:应在附录"受试者数据列表"的"不良事件列表"中列出每名受试者的全部不良事件,包括多次发生的相同事件。

3. 死亡、其他严重不良事件和重要不良事件

(1)死亡、其他严重不良事件和重要不良事件列表:对死亡、其他严重不良事件和重要不良事件分别进行汇总描述。

(2)死亡、其他严重不良事件和重要不良事件的叙述:对死亡、重点关注的严重不良事件以及非预期的重要不良事件均进行详细的描述。每件严重不良事件和主要研究者认为需要报告的重要不良事件应单列进行总结和分析,并附病例报告。附件中的严重不良事件和重要不良事件的受试者的病例报告,内容应包括病例编号、人口学特征、发生的不良事件情况(发生时间、严重程度、持续时间、处理措施、结局)和因果关系判断等。

开展减毒活疫苗临床试验还应提供毒力返祖、可能传播和与野毒株进行遗传信息交换、环境污染状况等的研究资料。

(3)死亡、其他严重不良事件和重要不良事件的分析和讨论:针对试验疫苗安全性,应评估死亡、其它严重不良事件和导致退出的重要不良事件的重要性。应特别关注这些事件是否代表了试验疫苗的非预期重要不良反应。

4. 与安全性有关的实验室检查、生命体征及体格检查 若需以实验室检查值及生命体征作为安全性评价的临床试验(如Ⅰ期临床试验时),应详细描述试验过程中每一时间点(如每次访视时)到每个指标,包括实验室检查出现异常或异常值达到一定程度的受试者人数,以统计图表表示。

根据专业判断,在排除无临床意义的、与安全性无关的异常外,对有临床意义的实验室检查异常应逐例加以分析说明,对其改变的临床意义及与受试疫苗的关系(如与剂量、次数、合并用药的关系等)也应逐一进行讨论。

5. 安全性结论 对受试疫苗的总体安全性进行小结,阐述预期和非预期不良事件发生情况以及与对照组比较的结果。重点关注与疫苗相关的重度、严重不良事件和重要的不良事件。

(十三) 讨论和总体结论

对疫苗临床试验的整体有效性和安全性结果进行总结,讨论中不要简单地重复上述结果,更不要引申出新的结论,讨论并权衡试验疫苗对人群的获益与所发生的不良事

件/反应对临床广泛应用时的潜在风险。临床试验结论尽可能清晰明确,对其临床意义/价值和可能的问题应同时进行评述,对个体或目标人群所获利益和需注意的问题以及今后进一步研究的意义也应给予阐述。

(十四) 参考但不纳入文本的表格、图示和图表

应使用图示直观地总结重要结果或使用表格阐明不太容易理解的结果。

应在报告正文中的汇总图或表内提供重要的人口统计学、有效性及安全性数据。但是,如果由于大小或数目显得突兀,应连同支持性或附加的图示、表格或列表在此处提供,与正文相互参照。

1. 人口统计学数据

2. 有效性数据 汇总图和表。

3. 安全性数据 汇总图和表。

(1)不良事件列表

(2)死亡、其他严重不良事件和重要不良事件的列表

(十五) 参考文献列表

应列出研究报告的有关参考文献,其主要文献的复印件列于附件中。

(十六) 附录

需要的附录包括:

1. 研究信息

(1)方案及方案修订案

(2)病例报告表(CRF)样本

(3)伦理委员会审查批件、知情同意书样本

(4)主要研究者及其他重要参与者简历、研究单位资质

(5)申办方医学专员签字页

(6)试验用疫苗检验报告

(7)盲底、随机分配表、疫苗分发使用记录

(8)稽查证明

(9)统计分析计划

(10)实验室间标准化方法和质量保证程序的文件(如适用)

(11)基于研究发表的文章

(12)报告中引用的重要发表文章

2. 受试者数据列表

(1)退出研究受试者列表

(2)方案偏离列表

(3)有效性分析中排除的受试者列表

(4)人口统计学数据

(5)依从性

(6)有效性数据

(7)严重不良事件(SAE)、妊娠事件随访报告及总结报告

3. 病例报告表

(1)发生死亡、其他严重不良事件或导致退出的 AE 受试者的 CRF

(2)需递交的其他 CRF

4. 受试者数据列表(光盘)

附件:研究报告摘要(临床试验略表)样表

临床试验略表

申请者名称:	
疫苗名称:	
抗原成分:	
临床通知件: 批准日期:	
研究题目:	
主要研究者: 研究负责机构:	
研究现场:	
发表文章:	
研究时间:	研究分期:
研究目的:	
研究方法:	
研究人群(计划和分析):	
入排标准:	
试验用疫苗(剂量、给药方法、批号): 免疫程序:	
研究持续时间:	
评价标准: 有效性: 安全性:	
统计分析方法:	
有效性结果: 安全性结果: 结论:	
报告日期:	

(李艳萍　李荣成)

参 考 文 献

［1］全国人民代表大会. 中华人民共和国疫苗管理法.［2020-05-15］. http://www. npc. gov. cn/npc/c30834/201907/11447c85e05840b9b12c62b5b645fe9d. shtml.

［2］全国人民代表大会. 药品管理法.［2020-05-15］. http://www. gov. cn/xinwen/2019-08/26/content_5424780. htm.

［3］国家药品监督管理局.《药品注册管理办法》.［2020-05-15］. http://www. gov. cn/gongbao/content/2020/content_5512563. htm.

［4］国家药品监督管理局.《药物临床试验质量管理规范》.［2020-05-15］. http://www. gov. cn/zhengce/zhengceku/2020-04/28/content_5507145. htm.

［5］国家食品药品监督管理局. 疫苗临床试验技术指导原则.［2020-05-15］. https://www. nmpa. gov. cn/xxgk/fgwj/gzwj/gzwjyp/20041203010101968. html.

［6］国家食品药品监督管理总局. 疫苗临床试验质量管理指导原则(试行).［2020-05-15］. https://www. nmpa. gov. cn/xxgk/fgwj/gzwj/gzwjyp/20131031120001201. html.

［7］国家食品药品监督管理局. 化学药物临床试验报告的结构与内容技术指导原则.［2020-05-15］. https://www. nmpa. gov. cn/xxgk/fgwj/gzwj/gzwjyp/20050318010101201. html.

［8］国家食品药品监督管理局. 化学药物和生物制品临床试验的生物统计学技术指导原则.［2020-05-15］. https://www. nmpa. gov. cn/xxgk/fgwj/gzwj/gzwjyp/20050318010101201. html.

［9］国家食品药品监督管理局. 药物临床试验生物样本分析实验室管理指南(试行).［2020-05-15］. https://www. nmpa. gov. cn/xxgk/fgwj/gzwj/gzwjyp/20111202112701644. html.

第十二章

疫苗注册临床试验的现场核查

疫苗系一类特殊的药品,是指能诱导宿主对感染病原、毒素或其他重要抗原性物质产生特异、主动保护性免疫的异源预防用生物制品,人用疫苗通常用于健康人群的疾病预防。疫苗在上市前,需要进行大样本的临床试验,证明其有效性和安全性。疫苗的临床试验全过程应严格遵守 GCP,并且应符合相关的法规要求,如《预防用疫苗临床试验不良反应分级标准指导原则》《疫苗临床试验技术指导原则》等。在我国,疫苗临床试验主要由省级疾病预防控制中心承担,部分省级疾病预防控制中心承担过多项大规模疫苗临床试验,具有较丰富的经验,也有部分省级疾病预防控制中心在疫苗临床试验的组织和实施方面存在不足。长期以来,国家对疫苗研发高度重视,疫苗在预防疾病和保障人民健康方面发挥了重要的作用,因此有必要进一步提高我国疫苗临床试验的技术水平和监督管理水平,保证上市疫苗的质量,保障公众使用的疫苗安全、有效。同时,遵照国家现行监管法规要求,疫苗临床试验完成后要接受药品监督管理部门的试验现场核查。

疫苗临床试验主要用于健康个体,大部分用于儿童,具有受试者人数多、试验场地大、疫苗冷链管理要求高等特殊性。国家食品药品监督管理局按照 2007 年施行的《药品注册管理办法》,于 2009 年开始对新申请承担疫苗临床试验的疾病控制中心实施临床试验现场核查。根据国务院《关于改革药品医疗器械审评审批制度的意见》要求,国家食品药品监督管理总局于 2015 年 7 月发布了《关于开展药物临床试验数据自查核查工作的公告》,启动了药物临床试验数据核查机制,主要目的是确保临床试验符合 GCP 和临床试验方案要求,保障受试者的安全和权益。

第一节　试验现场核查的相关法律法规

依据《药品管理法》及其实施条例,国家药品监督管理部门颁布了 GCP 和《药品注册现场核查管理规定》,制定了相关的核查标准、程序等规定,以促进核查工作的制度化、规范化和常态化。针对数据核查中发现的弄虚作假问题,强调了申办方、药物临床试验机构和合同研究组织(CRO)的责任,明确了数据造假的 7 种类型及处理原则,即从重、从轻、减轻和免除处罚的具体情况和救济权利等。

2017 年 8 月,最高人民法院和最高人民检察院发布的《关于办理药品、医疗器械注册申请材料造假刑事案件适用法律若干问题的解释》将临床试验数据造假列入刑事责任并做出司法解释,为依法严惩数据造假行为提供法律保障。

为进一步规范疫苗临床试验和落实原国家食品药品监督管理局《关于进一步加强疫苗质量安全监管工作的通知》的要求,保证疫苗类生物制品临床试验符合国家相关法律法规,临床试验应严格遵循 2004 年 12 月发布的《疫苗临床试验技术指导原则》和2013 年 10 月发布的《疫苗临床试验质量管理指导原则》。涉及的相关法律、法规简述如下。

一、《药品管理法》和《疫苗管理法》

2019 年 8 月 26 日颁布的《药品管理法》第二章对于药品研制和注册活动进行了一系列明确规定。

第十七条规定:"从事药品研制活动,应当遵守药物非临床研究质量管理规范、药物临床试验质量管理规范,保证药品研制全过程持续符合法定要求。"

第十九条规定:"开展药物临床试验,应当在具备相应条件的临床试验机构进行。药物临床试验机构实行备案管理。"

第二十条规定:"开展药物临床试验,应当符合伦理原则,制定临床试验方案,经伦理委员会审查同意。伦理委员会应当建立伦理审查工作制度,保证伦理审查过程独立、客观、公正,监督规范开展药物临床试验,保障受试者合法权益,维护社会公共利益。"

第二十一条规定:"实施药物临床试验,应当向受试者或者其监护人如实说明和解释临床试验的目的和风险等详细情况,取得受试者或者其监护人自愿签署的知情同意书,并采取有效措施保护受试者合法权益。"

第二十二条规定:"药物临床试验期间,发现存在安全性问题或者其他风险的,临床试验申办方应当及时调整临床试验方案、暂停或者终止临床试验,并向国务院药品监督管理部门报告。必要时,国务院药品监督管理部门可以责令调整临床试验方案、暂停或者终止临床试验。"

第二十四条规定:"申请药品注册,应当提供真实、充分、可靠的数据、资料和样品,证明药品的安全性、有效性和质量可控性。"

2019 年 6 月 29 日颁布的《疫苗管理法》更是针对疫苗的研制和注册活动进行了一系列明确规定。

第一章总则开宗明义:"国家对疫苗实行最严格的管理制度,坚持安全第一、风险管理、全程管控、科学监管、社会共治。"

第二章第十六条规定："开展疫苗临床试验,应当经国务院药品监督管理部门依法批准,疫苗临床试验应当由符合国务院药品监督管理部门和国务院卫生健康主管部门规定条件的三级医疗机构或者省级以上疾病预防控制机构实施或者组织实施。"

第十七条规定："疫苗临床试验申办方应当制定临床试验方案,建立临床试验安全监测与评价制度,审慎选择受试者,合理设置受试者群体和年龄组,并根据风险程度采取有效措施,保护受试者合法权益。"

第十八条规定："开展疫苗临床试验,应当取得受试者的书面知情同意;受试者为无民事行为能力人的,应当取得其监护人的书面知情同意;受试者为限制民事行为能力人的,应当取得本人及其监护人的书面知情同意。"

第十九条规定："申请疫苗注册,应当提供真实、充分、可靠的数据、资料和样品。"

临床试验现场核查均须基于以上两部涉及药品研制和注册的国家法律。

二、《药品注册管理办法》

《药品注册管理办法》于 2020 年 7 月 1 日生效。

第十条规定："申请人在申请药品上市注册前,应当完成药学、药理毒理学和药物临床试验等相关研究工作。药物非临床安全性评价研究应当在经过药物非临床研究质量管理规范认证的机构开展,并遵守药物非临床研究质量管理规范。药物临床试验应当经批准,其中生物等效性试验应当备案;药物临床试验应当在符合相关规定的药物临床试验机构开展,并遵守药物临床试验质量管理规范。

申请药品注册,应当提供真实、充分、可靠的数据、资料和样品,证明药品的安全性、有效性和质量可控性。

使用境外研究资料和数据支持药品注册的,其来源、研究机构或者实验室条件、质量体系要求及其他管理条件等应当符合国际人用药品注册技术协调会通行原则,并符合我国药品注册管理的相关要求。"

另外,该管理办法还专门设置了药物临床试验一个章节,详细规定了药物临床试验各个环节以及申请人所应承担的职责。

第二十二条规定："药物临床试验应当在具备相应条件并按规定备案的药物临床试验机构开展。其中,疫苗临床试验应当由符合国家药品监督管理局和国家卫生健康委员会规定条件的三级医疗机构或者省级以上疾病预防控制机构实施或者组织实施。"

第二十五条规定："开展药物临床试验,应当经伦理委员会审查同意。药物临床试验用药品的管理应当符合药物临床试验质量管理规范的有关要求。"

第三十条规定："药物临床试验期间,发现存在安全性问题或者其他风险的,申办者应当及时调整临床试验方案、暂停或者终止临床试验,并向药品审评中心报告。

有下列情形之一的,可以要求申办者调整药物临床试验方案、暂停或者终止药物临床试验:

（一）伦理委员会未履行职责的；

（二）不能有效保证受试者安全的；

（三）申办者未按照要求提交研发期间安全性更新报告的；

（四）申办者未及时处置并报告可疑且非预期严重不良反应的；

（五）有证据证明研究药物无效的；

（六）临床试验用药品出现质量问题的；

（七）药物临床试验过程中弄虚作假的；

（八）其他违反药物临床试验质量管理规范的情形。

药物临床试验中出现大范围、非预期的严重不良反应，或者有证据证明临床试验用药品存在严重质量问题时，申办者和药物临床试验机构应当立即停止药物临床试验。药品监督管理部门依职责可以责令调整临床试验方案、暂停或者终止药物临床试验。"

这些规定从一个侧面反映出临床试验机构包括疫苗临床试验机构在整个药物/疫苗临床试验实施过程中的重要性，从而促使我们重视临床试验现场的建设与合规。

三、《药品注册现场核查管理规定》

2008 年国家食品药品监督管理局施行的《药品注册现场核查管理规定》，明确规定国家局负责全国药品注册现场核查的组织协调和监督管理。

第一章第二条规定："药品注册现场核查分为研制现场核查和生产现场检查。药品注册研制现场核查，是指药品监督管理部门对所受理药品注册申请的研制情况进行实地确证，对原始记录进行审查，确认申报资料真实性、准确性和完整性的过程。"

第一章第三条规定："药品注册现场核查分为常规和有因。有因核查主要是指针对下列情形进行的现场核查：

（一）药品审评过程中发现的问题；

（二）药品注册相关的举报问题；

（三）药品监督管理部门认为需进行核查的其他情形。"

四、《疫苗临床试验质量管理指导原则（试行）》

2013 年 10 月 31 日《疫苗临床试验质量管理指导原则（试行）》中对疫苗临床试验现场的条件提出了具体要求。在 2019 年 12 月 1 日颁发的《药物临床试验机构管理规定》中则制定了相应的机构备案办法。

《疫苗临床试验质量管理指导原则（试行）》第七条规定了疫苗临床试验的负责机构应具备的条件"建立完善的疫苗临床试验组织管理体系和质量管理体系。临床试验管理科室负责疫苗临床试验的组织管理和实施，配备科室负责人、科室秘书、质量控制人员和资料档案管理员等，具有经过 GCP 和疫苗临床试验技术培训，能够承担疫苗临床试验所必需的流行病学和实验室检验的临床研究专业人员";第八条规定了疫苗临床试验的试验现场应具备的条件"具有卫生计生行政部门批准的预防接种资质,具有有效的通讯系统和设备的市、县级疾病预防控制机构或医疗机构;具有相对固定、足够数量的临床试验研究人员,研究人员均经过 GCP 和疫苗临床试验技术培训"。

此外,疫苗临床试验还须遵循《疫苗临床试验技术指导原则》《药物临床试验伦理审查工作指导原则》等一系列法规。

国家药品监督管理局组织相关检查人员依据上述法律法规开展试验现场核查工作。检查员应严格遵守国家法律法规、工作纪律和保密规定,认真履行职责,公正、廉洁地从事试验现场检查工作。检查员应按要求参加药品监督管理部门组织的相关培训,不断提高政策水平、专业知识和检查能力。试验现场检查记录应该准确、及时、真实、规范、可靠。试验现场检查报告要客观、公正评价被检查机构和试验项目。

第二节　试验现场核查的要点和流程

国家药品监督管理局药品审评中心(CDE)根据审评进度和评价需要提供需要核查的品种情况,药品认证中心/药品审核查验中心(CCD/CFDI)按审评顺序、自查报告筛选以及举报信息等情况拟定试验现场核查计划,并在中心网站公示。注册申请人需要将受试者筛选、入组、方案偏离、严重不良反应、试验起止时间、主要研究者等关键信息填报自查报告系统,审核查验中心进行数据筛选和分析后,组成的检查组开展试验现场核查。

一、临床试验核查要点

药物临床试验数据现场核查主要涉及临床试验实施现场、生物样本检测、数据管理和统计三部分。其要点包括:

有关药物的有效性和安全性数据,如受试者的用药记录、严重不良事件及其他不良事件、方案偏离记录、试验用药品的来源和温度记录、生物样本的特殊处理、生物样本的复测等,以及影响到受试者权益的知情同意书签署时间点、研究者是否提供联系方式、筛选失败受试者是否签署知情同意等。

在内容设置上,药物临床试验数据现场核查要点更为系统,既关注试验中的原始数据,也关注整个试验的质量管理情况,如试验用药品的生产、运输、保存、返还与留样等管理、生物样本管理轨迹、源计算机和工作站稽查系统的开启等。

核查要点对具体检查方式和检查内容进行了细化,如将合并用药分为违背方案的合并禁用药和一般合并用药,将原始病历中的检查内容细化为筛选、入选、知情同意、用药、访视、病情记录等各环节,并通过医院信息系统(hospital information system,HIS)、医院实验室信息管理系统(laboratory information management system,LIS)、影像储存和传输系统

（picture arthving communication systems，PACS）等信息系统，与受试者就诊、用药、访视、检查检验等信息相关联，将数据管理和统计部分的检查细化为原始数据、病例报告表（CRF）、数据库、统计报告、总结报告的数据管理和统计全过程的核查，并具体到数据库锁定后的修改记录、疑问表的修改记录等，极大地提高了检查员发现问题的能力，也明确了发现问题的具体环节和发生比例，有利于药品审评的后续判断。

二、临床试验现场核查的流程

临床试验现场核查是指核查组在试验现场进行资料审查，并与试验现场研究者沟通，还原临床试验现场真实情况的主要环节。临床试验核查主要包括"预备会议""首次会议""现场检查""综合会议"和"末次会议"等程序。

临床试验核查发现问题，一般需经过发现核查存疑—现场查证解决存疑—再次深层次发现核查存疑—研究现场解释存疑/形成问题等过程。因此，进行试验现场核查前，须做好充分的准备，了解临床试验方案、SOP、系统文件夹构成等文件资料。

注册核查小组通常由一名检查组长及若干检查员构成，组长主要负责核查任务分工、会议主持等工作。主要流程包括：

1. 预备会议　预备会议仅在检查组内部进行，由检查组长主持，内容主要以熟悉检查方案、熟悉试验现场检查所携带资料和电子设备的种类和作用，了解各项文书资料的填写要求，预习被检查单位资料，商定试验现场检查的具体安排及分工等事宜。同时检查小组成员须学习并签署"检查员承诺书"。

2. 首次会议（组长主持）　首次会议主要为检查组、观察员与受检的临床试验现场、申办方、第三方合同组织之间召开的第一次会议，目的是沟通临床试验检查具体情况，一般由检查组组长主持，流程主要如下：

（1）宣读试验现场检查通知。

（2）介绍检查组成员和观察员；被检查单位介绍主要人员。

（3）由检查组长代表检查组宣读"检查员承诺书"。

（4）出示"企业（单位）承诺书"，要求被检查机构负责人按照承诺书内容做出承诺，签字并加盖单位公章。

（5）介绍检查范围、检查程序和检查要求等，落实试验现场检查陪同人员。

（6）受检机构简要汇报临床试验情况。

3. 试验现场检查　指对临床试验现场的试验条件、受试者权益保护、招募广告及知情同意书、人员培训考核等内容进行检查。

（1）临床试验条件：临床试验现场检查首先须确认临床试验机构是否满足试验进行的条件，是否能满足法规、GCP、伦理委员会对试验的要求。试验现场须获得所申报疫苗临床试验批件、伦理委员会批件，并且已经在临床试验机构备案平台上完成了备案。

为保证临床试验的安全性和有效性，试验用疫苗应具有中国食品药品检定研究院出具的批检验报告,及疫苗生产符合 GMP 的证明材料。

疫苗临床试验现场须具有卫生行政部门批准的预防接种资质,一般为具有有效的通讯系统和设备的市、县级疾病预防控制机构或医疗机构;需具有相对固定、足够数量的临床试验研究人员,研究人员均经过 GCP 法规和疫苗临床试验技术培训;试验现场配备有疫苗临床试验相关的标准操作规程;根据疫苗临床试验不同的接种与访视流程,设置有接待区、知情同意室、体检及问诊筛查室、生物标本采集室、疫苗接种室、急救室、医学观察室、疫苗储存室、档案室、样本处理保存室、病例筛查实验室和医疗废弃物暂时贮存场所等功能分区,建立急救绿色通道,试验现场备有救护车及相关救护人员、急救物品。各功能分区有明确的指示标志。试验现场的建筑结构布局应根据试验流程的需要设置相应的功能分区(如开放的受试接待区、安静封闭的知情同意室、洁净的采血室/接种室、设施完善的急救室等,如需进行妇科检查等特殊检查时,还须配备相应条件的检查室等)。临床试验设备、仪器应与试验项目相适应,其设备型号、性能、使用记录等均应与申报材料一致。应特别关注有生物样本采集处理的相关设备和仪器室。

(2)受试者权益保护:药物临床试验应遵循研究的科学性和伦理的合理性两大基本原则。伦理委员会的审查批准是保护受试者的安全与权益、保证药物临床试验伦理合理性的重要措施。根据 GCP、《药物临床试验伦理审查工作指导原则》、《疫苗临床试验质量管理指导原则(试行)》等指南要求,受试者相关临床试验资料均需获得伦理委员会的批准。

(3)招募广告及知情同意书:须确认提供给受试者的招募广告、知情同意书等书面信息等是否通俗易懂,是否有诱导性或煽动性语言,是否已获得伦理委员会批准,知情同意书内容如更新是否再次获得伦理委员会批准,知情同意书内容更新是否再次获得受试者的同意及签字。

知情同意书应对临床试验的内容充分说明;参加试验的受试者应全部签署了知情同意书。知情同意签署过程应符合相关法规条例要求(如研究者签字、第三方证明人签字等),涉及儿童、无行为能力人参与的临床试验是否有合法的监护人签字,对于年龄稍大的儿童是否有儿童本人的签字;可以通过电话抽查的形式来核实知情同意的过程以及试验情况。

(4)相关的人员培训考核:须确认疫苗临床试验人员是否经过 GCP、疫苗临床试验技术和该试验项目培训;试验人员是否从事过被核查项目的研究工作,其承担的相应工作、研究时间是否与原始记录和申报资料的记载一致。

(5)项目的临床试验方案:须确定临床试验方案是否有申办方、研究者共同签字或盖章;申办方是否与临床试验负责机构和试验现场之间签署有协议,明确职责分工。临床试验方案内容应符合 GCP 的规定,临床试验方案是否获得伦理委员会批准,如在临床试验过程中发生方案修改或变更,其修改也应获得伦理委员会批准后方可使用。受试者接种方案、观察访视点须与临床试验方案要求保持一致。

4. 试验过程及试验总结

(1)受试者筛选:受试者应符合入组标准。确认有无接种禁忌,不符合入组标准的受试者是否合理剔除或按照方案偏离/违背处理,受试者筛选入选记录是否完整可溯源。

(2)原始记录:原始文件(如原始记录表、采血记录、接种记录、观察记录、受试者日记卡/联系卡、试验记录等)是否保存完整,CRF 是否能与原始资料、申报资料对应一致;原始资料中的临床检查数据是否能够溯源,必要时可对临床检验部门(如临床检验科、影像室、各种检查室等)进行核查,以核实临床检查数据的真实性。

(3)不良事件/严重不良事件:临床试验过程中如发生不良事件(AE)/严重不良事件(SAE),应及时处理、记录,必要时跟踪随访,须核实记录是否及时准确;同时应向伦理委员会和监管部门报告 SAE;如涉及盲态,应查看盲态信封是否保存完整,如紧急破盲,应执行相应的 SOP,并记录理由;记录应与临床总结报告一致。

(4)合并用药:临床试验中受试者如有合并用药均应如实记录,应核实合并用药是否违背临床试验方案。是否与试验总结报告一致,应特别关注免疫规划内疫苗的合并用药情况。

(5)试验用疫苗和生物样本管理:试验用疫苗的批号应与质量检验报告、临床试验总结报告、申报资料对应一致。试验用疫苗的运输、接收、使用和回收的记录均应保存完整,疫苗的分发使用符合随机化要求,疫苗的接收数量、使用数量及剩余数量之间的关系须对应一致;试验用疫苗的用法用量应与临床试验方案、受试者用药原始记录、临床试验总结报告对应一致;临床试验用疫苗(包括稀释液)的运输、储存的设施和条件、温度控制情况,包括相关设备、电源保障(备用发电机组或双电路电源)及温控设备的校验和记录是否符合全程冷链相关要求;生物样本的采集、处理、运输和保存是否符合方案条件,相关记录是否完整且符合逻辑。

(6)资料归档:项目的归档资料完整、及时;资料保存应符合 GCP 规定,且保存现场符合要求。

(7)数据及统计:需核实是否保存试验数据质疑表、监查记录,发现的问题是否及时改进;统计报告中的关键数据、统计结果应与临床试验总结报告一致。

(8)质量控制:负责机构对试验现场应按照质量控制计划定期开展质量控制,并及时改进发现的问题。

5. 综合会议　综合会议仅在临床试验检查小组中进行。完成试验现场检查后,检查员通报各自发现的问题,对不能确定的问题,做进一步现场确认;撰写并打印《疫苗临床试验注册现场检查报告》和《疫苗临床试验现场检查发现问题》。

6. 末次会议　末次会议由临床试验检查小组成员、观察员、临床试验机构、临床试验现场、申办方及第三方研究单位参加。会中通报试验现场检查情况;宣读"疫苗临床试验现场检查发现问题"。若被检查单位无异议,全体成员、观察员及被检查单位负责人应在"疫苗临床试验现场检查发现问题"中签名,并加盖被检查单位公章;如被检查单位有异议,则先由检查组成员和观察员在"疫苗临床试验现场检查发现问题"上签字,被检查机构应提供不予签字的书面情况说明,并有被检查机构负责人签字、加盖公章。检查组全体成员、观察员在"疫苗临床试验现场检查发现问题"中签字。

试验现场核查对于多中心的临床试验通常抽查 4~5 个分中心,以及承担重要指标检测任务的中心实验室,平均检查时间 7 天;检查生物等效性试验对临床试验机构和分析测试机构,平均检查时间 4 天。与美、日、欧等国外检查机构的做法相比,我国药品监管机构的核查比例更高、力度更强,体现了严格监管的理念。试验现场核查结束后,由专家委员会对检查结果和被检查机构解释说明材料进行会审,判定真实性问题,标识出审评中须重点关注的问题。核查意见形成后,向药品注册申请人和主要研究者反馈和沟通。如有必要,可再次提交解释说明材料。

7. 试验现场核查流程,见图 12-1。

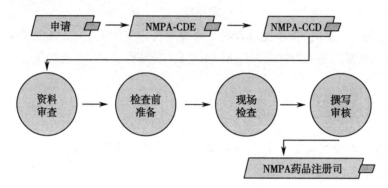

图 12-1 试验现场核查流程图

第三节 试验现场核查的文书、表格

本文所见的现场核查的文书、表格是指核查者在现场核查过程中所使用的规范、统一书面材料。

一、现场核查文件清单

现场核查文件清单是指由国家药品监督管理局审核查验中心制定的,在现场核查工作中根据需要确定相关文书或表格名录,详细内容见表 12-1。

表 12-1 现场核查文件清单

材料名称	文件持有人	是否带回	注意事项
1. 行程安排表 1 份	组长	□有 □无	——
2. 现场检查方案 4 份	每人 1 份	□有 □无	
3. 检查标准	每人 1 份	□有 □无	
4. 现场检查通知 4 份	组长	□有 □无	被检单位和省局各 1 份

材料名称		文件持有人	是否带回	注意事项
5. 企业(单位)承诺书1份		组长	□有 □无	—
6. 劳务差旅费领取单		组长	□有 □无	—
7. 无利益冲突声明		组长	□有 □无	—
U盘	现场检查报告1份	组长	□有 □无	不反馈被检单位
	现场检查发现问题3份	组长	□有 □无	签字后须反馈给被检单位和省局各1份

二、疫苗临床试验注册现场检查报告

疫苗临床试验注册现场核查报告的主要内容包括:

1. 疫苗临床试验机构基本情况

(1)负责机构情况:名称、组织机构、人员资质、开展试验的历史、与试验有关的硬件设施(如疫苗、生物样本、资料保存场所)、电子数据系统应用情况等。

(2)试验现场基本情况:试验现场数量、名称、组织机构、硬件设施、开展试验的历史、接受申办方评估情况等。

2. 试验基本情况　设计数、筛选数、入组数、脱落数、剔除数、SAE/SUSAR 发生数、试验起始时间。

3. 检查组分工　一般根据检查项目的情况、检查人员的专业及擅长领域进行分工。

4. 试验现场检查内容(注明检查或抽查的试验现场及资料数量)

(1)试验主要人员姓名和分工授权情况、启动前培训情况、主要研究人员考核的情况。

(2)疫苗临床试验批件、临床试验机构备案情况、伦理批件、方案制订和修订情况、研究者手册制订和修订情况、SOP 制定和分发情况。

(3)试验资料归档情况。

(4)知情同意书制订、修订及签署情况。

(5)试验实施过程情况,负责机构进行质量控制的情况。

(6)原始数据、CRF 记录和修改情况。

(7)AE/SAE/SUSAR 处理、记录和报告情况。

(8)试验用疫苗的接收、保存、分发、使用、回收、清点、退回/销毁情况,随机化执行和破盲情况。

(9)生物样本的采集、处理、保存、运送、检验(如有)和备份情况。

(10)实验室检验结果(如有)。

(11)试验现场的试验设施设备。

（12）数据管理和统计情况。

（13）总结报告撰写部门、撰写和修订情况。

（14）监查的次数、发现问题和整改情况。

5. 发现问题　详细内容见表 12-2。

表 12-2　国家药品监督管理局药品审核查验中心疫苗临床试验注册现场检查报告

药品名称			受理号	
注册分类				
剂型			规格	
注册申请单位				
注册地址				
检查试验项目				
被检查单位				
检查地点				
检查日期				
检查组	组长		日期	
	组员		日期	
			日期	
			日期	
			日期	
	观察员		日期	

三、疫苗临床试验现场检查发现问题

疫苗临床试验现场检查发现问题是指在现场核查工作中发现的重大缺陷、一般缺陷等问题，详细内容见表 12-3。

表12-3　国家药品监督管理局药品审核查验中心疫苗临床试验现场检查发现问题

药品名称		受理号	
注册分类			
剂型		规格	
注册申请单位			
注册地址			
检查试验项目			
被检查单位			
检查地点			
检查日期			
发现问题			
检查组	组长	日期	
	组员	日期	
		日期	
		日期	
		日期	
		日期	
	观察员	日期	
申请机构负责人（签字、盖公章）		日期	

四、接受现场检查单位承诺书

被核查单位签署承诺书,以维护现场检查工作的严肃性、廉洁性和公正性,一般格式如下(可参照):

接受现场检查单位承诺书

作为接受□药品 GMP、□GAP、□GLP、□GCP、■药品注册、□医疗器械 GMP 检查的单位,依照法律、法规和现场检查工作程序,提供真实资料和数据是我们的责任;自觉维护现场检查工作的严肃性、廉洁性和公正性是我们的义务。我们承诺:

在现场检查中所提供的资料、数据及与检查相关的情况具有真实性;任何时候均不向检查机构和人员赠送礼品、礼金和物品,不组织有可能影响检查廉洁性、公正性的活动。如有违反,我们自愿接受检查机构对本次检查的否定,并承担由此引发的后果。

接受现场检查单位名称:

(公章)

单位法人或负责人(签名):

职务:

年 月 日

五、无利益冲突声明

检查员本人为保证后续现场检查工作的公正性,应该就有关利益冲突事项声明,一般格式如下(可参照):

无利益冲突声明

本人受国家药品监督管理局药品审核查验中心(以下简称"核查中心")委派,参加本次疫苗现场检查工作。经初步审阅申报资料,了解本次检查所涉及的被检查单位的相关信息,为保证后续现场检查工作的公正性,现就有关利益冲突事项声明如下:

一、本人及特定关系人与本次检查所涉及的被检查单位无任何以合同契约或兼职等方式获取报酬的利益关系;也未在被检查单位担任取酬和不取酬的工作职务。

二、本人及特定关系人在本次现场检查前半年内未向被检查单位提供过现场培训或指导活动。

三、本人及特定关系人不利用现场检查期间接触的资料、数据或检查中讨论情况、检查结论及其他有关信息以获取利益或帮助他人获取利益。

四、本人及特定关系人与被检查单位无任何民事或刑事法律纠纷。

□ 本人保证以上声明全部属实,继续参加本次现场检查工作。

□ 本人声明与被检查单位有利益冲突关系,主动提出退出本次现场检查工作。

□ 本人声明与被检查单位有可能存在利益关系,建议提交核查中心审议是否可继续参加本次现场检查工作。

可能存在的利益关系:

声明人:

日 期: 年 月 日

第四节 试验现场核查内容

疫苗临床试验具有资金投入大、周期长、影响因素多等特点,监管部门在药品审评过程中关注数据产生的真实性、可靠性和可溯源性,依据临床试验数据做出的审评、审批结果直接关系公众用药安全。真实、规范、完整的临床试验,是药品安全性和有效性的源头保障。与药物临床试验不同,疫苗临床试验具有其特殊性,主要体现在以下 4 个方面。

1. 安全性要求高　疫苗用于健康个体,大部分用于儿童,因此在预防性疫苗临床试验过程中,对安全性方面的考虑尤为重要,其要求应高于一般治疗性药物。用于婴幼儿的疫苗,在进行人体安全性试验时,应按先成人、后儿童、最后婴幼儿的顺序分步进行。

2. 受试者人数多　疫苗临床试验样本的大小取决于方法学和统计学考虑,同时是基于所采用的方法学、统计学及临床和流行病学的科学判定,并且因制品而异。在满足统计学要求的前提下,应不低于法规规定的样本量。疫苗临床试验的受试者人数通常在数千例至数万例不等。因此,良好的试验组织和实施是保证临床试验质量的重要因素。

3. 试验场地大　多数疫苗临床试验采用集中入组的方式,因此要求足够的试验场地,包括具有符合要求的试验场地与设施,如相对独立的、面积足够使用的受试者接待区、专用并相对独立的疫苗接种室和专用并相对独立的疫苗接种后 30 分钟观察的场所等,此外,还应具有医疗垃圾的分类处理容器。

4. 疫苗冷链管理要求高　由于疫苗对温度敏感,从疫苗制造的部门到疫苗使用的试验现场之间的每一个环节,都可能因温度过高而失效。因此,除试验药物的一般管理要求外,试验疫苗从生产、贮存、运输、分发到使用的整个过程都应有妥善的冷藏设备,使疫苗始终置于规定的保冷状态之下,保证疫苗的合理效价不受损害。冷链的配套设备包括贮存疫苗的低温冷库、冰排速冻器、普通冷库、运送疫苗专用冷藏车、疫苗运输车、冰箱、冷藏箱、冷藏背包以及计算机和零配件等。

疫苗临床试验现场核查的重点是基于 WHO 疫苗临床试验的检查标准,结合我国药物临床试验的相关检查标准,组织专家针对疫苗临床试验的特点,针对申办方、负责机构、伦理委员会、研究者等项目相关人员,针对试验现场、试验疫苗、临床试验现场数据、临床试验中心实验室的管理以及临床试验质量保证体系、管理制度和 SOP 所制定的疫苗临床试验现场的检查标准进行核查。

一、申办方

申办方作为疫苗临床试验的发起组织者、经费提供者和试验监查者,在疫苗床试验中发挥着至关重要的作用。申办方是临床试验的责任主体,因此申办方要建立一整套完善的临床试验管理、组织、实施体系以确保临床试验的质量。

2013 年 10 月 31 日颁布的《疫苗临床试验质量管理指导原则(试行)》中规定,申办方负责临床试验机构的评估与选择。针对临床试验现场的检查,申办方更多的是配合检查组的工作,对要求提供材料的完整性及真实性负责。

1. 申办方的组织管理和人员设置　申办方应设有疫苗研发的组织体系,包括负责研发、监查、安全性监测的部门等,各部门和岗位职责明确,各司其职分别管理临床试验的某一环节,处理临床试验中遇到的各种问题;申办方建立疫苗临床试验质量管理体系,制定相关的 SOP,任命疫苗临床试验项目负责人,确保项目负责人具有所需的学历、培训和经验。

2. 试验前的准备　首先,申办方应制定有评估和选择临床试验机构和研究者的 SOP,综合评估试验机构以及研究者的业务能力,确保临床试验能在该机构顺利、良好地进行;评估研究者具有与临床试验相匹配的专业技能和技术职称;另外,申办方应对疫苗临床试验负责机构及试验现场进行实地评估,撰写评估报告,确定试验机构及研究者。在确定试验机构与研究者后、试验开始前,申办方应与负责机构签署试验合同,明确双方职责,如将临床试验中某些工作委托给第三方执行,应在合同中明确双方职责;如研究者出现严重违反 GCP 等情况,申办方应及时中止临床试验。由此可以看出,研究者对 GCP 的理解及执行,对临床试验方案的依从性也十分重要。

其次,申办方要完成试验设计的职责。申办方在试验前应与研究者共同设计并签署方案,述明在方案实施、数据管理、统计分析、结果报告、发表论文方式等方面职责及分工;设计知情同意书(informed consent form, ICF)、病例报告表(case report form, CRF)等。

在临床试验准备阶段的职责中,申办方在试验前应获得药品监管部门的批准,并取得伦理委员会批准件;向研究者提供内容包括试验药物的化学、药学、毒理学、药理学和临床的(包括以前的和正在进行的试验)资料和数据的研究者手册;提供合格的试验用药品及相关试验材料(包括 ICF、CRF 等)。

3. 试验项目的实施　申办方应协助研究机构获得临床试验批件,并在效期内启动试验,确认方案、知情同意书及其修订均获得伦理委员会的批准;申办方还应按规定的时限进行临床试验登记,并随着临床试验的进行及时更新临床试验项目信息。另外,申办方应制订临床试验方案的 SOP,确保临床试验方案的合规性,如临床试验方案中应明确规定对儿童等特殊人群获取知情同意的要求。临床试验方案在试验开始前得到主要研究者的签字确认;获得试验药有关的重要信息时,根据需要及时修改临床试验方案;制定研究者手册编写的 SOP,并根据需要及时修改研究者手册;有 CRF 制定的 SOP;有受试者发生损害的补偿或保险措施。

4. 试验用疫苗管理　申办方应设置专门的试验用疫苗保管设施,并派专人管理;制定试验用疫苗管理、运输、交接的 SOP 及相关记录,确保试验用疫苗运输和储存过程中的温度符合要求。临床试验用疫苗应具备中国食品药品检定研究院出具的批检验报告,并且疫苗的生产应符合 GMP 的要求。试验用疫苗的标签应注明申办方名称和地址、药品名称、批号、保存条件、有效期,并标明仅供临床试验使用。

5. 安全性和不良事件报告　申办方应制定不良反应收集和评估的 SOP,收到疫苗安全性信息后,按照指导原则要求及时报送伦理委员会、监管部门及试验机构,根据需要更新研究者手册及临床试验方案等,并按照国家法规及指导原则的要求报送定期安全性报告。

同时,申办方具有保护受试者和研究者合法权益的职责,申办方应对参加临床试验的受试者提供保险,对于发生与试验相关的损害或死亡的受试者,承担其治疗的费用及相应的经济补偿。申办方应向研究者提供法律与经济的担保,但由医疗事故所致者除外。

6. 监查和稽查　申办方应雇佣有资质的监查员对临床试验进行监查,或购买第三方服务,委托第三方对临床试验进行监查管理;针对公司自己雇佣的监查员,申办方应制定监查员培训和工作职责的 SOP。监查员应按照公司 SOP 要求进行监查,监查结果向研究者报告,并对发现问题的整改情况进行跟踪,如公司雇佣第三方监查,则需要定期评估第三方监查的质量;确保临床试验按照临床试验方案的要求有序进行;另外,公司应制定稽查工作 SOP,对临床试验进行稽查。

7. 数据管理、统计分析和总结报告　申办方应制定记录保存的 SOP,并确保试验记录保存完整;申办方应设置临床试验资料专门储存设施;申办方应确认 CRF 填写完整,数据修正痕迹清楚,所有涉及数据管理的各种步骤均须记录在案;申办方应制订总结报告撰写 SOP,确认总结报告符合《疫苗临床研究报告基本内容书写指南》;CRF、临床试验总结报告、统计分析报告与数据库数据或分中心小结表一致。

8. 电子记录和电子签名　如使用电子数据记录系统,应对系统进行验证,有保证数据安全性的措施,有审计轨迹,有电子数据记录系统培训、账户管理、使用的 SOP,对研究人员进行培训,有电子数据保存及备份的 SOP。

二、负责机构

疫苗临床试验机构承担着选定临床试验现场的职责,在整个临床试验开展过程中,需要在试验开始前制定统一的 SOP,并督促各个试验现场严格执行,保障对各试验现场的有效组织管理与质量控制。因此,在临床试验现场检查的过程中,疫苗临床试验机构应该协助各试验现场接受检查员的检查,提供必要的帮助并做好试验现场检查的准备工作,密切配合国家局组织的试验现场检查,对提供资料的完整性、真实性负责。

疫苗临床试验的研究者应具备一定的资质、培训和研究工作经历,特别是应经过疫苗临床试验技术和 GCP 培训,掌握 GCP、相关法律法规、指导原则及临床试验技术要求。试验人员的数量应足够,参加过疫苗临床试验启动前培训,具备应急处理的设备和紧急救治的能力,熟悉相关抢救和处理 SOP。由于参与试验现场的研究者多,因此,要求做到分工明确、职责清晰,必要时还应对工作人员进行培训后的考核。

三、伦理委员会

试验现场核查中涉及的伦理问题,主要包括以下 4 个方面。

1. 伦理委员会能够独立履行伦理审查职责,伦理审查记录应完整真实,应有出席伦理审查会议人员签到表、委员讨论意见的会议原始记录,有与项目对应的伦理委员会审核记录、投票记录和审核结论记录。委员表决票数及审查结论保存完整,且与伦理审批件内容一致。

2. 伦理委员会人员组成符合要求。应确保伦理审查会议中至少有一名律师、一名非本单位和非专业人员参加会议。伦理委员会将伦理委员会成员名单(包括成员的姓名、性别、职业、隶属关系等信息)、伦理审查的相关工作程序等信息向公众公布。所有委员和秘书熟悉工作制度、审查程序、审查相关 SOP 和审查内容。委员均经过 GCP 或者药物临床试验伦理审查相关培训。

3. 管理制度和伦理审查工作相关的 SOP 具有可操作性。当试验过程中出现方案修改、知情同意书修改、SAE 等情况时,能及时审查或召开会议。伦理审查批件的内容与执行的方案及知情同意书版本号一致。对试验时间超过 2 年(含 2 年)的试验项目进行跟踪审查,有审查记录。

4. 文件存放设施符合要求;文件存档完整。

四、试验现场

疫苗临床试验场地应具备临床试验疫苗接种的基本要求,有专用并相对独立的疫苗接种室。研究人员应充分了解疫苗临床试验的风险,疫苗试验现场配备符合要求的抢救药品和抢救设施,有足够空间确保紧急救治时各种措施的执行,抢救用药品齐全并处于有效期内,各种仪器设备处于可使用的正常状态,有专用并相对独立的疫苗接种 30 分钟观察的场所及观察记录。此外,应具有相对独立的、面积足够使用的接待区,接待区的场所应利于受试者到达及咨询,接待员对受试者的资料进行详细登记;具备研究人员对受试者进行知情同意的场所;具备对受试者进行体检的基本设施。生物样品和利器装置应进行合适的处理,医疗废弃物按国家管理规定分类处理。

在整个检查过程中,疫苗临床试验现场应按照所制定的标准操作规程执行。按检查组的要求积极配合检查,提供资料并对所提供资料的完整性、真实性负责。

五、研究者

研究者在疫苗临床试验中承担着非常重要的职责。研究者一方面要完成临床试验的任务,另一方面又要负责受试者的医疗和安全。研究者是临床试验取得成功的关键因素,在一定程度上,临床试验是否能顺利而高质量地完成,主要取决于研究者。国家注册核查对研究者的检查主要从以下几个角度实施。

(一) 负责机构的组织管理和人员设置

1. 疫苗临床试验负责机构建立质量管理体系　质量管理体系的实施以 SOP 为准。SOP 要详细写明质量管理体系的建立,是有关组织机构、人员安排、质量控制计划以及针对质控过程中发现问题进行纠正、预防、整改的操作流程。日常工作中经常会出现规程规定的质量控制计划没有得到执行或充分执行的情况,或发现了问题但未改正的情况。这种情况暴露了质量管理体系执行过程中的短板,因此质量管理体系不应仅仅停留在纸面上,更应落实到行动中。

2. 制定疫苗临床试验需要的SOP　对于临床试验的执行,包括人员的管理、设备的操作、疫苗样本以及检测试剂等所需物品的管理、不良事件的报告和处理等,均需要有SOP。SOP是指导临床试验现场开展工作的标准流程,任何人员都不能违背SOP的规定,如遇到执行困难或无法执行,需要对SOP进行修订,在规程修订生效之前仍需按既有生效的SOP执行,这体现了SOP的严谨性和唯一性。

3. 质量控制人员对质量管理体系进行检查　质量控制人员应对质量体系进行全面的评估,以确保整个质量体系正常运行。

4. 负责机构有完善的组织管理体系　组织管理体系是各项事务能够按照既定规则执行的重要一环,因此组织管理体系必须责任到人、分工明确。在日常的检查中会出现人员分工不清、责任分配模糊的情况,这对临床试验后续的执行产生了潜在的风险。

5. 疫苗临床试验人员经过GCP培训并留有记录　GCP是对试验参与人员的最低要求。对GCP的落实,不仅仅是培训过、有记录就可以,培训的目的是确认参与人员了解了国家关于临床试验的管理的准则,理解了如此执行的原因,意识到自己所将要参与工作的重大责任,时刻以GCP的标准来指导自己的行为。很多研究机构在GCP培训过程中流于形式,受训人员并没有很好地掌握GCP内容,导致日后试验项目执行过程中出现各种意想不到甚至明显与GCP相悖的事件,这是临床试验中最不应该出现的,建议在培训完成时,闭卷考核以加深受训人员的记忆及理解。

(二) 疫苗临床试验的实施

1. 试验前的准备　首先,试验开始前,必须具有疫苗临床试验批件,临床试验批件是开展临床试验的前提。

临床试验机构和试验现场必须经过备案,该备案是证明临床试验机构和试验现场具备开展临床试验的软硬件条件。

必须具有伦理委员会批件,注明参加会议的委员名单和专业,注明审查的文件及版本号,必要时可查阅伦理委员会章程和SOP伦理委员会会议纪要。重点关注批件生效日期,临床试验的正式实施及首例受试者知情一定是在批件生效日期之后。

临床试验准备文件内容必须是完整的。根据GCP的规定,对所有文件进行梳理,确保文件系统的完整性。只有完整的文件系统的建立,才能保证临床试验被良好地记录和追溯。

临床试验方案的内容符合GCP要求,临床试验方案有申办方、研究者共同签字或盖章,临床试验方案的修改应按SOP的要求进行,方案及其修改须获得伦理委员会批准。在试验现场检查中会碰到两个版本的临床试验方案,这是不合理的,一定要确保试验现场只存放现行生效版本,避免发生混淆和差错。

知情同意书内容符合GCP要求,制定知情同意的SOP,知情同意是保障受试者权益的关键一环,必须使每一例受试者充分知情,另外还需关注涉及无民事行为能力人员的知情,比如儿童则需要其法定监护人签字同意等。

招募广告或提供给受试者的书面信息等使用通俗易懂的语言,并获得伦理委员会批准,招募广告有严格的语言限制,不得带有诱惑、暗示疗效的语言,客观公正地对临床试验进行说明,告知受试者参加的风险和获益,最终由受试者自己做出判断。

申办方、负责机构和试验现场之间应签署协议,明确职责分工。临床试验方案中有对受试者发生损害的保障措施或购买保险,这也是保障受试者的关键环节。

临床试验现场应执行统一的 SOP,重点关注多中心临床试验,如未按照统一的 SOP执行,则会影响到整个试验的质量,甚至会严重影响试验结果,导致临床试验的失败。负责机构和试验现场在试验开始前进行人员分工,参与临床试验的人员均接受 GCP 培训。临床检验室对开展的临床检验进行质量控制,确保临床样本检验的质量。

2. 临床试验实施　要确保所有受试者在接受试验相关的操作前签署了知情同意书;筛选阶段确保受试者符合入组标准、无接种禁忌,受试者筛选入选记录完整;受试者接种方案与临床试验方案要求一致;观察访视点与临床试验方案要求一致;原始文件(原始记录表、受试者日记卡、实验室记录等)保存完整;CRF 填写完整,与原始资料一致。

不良事件(AE)是临床试验需要重点关注的内容,发生 AE 后研究者需及时处理、记录,必要时跟踪随访同时要向申办方进行报告。发生 SAE 后研究者及时处理、记录,向伦理委员会和监管部门报告,试验现场按照临床试验方案开展临床试验,发生方案偏离和违背时要及时做好相关记录。

研究者按照伦理委员会的要求提交进度报告,涉及盲法的,应急信封应妥善保存,如需紧急破盲,应执行相应的 SOP,并记录理由。

对临床试验进行定期的监查,是保障受试者权益、确保临床试验质量的重要手段。监查员在每次监查后都需要提供监查报告,研究者保存有监查记录,及时改进发现的问题。如管理机构对试验现场开展质量控制,也应保留有相关记录。

3. 临床试验完成后工作　研究者需按照伦理委员会的要求提交结题报告,临床试验总结报告应符合《疫苗临床研究报告基本内容书写指南》或相关指南(如 ICH)要求;临床试验资料保存完整,保存场所符合要求。

4. 试验现场设施检查(如有)　如实重复呈现临床试验现场设置所需要的功能分区,各功能分区配置有相应的 SOP 等完整资料。

六、试验用疫苗管理

研究者应建立并严格执行试验用疫苗从接收到发放、使用、回收、返还或者销毁全过程管理的 SOP。试验用疫苗的管理符合要求且记录规范,完善试验用疫苗的接收、发放、回收和返还等记录。具有试验用疫苗的制备、运输和保存设施,试验用疫苗运输和储存过程中的温度均符合要求。试验用疫苗(包括对照疫苗)有中国食品药品检定研究院报告或批签发报告,试验用疫苗的标签应注明申办方名称和地址、疫苗名称、批号、保存条件、有效期,并标明仅供临床试验使用。

试验用疫苗保管设施应符合要求,且有专人管理。有温度和湿度可控的疫苗存放处,对研究人员进行防止疫苗泄漏的措施和应急处理 SOP 的培训。试验用疫苗有专人负责,试验用疫苗的包装与标签应符合要求,双盲试验中试验疫苗与对照疫苗在外形、包装、标签等方面的特征一致,按随机化程序对疫苗和受试者进行选择。

七、临床试验现场数据

高质量的临床试验数据应体现核查临床试验数据与统计单位提供的数据库的一致性:CRF 的观察记录、受试者日记卡等与数据库数据或分中心小结表的一致性。核查数据库与统计分析报告、总结报告的一致性。

八、临床试验中心实验室

临床试验中心实验室的生物样本采集室应有适当的空间,按采集生物样本的种类配备器材和设施设备,严格按照临床试验方案要求进行样本的采集。

生物样本的采集应符合临床试验方案要求且记录完整,生物样本的标识含有项目名称、受试者编码、采集时间点等信息。生物样本的采集、预处理、保存、运输的原始记录应完整。

九、管理制度和标准操作规程

研究者应围绕疫苗临床试验的各环节建立相关的制度、SOP,以防止管理盲区带来的隐患。所制定的管理制度、设计规范和 SOP 应不断完善,使其具有可操作性。

管理制度需包括临床试验人员管理制度、临床试验运行管理制度、临床试验用疫苗管理制度、疫苗临床试验资料管理制度。研究者还应该建立并执行疫苗临床试验相关 SOP,包括各种抢救仪器 SOP,临床试验项目培训 SOP,受试者招募 SOP,受试者筛选与入选 SOP,受试者知情同意 SOP,原始资料及病历报告表记录 SOP,不良事件及严重不良事件处理 SOP,严重不良事件报告 SOP,原始资料归档和保存 SOP,生物样本采集、分离、保存、运送和交接 SOP,临床试验研究记录保密 SOP,并且还应该建立防范和处理疫苗临床试验受试者损害及突发事件应急预案等。

十、疫苗临床试验质量保证体系

申办方与研究者应加强疫苗临床试验质量控制意识,严格按照临床试验方案的要求实施试验,并开展相应的质量控制工作,具有保证疫苗临床试验质量的制度及相关 SOP。

研究者应建立疫苗临床试验质量保证制度;建立疫苗临床试验质量保证相关 SOP,认真实施保证试验质量的制度及其相关 SOP;核查质量保证体系执行情况。

申办方与研究者应建立涵盖疫苗临床试验全过程的质量保证体系,配备质量控制人员;质量控制人员接受过 GCP、相关法律法规和指导原则及疫苗临床试验技术的培训;质量控制人员熟悉疫苗临床试验方案并具备对各个环节进行质量控制的能力;按照 SOP 实施质量控制活动;研究人员按照临床试验方案的要求实施试验;在试验前与受试者签订知情同意书;知情同意书修改后与受试者重新签订知情同意书;试验相关的检查和检验如期进行并及时记录;研究人员的更换有相应的资质证明和相关记录。

此外,研究者还应遵循 GCP 的要求。疫苗临床试验方案及相关的资料必须得到独立的伦理委员会的审查和批准。该伦理委员会应该制定伦理委员会工作程序和制度,完整保存审查资料、会议记录和讨论后的投票记录等。试验实施前获得伦理委员会批件;试验过程中临床试验方案、知情同意书和受试者招募广告的修改及时向伦理委员会报告并经伦理委员会批准同意。

第五节　疫苗临床试验注册核查常见问题

本节对疫苗临床试验注册过程中,在核查时发现的有关问题进行分析和探讨,为试验机构进行疫苗临床试验的规范化操作提供参考。

一、临床试验机构及试验现场研究者常见问题

疫苗临床试验是疫苗研发过程中的关键环节,是疫苗审评审批的重要依据。疫苗临床试验具有资金投入大、周期长、影响因素多等特点,监管部门在疫苗审评过程中关注数据产生的真实性、可靠性和可溯源性,依据临床试验数据给出的审评审批结果直接关系公众用药安全。真实、规范、完整的临床试验,是疫苗安全性和有效性的源头保障。为了从源头上保障疫苗安全、有效,2015 年 7 月,国家食品药品监督管理总局启动了疫苗临床试验数据核查行动,坚持自查纠错从宽、被查处理从严、严惩故意造假、允许规范补正的原则,对临床试验项目实施情况进行检查,确认试验符合 GCP 和临床试验方案的要求,确保受试者的安全和权益。以下对数据核查工作的实施情况进行总结,对核查发现的主要问题进行分析,提出了各相关方需要关注和加强的内容,以期为国内新药研发和临床研究提供有益参考。

1. 疫苗与治疗药物临床试验的特点比较　首先,治疗药物目的是治疗特定患者,预防用疫苗目的是健康人群的疾病预防。治疗药物的研究者以三级医院为主,专家资源数量较多,但研究者参与较少;疫苗的研究者既往多年主要分布在疾控中心,基层研究者涉

及较多。从研究者专业人才资源上看,治疗药物的研究者多为兼职,疫苗偏向专职为主。从研究实施地点上看,区别为治疗药物主要以大中城市居多,疫苗为县、市级社区医疗机构为主。从研究受试者入选周期来说治疗药物相对时间较长,疫苗相对时间较短;而治疗药物受试人群大多数样本量偏小,疫苗样本量较大。因此,治疗药物试者对不良事件接受度高,社会影响相对小,而疫苗受试者对不良事件接受度低,社会影响相对大。

2. 核查形式及问题分类　临床试验核查形式分为有因核查及国家药品监督管理局会同国家卫生健康委以及省级药品监督管理部门、省级卫生健康主管部门对临床试验机构的检查评估、注册核查、飞行检查,贯穿整个疫苗临床试验的前、中、后的多个阶段。

临床试验核查影响技术审评的问题主要分为两大类:一类是真实性问题;一类是规范性、完整性问题。

临床部分和分析测试部分高频次缺陷条款分布情况如图 12-2 和图 12-3 所示。

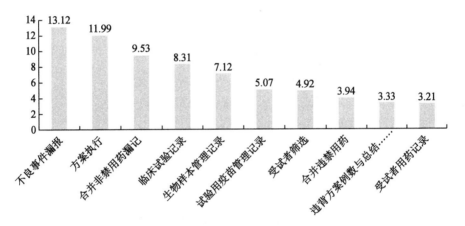

图 12-2　临床部分高频次缺陷条款分布情况

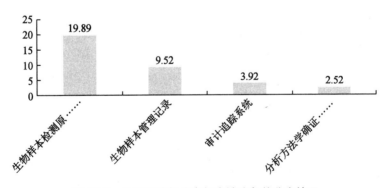

图 12-3　分析测试部分高频次缺陷条款分布情况

3. 机构及试验现场研究者常见问题分析　上述问题涉及申办方、CRO、研究者、伦理委员会等临床试验的各参与方,涵盖了临床试验的各环节。各方应切实遵守 GCP 及相关法规,履行各自职责,确保临床试验的质量。

(1)申办方没有按照 GCP 规定履行对临床试验行为的监督责任:申办方是临床试验

的第一责任人,应建立完善的疫苗临床试验质量管理体系。在方案制订、试验机构选择、研究者培训、试验监查、不良事件报告、试验用药物管理、试验资料的保存、总结报告撰写等方面制订并严格执行 SOP,完整保存相关记录。

数据核查中的一个常见缺陷是方案偏离。申办方在试验启动前未对研究者进行认真培训,导致在执行过程中,受试者筛选、合并用药等方面偏离方案,试验数据无法使用。因此,申办方应重视对研究者的培训,包括对临床试验方案和 GCP 要求的培训。在试验初始阶段加强监查,对方案偏离多的研究者进行再次培训。如仍然不能符合要求,应考虑关闭该中心。

申办方应特别关注临床试验中可能影响药品有效性、安全性的关键数据。可能影响有效性的数据包括:受试者入选/排除标准、合并用药情况、主要疗效指标、主要实验室检测指标、试验用疫苗实际使用情况和剂量调整情况等。可能影响安全性的数据包括:合并用药、安全性信息特别是严重不良事件的漏报,以及未知的不良反应。监查员应确保关键数据真实可靠,如果对数据存疑,应予以记录,采取合理的处理措施,必要时应在自查系统中进行说明。

申办方如委托 CRO 承担部分或全部临床试验的申办和管理工作,应签订合同,明确双方职责,如工作范围、工作程序和报告要求,并对 CRO 工作情况进行确认。

(2)临床试验机构管理力度不足,研究者遵守 GCP 的意识须加强:临床试验机构作为临床试验的管理部门,应加强对本机构临床试验的管理,特别是合同签署、资料保存、试验用药物管理、总结报告审查和临床试验过程监督,对违反 GCP 要求的,采取相应措施,并加强与伦理委员会的沟通协作。临床试验机构也应对检查检验等辅助科室进行管理,确保其管理规范、数据真实可靠。检查检验数据是临床试验的重要原始数据,如检查检验仪器或软件更新,应对数据进行备份,并妥善保存检查登记本等辅助资料,确保仪器升级后相关数据可溯源,避免由于数据不可溯源影响注册资料的审评。

主要研究者(PI)对临床试验数据真实性、完整性、规范性承担直接法律责任,对临床试验过程进行监管,对试验数据进行审核,保证受试者的安全和权益,保证数据真实可靠。研究者开展疫苗临床试验积极性有限,个别 PI 对 GCP 知识培训不够,未充分理解临床试验与常规临床工作的区别,未认识到临床试验的未知性、风险性和复杂性,对临床试验投入精力不足,将试验的监督工作完全委托给其他研究人员,造成试验质量失去控制。为保证临床试验的顺利开展,PI 应建立合理的临床试验团队,确保临床试验中的实验室检查、医疗诊治、安全性评估等由具有资质的人员进行,确保临床试验原始病历记录完整,受试者病史、用药史、知情同意、疗效评价、随访、给药、不良事件等记录完整,试验过程遵循方案要求。PI 应重视试验用疫苗安全性信息的收集,保证记录完整及时、判断合理、医疗诊治适当,为疫苗的安全性评价提供可靠的数据。应加强试验用疫苗管理,建立完善的疫苗接收、发放、回收记录,准确反映受试者用药情况。PI 应认识到监查、稽查工作对临床试验质量的重要意义,积极配合监查、稽查,对发现的问题及时记录、报告和整改,避免同类问题再次发生。

(3)分析测试机构未建立完善的质量管理体系:承担生物样本分析测试的机构应参

照 GLP 要求,建立完善的质量管理体系,涵盖组织机构和人员、设备设施、计算机化系统、标准操作规程、质量管理、文件保存等方面,遵守数据可靠性的要求,确保方法学验证和样本测定结果真实可靠。

分析测试记录应完整、及时、可溯源,体现称量、配制、稀释等重要步骤,并且与仪器使用记录、样本存取记录等互相对应。生物样本管理规范,离心、运输、交接、保管、取用、处理记录完整,标签清晰,避免样本的丢失、混淆或性质改变。计算机化系统应开启审计追踪功能,对测定结果不得选择性使用数据、弃用不合格数据,以获得需要的试验结果。

二、核查中申办方履责存在的常见问题

从 2015 年 7 月启动数据核查行动至今,在疫苗临床试验数据核查中发现的申办方在履行职责过程存在的常见问题,结合 GCP 对申办方的职责要求及《药物临床试验数据核查要点》,对相关问题归纳如下。

1. 临床试验质量管理体系方面的问题　在数据核查初期,试验现场核查发现相当部分的申办方未建立临床试验质量管理体系(QMS),将申办方的职责全部委托给 CRO,对 CRO 在试验过程中的行为未能进行有效监管,导致试验出现了重大的质量问题甚至真实性问题。随着数据核查的进展,大部分申办方意识到了建立临床试验 QMS 的重要性,组建了相关 QMS 并对试验进行了稽查。但试验现场核查发现,部分申办方的 QMS 并不完备或未能有效运转。

(1)组织架构不完善:申办方未设置负责临床试验设计方面的医学部门,或缺乏有试验设计资质的专业人才;有资质的监查员数量过少,或监查员流动过于频繁;监查部门与医学部门缺乏沟通机制等。

(2)文件体系存在缺陷:申办方的临床试验相关的管理制度、SOP、执行表格等从其他公司直接复制,未按申办方自身的实际情况进行修改,可操作性不强;相关执行文件的语言为英文,且未进行充分的培训,相关人员在理解执行上存在偏差。

(3)质量保证未有效运行:具体表现为未对临床试验过程进行稽查;或稽查无有效发现(数据核查发现了重大体系问题);或稽查发现了系统性问题未采取纠正措施和预防措施(corrective action and preventive action,CAPA)。

2. 监查方面的问题

(1)监查的频次达不到要求:申办方未制订监查计划;未根据试验的复杂程度制订监查计划;监查频次未按照监查计划执行。

(2)监查流于形式无有效发现:数据核查发现了诸如违背入排、违规给药、违禁合用药及 SAE 未记录、关键数据不一致等重大问题,但监查报告中均未提及,仅记录了监查内容和过程。

(3)未跟踪监查发现问题的整改情况:监查发现并记录了试验中存在的问题,但监查

员未督促研究者进行整改,监查报告未体现整改反馈记录。

3. 选择研究机构及研究者方面的问题。

(1)选择的研究机构不具备医疗机构资质:试验的地点为某医疗机构的某科室,但临床试验合同的签订主体为不具备医疗机构资质的专业基金会。

(2)选择的研究机构试验期间不具备疫苗临床试验机构资格:承担试验的研究机构在试验期间不具有疫苗临床试验机构资格,违反了相关法规的要求。

(3)选择的研究专业和研究者不具备相关资质:承担试验的专业科室在试验期间不具有与试验用疫苗相关的疫苗临床试验专业资格;研究团队在资质和经验上均不具备承担该疫苗临床试验的资格。

4. 试验设计方面的问题 在数据核查中发现的诸多问题可归咎于试验设计不完善。试验设计除了科学性问题外,主要相关问题如下:

(1)方案设计不符合法规要求:方案设计违反相关法规要求,如某抗肿瘤药物方案规定;试验期间出现因疾病进展而导致的死亡不属于 SAE,无须报告。在试验现场核查中,发现该试验多例死亡 SAE 漏报。

(2)方案设计的可操作性不强:方案设计中未考虑临床工作的可操作性;对入排标准定得过多、过严格,试验现场核查发现多例受试者违背入排标准入组,或部分入排指标无法溯源;对禁止使用的合并用药规定得过多、过严格,甚者违背了医疗常规,导致多例受试者使用了方案禁止使用的合并用药,或部分入排指标无法溯源。

(3)其他试验设计方面的问题:ICF 设计时使用的专业术语过多,受试者难以完全理解;CRF 尤其是电子 CRF 设计不友好,导致研究者录入数据时错误率过高;申办方提供给研究者的原始记录表格设计不科学,导致一些关键数据的原始记录出现问题等。

5. 安全性数据管理报告和处置方面的问题

(1)数据库中的安全性数据情况与原始记录不一致:数据库中的 AE/SAE 种类和例数比原始记录中的少;数据库中对 AE/SAE 与试验用疫苗关系的判断与原始记录不一致。如果这类问题发生的例数较多,则真实性存疑。

(2)对 SAE 的处置和报告存在违规:发生 SAE 时申办方未配合研究者对受试者进行及时的救治;申办方对发生的 SAE 未及时进行分析处理并报告监管部门。

6. 受试者权益保护方面的问题

(1)侵犯受试者的隐私权:未授权的申办方工作人员接触受试者的原始病历;将具有受试者身份信息的检查检验报告单直接交给数据录入人员录入数据库等。

(2)侵犯受试者的知情权:在未告知受试者的前提下擅自将受试者的生物样本用于与试验无关的其他用途;增加试验检查检验项目未再次获得受试者的知情同意等。

(3)侵犯受试者的补偿权:未发放或未足额发放受试者的营养、交通补助;受试者发生了与试验相关的伤害(包括 SAE)时,未给予相应的补偿等。

7. 试验用药品管理方面的问题

(1)试验用药品的质量问题:未能提供试验用药品在符合《药品生产质量管理规

范》条件下生产的证明;需冷链管理的试验用药品运输保存温度未达到方案的要求等。

(2)试验用药品的供应问题:试验用药品因海关通关不及时或其他原因导致供应不及时,致使受试者在试验期间非正常停药。

(3)试验用药品管理记录问题:试验用药品的储存、运输、交接、回收、销毁等记录不全以及数量不吻合等。

8. 生物样本检测管理方面的问题

(1)中心实验室检测安全性指标的问题:申办方将各研究机构受试者的生物样本统一运送至中心实验室做血常规、血生化、尿分析等安全性指标检测,研究者获知检测结果的时间过长(最长达半年),将带来受试者的安全隐患。

(2)生物样本的保存、运输问题:生物样本的保存、运输条件达不到方案的要求而影响检测结果;其保存、运输过程缺乏相应记录。

9. 数据管理方面的问题

(1)数据库相关问题:提供的临床试验数据库是未锁定的 Excel 版本数据;未能提供数据库锁库记录;数据库中的关键数据和原始记录不一致等。

(2)数据录入处理相关问题:临床实施中录入数据、核对数据等过程缺乏记录;无稽查轨迹(audit trail)等。

10. 生物统计方面的问题

(1)统计分析计划的问题:统计分析计划在盲态审核和数据锁定后修改。

(2)盲态审核方面的问题:盲态审核、数据锁定和揭盲等过程无相关记录;将不符合入选标准或符合排除标准的受试者数据纳入符合方案集(per protocol set,PPS)等。

(3)统计分析报告方面的问题:统计分析报告中,SAE 数量与安全数据库记录的 SAE 数量不一致;统计分析报告中 AE/SAE 只有描述,部分未作统计学分析;部分受试者的婴儿/胎儿异常未纳入婴儿/胎儿异常统计分析等。

11. 总结报告方面的问题 主要表现为关键数据与统计分析报告和/或原始资料不一致。

12. 保存临床试验资料方面的问题 主要表现为临床试验现场检查时发现试验的原始资料已被研究机构和研究者销毁,申办方对研究者的原始资料保存期限未作要求,也未采取相关预防措施。

13. 研究方面的其他问题

(1)资质问题:出具临床试验生物样本检测报告的被委托机构不具备相关的检测资质。

(2)与申报资料不一致的问题:出具生物样本检测报告的被委托机构名称与试验合同、申报资料不一致。

14. 配合检查方面的问题

(1)检查前提交资料方面的问题:申办方提交的自查报告内容与实际情况有出入;提

交的总结报告欠缺关键内容等。

（2）检查中提交资料方面的问题：申办方未能按检查组要求提供相关材料，或提供的相关材料不全、不及时等。

（3）检查后提交资料方面的问题：申办方检查结束后对检查发现问题提交的解释说明未附相关佐证材料；提交的解释说明实际为整改报告。

三、临床试验监督检查改革与申办方职责的新要求

2015 年国家开始推进药品审评审批制度改革，疫苗临床试验监督检查的整体形势随之发生巨大的变化，如启动数据核查、我国正式加入 ICH 以及 GCP 的更新等。疫苗临床试验监督检查形势的系列新变化对申办方的职责提出了新的要求。

1. 药品审评审批制度改革对申办方的影响及其职责的变化　2015 年 8 月，国务院以"国发〔2015〕44 号文"发布了《国务院关于改革药品医疗器械审评审批制度的意见》，提出了鼓励以临床价值为导向的创新，对临床试验的全过程监管提出了新的要求。随后，国家食品药品监督管理总局发布了关于数据核查的一系列公告，数据核查全面铺开。2017 年 10 月，中共中央办公厅、国务院办公厅印发了《关于深化审评审批制度改革鼓励药品医疗器械创新的意见》，就改革临床试验管理提出了 8 条意见，将国家对药物临床试验的监管改革要求推向了新高。这些临床试验监管政策的变化对申办方提出了更高的要求。

（1）申办方应发展临床价值为导向的药物创新：申办方在药物研发立项时应以临床价值为导向，立足于创新，选择疗效确切、安全性好的创新药物。对申办方在方案设计、过程管理、风险防控等方面提出了更高的要求。

（2）申办方应加强临床试验全过程监管：申办方应落实主体责任，主动加强对临床试验的全过程监管，加强对临床试验的自查，确保临床试验数据的真实可靠。

2. 我国加入 ICH 及 GCP 更新后申办方职责的变化　我国正式加入 ICH 后，为了向最高标准看齐并履行相关义务，国家药品监督管理局参照 ICH 对 GCP 进行了修订，于 2020 年 7 月 1 日实施更新的 GCP（2020 年版）。GCP（2020 年版）在 GCP（2003 年版）的基础上对申办方的职责增加了如下要求。

（1）突出申办方主体责任：增加申办方是临床试验数据质量和可靠性的最终责任人要求；增加申办方对外包工作的监管及合同的具体要求；增加第 53 条，规定临床试验实施中在发现方案重要的依从性问题时，如违反试验方案问题严重，申办方可追究相关人员的责任，并报告药品监督管理部门。

（2）构建质量管理体系：增加申办方应建立药物临床试验的质量管理体系的要求；增加风险管理的要求；增加申办方应指定有能力的医学专家对临床试验的相关医学问题进行咨询；增加申办方可以建立独立数据监察委员会；增加电子数据系统管理的要求；增加申办方应建立基于风险评估的监查方式。

（3）加强受试者的保护：增加申办方应把保护受试者的权益和安全以及试验结果的真实、可靠作为临床试验的基本出发点；增加申办方在方案制订时，应明确保护受试者权益和安全；增加申办方和研究者应及时兑付给予受试者的补偿或赔偿；增加申办方制订监查计划应特别强调保护受试者的权益；优化安全性报告要求。

3. 对申办方的建议 GCP（2020年版）对申办方提出了更高的职责要求，结合核查工作经验，认为申办方的关键职责主要是试验设计、监查和质量保证。

（1）前文阐述数据核查发现的诸多问题，部分是试验设计造成的。国际业内专家提出临床试验质量源于设计（quality by design，QbD）的理念，认为试验设计对临床试验质量的影响甚至比QMS更重要。临床试验6个质量关键点（critical to quality，CTQ）为方案设计、试验可行性、受试者安全性、试验操作、总结报告和第三方（如CRO）参与，在试验设计时须就这6个CTQ考虑申办方和/或研究机构、试验的特性或共性、关键点或非关键点等因素。在临床试验设计上，既要基于科学性，也要考虑可操作性，两者均不可偏颇。

（2）疫苗临床试验注册检查日益规范和严谨的大趋势下，国家加强了临床试验的实时飞行检查，针对容易出现的问题如何采取措施保证临床试验更加顺利进行，是各临床研究机构、试验现场经常思考的问题。根据负责机构、试验现场出现的问题，SOP问题和人员问题占比较大，机构和试验现场应定期根据临床试验的开展情况每年至少修订一次SOP。应严格按照SOP的要求进行试验现场实施，定期对研究人员进行SOP的培训并作好记录；并强化研究人员的培训，提高疫苗临床试验各参与方的质量控制意识。

（3）根据伦理委员会中出现较多的人员问题，应注意以下几点：在研究对象是儿童的项目伦理审查会议中应有儿科专业的审查人员；伦理委员会委员应有正式任命书；伦理委员会委员应具备国家药品监督管理局GCP培训合格证；伦理委员会应设有明确的岗位职责；伦理委员会应有年度培训计划，候补委员不仅要参加伦理审查SOP的培训，还应参加GCP的知识培训；临床试验方案中的SAE报告流程应及时修订，若SAE的报告接收人已调离，应及时更换相关人员。

（4）在疫苗临床试验过程中，应加强研究人员的培训。首先，培训应采用多样化的授课方式，并可以结合真实案例进行操作演示，避免照本宣科。其次，培训应贯穿于整个疫苗临床试验过程的始终，只有在试验过程不断总结经验教训、进行更新培训，才能从根本上提高试验的质量。

对不同角色参与者应有针对性的培训，不同角色所培训的内容也应该有所侧重，如对高年资的研究者的培训可以侧重GCP新进展，而对低年资的研究者的培训则应侧重GCP基础知识。在疫苗临床评价中心的建设过程中，要转换疫苗临床试验的管理理念，重点建立专职的疫苗临床试验研究队伍。

（5）各方应加强过程控制，并推动疫苗临床试验管理的电子化建设。国家药品监督管理局审核查验中心已经开发了针对药物研发的安全监测信息技术平台，据不完全统计，我国已有多家疫苗临床试验机构与软件公司合作，着手研发部分模块或全流程的疫苗临床试验管理系统。这些都标志着我国疫苗临床试验将利用信息化手段向动态监管模式发展。

（6）加强机构管理，提高临床机构的诚信度。如果在疫苗临床试验的过程中出现了违规行为，根据违规程度轻重，疫苗临床试验机构管理委员会要对违规的研究者及时进行教育，限制或取消研究者的资格，甚至中止其继续进行试验。

随着 2019 年 12 月 1 日发布的《疫苗管理法》的实施，临床试验相关各方要加强疫苗临床试验的规范化管理，保证试验数据的科学性与严谨性，提高疫苗临床试验的综合管理水平，最终才能推进我国疫苗临床试验与国际接轨的进程。

第六节　以数据核查为切入点对我国疫苗临床试验的展望

对疫苗临床试验数据核查工作目的是以数据核查为切入点，规范我国疫苗临床试验乃至整个药品注册研发工作和生产经营行为，推动医药行业结构调整和转型升级，更好地满足公众用药需求。疫苗临床试验数据核查发现的问题表明，必须以临床试验管理的薄弱环节和核查发现的突出问题为切入点，加强企业、疫苗临床试验机构和 CRO 研发能力建设，提高临床试验管理和研发水平。同时，积极推动相关政策措施，考虑医疗机构机会成本的补偿，使医学科研人员有合理的收入，受试者也有参与新药提高疗效的获益机会并有合理的补偿，把临床研究作为科学技术产业发展起来。

一、审评审批制度改革的深入推进

中共中央办公厅、国务院办公厅 2017 年 10 月印发的《关于深化审评审批制度改革鼓励药品医疗器械创新的意见》（国发〔2017〕42 号文）中，就改革临床试验管理提出的 8 条意见，包括临床试验机构资格认定实行备案管理、支持临床试验机构和人员开展临床试验、完善伦理委员会机制、提高伦理审查效率、优化临床试验审批程序、接受境外临床试验数据、支持拓展性临床试验和严肃查处数据造假行为。该意见强调了临床试验委托协议签署人和临床试验研究者是临床试验数据的第一责任人，须对临床试验数据可靠性承担法律责任，要建立基于风险和审评需要的检查模式，加强对非临床研究、临床试验的试验现场检查和有因检查。上述改革举措将有效地扩大我国的临床试验资源，提高研究人员积极性，创新药品核查模式，提高核查效率和质量，加快新药研发。

二、药品法律法规和指导原则不断完善

国家药品监督管理局近年来积极完善相关法律法规，加快指导原则修订。GCP

法规的更新参照 ICH 的 GCP 制定,并参考了美、日、欧等国的要求,较前一版要求更明确,内容更丰富,严重不良事件报告、试验用药品留样等与国际标准更为一致。正在修订的《药品数据管理规范》提出了数据生命周期的概念,使我国对数据可靠性的要求与国际同步。我国药品监管部门加入 ICH 后,将有更多 ICH 指导原则在我国转化和实施。法律法规和指导原则不断完善,将引导药物临床试验机构由被动合规向主动合规迈进,推动我国临床试验水平加速与国际接轨,促进制药行业健康发展。

三、强化临床试验的监查工作

监查的工作范围是药物临床试验的全过程,在某种程度上,监查的质量决定了临床试验的质量,因此监查是申办方 QMS 的基础和最核心的要素。对于如何提高监查效率,业界提出了基于风险的监查(risk-based monitoring,RBM)理念,主要通过鉴别关键数据和步骤中的风险、对风险进行评估(如影响和概率)、优化方案、设定质量允许限度(quality tolerance limit,QTL)等步骤。通过 PDCA 循环[即计划(plan)、执行(do)、检查(check)、处理(action)]进行问题管理和风险管理,采用 PDCA 模式进行管理,以积极的方式纠正并预防临床试验中发生的问题并降低风险。进行 RBM 时,通过设立的风险指标(如方案偏离、SAE/AE 数量、筛选失败例数、退组例数、登陆电子数据采集系统频次、关闭质询时间等),以临床试验现场监查、非试验现场监查、中央监查等综合的风险监查方式,及早排查风险,预防质量问题的发生。

四、加强临床试验的质量保证

无论是研究者还是申办方都应建立临床试验的质量保证系统,以发现并解决试验中存在于研究机构、自身及 CRO 中的体系问题。质量保证的最主要措施是稽查,指申办方对有关试验执行情况以及试验文件进行系统、独立的检查,由独立于临床试验团队的人员来执行,其目的是最大限度地减少试验中产生系统性错误的可能性,质量保证的核心是持续改进。

对临床试验设计、监查和质量保证三者而言,试验计划和方案是临床试验的设计层面,监查为临床试验质量控制的执行层面,质量保证为临床试验质量持续改进层面。研究者或申办方只有将这三个层面有机结合,就可构建临床试验质量的有效闭环,持续提高临床试验质量,使受试者的安全和权益得到有效保证。

20 世纪后期至今,我国已成为世界上最大的疫苗生产国和使用国。近年来在重大突发传染病疫苗如 Ebola 疫苗、人禽流感或大流感疫苗、手足口疫苗、肺炎疫苗等疫苗的研发方面也取得了一系列的进展。我国后续将逐步完善疫苗临床试验的试验现场核查,加强疫苗临床试验监督管理,加快疫苗研究、监督管理领域的国际化进程,加大疫苗临床试验中不良事件的监测、报告和应急处理,防范上市后疫苗的安全性隐患,保障临床应用的疫苗安全、有效。

(时念民　刘晓强)

参 考 文 献

[1] 国家食品药品监督管理局.关于进一步加强疫苗质量安全监管工作的通知(国食药监注〔2010〕498号).〔2020-05-15〕.http://www.gov.cn/zhengce/content/2015-08/18/content_10101.htm.

[2] 国家药品监督管理局,国家卫生健康委员会.关于发布药物临床试验质量管理规范的公告.〔2020-05-15〕.http://www.nhc.gov.cn/yzygj/s7659/202004/1d5d7ea301f04adba4c4e47d2e92eb96.shtml.

[3] 国家食品药品监督管理局.疫苗临床试验技术指导原则.〔2020-05-15〕.https://www.nmpa.gov.cn/xxgk/fgwj/gzwj/gzwjyp/20041203010101968.html.

[4] NMPA.预防性疫苗临床试验的不良反应分级标准指导原则.〔2020-12-20〕.https://www.nmpa.gov.cn/directory/web/nmpa/xxgk/ggtg/qtggtg/20191231111901460.html.

[5] 国家食品药品监督管理局药品注册司.关于印发《疫苗临床研究报告基本内容书写指南》的通知(食药监注函〔2005〕86号).〔2020-05-15〕.https://www.nmpa.gov.cn/directory/web/nmpa/xxgk/fgwj/gzwj/gzwjyp/20051012010101168.html.

[6] 国家食品药品监督管理局.化学药物和生物制品临床试验的生物统计学技术指导原则.〔2020-12-20〕.https://www.nmpa.gov.cn/xxgk/fgwj/gzwj/gzwjyp/20050318010101201.html.

[7] 国家食品药品监督管理总局办公厅.食品药品监管总局办公厅关于进一步加强疫苗临床试验现场检查的通知(食药监办药化管〔2013〕123号).〔2020-05-15〕.https://www.nmpa.gov.cn/directory/web/nmpa/xxgk/fgwj/gzwj/gzwjyp/20131126120001949.html.

[8] 国家食品药品监督管理总局.国家食品药品监督管理总局关于药物临床试验信息平台的公告(第28号).〔2020-05-15〕.https://www.nmpa.gov.cn/directory/web/nmpa/xxgk/ggtg/qtggtg/20130906120001263.html.

[9] 国家食品药品监督管理总局.疫苗临床试验质量管理指导原则(试行).〔2020-05-15〕.https://www.nmpa.gov.cn/xxgk/fgwj/gzwj/gzwjyp/20131031120001201.html.

[10] 国家食品药品监督管理总局.疫苗临床试验严重不良事件报告管理规定(试行)(食药监药化管〔2014〕6号).〔2020-05-15〕.https://www.nmpa.gov.cn/xxgk/fgwj/gzwj/gzwjyp/20140117145701524.html.

[11] CDE.生物制品质量控制分析方法验证技术审评一般原则,2005.〔2020-05-15〕.http://www.cde.org.cn/zdyz.do?method=largePage&id=4d0672f04f197cb0.

[12] 国家食品药品监督管理局.药物临床试验生物样本分析实验室管理指南(试行).〔2020-05-15〕.https://www.nmpa.gov.cn/xxgk/fgwj/gzwj/gzwjyp/20111202112701644.html.

[13] 国家食品药品监督管理总局.临床试验数据管理工作技术指南(2016年第112号).〔2020-05-15〕.https://www.nmpa.gov.cn/yaopin/ypggtg/ypqtgg/20160729183801891.html.

[14] 国家药品监督管理局,国家卫生健康委员会.药物临床试验机构管理规定〔EB/OL〕.〔2020-05-15〕.https://www.nmpa.gov.cn/xxgk/ggtg/qtggtg/20191129174401214.html.

[15] WHO. Guidelines on clinical evaluation of vaccine regulatory expectations.〔2020-12-20〕.https://www.who.int/biologicals/BS2287_Clinical_guidelines_final_LINE_NOs_20_July_2016.pdf.

[16] WHO. Clinical considerations for evaluation of vaccines for prequalification.. https://www.who.int/immunization_standards/vaccine_quality/clinical_considerations_oct10.pdf.

［17］WHO. Good clinical laboratory practice(GCLP). ［2020-05-15］. http://www. who. int/tdr/publications/
documents/gclp-web. pdf.

［18］GANJU J,IZU J,Alessandra A. Sample size for equivalence trials:a case study from a vaccine lot consis-
tency trial. Statist Med,2008,27(19):3743-3754.

［19］LACHENBRUCH P A,RIDA W,KOU J. Lot consistency as an equivalence problem. Journal of Biophar-
maceutical Statistics,2004,14(2):275-290.

第十三章

疫苗临床试验的质量保证

质量保证是为确保临床试验的运行和完成满足 GCP 的要求,对试验过程中质量要素的控制所进行的有计划和有组织的评价活动。疫苗临床试验的质量保证体系由临床研究机构、申办方、合同研究组织(CRO)的质量管理体系和第三方稽查、国家药品监督管理局(NMPA)的监管构成。

质量管理体系是实现质量保证的重要基础,质量管理体系包括质量管理(QA)和质量控制(QC)。QA 是事前建立标准、程序文件确保体系按要求运作的质量保证类活动,期望将错误的发生概率降至最低;QC 是将每一项已经完成的工作与事先制定的标准、程序进行比对,以期发现和纠正错误,保证产品质量符合规定。

疫苗临床试验的质量管理体系包括人员、制度、SOP、质量控制计划和临床试验运行过程的质量控制活动,其贯穿着临床试验的全过程。

第一节　疫苗临床试验研究机构的质量保证体系

一、研究机构的三级质量保证体系

疫苗临床试验研究机构的三级质量保证体系,是指疫苗临床试验负责机构、专业科室、实施临床试验的试验现场分别运用质量控制活动、SOP 等手段,根据临床试验质量控制计划层层把关、各负其责,确保完成高质量的临床试验。多中心的三级质量保证通过组长负责机构及其专业科室、分中心负责机构、试验现场共同实现。

三级质量保证体系中,实施临床试验的试验现场(市、县级 CDC)对临床试验的直接质量控制为第一级质量保证;专业科室与多中心临床试验的分中心机构为第二级质量保证;临床试验负责机构及专业科室对所承担的疫苗临床试验质量管理为第三级质量保证。

(一) 疫苗临床试验负责机构

疫苗临床试验负责机构(下称"负责机构")为省级以上疾病预防控制中心,是承接临床试验的主体,负有临床试验的合法性及安全性审核、批准承接临床试验、签订相关合同、审核、签发临床试验报告的基本职责。

机构应设有疫苗临床试验专业科室,指定业务分管领导对专业科室进行管理,专业科室的职能、人员职责、业务范围等编入机构的质量手册,任命质量控制员,执行机构的质量方针和质量标准,接受机构质量管理部门组织的内部审核和外部审核。

机构具有预防用生物制品管理能力并设有相关科室,具备公共卫生突发事件应急处理机制、队伍和能力。冷链设备可支撑临床试验疫苗的规范、安全储存和运送。

机构内设独立伦理委员会,有固定的办公场所、资料室,伦理委员会建立有章程、伦理审核(审查)制度和 SOP,伦理委员会委员、候补委员的人数、专业构成比例符合法规要求,委员、候补委员参加过国家药品监督管理局(NMPA)组织的 GCP 培训。

(二)疫苗临床试验专业科室

疫苗临床试验专业科室(下称"专业科室")为省级以上疾病预防控制中心下属科室,负责临床试验的受理和实施,申请承接临床试验,向机构报告申办方和临床试验信息,组织和实施临床试验并进行质量控制。

专业科室人员构成包括预防医学、临床、检验、流行病、统计学专业人员以及疫苗、生物样本、档案管理人员,各级技术职称人数配置满足开展临床试验要求,并有一定数量研究辅助人员。

设有由机构指派的临床试验组外质量控制员,组织制定专业科室管理制度和 SOP,对机构所有临床试验开展质量控制活动,提出预防和纠正措施并进行监督和跟踪。

专业科室应有独立的办公场所,包括办公室、档案资料室、实验室、疫苗和样本保存室,具有传真、复印、网络系统和满足疫苗、样本保存的冷链设备。建立有疫苗临床试验质量管理体系文件,包括疫苗临床试验管理、人员培训制度和疫苗临床试验 SOP,保存各类人员技术、培训档案和资格证书复印件,所有研究者均参加过 GCP 培训。

(三)临床试验现场

临床试验现场指接受临床试验负责机构邀请、参与临床试验的下级疾病预防控制中心或医疗机构,负责具体实施疫苗临床试验,是疫苗临床试验中最重要环节之一。

试验现场应具备卫生行政部门批准的预防接种资格,具备应对预防接种异常反应的处理机制、队伍和能力。

现场研究者数量应满足临床试验现场流程运转要求,包括受试者招募、知情同意、体检、采样及样本检测、疫苗接种、医学观察、急救、疫苗和物品管理。体检、急救、不良事件处理人员应有执业医师资格,采血和样本处理、疫苗接种和疫苗管理岗位应具有上岗资格。

临床试验现场质量控制员负责组织制订试验现场运行 SOP,宣贯临床试验负责机构下发的项目相关 SOP,并依据 SOP 进行质量控制,向临床试验负责机构报告存在问题,根据主要研究者意见监督实施预防和改正措施。

试验现场应具备开展临床试验的基本条件,功能分区包括受试者接待、知情同意、体检、采样、接种、观察、急救区,并设有专用档案室、样本处理和储存室、疫苗储存室。各功能区配置必需的设备,样本、疫苗储存设备和计量器具应经过检验并在有效期内,冷链设备可满足临床试验疫苗和样本的安全储存。

二、各级职责

(一)临床试验负责机构

1. 保证临床试验的合法性及安全性　通过核实申办方提交的国家药品监督管理部门的临床试验批件、试验疫苗的检定合格报告、申办方的 GMP 证书等材料确认临床试验的合法性和安全性,确保受试者安全。

2. 制定临床试验管理制度、规范和 SOP　审核、批准临床试验专业科室制定临床试验质量管理体系文件,包括管理制度、技术规范、临床试验实施过程和仪器设备管理使用的 SOP。督促专业科室进行严格、有计划的培训,开展质量控制检查活动,实施对临床试验的质量控制。

3. 临床试验管理和实施　机构应给专业科室配备具有相应资质、足够数量的研究者和辅助人员进行临床试验管理和实施。专业科室的分管领导参与疫苗临床试验项目组组建,审核主要研究者和临床试验协调员的资格和能力,协调机构资源(如人员、信息、设备等)。

4. 审核总结报告　临床试验完成后,组织审核临床试验报告。审核内容主要包括:报告格式的规范性,试验方案及统计方案的依从性,分析结果的准确性,结论的可靠性,尤其关注疗效及安全性结论等。盖章签发临床试验报告。

(二)专业科室

1. 临床试验受理　专业科室负责与申办方接洽,要求申办方提供所委托制品开展临床试验的相关文件,包括国家药品监督管理局(NMPA)颁发的临床试验批件、中国食品药品检定研究院的制品检验合格报告、研究者手册等,评价承接临床试验的条件并向机构负责人提出接受临床试验的可行性报告。

2. 临床试验方案制订/审核　专业科室负责人参与临床试验方案审核,包括临床试验目的、方法、设盲水平、统计方法、入组/排除标准、评价指标等关键信息以及数据管理和数据可溯源性的规定、临床试验的质量控制与质量保证措施、试验用药品编码的建立和保存,揭盲方法和紧急情况下破盲的规定、统计分析计划,统计分析数据集的定义和选择等。向伦理委员会阐述方案并获得批准。

3. 选择临床试验现场　专业科室根据方案要求选择临床试验现场,获得申办方认可后,与现场机构签订合作协议/合同,指导现场进行基本功能分区建设和开展研究者培训,保证所选择的临床试验现场满足临床试验和 GCP 要求。

4. 临床试验管理　专业科室为每个临床试验项目组建专门临床试验管理组,指定主要研究者和临床试验协调员。临床试验项目组人员包括主要研究者 1 人,协调员 1~2 人,其他协同研究者 3~5 人。主要研究者应具有医学高级技术职称,为保证有足够时间参与临床试验,其兼任临床试验不宜超过 3 个。必要时可邀请机构内具有相应资格和临床试验经验人员担任主要研究者。

5. 临床试验质量 质量控制员参加制定临床试验相关 SOP、规范和预案。临床试验开始前对所有参加试验人员进行相关法规、制度、规范和 SOP 等的培训,主要研究者对所有研究者授权,保证各级研究者具有相应专业资质和上岗资格,职能权限明确、严格履行各自的职责。各级质量控制员制订本级质量控制计划,开展临床试验现场质量控制活动。

(三) 临床试验现场

1. 建立满足临床试验运行的现场研究者队伍 组建临床试验现场研究者队伍,指定现场负责研究者、协调员和质量控制员,临床试验开始前对所有参加临床试验的现场研究者进行相关法规、制度、规范、SOP 和临床试验方案培训,现场研究者具有相应专业资质和上岗资格,提交业务简历并获得主要研究者授权。

2. 按照方案开展临床试验 组织足够的受试者资源,制订受试者招募计划,对受试者进行知情同意并签署知情同意书,筛选符合临床试验方案要求的受试者,严格按方案要求采集样本、接种疫苗和进行安全性观察,收集、审核临床试验原始数据并及时转录病例报告表(CRF),处理、报告临床试验中的不良事件,协助负责机构和申办方处理临床试验中的医疗鉴定、纠纷以及受试者补偿、赔偿等事宜。

3. 临床试验质量控制 建立疫苗临床试验管理、人员培训制度和 SOP,包括疫苗、生物样本、资料档案管理和仪器设备使用等。质量控制员按照机构临床试验组制订的质量控制计划开展质量控制活动,包括质量控制检查、反馈、整改跟踪记录,保证各项操作符合 GCP、临床试验方案和 SOP,数据真实准确,原始数据与 CRF 一致。

(四) 研究者资质和授权

1. 现场研究者资质 参加临床试验的现场研究者须具有相应专业资质,提供个人业务简历,负责受试者招募、知情同意、体检、疫苗管理、疫苗接种、医学观察、安全性随访等人员须具有医学教育背景/上岗资格,接受 GCP 培训,临床试验启动前获得主要研究者授权。其他辅助岗位小组至少由具有医学背景的现场研究者兼任负责人。

2. 授权 主要研究者在审核现场研究者资格/资质后,根据其业务专长和能力授予相应权限,一名研究者可以授予多个工作内容相近的职责,如受试者医学观察和安全性随访、样本采集和样本处理等,根据实际情况在临床试验运行过程对已授权限进行增加或撤销。临床试验进行过程中允许在进行培训后增加新现场研究者的授权。

3. 质量控制员 质量控制员是临床试验的重要岗位,质量控制员应熟悉临床试验基本流程、熟悉 GCP 等法规、参与临床试验培训、了解临床试验方案及 SOP。临床试验研究机构的专业科室应设专职质量控制员,由机构/专业科室负责人任命,专职质量控制员不参加临床试验工作。临床试验可设临床试验内部质量控制员,内部质量控制员和试验现场质量控制员由该临床试验的主要研究者授权。

三、质量保证文件

疫苗临床试验的质量保证文件包括管理制度、通用 SOP 和针对每个临床试验的临床试验运行 SOP。

1. 通用 SOP　通用 SOP 是体现临床试验机构对疫苗临床试验管理能力的一类文件，其内容包括临床试验各个基本环节的管理和操作原则，为各级机构的受控程序文件和临床试验机构、专业科室的质量保证文件。

临床试验通用 SOP 由各机构组织制定，由负责机构专业科室负责人/试验现场负责人批准，按机构受控文件统一编号，注明撰写人和撰写日期、审核人和审核日期、批注人和批准日期、生效日期和版本号，根据国家法律法规更新和人员、科室职能变化进行修订。一般通用程序包括：

（1）临床试验管理制度。

（2）技术规范类 SOP。

（3）工作程序类 SOP。

（4）仪器设备管理类 SOP。

2. 临床试验运行 SOP　临床试验运行 SOP 为在通用 SOP 的基础上制定的适应试验方案、流程、制品特性和各机构特有的管理模式的具体操作细则，包括各机构内部运行的管理程序、仪器设备管理和操作规程、绿色通道运转程序、防范受试者损害及突发事件防范和处理预案等。确保所有现场研究者能够按照统一标准的执行方案，用以减少由于现场研究者素质参差不齐造成的对试验质量的影响，是临床试验的质量保证文件。

SOP 由专业科室临床试验组协调员组织撰写和审核，主要研究者批准，按科室 SOP 管理要求编号，注明撰写人和撰写日期、审核人和审核日期、批注人和批准日期、生效日期和版本号。SOP 制定过程可邀请试验现场参与讨论，完成后下发到试验现场。试验现场组织培训和按 SOP 开展临床试验。试验现场质量控制员根据本机构质量管理需要组织制定相关 SOP，经现场负责研究者批准后实施。临床试验 SOP 一般包括：

（1）组织结构、人员职责和分工 SOP。

（2）受试者招募、入组 SOP。

（3）疫苗管理、使用相关 SOP。

（4）生物样本采集、处理、储存、运输 SOP。

（5）各种主要表格填写指南。

（6）不良事件处理预案。

（7）严重不良事件处理和报告相关 SOP。

（8）实验室、现场环境、设备管理 SOP。

（9）各种仪器操作 SOP。

（10）各种突发事件处理 SOP。

（11）研究文件和档案管理 SOP。

3. 疫苗临床试验质量管理的实施 疫苗临床试验受理后质量管理即已启动，在选择、考核临床试验现场，组建临床试验项目组的同时，按照临床试验运行管理制度开展质量管理，制定临床试验质量管理手册并予以实施。

（1）临床试验的质量管理手册：临床试验质量管理手册是根据临床试验方案和 GCP 制定的，对整个临床试验每一个环节进行质量控制的重要里程文件，由人员、文件、计划、实施、记录五部分组成。

1）人员及职责：临床试验质量管理手册具体列出负责机构主要研究者、协调员、质量控制员和试验现场的负责研究者、质量控制员名单及联系方式，并列出各级质量控制人员职责。

2）文件：质量手册根据临床试验类型对 SOP 的制定、管理和使用进行规定，如单中心临床试验、多中心临床试验及各期临床试验。附件中至少应收集临床试验相关 SOP。

3）计划：质量管理手册应具体列出定期的质量控制活动计划，包括参加人员、检查时间、检查对象，并列出每次质量检查活动的具体内容，包括知情同意过程和知情同意书签署、入选标准、排除标准、生物样本采集和处理、疫苗接种和管理、原始数据采集和记录、资料和文件管理、预防和改进措施等，可事先列出检查清单，根据临床试验进度进行相应内容的质量控制检查。

质量控制检查活动的频率根据临床试验入组人数、持续时间、访视密度而定，通常至少在临床试验启动阶段、完成入组后、临床试验关闭前后按计划开展质量控制检查，效力试验应根据试验方案要求增加检查次数。定期的质量控制检查活动可邀请其他研究者参与，共同发现质量问题。

4）实施：质量管理手册应具体规定质量控制检查的形式，如抽查、自查、交叉检查等，并对每次质量控制活动的组织、培训、检查方法、结果反馈、问题跟踪和处理、整改和预防措施、整改结果等程序进行具体规定。

5）记录：质量控制计划中包括事先制订的检查记录表，记录每次质量控制检查的过程、内容和发现的问题及问题判断依据，以及整改过程、改进措施和结果。

（2）质量控制实施：临床试验的质量控制应分别在准备阶段、早期、中期和后期进行，通过质量控制检查活动及时发现和纠正受试者随访过程的问题，对现场研究者进行培训，提出预防措施以避免问题再次发生。

1）临床试验准备阶段：指临床试验受理、合同签订后至临床试验正式启动阶段，对临床试验方案、知情同意书、记录表格、CRF 设计、伦理审核、现场选择和建设、现场研究者队伍建立和培训的过程进行质量控制。

2）临床试验早期：早期的质量控制包括临床试验启动、研究者培训、研究者资质授权。通过查看培训记录和授权表、知情同意书签署、不合格受试者的入组控制、随机分配、样本采集和处理、疫苗接种和管理、不良事件随访、表格填写以及临床试验流程是否流畅等，评价参加临床试验的现场研究者对方案、表格、SOP 了解和掌握程度以及对操作流程的熟练程度。对其中存在的问题及时向各级负责人反馈,保证后续运行质量。

3)临床试验中期:临床试验中期部分受试者已进入随访阶段,如何保证随访质量、提高受试者依从性,使失访率降到最低是保证临床试验质量的关键。质量控制应重点关注现场研究者对受试者访视的执行力度,并对原始数据收集、审核、转录及 CRF 填写进行抽查。

4)临床试验后期:临床试验后期部分受试者开始出组,质量控制对所收集的临床试验数据正确与否十分关键,应及时组织全面的质量检查活动,重点为原有错误是否及时更正,各项数据是否填写完整、规范、正确,原始数据与 CRF 是否一致,数据录入是否正确等方面,并针对检查出来的问题——提出解决办法和现场纠正。

5)质量控制记录:临床试验过程中所有质量控制检查活动均应进行记录,包括检查原因、检查时间、检查内容、检查单位/场所、参加人员、检查结果、问题涉及人员/单位/环节等,指出不合格事件违背的条款/标准。检查人须在检查记录上签名,被检查人确认检查结果后签名。

质量控制员应负责跟踪被检查人反馈的改正、预防措施,并与质量控制记录一并保存。

4. 监查和稽查 现场研究者应接受申办方组织的监查、稽查,对其中发现的问题及时进行整改。

第二节 申办方质量管理体系

一、依据

《药物临床试验质量管理规范》规定:申办方应建立临床试验的质量控制和质量保证系统。申办方及现场研究者均应履行各自职责,并严格遵循临床试验方案,采用标准操作规程,以保证临床试验的质量控制和质量保证系统的实施;同时,《疫苗临床试验质量管理指导原则(试行)》规定:申办方应建立疫苗临床试验质量管理体系,对疫苗临床试验的质量管理应贯穿整个研究过程。应对试验全过程进行监查、稽查和风险控制,加强不良事件的监测和报告,保证受试者安全。并委托独立的第三方进行数据管理和统计分析。申办方对临床试验的质量负有最终责任。

为确保疫苗临床试验的质量符合法律法规的要求,申办方必须建立有效、完善的质量管理体系,将其疫苗临床试验的各个环节、各个方面纳入质量管理体系中,确保临床试验按照 GCP、试验方案、SOP 及现行相关法规执行。

二、组织架构

申办方在组织架构上(组织、人员)应建立自己的质量管理部门和团队,负责质量管理工作,有效实施疫苗临床试验各个环节、各个方面的质量活动。质量管理部门应配备足够数量的、符合要求的质量管理人员,并配备质量管理负责人等。疫苗临床试验的质量管理人员应该满足下列要求:①具备医学、药学、生物学等相关专业的教育背景和工作经验;②接受过 GCP 培训,熟悉 GCP 内容;③具有一定的疫苗临床试验经验。

三、体系文件

质量管理体系的实施和运行是通过建立贯彻质量管理体系的文件来实现的。质量管理体系文件一般由四部分组成:质量手册、程序文件、作业指导书、质量记录。质量手册的核心是对质量方针目标、组织机构及质量体系要素的描述;程序文件是对完成各项质量活动的方法所作的规定;作业指导书是规定某项工作的具体操作程序的文件,也就是常用的操作手册或操作规程等;质量记录是为完成的活动或达到的结果提供客观证据的文件。

完成质量管理体系文件后,要经过不断运行,才能不断完善和升级质量管理体系文件,使之更具有适用性、有效性和操作性。

四、申办方质量管理活动

(一) 监查
监查的目的是保证临床试验中受试者的权益受到保障,确保试验按照 GCP、试验方案、SOP 及现行的管理法规执行,确保试验记录与报告的数据准确、完整无误。

申办方应建立监查员团队或将管理临床试验的部分或全部工作委托给第三方 CRO(参见第五章)。每个临床试验配备的监查员人数应根据该试验方案设计的复杂程度、现场数量及申办方的要求来决定,应确保数量足够。

监查方应制订合适的监查计划并获得申办方确认,按照监查计划在试验开始前、试验进行中、试验结束后持续对各个试验场所进行定期访视和监查。具体监查的实施应符合《疫苗临床试验质量管理指导原则(试行)》中附件 3 表 2、表 3 执行。监查员应按照监查计划的要求进行临床试验的监查并提交监查报告及试验进展情况。

(二) 稽查
稽查是指由不直接涉及试验的人员对临床试验相关活动和文件进行的一种系统性检查,以评价试验的实施、数据的记录和分析是否与试验方案、SOP 以及临床试验相关法规要求相符。试验数据是否及时、真实、准确、完整地记录。申办方的稽查工作由独立的质量管理部门承担或者是委托独立的第三方开展。

为确保临床试验质量,申办方可在临床试验开展前、临床试验进行中、临床试验结束后组织开展稽查工作,稽查员应按照相关法规及内部 SOP 的要求对疫苗临床试验进行稽查。应明确规定稽查时间选择、稽查对象的选择标准、稽查的范围和方法、稽查报告的时限、稽查发现问题的解决以及发现重大问题的上报途径等。

稽查团队在开展稽查前应做足准备工作:熟悉临床试验方案,了解试验进展情况,了解监查情况及监查发现的问题,了解试验方案执行情况,制订详细的稽查计划。稽查时根据稽查计划开展稽查工作,确保稽查全面细致无遗漏。稽查结束后,与研究者会谈稽查的总体结果,讨论/澄清稽查中发现的问题,并撰写稽查报告。

(三)申办方自身质量管理

申办方自身的质量管理涉及各合作方,主要包括:

1. 对自身的管理 申办方内部应成立临床试验管理小组,对临床试验全过程进行管理,实时跟进临床试验进展情况并确保临床试验按计划保质保量完成,及时发现临床试验存在问题并解决问题,对于发现的问题,若需要,应及时组织研究者、监查员及相关方开会讨论。

2. 对监查的质量管理

(1)监查员团队选择:申办方对监查员团队选择进行评估时应考虑以下几方面。①组建具有足够数量的且符合要求的监查员,可满足临床试验的需要;②监查员应具备医学、药学或相关专业的教育背景和工作经验;③监查员参加过 GCP、疫苗临床试验相关法律法规的培训;④监查员具有一定的疫苗临床试验经验;⑤建立监查工作的质量管理体系,建立相关 SOP。

申办方也可以委托独立第三方 CRO 进行监查,应通过签订合同明确双方职责。

(2)监查的质量管理:申办方应通过培训等各种方法确保监查人员熟悉疫苗情况,熟悉疫苗临床试验方案、试验目的及试验要求等,以保证对试验过程的正确监督和指导。

申办方质量管理部门应对监查员的工作进行监督管理,确保监查工作按照监查计划进行并符合申办方的要求,对监查发现的问题应同监查方及研究者共同讨论解决措施。同时,针对监查员提交的监查报告申办方应及时进行审核确认。

3. 负责机构及试验现场的质量管理 在临床试验开展前,申办方应评估选择合适的负责机构及试验现场。确定研究负责机构及试验现场后,申办方和负责机构、试验现场应分别签署临床试验合同,明确临床试验各方职责等。

申办方可组织开展针对临床试验现场和负责机构的访视及质量控制检查,检查试验是否按照 GCP、临床试验方案执行,是否符合 SOP 及相关法规的要求。如对负责机构拟申报备案的临床试验现场组织开展评估,确保临床试验负责机构及试验现场符合开展临床试验的条件;在试验入组前,组织开展入组前的确认检查,确保临床试验符合启动入组的要求;在入组过程、接种过程及随访过程中,组织开展临床试验过程中的质量控制检查/稽查;在过程中,同时开展针对现场研究者文件夹资料记录的质量控制检查,确保现场研究者文件夹资料记录的真实、准确、完整无误;在数据库锁定前,组织开展临床试验数据核查,确保 CRF 中数据尤其是关键数据如不良事件、用药、方案违背等数据真实、准确、完整、可溯源。在临床试验关闭前,组织开展关闭试验现场的访视或质量控制检查等,确保试验现场已结束该临床试验所有工作,符合试验现场关闭条件。

同时,申办方应协调和组织试验现场配合临床试验的监查或稽查,对监查/稽查发现的问题,督促试验现场及时采取措施整改,提高临床试验质量。

同时,申办方质量管理涉及各个方面,主要包括:

(1)对疫苗的管理:疫苗的质量直接影响其临床试验的质量和受试者的安全,申办方必须保证临床试验用疫苗的质量水平。申办方应按要求向现场研究者提供在符合《药品生产质量管理规范》的条件下生产的、经检验合格的试验用疫苗。申办方向现场研究者提供的试验用疫苗应进行适当包装,包装后的疫苗应易于识别、正确编码、贴有特殊标签,并标明仅供临床试验使用。

申办方应建立试验用疫苗的管理制度,对试验用疫苗的冷链管理要求、冷链中断/异常的疫苗处置等须有明确的文件规定,在收到负责机构对疫苗的冷链异常报告后,应及时给出处理意见。

疫苗管理全过程要符合冷链要求,要有符合方案要求的疫苗运输和保存条件。故申办方应采取有效措施确保疫苗从生产到运送至试验现场或负责机构期间符合其温度要求,避免发生冷链异常。

申办方在试验现场访视或质量控制检查时,应高度重视试验现场疫苗管理,确保临床试验用疫苗储存符合冷链要求,独立分区、按临床试验存放,专柜上锁管理。疫苗的交接、出入库和分发使用有详细记录,疫苗接种可溯源且未被用作非临床研究。确保试验用疫苗的交接数量、使用数量、剩余数量相符。针对废弃、过期、剩余的疫苗的处理(退回申办方或进行销毁)应留有处理记录。

(2)对血样的管理:血液样本作为疫苗临床试验免疫原性评价的重要介质,其管理应引起申办方的高度重视。申办方应建立血样样本管理制度,血样的管理应符合试验方案和标准操作规程的要求。血清样本应设置备份,血液样本的标识应易于识别,具有唯一性和可溯源性。

对血样的冷链管理要求、冷链中断/异常的血样处置等须有明确的文件规定,在收到负责机构针对血样的冷链异常报告后,应及时给出处理意见。

血清管理全过程要符合冷链要求,保证其完整性和活性不受影响,要有符合方案要求的血清保存条件和运输条件。故申办方应采取有效措施确保血清样本从试验现场到运送至检测机构期间以及在试验现场存放期间符合其温度要求,避免发生冷链异常。

申办方在试验现场访视或质量控制检查时,应检查确认血样储存符合冷链要求,专人专柜上锁管理。临床试验结束后剩余血液样本的处理要经过申办方确认,并留有记录。

(3)对安全性信息的管理:申办方是疫苗临床试验安全信息监测、评价与 SAE 报告的责任主体。应指定专职人员负责临床试验安全信息监测与 SAE 报告的管理。申办方收到任何来源的疫苗安全性相关信息后,应进行分析评估,包括严重性、与试验疫苗的相关性以及是否为预期事件等,按照《疫苗临床试验严重不良事件报告管理规定(试行)》的规定进行报告。

申办方应定期(至少每年一次)汇总试验中发生的不良事件以及国内、外同类试验疫苗已发生的严重不良事件,进行安全性分析以及临床试验风险评估,并向国家药监局药品审评中心、所在省监管部门以及所有参与该临床试验的负责机构/主要研究者提交定期安全性报告。

（4）对临床试验资料的管理：临床研究资料作为临床研究数据记录的载体，应妥善保存，申办方应建立临床研究资料管理制度，在资料形成后，申办方及现场研究者应按照GCP附录2"临床试验保存文件"及时完成资料的收集存档，要确保资料的完整性。现场研究者应保存临床试验资料至临床试验终止后五年，申办方应保存临床试验资料至试验疫苗被批准上市后五年。

临床试验资料的保存地点应符合防火、防盗、防虫、防水、防潮、保密的要求，不管是申办方或者是研究方，临床研究资料应设专人进行管理。

（5）其他：申办方在临床试验过程中应根据临床试验实际情况，充分分析临床试验实施过程中的风险和问题，并对问题进行评估，及时采取措施解决，尽量减少、减轻对临床试验质量及其他各方面的影响。

第三节　合同研究组织质量管理体系

根据《药物临床试验质量管理规范》，申办方可以将其临床试验的部分或者全部工作和任务委托给合同研究组织，但申办者仍然是临床试验数据质量和可靠性的最终责任人，应当监督合同研究组织承担的各项工作。

合同研究组织应当实施质量保证和质量控制。临床试验开始之前与委托方共同制定监查计划以及监查SOP，保证临床试验遵守相关法律法规和数据的真实性，保证应对临床试验中的各类风险。合同研究组织的质量管理部门和监查团队应建立质量保证和质量控制机制，对所承担的临床试验项目开展内部质量审查活动。

具体参见第五章合同研究组织的内容。

第四节　多中心临床试验的质量管理

多中心试验是由多个负责机构按同一试验方案在各自机构内同时进行的临床试验。多中心临床试验所涉及的试验现场多、研究时间长、样本量大，更需开展严格的质量控制确保所有现场研究者能够按照统一标准执行方案，减少由于现场研究者素质参差不齐造成对试验质量的影响。

多中心临床试验的组长负责机构及主要研究者、分中心负责机构主要研究者和试验现场负责研究者都是各级质量管理责任人，负责本级质量管理，指定临床试验质量控制员、协调员，组织制定临床试验SOP并进行培训。

一、多中心临床试验质量控制要点

(一) 临床试验方案

多中心疫苗临床试验方案是由各中心的主要研究者和申办方共同讨论制订,各中心必须严格按照同一方案进行试验,最大可能地降低各种操作变异和试验误差。临床试验开始前,试验方案、知情同意书、研究表卡、招募广告等资料须各中心伦理委员会审议批准。试验过程中,如需修改方案、知情同意书等资料则必须将其书面修改件送各中心伦理委员会批准。

(二) 伦理审查

多中心临床试验方案、知情同意书等主要研究文件由各中心伦理委员会分别审核,多中心临床试验的主要研究者(组长机构)负责汇总各中心伦理委员会意见,与申办方共同修订后再次交各中心伦理委员会审核批准。临床试验方案和研究表格各中心均采用同一版本,知情同情书在主要内容一致的前提下,根据各中心当地社会环境、地区差异和语言习惯经伦理委员会批准可有不同版本,确保各中心受试者或其法定代理人能完全理解知情同意书内容。

各中心按照伦理委员会批准的同一版本方案实施临床试验,知情同意书各种版本均应在组长机构备案,如有方案等文件更新,主要研究者应及时告知各研究中心,下发最新版本并撤回旧版本。

(三) 临床试验培训

临床试验的质量高度依赖临床试验培训的效果。多中心临床试验涉及机构多、试验周期较长、样本量大、需要评估的时点多、操作难度相对较大,并涉及量表的考核和培训等多方面的问题,因此现场研究者的统一培训和协调显得尤为重要。临床试验开始前申办方应制订培训计划,采用集中和分区域相结合形式对各中心实施有效的培训,印发统一教材,内容包括 GCP、方案、不良事件处理和报告、疫苗临床试验一般流程、功能区建设等。培训可分层次、按地区,先对各中心主要研究者、协调员、质量控制员、不良事件调查员及各现场负责研究者、质量控制员和不良事件调查员进行培训,再对所有现场研究者进行培训。

(四) 协调会议

申办方至少在临床试验前期、中期、后期各举办一次现场研究者会,主要由各中心主要研究者、协调员、质量控制员、现场负责研究者和质量控制员参加,必要时召开全体现场研究者参加的临床试验协调扩大会。启动前会议主要为统一认识和操作方法,提出临床试验要求,对各个负责机构及其试验现场存在的各种实际问题进行集体讨论和决策,研究解决办法;中期会议的目的是了解试验存在问题,平衡试验进度,交流访视经验,及时纠正试验偏倚,调整后期试验进度,以确保各试验现场工作同步进行;后期会议主要讨论临床试验关闭前的诸多工作,了解存在问题,特别关注原始数据管理、GRF 转录的质量和进度,进行数据整理、澄清、编码、盲态审核、锁定和解盲。

（五）标准操作规程

1. SOP 制定　规范统一的 SOP 是保证多中心临床试验质量的前提。多中心临床试验组长负责机构负责技术性和临床试验全面管理 SOP 的撰写、审核、批准和修订,包括临床试验操作流程、疫苗和样本管理、统一购置仪器的使用和管理等,各分中心负责机构参与 SOP 的讨论,组长负责机构主要研究者批准后统一下发到各分中心负责机构执行。保证不同现场研究者和同一现场研究者在不同时间的操作一致性,减少出现偶然误差的可能性。

由于多中心临床试验需协调各个分中心负责机构,SOP 的制定过程应随时关注临床试验方案等文件的修订更新,确保 SOP 按最新版本的方案制定和修订。

2. SOP 培训　临床试验开始前申办方、临床试验组长负责机构、分中心负责机构和试验现场应对所有现场研究者进行 SOP 培训和考核,针对特别岗位如疫苗管理、EDC 录入等可进行针对性培训,保存培训和考核记录。应开展对新加入的现场研究者随时培训,建立培训档案。SOP 培训应有记录,包括时间、内容、参加人员、授课人、考核结果,附有教材和考核试卷。

3. SOP 修订　为保证 SOP 的唯一性和标准性,当临床试验 SOP 内容与负责机构通用 SOP 不一致时,按临床试验 SOP 实施。如上级机构统一下发的 SOP 与本级实际情况不适应且不可调和时,在不影响方案执行的原则下,可对具体操作进行修改,并将修改后的 SOP 提交原 SOP 制定机构审核批准,作为附件与原 SOP 一同保存。实施过程中如发现 SOP 不适用,或与方案、法规不一致,或无可执行性,应以书面形式通过邮件或传真将问题报告该 SOP 的批准人,其他人无权进行修改。修订后的 SOP 应注明修订内容,并重新签发,如修改了版本号,旧版本加盖"作废"章并予收回。

（六）实验室管理

多中心临床试验中所采用的实验室和临床评价方法均应有统一的质量控制标准,各中心实验室尽可能采用相同来源的材料和试剂,申办方须保证方法标准化(国标或行标)或经过方法学比对,试剂有效、合法,试验前进行实验室间比对。为避免检测条件、人员操作差异等因素造成的实验室间误差,多中心临床试验也可以选择使用中心实验室,统一规定所有中心生物样本的运送程序、联系和接收方式以及结果返回、报告流程。

开展临床试验检测的实验室人员亦须参加 GCP、临床试验方案培训,实验室须制定临床试验样本检测相关操作 SOP,包括样本接收和处理、样本保存、样本转运等,定期校准仪器设备保证处于有效在用状态,实验室检测各种原始数据、仪器操作记录均可溯源。检测结果应有检验人、复核人签字。检验剩余样本应妥善保存直至临床试验结束。

（七）试验用疫苗的管理

多中心临床试验应当根据参加试验的中心数目和临床试验的要求,以及对试验用疫苗的了解程度建立管理系统,保证在不同中心以相同程序管理试验用疫苗,包括分发和储藏;建立临床试验用疫苗接收、储存、发放、领取、使用及回收的 SOP,做到专人、专柜保管。

试验用疫苗由试验现场按照冷链规定保存,按照临床试验进展发放到试验现场,领用人和发放人均应在发放交接记录上签字,入组期间各试验现场须每天清理疫苗数量,保证账清数对,各试验现场定期向分中心负责机构报告疫苗使用、库存情况。

(八) 不良事件管理

不良事件的管理是临床试验质量控制的重要部分,直接影响到试验用疫苗的安全性评价和受试者权益保护。多中心临床试验进行期间,各中心应如实收集、审核不良事件,如发生严重不良事件,现场研究者应在限定时间内报告分中心主要研究者及伦理委员会、申办方,组长负责机构不良事件调查员应定期汇总各中心严重不良事件,当多个受试者出现或多个中心报告相同的不良事件应警惕与试验用疫苗有关,须及时通知申办方、各中心负责机构及现场研究者、伦理委员会。

(九) 数据管理

临床试验的最终目的是通过临床试验过程收集数据,推出结论,以评价疫苗安全性和有效性。因此,数据的管理是临床试验中非常重要的一个环节,贯穿于整个临床试验,方案中须明确提出数据管理的计划、内容和步骤,并制定数据记录、传递、录入、核查和分析的 SOP。多中心临床试验应尽可能采用中央随机系统,包括受试者筛选、随机化、紧急揭盲、疫苗分配、临床试验数据质量评价等功能模块,以简化临床试验各个步骤,避免手工操作时产生的各种错误,保证数据的科学性、及时性、完整性和真实性。

(十) 质量管理活动文件记录

质量记录文件包括质量管理手册、临床试验各环节质量检查记录和质量保证体系相关文件,它们是临床试验质量控制活动执行情况及其结果的客观证据。没有记录就没有发生,按照 GCP 的要求,必须保存开展质量活动的记录。

(十一) 质量控制的实施

多中心临床试验的一级质量控制由各个试验现场负责研究者和质量控制员组成:按照方案、SOP 对临床试验的全过程进行质量控制。对试验中执行临床试验方案的情况、SOP 及流程图、药品及临床资料的管理等方面进行有效的监督,将发现的问题及时向分中心负责机构主要研究者汇报,及时纠正任何偏离试验方案的情况;核对 CRF 记录的数据与源数据的相关临床试验是否一致,是否有漏项;对每一份 CRF 从入选和排除标准的把握,不良事件的判定,到数据的录入进行质量控制。

多中心临床试验的二级质量控制主要由分中心负责机构主要研究者、协调员、质量控制员组成:撰写本级临床试验 SOP,统一对本级和现场研究者进行 GCP、SOP 和临床试验方案培训、考核。保证现场研究者具有相应岗位资质,分中心主要研究者本级和现场研究者进行授权。对试验中执行临床试验方案的情况、SOP 及流程图、药品及临床资料的管理等方面进行有效的监督,与组长负责机构主要研究者保持联系,讨论并解决临床试验中存在的问题,及时纠正任何偏离临床试验方案的情况。

多中心临床试验的三级质量控制主要由组长负责机构专业科室质量控制员、临床试验的主要研究者、协调员组成,对临床试验实施的全过程进行监督。临床试验前对各个分中心主要研究者、协调员、质量控制员、不良事件调查员进行培训、考核和授权;制订质量控制手册,按计划组织对临床试验的自查、互查等质量控制活动;记录并解决临床试验进行中存在的主要问题,重点关注临床试验是否按方案实施、试验用疫苗的管理是否规范、CRF 的记录是否及时且完整而规范修改、获得的数据是否具有真实性和可溯源性、所有不良事件和合并用药是否按规定记录、是否有潜在的原始记录数据遗漏和修改等。

二、临床试验通用标准操作规程

(一)临床试验管理制度

疫苗临床试验管理制度为本机构专业科室开展临床试验的通用文件,包括:

1. 科室管理、培训制度。

2. 人员职责和分工制度。

3. 临床试验受理和批准制度。

4. 档案室管理制度。

5. 计算机管理和保密制度。

6. 实验室管理制度。

7. 合同签订和管理制度。

8. 物品采购和验收制度等。

9. 疫苗临床试验管理制度。

(二)技术规范类标准操作规程

技术规范类 SOP 涉及临床试验设计、管理、实施各流程,包括(但不限于):

1. 操作规程制定和管理 SOP。

2. 临床试验可行性评估 SOP。

3. 临床试验现场选择和管理 SOP。

4. 研究者培训 SOP。

5. 临床试验方案审核 SOP。

6. 知情同意书审核 SOP。

7. 伦理申报 SOP。

8. 伦理后续申请和报告 SOP。

9. 不良事件和严重不良事件评价、处理和报告 SOP。

10. 疫苗随机分配和盲态维持 SOP。

11. 临床试验报告审核 SOP。

12. 制定(审核)研究者操作手册 SOP。

13. 接受监查、稽查和视察 SOP。

14. 研究者分工授权 SOP。

15. 病例报告表审核和回收 SOP。

16. 受试者经济补偿 SOP。

17. 仪器维护、使用管理 SOP。

18. 温度、湿度记录 SOP。

19. 诊断感染 SOP。

20. 核对原始数据和病例报告表 SOP。

21. 试验方案偏离/违背报告 SOP。

22. 质量控制 SOP。

23. 防止利益冲突 SOP。

24. 接受投诉 SOP。

(三) 工作程序类标准操作规程

工作程序类 SOP 主要规定了各个环节的操作,包括(但不限于):

1. 人员培训 SOP。

2. 人员分工 SOP。

3. 受试者招募 SOP。

4. 受试者知情同意 SOP。

5. 受试者筛选 SOP。

6. 受试者体检 SOP。

7. 受试者脱落处理 SOP。

8. 生物样本采集、处理、保存、转运 SOP。

9. 疫苗配制、接种 SOP。

10. 疫苗接种后受试者观察 SOP。

11. 疫苗接收、退回和清点 SOP。

12. 疫苗破损处理 SOP。

13. 备用疫苗获取 SOP。

14. 应急信封管理及破盲 SOP。

15. 不良事件管理 SOP。

16. 不良反应调查员培训 SOP。

17. 原始资料记录 SOP。

18. 电子 CRF 和病例报告表记录 SOP。

19. 质疑数据处理 SOP。

20. 档案、资料管理 SOP。

21. 现场启动和关闭 SOP。

22. 试验资料保密 SOP。

23. 各种记录操作 SOP。

24. 冷链设备管理 SOP。

(四) 仪器设备管理类标准操作规程

疫苗临床试验机构仪器设备管理类 SOP 主要针对通用型,具体使用的常规仪器根据

型号由现场机构制定 SOP,通用性仪器设备管理类 SOP 包括(不仅限于):

1. 仪器设备登记和管理 SOP。
2. 仪器设备有效性及标识 SOP。
3. 冷藏设备维护和保养 SOP。
4. 电热恒温设备使用和维护 SOP。
5. 离心机使用和维护 SOP。
6. 移液器使用和维护 SOP。
7. 紫外消毒 SOP。
8. 各种抢救仪器使用和维护 SOP。
9. 简易呼吸机使用和维护 SOP。
10. 氧气瓶使用和维护 SOP。
11. 急救车调用和管理 SOP。
12. 水银体温计标化 SOP。
13. 计量器材标定 SOP。

(李荣成 李艳萍)

参 考 文 献

[1] 国家食品药品监督管理局. 药品注册管理办法. [2020-05-15]. https://www. nmpa. gov. cn/zhuanti/ypzhcglbf/ypzhcglbfzhcwj/20200330180501220. html.

[2] 国家药品监督管理局,国家卫生健康委员会. 药物临床试验质量管理规范. [2020-05-15]. https://www. nmpa. gov. cn/directory/web/nmpa/xxgk/ggtg/qtggtg/20200426162401243. html.

[3] 国家食品药品监督管理总局. 疫苗临床试验质量管理指导原则(试行). [2020-05-15]. https://www. nmpa. gov. cn/xxgk/fgwj/gzwj/gzwjyp/20131031120001201. html.

第十四章

疫苗上市后临床研究与评价

第一节 概 述

疫苗上市后研究有众多方面的需求。在监管和应用层面,关注的是上市后的有效性、安全性,评价在真实世界里大规模人群应用后的实际保护效果以及潜在的安全性;在公共卫生投入层面,卫生经济学评价则是重要的关注点,特别是当疫苗免疫成为一项公共卫生政策,需要评估政策的效果和经济效益。

从有效性角度看,虽然疫苗在注册前已获得效力(efficacy)数据,也有必要开展上市后研究,对疫苗效果(effectiveness)进行评价,因为证明疫苗效力的随机对照研究往往不能很好地代表真实世界。疫苗在实际预防实践中常常会面临:①资源有限;②可能会出现免疫程序方面的问题;③冷链问题;④替代免疫程序和延迟免疫或不完全免疫等问题。此外,当疫苗在目标人群中实施大规模接种,如纳入免疫规划时还可产生间接保护效果,即非接种人群也会得到保护。由于真实世界观察较临床试验研究更为复杂,疫苗的实际预防效果往往会低于临床试验所观察到的保护效力。疫苗临床试验效力研究中观察的终点事件往往有很高的精确性要求,而实践中,囿于医疗机构的条件,终点事件判断的精确性难以得到严格保证。然而,这类临床实践中的终点事件定义通常更具有公共卫生意义。更为重要的是,疫苗上市经推广应用后,疫苗所预防疾病的分布、病原微生物的血清/基因型、耐药性模式等可能发生改变,上市后评价可以帮助了解这些流行病学模式的改变,从而及时调整免疫策略,最大限度地利用疫苗,控制人群中疾病的发生,如百日咳疫苗的成人免疫与加强免疫。

从安全性角度看,即便疫苗上市前临床试验的样本量再大,亦不过数万人,仅可以检测常见(>1%)以及偶见(0.1%~1%)不良反应,但不能发现罕见的不良反应。因此,上市后在更大规模人群中开展安全性评价、监测罕见的不良事件、确立与疫苗接种的因果关系都极为必要。

从公共卫生角度看,疫苗主要是用于预防、控制人群中疾病的发生与流行。无论是将疫苗纳入免疫规划,由公共财政经费支付,抑或作为非免疫规划由保险或个人付费,均需要开展卫生经济学研究,评价疫苗应用的效果、效益,确认免疫预防措施的成本-效果(或效益)。此外,上市后研究还能帮助发现预防接种实施过程的薄弱环节、潜在问题,及其对疫苗免疫效果的影响。如疫苗冷藏和配送中的问题,潜在的人群差异等。

第二节　疫苗上市后研究原则

疫苗上市后评价研究除疫苗注册监管机构的要求外,一般遵循需求和问题导向的原则。在将某种疫苗纳入国家免疫规划时,通常需开展纳入国家免疫规划的必要性、可行性以及卫生经济学评价;在疫苗应用过程中,需开展疫苗对疾病防控效果的评价,以及与其他疫苗联合免疫的研究或优化免疫程序的研究;在疫苗大规模应用后,需对安全性特别是罕见的不良事件发生情况进行评价,对疫苗所预防疾病的流行病学特征的改变进行监测等。

另外,如对某种应用的疫苗免疫效果或安全性有疑问,须开展以问题为导向的专项研究。

第三节　疫苗上市后的有效性研究

一、流行病学方法及其应用

疫苗效果是指疫苗在疾病预防控制实践中的人群保护作用。上市后效果研究对新疫苗尤其重要,因为上市注册时疫苗有效性判定往往基于个别地区有选择的人群,相对于整个国家的目标人群,其代表性存在局限性。

在评价疫苗效果时要注意许多因素可影响疫苗效果,包括:①疫苗效价在检定规程范围内的波动;②疫苗效力;③疫苗接种率;④接种前人群的免疫状况;⑤主要菌毒株流行亚型随时间的自然波动;⑥疫苗引入的时间;⑦疫苗接种对传播水平的影响,或是否有间接保护作用等。

评价疫苗效果最简单的方法就是比较接种疫苗人群和未接种疫苗人群中,疫苗针对疾病负担的差异或变化。这种评价可通过常规监测或专题流行病学研究来实现。监测一般通过疾病负担的变化趋势来评价疫苗影响。用监测数据评价疫苗对疾病的影响时,理想情况下要在将疫苗纳入免疫规划前 2~3 年开始进行流行病学的监测,以获得关于疾病发病率、死亡率等稳定的流行病学基线数据。

尽管理想情况是利用常规监测系统评价疫苗效果,但在没有建立常规监测系统或常规监测系统建立的时间比较短,尚未产生足够的基线数据时,或接种率太低,通过常规监测系统难以检出影响时,可考虑开展专题流行病学研究,如病例对照研究,评价疫苗效果。这些研究耗费的资源较少,往往可以短时间内完成。但常规监测和专题研究两者之间并不排斥,可以同时开展,因为一些详细信息不能通过常规监测系统获取,往往需要通过专题研究才能获取。

(一)描述性研究

1. 监测　这种方法一般需要建立成熟的疾病监测系统或哨点监测系统,利用监测数据评价疾病负担随时间的变化。根据可用的数据类型,可以评价疫苗的直接效果和/或间接效果。除评价疫苗效果外,监测数据还可用于发现暴发疫情、评价免疫规划措施、评价疾病的流行病学特征变化,如年龄模式改变或微生物的型或亚型变化等。

疾病监测分为主动监测和被动监测两种模式。主动监测是指监测系统的研究人员主动深入目标人群搜索病例,以期发现人群中的所有病例,与被动监测相比可提供更完整的病例数量;被动监测则依赖各级医疗卫生机构,或目标人群自身向监测系统的研究人员报告疾病发生情况,其效率往往取决于临床医生、实验室人员或被监测对象的意识与责任心,往往会存在不同程度的漏报。

但无论是主动监测还是被动监测,在纳入新的疫苗后,监测行为都可能会发生变化,如报告意识可能会提高等,从而会影响疫苗效果评价的结果。此外,由于没有随机化,用监测数据评价疫苗效果可能存在较大的偏倚。如果所针对的疾病发病率低,则需要高疫苗覆盖率才可以显示出疫苗影响。用监测数据评价疫苗效果时也要考虑疾病的年度波动和周期性流行。尽管监测数据具有一定的局限性,但监测系统仍然是评价疫苗接种项目及其影响的重要组成部分。

(1)以人群为基础的监测:以人群为基础的主动监测数据是评价疫苗效果最准确的方法,因为以人群为基础的主动监测会发现所有病例,具有代表性,可以计算发病率。理想情况下,监测系统要覆盖所有医院,医院和诊所应该是发现病例的唯一来源,每个人都可以利用医疗卫生服务,很少有人口流动,就医行为几乎没有变化。以人群为基础的主动监测为前瞻性的,需要在社区或医院主动寻找病例。

实验室确诊可能比较困难,疾病发病率低时,需要有足够规模的监测人口,特别是普及疫苗接种导致发病率下降之后。以人群为基础的主动监测有一个明显缺点,即寻找病例需要很多资源。此外,如果患者不在监测医院就诊,或者无可靠的实验室确诊手段,监测系统可能无法提供准确的疾病负担数据。

我国法定传染病的报告属于以全人群为基础的被动监测,由责任报告人(疾病预防控制机构、医疗机构和采供血机构及其执行职务的人员)报告疾病。如果疾病报告行为前后一致,则可用于监测疾病趋势。但因为是被动监测,漏报难以避免,会低估真实的发病情况。

(2)以医院为基础的监测:资源匮乏地区一般会开展医院为基础的哨点监测,这样可以选择有合格实验室检测能力的医院开展监测。一般选择大医院作为监测点,以发现更多病例。但大医院往往收治其他医院转诊的病例,许多病例已经接受治疗(特别是使用抗生素),因此对于部分疾病(尤其是细菌性疾病),可能难以检出病原。与以人群为基础的监测相比,哨点监测通常只覆盖部分医院,不是所有医院。哨点医院要登记所有病例,不管病例是否来自监测地区。这种监测难以直接计算人群发病率,因为通常不知道监测点覆盖的人群数,但如果入院率、就诊行为和监测方法一致,也可衡量疾病趋势。

如果哨点监测覆盖的地区不能代表全国,特别是不同地区接种率有差异时,则难以将监测结果推广至其他地区,但通过模型进行推算,也可估算相似地区的相应疾病的发病率。

二手数据分析就其根源而言也是一种以医院为基础的监测,是指对现成的数据进行分析,如医院常规的临床诊疗和管理数据、死亡数据等,回顾性分析这些数据有可能会发现疾病趋势。在不能开展主动监测的地区可用二手数据进行疫苗效果/影响评价,如已有研究用于评价轮状病毒疫苗对腹泻的影响,或肺炎球菌结合疫苗对肺炎的影响等。目前,基于电子病历的医疗大数据和全国居民健康档案系统的建立,可能会使疫苗效果评价有更好的发展。

(3)以实验室为基础的监测:此类监测系统主要通过实验室检测手段对病原体或其他致病因素开展监测。以实验室为基础的监测通常不需要病例的临床信息和个人信息,仅收集标本的相关信息,其工作重点一般是病原变异情况分析、人群免疫状况调查等内容。对疫苗可预防疾病系统性地开展以实验室为基础的监测也可以评价疫苗效果,如定期、定量收集一批标本,通过观察到所收标本中病原体阳性率变化来评价疫苗的保护效果。

美国疾病预防控制中心建立的主动核心细菌性疾病监测系统(active bacterial core surveillance,ABCs)是将人群监测和实验室监测两者相结合的主动监测系统,中国也在逐步建立以人群和实验室为基础的细菌性疾病主动监测系统。

2. 横断面调查　有时难以开展持续监测,或者没有持续的监测系统,这时定期开展横断面调查也可评价疫苗效果。横断面调查时,常常同时开展血清学或免疫原性研究、病原携带率研究等。例如,对人群的一个亚组进行血清学检测,或分析疫苗应用前后的病原携带率(如乙肝病毒表面抗原、肺炎球菌等)。为降低季节性差异的影响,一般在同一季节开展调查或在多个点调查,尽量提高不同时间横断面数据的可比性,减低单次调查产生的偏倚。

3. 筛查法　对于那些存在监测系统,但几乎没有其他资源的地区,可以应用筛查法(screening method)。本方法只需要 3 个参数:疾病病例总数、接种疫苗人群中的病例数(两者都可由监测系统获取)和接种率(来自接种率监测或调查)。筛查法已用于评价 b 型流感嗜血杆菌(Hib)、百日咳、流行性腮腺炎和麻疹疫苗的效果。本方法对能力与经验的要求较高,因此难以无选择地推广。

本方法需要满足一定的前提条件:①估计接种率的人群要与病例人群一致,即两者为同一人群;②人群接种率要保持稳定且数据准确;③病例监测系统敏感性和准确性高,不仅可全面掌握人群的发病和感染数据,还能准确掌握病例疫苗接种信息。

此方法简单,但由于只有三个变量,因此受三个变量的影响很大。另外,本方法不能调整混杂因素,难以获得年龄别、地区和特定时间段准确的接种率数据。

（二）分析性研究

1. 病例对照研究　病例对照研究已广泛用于评价疫苗效果。确定病例后,匹配一个或多个合适的对照(未罹患该疫苗针对的疾病),之后调查获得两组人群的疫苗接种情况。根据这些信息可计算两组疫苗接种率的比值比(OR),估计疫苗效果。在疾病罕见时,比值比近似于相对危险度(RR)。病例对照研究中制定明确的病例定义非常重要,病例组应该只包括(新)病例,对照组要明确其来源,要能够代表病例的研究人群。病例对照研究可应用回归统计模型来控制其他因素(如病例组和对照组之间人群特征、经济水平或卫生服务可及性的差异),估计调整后的效果,这种结果更近似于"现场效果"。病例对照研究可用于比较全程免疫和非全程免疫的效果、比较多个终点的效果(如所有血清型引起的疾病和疫苗血清型引起的疾病),以及与其他疫苗同时接种的效果。与队列研究不同,病例对照研究适于研究罕见疾病,如培养确诊的侵袭性细菌性疾病;还具有成本-效益优势,可节约时间和资源。

理论上,在采用病例对照研究评价疫苗效果时,应确保两组的疾病发生与疫苗免疫两个方面的概率是可比的,两组疫苗接种的记录应确保其可信性与可比性。但实践中,病例对照研究很容易受到混杂因素和偏倚的影响,从而影响这种可比性。某些因素可能同时与接种疫苗和疾病风险具有相关性,如年龄、卫生服务可及性和社会经济因素,因此在设计时应加以鉴别考虑;分析时要采用适当的统计学技术进行调整,减少这些潜在的混杂因素影响。另外,与队列研究一样,在接种率低时,病例对照研究可能无法评价出疫苗效果。

2. 队列研究　较之病例对照研究,前瞻性队列研究是一个更为可靠的方法。队列研究中要对已知接种状态的人群进行随访,根据接种状态计算各组疾病的发病率。有时可用历史数据进行队列研究。队列研究可直接计算相对危险度(RR),从而直接计算疫苗效果。暴发时通常用队列研究来评价疫苗效果,如水痘疫苗、百日咳疫苗和肺炎球菌疫苗等。

队列研究中疫苗登记和疾病监测系统数据要准确,这样才能准确确定病例的疫苗接种情况。如果疾病发病率较低,则需要很大的样本量。需要注意,队列研究中儿童接种疫苗与否不是随机事件,因此尽可能记录混杂因素,如居住在城市还是农村、社会经济地位或卫生服务利用情况等,从而在分析过程中进行调整。若接种率不高,队列研究可能无法评价出疫苗效果。

3. 其他衍生的病例对照或队列研究　检测阴性的病例对照设计(test-negative case-control design)是病例对照研究疫苗效果的一种方法学变化。通过对收集的疑似病例开展实验室诊断,检测结果阳性者作为病例,阴性者作为对照,然后计算比值比(OR),进行疫苗效果评价。但该方法受实验室诊断方法(灵敏度和特异度),以及所收集的病例对于人群该疾病病例总体的代表性影响较大。如果接种过疫苗的病例疾病严重程度降低,就诊率降低,那么也可以按照疾病的严重程度进行适当调整,以避免在评价效果时出现偏倚。

间接队列研究(indirect cohort design)是病例对照研究中衍生出的一种研究设计,已用于评价肺炎球菌疫苗的效果。如运用间接队列研究评价肺炎球菌疫苗效果时,要有疫苗血清型所致疾病的患者接种史,同时要有非疫苗血清型所致疾病的患者接种史,将两组患者的接种史进行比较可以估算疫苗效果。疫苗接种史通常以书面的接种记录或免疫规划信息系统中的记录为准。间接队列研究需要获得所有肺炎球菌疾病患者的血清分型资料,对监测系统和实验室检测能力要求较高。

病例-病例研究(case-case study)属于病例对照研究中的一种,又叫做单纯病例研究,适用于无对照组的情况,主要比较造成临床结局的危险因素或保护因素的分析。如在新冠病毒疫苗的效果研究中,由于人群疫苗接种率高,难以获得对照组(未接种人群),可以肺炎或重症病例作为病例组,以非肺炎或非重症病例为对照组,评估和分析不同新冠病毒疫苗免疫状态与不同临床结局的关联强度。该研究设计,仅能够建立临床结局发生与相关因素(疫苗接种)的关联,而不能直接作为疫苗的流行病学保护效果数据。

病例队列研究(case-cohort study,CCS)是病例对照研究和队列研究相结合的一种研究设计。因其在统计效率和成本效益方面极具优势,已被用于霍乱疫苗、流感疫苗、百日咳疫苗等保护效果评价研究。基本原理为根据研究目的确定某一合适人群作为全队列,从全队列中随机抽取一个样本作为子队列(对照组);收集随访期内全队列中发生目标疾病的全部病例,将其纳入病例组;选择合适的统计方法分析两组资料,以探索疾病发生、预后等影响因素。该方法适用于发病率低的巨大队列研究,收集影响因素等信息成本太高;无法获得全队列所有成员信息,但需计算相对危险度(RR)。

(三)临床试验

1. 随机对照研究(RCT)　一般认为随机对照研究是评价疫苗效力的"金标准"。随机对照研究的核心包括:①接种组接种疫苗;②对照组不接种该疫苗,或接种安慰剂或其他疫苗;③以个人或群组为单位,随机分入接种组或对照组。随机分组可以平衡研究对象暴露于传染性病原体和其他危险因素的风险,能代表研究人群。新疫苗注册一般以个体为单位随机分组,这样可获得疫苗效力数据。以群组为单位分组时,又称为疫苗探针研究,可用于评价疫苗的影响。疫苗探针研究中应用的疫苗为已知有效的疫苗,评价的终点为临床综合征(如脑膜炎或肺炎)。这种方法适用于实验室诊断能力较弱的地区,研究结果可判断疫苗可预防的临床疾病负担。

如果因资源有限,不能全国同步将疫苗纳入免疫规划,只能按照地区逐步将疫苗纳入时,可采用逐步法设计(stepped-wedge),直接评价疫苗的影响。这种设计不会延误疫苗纳入。如何逐步纳入疫苗应该随机确定,本方法曾用于评价乙肝疫苗的影响,近年也用于评价流感疫苗、埃博拉病毒病疫苗等应用的影响。

用已经纳入免疫规划的疫苗进行随机对照研究,会延误对照组及时接种疫苗,一般认为不符合伦理要求,因此一般不用已经纳入免疫规划的疫苗开展随机对照研究进行效力的评价。对于已证明安全有效、注册上市的疫苗,随机对照研究时,规避伦理学顾虑的方法是采用阳性对照或开展小规模随机对照研究,进行生物等效性或非劣效性评价,这些研究可用免疫原性作为终点。如在开展多种疫苗联合接种或联合疫苗的研究时,通常需要对每种成分联合接种和分别接种的安全性和有效性开展等效性或非劣效性评价。

2. 类实验研究　实验流行病学需要遵守"随机""对照"和"盲法"的基本原则。如果一项实验研究缺少其中一项或几项,就被称为"类实验"。如不设对照组,进行自身前后对照或虽然设有对照组,但研究对象并非随机入组等。

在上市后的相关研究中,由于研究对象数量众多,研究现场情况复杂,因此类实验应用的情况比较多。疫苗上市前的临床试验通常可以确定疫苗的免疫程序,上市使用后通常可通过监测或类实验研究发现原有免疫程序中的问题,并积累优化免疫程序的数据资料,或进行研究以改进免疫程序。

二、评价终点和指标

选择什么疾病终点来评价疫苗效果取决于研究目的、实验室检测能力、临床诊断能力和监测能力。无论如何,一项研究中,病例定义要一致、准确,能够区分病例与非病例。病例定义要根据疫苗特性与实践条件来平衡敏感性和特异性。评价疫苗效果的最直接方法是采用特异性高的终点,但疾病患者数较少,往往需要更大的样本量。灵敏度高时则可获得更多病例,但可能特异度低,导致效果较低和误判。

(一)疫苗保护效力

疫苗保护效力是指临床试验中对受试者的临床保护力和/或用免疫学检测指标作为替代终点的结果。方案中应对临床病例的定义作具体描述,实践中难以用病原学或病理学方法判断的终点,也应在方案中作科学的替代界定。使用临床保护终点判定效力的临床试验应在那些可以实施主动免疫接种并可获得预期效果的地区进行。

(二)疫苗保护效果

在实践中,疫苗保护效果依赖于疫苗免疫覆盖的范围,同时也有赖于其预防疾病和控制感染的效果,即疫苗自身的效力;疫苗群体保护效果还依赖于个体、人群对疫苗的易感性、暴露于感染原的概率和免疫后获得的保护力,同时还受人群特征的影响(如年龄分布),因此,应在研究方案中对预期的疫苗群体保护效果给予描述和限定。

1. 病原学确诊的疫苗可预防疾病终点　实验室确诊病原学的疾病是最为特异、直接的研究终点。但如果需要分离细菌,采集标本前应用抗生素往往会导致假阴性结果。有时疫苗抗原所针对的疾病可有多种临床表现,例如,肺炎球菌可引起脑膜炎、肺炎、中耳炎等,肺炎和中耳炎比脑膜炎更常见,但肺炎和中耳炎的病因诊断很难,因此在监测和开展疫苗保护效果研究时,多选择脑膜炎作终点,这时就会大幅低估疾病负担。此种情况下,即使监测所有侵袭性肺炎球菌疾病,也不会充分地体现真正的疾病负担。但在许多国家和地区,往往不具备实验室诊断的能力,也难以用该临床终点进行评价。

2. 临床诊断的疫苗可预防疾病终点　是指疫苗针对的病原引起的临床综合征,一般没有特异性的实验室诊断。例如,开展肺炎球菌结合疫苗/b型流感嗜血杆菌疫苗或脑膜炎奈瑟菌结合疫苗的效果评价时,选择细菌性脑膜炎(化脓性脑膜炎)作终点。这一诊断需要腰穿,对脑脊液进行白细胞计数、蛋白质和葡萄糖含量检验。这个临床终点可能涵盖病毒、细菌和真菌等多种病原,特异性很低。此外,这类疾病的诊断可能欠缺标准化,难以进行监测或专项研究。

3. 死亡率　需要有生命登记资料,这些数据可能很零散、不完整。要检测到死亡率的降低,需要非常大的样本量。因此,未观察到死亡率降低不应该认为疫苗无效。

此外,由于往往同时存在多个干预措施,确定每个干预对降低死亡率的贡献会很困难。

4. 病原携带　某些情况下,用鼻咽部带菌、胃肠道排毒(带毒)、乙肝病毒表面抗原携带率可评价疫苗保护效果。在人群规模小、临床实验室能力有限、抗生素耐药是重大问题的地区,或需要评价不同接种程序影响时,可以采用病原携带作研究终点。疫苗应用后很快就会降低病原携带率,可以及时捕捉到疫苗的影响。另外,这种方法可以证明疫苗的间接效果,因为携带者往往是传染源,降低携带意味着降低传播水平,因此接种疫苗对未接种疫苗者也会产生影响。然而,病原携带的研究可能昂贵和费时,而且有时携带的下降未必会转化为疾病的下降。

(三)免疫学指标

采用免疫学指标作终点,是实践中评价疫苗有效性的重要方面,特别是评价疫苗的免疫原性与免疫持久性。免疫学指标通常可使用酶联免疫试验、中和试验、血凝抑制试验及细胞免疫等方法来检测,基于免疫学指标的研究应明确规定采样时间,按照相关标准流程实施。

对接种人群开展免疫学调查,可以评价疫苗对人群抗体水平的影响。比较免疫学指标的结果时应注意采样时间、检测方法等因素是否可比,以及该免疫学指标的临床意义。

三、研究现场的选择

疫苗评价中,研究现场的病例应可以代表整个人群中的病例。总体上,应根据研究类型确定研究现场。大多数资源贫乏地区,最可行的是在医院确定病例,因为这里的临床评估和诊断测试能力更可靠。但在高等级医院搜索病例时,发现的多是严重、有并发症、已经接受诸如抗菌药物等治疗的高选择性转诊病例,往往缺乏目标人群中病例的代表性。因此,在选择试验现场、建立目标疾病监测系统时,应平衡选择转诊医院和社区医院,平衡城乡的代表性,以及临床诊断和实验室诊断的能力等。

四、研究对象的选择

一般要选择疫苗说明书所规定的目标人群。对于可能产生间接影响的疫苗,还应包括一些具有公共卫生意义的非目标年龄人群,如评价13价肺炎链球菌结合疫苗在婴幼儿人群的免疫效果时,还应观察该人群中老年人肺炎发生率的改变。

五、样本量计算

疫苗上市后研究的样本量应综合考虑所采用的方法学、统计学、临床和流行病学以及所研究的疫苗进行科学判定。应纳入足量观察对象,以确保结果可靠。设计方案应对主要临床终点所需样本量进行计算,最终决定研究所需的观察对象数目。

六、偏倚与混杂的控制方法

使用各种研究方法都可能发生偏倚,导致研究结果与真实情况不符。在疫苗的上市后研究中,如随机对照研究,首先应确保试验组和对照组人群接种疫苗的机会是均等的,罹患疾病的机会也是均等的,干预前的免疫状况可比。在选择对象时,应严格按照既定的入选和排除标准执行,并尽可能完成随访。由于回忆可能发生偏倚,医学信息应尽可能来自书面的信息来源,如病历记录本、住院病史、出院小结等,疫苗接种信息应来自预防接种证(卡)或免疫规划信息系统。

在混杂的处理中,应尽可能遵守随机化的原则,或通过匹配的方式选择同质化的对照,减少混杂的产生。例如,病例对照研究,可在结果分析时,采用分层、标准化或多因素分析来减少混杂的影响。

第四节　疫苗上市后的安全性评价

开展疫苗上市后安全性监测是及时发现疫苗不良事件、减少人群健康危害的必要措施。受限于疫苗上市前临床试验的人群规模,这些观察研究中的样本量通常只能选取几百至几千人接种疫苗,即便是上万的人群样本量也难以与疫苗上市后的接种人数相提并论。因此,开展疫苗上市后的安全性观察,对于发现罕见/十分罕见的疫苗成分致敏反应等不良反应都是很有价值的。

在我国开展疫苗上市后安全性监测,未来也应参照国际人用药品注册技术协调会(ICH)三方协调指导原则《上市后安全数据管理:快速报告的定义和标准 E2D》,以规范疫苗上市后的安全性数据管理。

一、我国在疫苗安全性监测中采用的几个相关术语

(一) 预防接种不良事件

预防接种不良事件是指在预防接种后发生的怀疑与疫苗接种有关的健康损害或者其他反应,包括接种疫苗后出现的任何症状、体征、疾病、异常实验室检测结果等,其并不一

定与接种疫苗有因果关系,主要表现为时间上的关联性。在我国既往监测实践和目前《疫苗管理法》中,也称为疑似预防接种异常反应(AEFI)。

1. 按严重程度分类

(1)非严重预防接种不良事件:指常见的或者轻微的预防接种不良事件,一般不需要采取住院治疗等临床措施。如发热和注射部位疼痛、红肿、硬结,以及全身不适、倦怠、食欲缺乏、乏力或者轻微的皮疹等症状。

(2)严重预防接种不良事件:有下列情形之一者为严重预防接种不良事件,包括死亡、危及生命、需要住院治疗或延长已在住院治疗的时间、持续的或显著的人体伤残/失能、先天性异常或者出生缺陷(怀疑受种母亲孕期接种疫苗所致),以及如不干预或者治疗可能出现上述所列情况的情形。一般需要采取住院治疗等措施,包括需要临床治疗的重度疾病。如怀疑与疫苗可能相关的过敏性休克、喉头水肿、紫癜、阿瑟氏反应(Arthus反应,又称实验性局部过敏反应)等变态反应性疾病,臂丛神经炎、吉兰-巴雷综合征、脑病、脑炎等神经系统疾病,疫苗株病原体感染导致的疫苗相关麻痹性脊髓灰质炎(脊灰)、卡介苗骨髓炎、全身播散性卡介苗感染等特定疾病,偶合发生的或者怀疑与接种差错、疫苗质量问题等相关的中毒性休克综合征、全身化脓性感染等疾病,以及由这些疾病导致的残疾和死亡。

2. 按照发生原因分类

(1)疫苗不良反应:是指因疫苗本身特性引起的与预防接种目的无关或者意外的反应,与受种者个体差异有关。非严重的不良反应称为一般反应,主要是指受种者发生的一过性、轻微的机体反应。严重的不良反应称为异常反应,主要是指造成受种者机体组织器官、功能损害的相关反应。

(2)疫苗质量问题相关反应:是指因疫苗质量问题给受种者造成的健康损害。疫苗质量问题是指疫苗的鉴别试验、纯度、病毒滴度、效价测定、无菌检查、抗生素残留、热稳定性试验等检验指标不符合国家质量标准;或者疫苗检验指标符合国家质量标准,但生产、储存、运输过程中存在不符合相关规定的问题,造成疫苗不能正常使用等情形。

(3)接种差错相关反应:是指因接种单位在接种实施过程中违反预防接种工作规范、免疫程序、疫苗使用指导原则、接种方案,给受种者造成的健康损害。按照预防接种工作规范、免疫程序、疫苗使用指导原则和接种方案实施接种后,受种者出现健康损害的,不属于接种差错相关反应。

(4)心因性反应:在预防接种后,因受种者心理因素发生的反应。主要因受种者接受注射时的心理压力和焦虑等所致,与疫苗成分无关。年幼儿童常见呕吐,可能发生短暂意识丧失或者尖叫;年长儿童或者成人偶尔发生轻微头疼、头晕、口周和手部发麻等症状,严重者可能会出现晕厥。有"恐针症"者反应可能会加重。在开展群体性预防接种活动时,可能会出现群体性癔症。

(5)偶合症:受种者在接种时正处于某种疾病的潜伏期或者前驱期,接种后巧合发病。偶合症常由感染等其他因素导致,不是由疫苗本身特性引起的。

（二）非预期药品不良反应

参考药品不良反应（adverse drug reaction,ADR）监测指标，非预期药品/疫苗不良反应是指一个 ADR 的本质、严重性、特性或结果与产品说明书中所用的术语或描述不一致。若上市许可持有人不能确定一个 ADR 是预期的或非预期的，按照非预期处理。一个有致命结果的预期 ADR 应被认为是非预期的，除非在产品说明书中特别声明该 ADR 可能与致命结果有关联。

对病例的随访优先顺序应当以严重性和预期性作为标准，依次为：严重的和非预期的、严重的和预期的、非严重的和非预期的。此外"具有特殊重要性"（如管理部门要求开展主动监测的 ADR）及其他可能涉及修改说明书的案例都应作为高度优先的风险而受到额外的关注。

另外，根据国家食品药品监督管理总局 2018 年发布《关于适用国际人用药品注册技术协调会二级指导原则的公告》，自 2019 年 7 月 1 日起，报告上市后药品不良反应可适用《M1：监管活动医学词典（MedDRA）》和《E2B（R3）：临床安全数据的管理：个例安全报告传输的数据元素》的要求。

未来我国疫苗上市后安全性监测（也包括上市前临床试验阶段）也将会逐步统一采用上述国际标准进行编码和报告。

二、预期不良反应的监测、评价与预警

预期不良反应与疫苗的固有属性有关，多在开展疫苗上市前临床试验期间，通过对接种人群的观察与其主诉获得。在疫苗上市后，预期不良反应的发生数一般与其接种剂次数呈正相关，与疫苗受种者是否为其适用对象等因素有一定关联。预期不良反应通常症状不严重，多为一过性，对个体的生活影响较小。具体的预期不良反应种类可以参见各疫苗说明书中关于不良反应的介绍部分。

需要注意的是，疫苗上市后的预期不良反应报告发生率通常比上市前临床试验收集的报告发生率低，这与不良事件的监测方式、受种者的个体耐受及报告意愿等有关。对于严重的预期不良反应也应按照非预期的不良反应处理，非严重的不良反应通常不需要快速报告，但应包括在定期安全性更新报告内。报告内容应至少包括报告人、病例、不良反应和可疑的产品。

三、非预期不良事件的监测、评价与预警

非预期不良事件指试验方案、知情同意书、研究者手册、药品使用或包装信息中没有明确说明的、在试验过程中发生的不良医学事件。严重的和非预期的不良事件应尽可能快速报告。由于此类不良事件的非可预见性，发生对象与发生时间均不确定，具有偶然性，所以，保证高敏感度的不良反应监测体系显得尤为重要。目前，常见的不良反应监测

方式可以分为被动监测与主动监测两种。

1. 被动监测 被动监测是依靠自发呈报方式收集信息,指在未经请求的情况下,医护人员或疫苗使用者向企业(疫苗生产许可持有人)、管理机构或其他相关组织描述受种者在使用一种或多种疫苗后出现不良事件的行为。在这个过程中,监管部门是作为信息被动接收者开展的监测模式,所以这种监测称为被动监测。20世纪80年代起,许多国家在药品不良反应监测体系之外建立专门的AEFI监测系统,如美国的疫苗不良事件报告系统(vaccine adverse event reporting system,VAERS)、英国的黄卡系统(yellow card scheme, YCS)、加拿大预防接种不良事件监测系统(Canadian adverse events following immunization surveillance system,CAEFISS)以及我国从2005年起逐步建立的全国AEFI信息监测系统(China national AEFI information system,CNAEFIS)等。

不过,由于自发呈报本身的"自愿性"特性,被动监测的漏报率较高,存在报告偏倚,往往以已知的、严重的或急性的不良事件报告为主,对于新出现的、轻微的或迟发的不良事件报告率较低。此外,被动监测系统多为个案报告的信息提交方式,通常不收集每种疫苗的使用人数信息,因此难以直接计算不良事件发生率,从而无法进一步用于评估疫苗与不良事件的关联性。

根据2010年卫生部和国家食品药品监督管理局印发的《全国疑似预防接种异常反应监测方案》,接种疫苗后发生下列情况且怀疑可能与疫苗有关的,需要纳入报告范畴:

(1)24小时内:如过敏性休克、不伴休克的过敏反应(荨麻疹、斑丘疹、喉头水肿等)、中毒性休克综合征、晕厥、癔症等。

(2)5天内:如发热、嗜睡、食欲缺乏、呕吐、腹痛、腹泻、乏力、全身不适、持续哭闹、血管性水肿、全身化脓性感染(毒血症、败血症、脓毒血症)、接种部位发生的红肿或硬结、局部化脓性感染(局部脓肿、淋巴管炎和淋巴结炎、蜂窝织炎)等。

(3)15天内:如麻疹样或猩红热样皮疹、过敏性紫癜、阿瑟氏(Arthus)反应、热性惊厥、癫痫、多发性神经炎、脑病、脑炎和脑膜炎等。

(4)6周内:如血小板减少性紫癜、吉兰-巴雷综合征、疫苗相关麻痹性脊髓灰质炎等。

(5)3个月内:如臂丛神经炎、接种部位发生的无菌性脓肿等。

(6)接种卡介苗后1~12个月:如淋巴结炎或淋巴管炎、骨髓炎、全身播散性卡介苗感染等。

(7)其他:怀疑与预防接种有关的其他AEFI。

2. 主动监测 主动监测是从医疗数据系统常规地、周期性地收集病例报告,强调收集不良事件的持续性和主动性。在疫苗上市后安全性主动监测领域,ICH制定的三方协调指南的药物警戒计划中给出了开展主动监测的三种途径:

(1)哨点监测(sentinel sites):即选择有代表性的医疗机构作为哨点,通过查阅其中发生的医疗行为记录或对哨点中抽样的患者或医生进行访问,从而确定各哨点不良事件报告的信息完整性和准确性,尤其适用于那些主要在医疗机构中使用的药品,也有助于监测罕见病用药的安全性。

（2）药物事件监测（drug event monitoring）：即通过从电子处方记录或医疗保险数据识别用药患者，每隔一段时间（预先确定的时间间隔）向用药患者或开具处方的医生发送专项问卷以收集药物使用后发生的不良事件信息，其好处是通过医生的描述能够获得更多细节性信息。

（3）注册登记（registry）：将具有某个（些）相同特征的患者信息集中起来，相同特征可以是某种疾病或某个暴露因素，其中疾病注册登记可用于收集与该疾病相关的药物暴露或其他影响因素的信息，进而开展病例对照研究分析疾病发生与药物暴露的关联性，而药物注册登记可用于对使用目标药物的患者进行随访，通过队列研究收集不良事件信息进行分析。

综合不同国家和地区开展的情况，为更好地理解开展主动监测的条件和思路，可以分别从监测目标和监测途径两个因素对疫苗上市后安全性主动监测的形式进行分类。从监测目标来看，可分为基于疫苗接种（暴露）的监测和基于不良事件（结局）的监测，前者是以接种特定疫苗的人群为目标，追踪其不良事件的发生情况；后者是以发生特定不良事件的人群为目标，回溯其疫苗接种情况。从监测途径来看，可分为基于多源数据链接进行的监测和基于专门监测网络进行的监测，前者是通过将不同来源的数据进行链接获取个体的疫苗接种信息（暴露）和发生不良事件的信息（结局），应用数据挖掘和分析技术从中识别安全信号；后者是依托监测哨点和监测网络发现不良反应病例并收集其接种信息，或对特定疫苗接种人群进行随访调查。

目前，我们国家疫苗上市后安全性主动监测工作尚在探索起步阶段。

四、罕见不良事件的监测、评价与预警

对于罕见不良事件，由于其发生率极低，通过上述的监测手段难以准确评价，因此推荐应用流行病学研究方法来发现潜在病例。流行病学中常用的两种研究方法，即队列研究和病例对照研究均可用于疫苗上市后安全性监测。

在疫苗上市后安全性评估中，通常采取回顾性队列研究。例如，疫苗上市后主动监测系统可以获得接种某种疫苗儿童的数据，并根据年龄、性别、地区和接种日期等，匹配相关的未接种该疫苗的儿童，通过回顾随访时间，并查阅这些儿童的某种健康损害（多为可能与疫苗接种相关）的发生情况等，从而计算发病率比/相对危险度。此类队列研究通常可以采取调整混杂因素，如年龄和性别等，利用对数线性模型等进行统计分析。

病例对照研究通常应用于罕见的疾病，相对于队列研究，实施难度低，且发现潜在罕见不良反应的效率高。可利用医院病历与预防接种登记链接数据库，将某种健康损害（多怀疑可能与疫苗接种相关）病例中接种疫苗和未接种疫苗情况进行比较，计算比值比等。此类病例对照研究通常采取条件 Logistic 回归模型或条件泊松回归模型进行分析。

疫苗上市大规模应用后，特别是纳入免疫规划后接种率很高，另外罕见不良事件的发

生率极低,上述传统的流行病学研究设计往往因疫苗接种率高招募不到足够的对照人群,或因不良事件发生率低导致样本量太大而不可行,此时可采用自身对照的病例系列研究(self-controlled case series,SCCS)。SCCS 是基于回顾性队列模型设计的一种衍生形式,通过收集观察期内首次发生某种疾病的病例作为研究对象,无论其是否接种某种疫苗,主要收集该种疾病病例的既往疾病史、发病时间、临床诊断、死因登记以及该种疫苗的接种情况等信息,分析疫苗接种后风险期与对照期疾病结局的发生率之比,估计疫苗与疾病之间的关联方向与大小。该方法仅需病例相关信息,确定观察期、暴露后风险期是设计关键,风险期与对照期划分不恰当将会导致偏倚。

第五节 疫苗应用的卫生经济学评价

大多数国家将疫苗使用作为一项公共卫生政策,需要公共财政经费支持。大多数国家的政府都面临预算限制,特别是发展中国家,公共财政预算更为紧张,迫切需要就如何进行最佳卫生投资做出选择,也就是需要一种方法来评估哪些卫生投资将解决最紧迫的健康问题,且带来最大的健康收益。

疫苗应用的卫生经济学评价是卫生干预项目经济学评价的一项重要内容,通常用于评价某种疫苗使用(如纳入国家免疫规划项目)所产生的效果、效益情况,即从经济学角度考虑某种疫苗使用是否"划算";也可延伸用于疫苗价格的谈判,即测算将某种疫苗纳入国家免疫规划项目,价格定在什么水平时,从公共财政经费支出可具有成本-效益。

一、基本概念

(一)成本

成本(cost)分为直接成本和间接成本。

直接成本是指疫苗应用(健康干预项目)以及实施项目耗用的所有商品、服务于其他资源的价值。直接成本又分为直接卫生服务成本和直接非卫生服务成本。

直接卫生服务成本是指提供健康干预项目涉及的卫生服务所消耗资源价值,包括检查、化验、药品、医用材料、卫技人员以及医疗设备、医疗服务管理成本、后续治疗的成本等。直接非卫生服务成本是指健康干预项目实施过程中耗用的非卫生服务方面的资源价值,包括辅助项目实施所需要的其他开支,比如儿童接种疫苗时所耗费的交通费、因未接种疫苗而罹患相应疾病所需营养费等。

间接成本主要是指因病不能工作造成的生产力的损失,也叫患病成本,或者是因为死亡造成的经济损失(死亡成本)或者是工资的消耗。比如,家长带儿童进行疫苗接种所耗费的时间,儿童罹患相应的疾病时亲属陪护所耗费的时间等。间接成本的测算有三种方法:人力资本法、磨合成本法、支付意愿法。其中,以人力资本法在疫苗经济学评价中最为常用。

疫苗经济学评价的成本估算通常要基于不同的研究角度,比如从社会角度,即从全社会的健康和财富考虑成本和收益,也是卫生经济学研究最理想的角度。其他还有从患者角度,即仅从患者及其家庭角度考虑成本和收益等。

还有一些概念,如机会成本、无形成本等,有些并未进行标准化,在疫苗经济学评价中较少使用。

(二)效果

效果(effectiveness)主要是指健康干预项目所带来的各种卫生方面的直接结果的变化。在疫苗经济学评价中,主要是指疫苗针对疾病发病、致残和死亡数(率)降低,人均期望寿命延长,生命年延长或避免的生命年损失。

(三)效益

效益(benefit)是效果的货币表现,强调的是用货币衡量的效果。比如避免的发病、残疾和死亡等,用货币形式反映出来。

效益分为直接效益和间接效益。直接效益是指项目实施后所节省的卫生资源,例如,疾病发病率下降减少医疗费用支出,减少人力物力消耗;间接效益是指项目实施后所减少其他方面的经济损失,例如,发病率下降或住院人数和天数减少,避免影响患者及陪护家属的工资和奖金,避免社会劳动生产时间减少等。除此之外,还有一些无形的效益等。

(四)效用

效用(utility)指人们对不同健康水平和生活质量的满意程度。一般用两个指标,即伤残调整生命年(disability-adjusted life year, DALY)和质量调整生命年(quality-adjusted life year, QALY)来反映。

DALY 是由疾病死亡和疾病伤残而损失的健康生命年的综合测量。计算 DALY 就是将该人群的损失生命年(years of life lost, YLL)和伤残生命年(years lived with disability, YLD)进行综合计算,再以生命年的年龄相对值(年龄权数)和时间相对值[也叫贴现率(discounting rate)]作加权调整。DALY 是生命数量和生命质量以时间为单位的综合度量。

QALY 是一种调整的期望寿命,是将不同生活质量的生存年数换算成相当于完全健康人的生存年数用于评价和比较健康干预。通常将健康地生活了一年记为 1,死亡则记为 0。在实际应用时,反映剩余伤残严重性的权重(0~1 的数字)可以通过量表进行判断。

(五)贴现和贴现率

通常预防性的健康干预项目都具有时间差。贴现(discounting)就是把将来不同时间的成本和效益换算成现在这一时点上的价值,而其换算的比率(将未来支付改变为现值而使用的比值)称为贴现率。使我们可以对不同时间具有成本和效益的干预措施进行比较。贴现代表我们对未来价值的看法,通常人们更喜欢当前的效益而非未来的效益,人们愿意用未来的效益换取当前的效益。

二、常用的评价种类

（一）最小成本分析

最小成本分析（CMA）是在假定两个或多个健康干预试验方案（比如某种疫苗不同的免疫策略）的结果相同的情况下，通过分析和比较每个干预方案的成本来进行方案的选择，其中成本最小的方案为最佳方案。

（二）成本-效果分析

首先，成本-效果分析（CEA）要做成本的识别和测量，要把与干预项目有关的成本进行归集，按照直接和间接的方式来进行成本的归集。其次，是选择效果指标，通常为疾病发病率、病死率、致残率等。

在比较时，如果成本相同时比较效果，如果效果相同时比较成本，如果成本和效果都不相同时进行增量分析，即比较增加的成本与增加的效果。通常要求各种健康干预项目都必须与对应的完全相同的效果指标来比较。如果某种疫苗使用与未使用（如纳入与未纳入国家免疫规划项目）进行比较相对容易，而不同种类的疫苗，其效果指标不可能完全一致，比较起来就有难度，这也是成本-效果分析最大的局限性。

（三）成本-效益分析

成本-效益分析（CBA）包含两种：一种是静态分析法，一种是动态分析法。静态分析法，最大的优点是计算比较简单。最大的问题是没有考虑贴现的问题，就是没有考虑货币的时间价值。动态分析法，最大的优点是引入基本概念中提到的贴现，就是考虑到货币的时间价值。

目前常用的动态分析法有四种：净现值法、年当量净效益法、效益成本比率法，还有内部收益率法。净现值法是项目评价时常使用的一种方法，其他计算方法比较复杂。净现值法根据货币时间价值的原理，消除货币时间因素的影响，计算项目实施在研究时限内，各年效益的现值综合与成本现值综合之差（净现值）的一种方法，是反映项目在计算期内获利能力的动态评价的指标。通常情况下，净现值如果大于0，可以接受方案；净现值等于0的时候，也可以接受方案；净现值小于0的时候，应该拒绝方案。

（四）成本-效用分析

成本-效用分析（CUA）是比较健康干预项目投资成本量和经质量调整的健康效益产出量。一般在以下情况下应用CUA：生命质量是最重要的预期结果；生命质量是重要的结果之一；备选方案（比较的方案）同时影响死亡率和患病率，即生命的数量和质量，而决策者希望将两种效果用同一指标反映；备选方案有各种类型的预期结果而需要用同一指标进行比较。

效用的衡量主要使用基本概念中提到的两种，包括伤残调整生命年（DALY）和质量调整生命年（QALY）。

综上所述，在分析评价中，成本-效果主要用结局即疾病的自然单位，也就是发病、残疾和死亡数(率)来反映。成本-效益主要是用货币(换算为多少钱)来反映。成本-效用主要是用生命质量来反映,用于多个结果之间的比较。

三、疫苗经济学评价基本步骤

疫苗经济学评价基本步骤包括以下几个方面:

(一)明确研究对象和问题

此项主要包括研究背景(研究人群中某疾病流行病学及经济负担、研究进展等)、研究的疫苗(干预措施)、研究角度(视角)、研究时限等。

(二)确定各种备选方案

备选方案主要是指拟采取的健康干预措施(如某种疫苗的使用)与相比较的措施(如不接种疫苗或接种其他疫苗)等方案,要排除明显不可行的方案。

(三)测量成本

成本的测量范围要与所确定的研究角度一致。在测量疫苗可预防疾病的直接卫生服务成本、直接非卫生服务成本以及间接成本时,要注意有后遗症的疾病,需要将此期间的成本纳入测量范围,但须排除其中无关的成本。在测量疫苗使用的成本时,要注意将疫苗 AEFI 的成本纳入测量范围,包括开展 AEFI 监测而产生的成本和 AEFI 发生后,为治疗 AEFI 而产生的成本。如果成本测量数据来自国外,应进行相应的校正并说明依据。

(四)测量产出

产出的测量主要使用前述的效果、效益和效用三个概念来表示。由于同一个产出(如避免某种疾病的发生、残疾或死亡等)有可能通过很多种方式达到,在测量产出时必须能够鉴别出与其他活动相关的同种产出,也就是必须是由于疫苗应用所带来的产出。在实际计算测量时,通常可通过疫苗的人群保护效果等指标进行估计。

(五)成本和产出相关联评价

目前使用比较多的是前述基本概念中的方法,即成本-效果分析、成本-效益分析和成本-效用分析。成本-效果分析是后两种方法的基础。

(六)贴现

目前,人们对现在的健康还是未来的健康哪个重要并没有统一的价值判断。总体而言,由于生命与健康的特殊性,其贴现的要求不如货币贴现的要求严格。通常,贴现是对成本和效益进行贴现。国际上一般推荐 5% 的贴现率(范围在 0~8%)。

(七)敏感性分析

由于成本和产出在测量和计算过程中存在着一定程度的不确定性,而敏感性分析可以通过在一定范围内改变参数的估计值来考察是否会影响结果或结论的稳定性,从而使研究者重视重要参数对评价结果的影响,尤其确定哪些因素主要影响分析结论,便于在研究及决策中重点考虑这些因素。通常在疫苗经济学评价中,疫苗价格和疫苗针对疾病的发病率是重要的影响参数。

（八）总结报告评价结果

根据成本产出分析的结果及其判别原则，确定健康干预措施是否可行，或者从多个备选方案中选择一个最佳方案。

四、常用的评价设计方法

疫苗经济学评价的设计通常分为基于疫苗临床试验的经济学评价和基于模型的经济学评价。基于临床试验的经济学评价是对一手资料分析，包括观察法（前瞻性研究、病例对照、回顾性队列研究）和试验法（随机对照试验、准试验设计）。基于模型的经济学评价是对二手资料（发表的文献）中的参数归纳后进行分析，通常使用的模型包括两大类，决策分析模型（decision analytical model）和计量经济模型。决策分析模型是通过研究变量之间的特征关系（逻辑、数量和因果关系等），建立变量间逻辑关系的模型框架（如发病、致残、死亡及接种疫苗后避免上述情况的发生等），进而根据既往研究对模型的变量进行赋值和量化。计量经济模型主要是通过对原始数据的统计回归分析，直接估计变量函数关系的参数。

由于疫苗临床试验不可能随访足够长的时间，以及在新疫苗刚刚上市时，也可能没有足够的临床和经济学数据来评判其长期成本-效果，通常采用模型模拟的方式来得到疫苗长期使用的成本-效果/效益/效用数据，以供决策参考。

（一）决策分析模型

决策分析模型是最常使用的模型，分为决策树模型（decision tree model）和马尔可夫模型（Markov model）。决策树模型常用于急性或短期措施；马尔可夫模型则能在一个相对长的时间框架内对干预措施产生的结果进行评估。

由于决策树模型过于简单，评价时间较短，在疫苗经济学评价中马尔可夫模型或马尔可夫+决策树模型的运用更加广泛。在马尔可夫模型中，患者可在不同的疾病状态间转移，不同状态间的转移概率一般基于既往研究或 Meta 分析中的资料。具体实例见图 14-1，通常这些计算可使用一些工具软件，如 Treeage 或其他风险模型分析软件如@ risk 等实现。

1. 决策节点（decision node） 用小正方形代表。决策节点是决策树模型的开始，决策者需要在这里做出选择。如图 14-1 所示，该队列人群有两种干预措施，接种乙脑疫苗或不接种乙脑疫苗（纳入或不纳入国家免疫规划项目）。

2. 机会节点（chance node） 用小圆形代表。机会节点指出了可能出现的结果和风险。如图 14-1 所示，若使用疫苗可能出现有免疫保护和无免疫保护两种结果，若出现无免疫保护，又会有罹患乙脑和不患乙脑两种结果。其中还考虑了接种疫苗是否出现 AEFI 的问题。这些结果的风险并不相同，图中也相应给出了各种结果的概率。

3. 终点（terminal node） 用小三角形代表。是测量的终点。如图 14-1 有痊愈、后遗症和死亡三种终点。

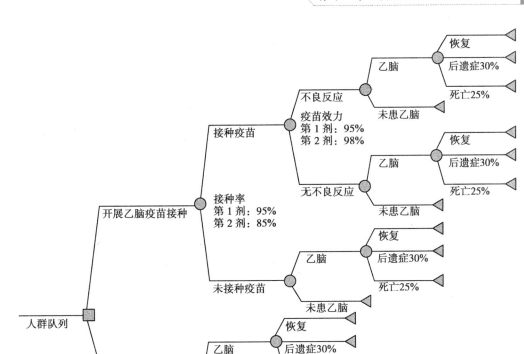

图 14-1　乙脑疫苗纳入国家免疫规划项目的简化决策分析模型

（二）其他模型

除了常见的决策树模型外,其他模型还包括离散事件模型(discrete events simulation model)、蒙特卡罗模拟(Monte Carlo simulation)、系统动力学模型(system dynamics model)和多主体模型(agent based model)等。

当需要将结果外推,研究时限长或难以开展临床试验获取第一手资料时,模型分析更具优势。但需注意,模型结果决定于模型结构、假设、参数设置等各个方面,且容易受到研究者主观意见的影响。因此,研究者应尽量详细描述建模的参数、来源及使用的合理性(与研究人群的特征一致性),以提高模型透明度和结果的说服力。

（尹遵栋　孙晓冬　王富珍　李克莉　黄卓英　郭　翔）

参 考 文 献

[1] 迮文远,刁连东,徐爱强. 计划免疫学. 2 版. 上海:上海科学技术文献出版社,2001:230-317.

[2] ORENSTEIN W A,BERNIER R H,HINMAN A R. Assessing vaccine efficacy in the field. Further observations. Epidemiol Rev,1988(10):212-241.

[3] COMSTOCK G W. Evaluating vaccination effectiveness and vaccine efficacy by means of case-control studies. Epidemiol Rev,1994,16(1):77-89.

[4] SHIMAKAWA Y,LEMOINE M,MENDY M,et al. Population-based interventions to reduce the public health burden related with hepatitis B virus infection in the gambia,west Africa. Trop Med Health,2014,42

（2 Suppl）:59-64.

[5] SCHUCHAT A,HILGER T,ZELL E,et al. Active bacterial core surveillance of the emerging infections program network. Emerg Infect Dis,2001,7(1):92-99.

[6] 卫生部,国家食品药品监督管理局. 全国疑似预防接种异常反应监测方案.[2020-05-15]. http://www. nhc. gov. cn/jkj/s3581/201402/5dd5633d93174a7c8e93d8af7579a613. shtml.

[7] DRUMMOND M,SCULPHER M,TORRANCE G,et al. 卫生保健项目经济学评估方法. 3 版. 李士雪,译. 北京:人民卫生出版社,2008.

[8] YIN Z D,BEELER A G R,ZHANG L,et al. An economic evaluation of the use of Japanese encephalitis vaccine in the expanded program of immunization of Guizhou province,China. Vaccine,2012,30(37):5569-5577.

第十五章

世界卫生组织疫苗资格预审

一、疫苗资格预审的目的及意义

疫苗资格预审（prequalification，PQ）指的是世界卫生组织（WHO）对联合国机构拟采购疫苗的有效性、安全性及质量可控性所作出的评估。

疫苗资格预审的最主要的目的是确保联合国相关机构（如儿童基金会、UNICEF）拟采购疫苗的质量、安全性及有效性满足 WHO 相关法规和技术要求，如 GMP 和 GCP 等。此外，资格预审还要确保疫苗在运输和使用过程中满足联合国有关机构的要求，审核的内容包括产品运输外包装设计、冷链运输箱的验证、温度敏感标签的选择及疫苗标签及说明书内容等。

疫苗资格预审在流程上主要是通过对疫苗注册资料的科学审评、生产现场的检查、样品的复核检验、持续资格预审后的变更管理及规定内容年度报告审评来实现上述目的。在一定程度上，疫苗资格预审过程类似我国现有法规框架下疫苗注册过程，但在这个特殊的注册过程中，申请者除了要遵循所在国家的法规及技术要求之外，还要遵循 WHO 对于疫苗资格预审的相关技术要求，并接受 WHO 资格预审相关机构的监管。无论在 WHO 疫苗管理体系评估还是资格预审的各个环节中，WHO 以各国的药品监管机构（national regulatory authority，NRA）对疫苗的日常监管工作为基础，因此，疫苗生产国 NRA 都发挥着重要的作用。

通过疫苗资格预审对中国疫苗生产企业的意义可以归纳为以下几点：

1. 有利于中国疫苗进入国际疫苗采购市场　每年联合国儿童基金会等国际机构都会采购数十亿美元的疫苗以供应广大发展中国家。国际上主要的疫苗采购机构均优先采购已通过 WHO 资格预审的产品或已通过严格审评机构（stringent regulatory authority，SRA，包括 ICH 成员国，如欧盟/日本/美国；ICH 观察员，如瑞士/加拿大；ICH 成员国互认的国家，如澳大利亚/冰岛/挪威等）批准的产品。疫苗资格预审是中国疫苗企业参与巨大国际市场角逐的先决条件之一。

2. 有利于中国疫苗进入各个国家的市场　许多发展中国家由于缺少有效的药品审评体系，无法对疫苗特别是创新型疫苗进行技术审评。因此，对于拟进入这些国家的疫苗,既往当地 NRA 往往以是否通过 WHO 认证或通过 SRA 批准作为唯一标准。目前,越来越多的国家针对已通过资格预审的疫苗,也要求在当地药监局进行注册,但通过资格预审可以增强各疫苗接收国 NRA 对其质量的信心,从而有机会获得各国家 NRA 的加快审批。对于定位于出口的中国疫苗企业,特别是那些拥有独家创新型疫苗产品的中国疫苗企业来说,通过疫苗资格预审将是疫苗出口这些国家市场的捷径。

3. 有助于中国疫苗进入发展中国家的政府采购计划　在一些发展中国家,获得注册的疫苗虽然可以在当地上市销售,但在政府免疫计划的采购招标中,获得 WHO 疫苗资格预审是获得政府采购的必要条件之一。

4. 有助于技术水平与国际水平接轨　生产企业在疫苗资格预审过程中,能够通过实操层面与 WHO 及其外聘的国际专家在质量管理体系、工艺验证、厂房设计、风险管理意识、产品研发、注册技术要求方面进行全方位交流,可使本土管理与全球管理的先进经验及时接轨;对于联合国紧急采购清单上急需的疫苗,WHO 会对已有疫苗资格预审的企业采取加速审评。

2011 年 3 月 1 日,WHO 正式宣布中国疫苗监管体系通过评估,使得我国的疫苗产品具备向 WHO 提出资格预审申请的基础,2014 年后续又通过 WHO 对疫苗监管体系的再次评估。2013 年 10 月 9 日,中国国药集团成都生物制品有限责任公司生产的乙脑减毒活疫苗成为首个通过 WHO 资格预审的国产疫苗。近年来,已陆续有流感病毒疫苗、口服 I 型Ⅲ型脊髓灰质炎减毒活疫苗(人二倍体细胞)、甲型肝炎灭活疫苗(人二倍体细胞)、二价HPV 疫苗和脊髓灰质炎灭活疫苗等多个疫苗通过 WHO 的资格预审。通过 WHO 疫苗管理体系评估和资格预审代表国际行业组织对我国疫苗生产和药品监管机构的认可,对国家的政治和经济层面都有里程碑式的影响。

二、申请疫苗资格预审的先决条件

疫苗如果要申请 WHO 疫苗资格预审需要具备如下条件:

1. 拟申请资格预审的疫苗需要得到生产国 NRA 的批准。

2. 生产国 NRA 需要通过 WHO 对其监管职能的评估,并被证明能够持续保持该能力,即 NRA 必须通过 WHO 的 NRA 评估和再评估。

3. 提出申请的疫苗须为 WHO 采购目录中的疫苗。该目录可在 WHO 网页中查找,优先级别中分为 4 类:高、中、低及非优先级别。对于优先级别较低的疫苗,WHO 可能会推迟审评,对于非优先目录收纳的疫苗,WHO 将不做评价。WHO 优先采购目录一般情况每两年更新一次,主要由 WHO 及主要疫苗采购组织联合国基金会(United Nations International Children's Emergency Fund,UNICEF)及泛美卫生组织(Pan American Health Organization,PAHO)共同商议决定,影响因素主要包括某种疾病的疾病负担、是否有疫情暴发等。

4. 候选疫苗符合方案适用性的法定特征,这些特征在 WHO/BS/10. 2155(*Procedure*

For Assessing The Acceptability , In Principle , Of Vaccines For Purchase By United Nations Agencies，评估候选疫苗进行 WHO 资格预审的方案适用性)进行了详细说明。

5. 相关疫苗的技术指南或科学建议已以 WHO 技术报告系列(TRS)的形式得到批准和公布，即资格预审疫苗的科学审评将以 TRS 报告作为重要的科学依据。WHO 对于急需的疫苗可以紧急起草相关技术指南，如为促进戊肝疫苗的资格预审，WHO 在 2017 年开始进行戊肝疫苗技术指南的起草工作，并于 2018 年最终颁布。

三、疫苗资格预审程序

WHO 资格预审由隶属的基本药物和卫生产品司(Department of Essential Medicines and Health Products，EMP)的"资格预审小组"(prequalification team，PQT)负责，该小组同时负责药品、医疗器械的资格预审工作。

疫苗资格预审一般包括两种程序，即常规程序和简化程序。此外，还包括在某些特殊情况下将执行快速程序。

1. 常规程序　申报企业提出申请，WHO 给予受理或不受理的初步反馈；受理的申报企业向 WHO 提交产品摘要文件(product summary file，PSF)，WHO 对文件进行科学审评；一旦 PSF 文件(2020 年后将采用 CTD 格式)被接受，WHO 将要求申报单位进行 3~5 批一致性产品的送检，该项检定由 WHO 的合同实验室进行；当 PSF 评估和样品检验完成后，WHO 在两个月内将组织对申报单位的生产现场 GMP 检查。在上述流程通过后，WHO 会给联合国机构和全球疫苗及免疫联盟(GAI)发送 PQ 通过的确认函。

在获得 WHO 疫苗资格预审许可后，WHO 会对生产企业进行持续追踪，包括产品和生产工艺的变更评价、资格预审通过后质量及安全性的监测等环节。通过 PQ 认证的生产商需每年向 WHO 提供年度报告。

2. 简化程序　适用于一些特定情形：首先是 NRA 愿意通过合作协议与 WHO 共享监管信息，其次是目标产品必须获得 NRA 批准。一旦达成正式的合作协议，WHO 将会根据其性质和范围对目标产品开展工作：

(1)审核 NRA 评估报告而不是审查 PSF。

(2)审查 NRA/NCL 的检测结果和趋势而不是对产品独立检测。

(3)审查 NRA 检查报告而不是进行全面的现场审计，但根据联合国招标特定情形可能会开展一个简短审计。

3. 快速程序　作为常规程序的一部分，快速程序只在应急反应的情况下(如某地区流脑疫情的暴发)才启用，可以实行快速审评的疫苗也必须是 NRA 批准的疫苗，新疫苗或其他未被用于常规免疫程序的疫苗是不适用的，另外一个条件是生产商有其他产品已经通过 WHO 资格预审。

一旦目标产品按照快速程序审查，则不必受常规程序的时限约束，现场检查和样品检验也可以同时进行。

4. WHO 疫苗资格预审临床研究的技术要求　由于疫苗资格预审程序的应用范围系全球各个国家,因此,所需考虑的因素将较各个国家 NRA 的要求更多。例如:在进行资格预审审评时,需要根据各国现有 EPI 的程序来判断是否有充足的理由来使用候选疫苗,另外 WHO 还需考虑疫苗通过资格预审之后,预定使用地区各目标人群的发病率和致死率、本地血清型和病毒分布对疫苗效力的影响和同时接种其他疫苗可能产生的干扰。因此,尽管 WHO 在临床资料审评过程中均会对 NRA 已经评估内容进行核实,同时也会重点把控上述不在各国 NRA 常规审批内容的信息。

对于疫苗资格预审中临床方面的要求,疫苗生产企业除了要遵循 WHO/BS/10.2155 中最为基础的规定之外,还应当参考一些 WHO 的其他指导文件,例如,TRS 924 和其他一些相关的 WHO 文件。

通过我国已有的疫苗 PQ 申请项目获知的经验,疫苗企业在准备的资格预审阶段,应尽早评估现有临床资料,并及时与 WHO 沟通,了解 WHO 的每项具体要求,通过对将要进行的上市后临床试验的方案进行修订,或通过进行补充的临床试验对临床试验资料进行完善,是确保临床资料成功通过 WHO 资格预审审核的关键。

以下将 WHO 资格预审中的临床部分要求进行归纳阐述。

四、申请及评审过程

1. 临床研究相关部分文件的格式要求　既往申请材料既可以按照文件 WHO/BS/10.2155 要求的 PSF 格式编写、递交,也可以按照 ICH 规定的 CTD 格式递交申请。但近年来,随着 CTD 格式的全球使用量显著增加,大多数生产商在一个或多个国家进行注册时已按照 CTD 格式编写文件,而许多进口资格预审药品的国家也要求在注册产品时递交 CTD 格式的文件。疫苗资格预审小组评估组认为,使用 CTD 格式的文件将减轻企业的管理负担也可以提高审评效率,并与目前主流相接轨。目前,WHO 要求采用 CTD 格式文件进行申报。

2. 资格预审申请的初步审查　用于资格预审申请的 PSF 文件应当含有完整的信息以支持疫苗产品在临床上的有效性、免疫原性、安全性和联合接种相关信息,以及通过资格预审以后该疫苗在拟使用对象人群中适用性证据。临床试验总结及药物警戒性计划将由 WHO 秘书处在初步筛查阶段进行评估,以确保申请材料的完整性。在此阶段,审评人员可能会就申请材料向申请人提出询问,而申请的受理与否则取决于审评人员对申请人答复的认可度。对于技术成熟的疫苗,如果非临床研究和/或临床阶段的信息与 PQ 要求不同,申请人应当提出正当的理由。

五、疫苗资格预审文件中对临床研究的内容要求

在 PSF 文件中,对于所应当提交的临床研究资料内容进行了明确的规定,申请人应当

以此为依据,开展资料的组织和撰写工作。

1. 申请人开展的临床前研究的目录　这部分内容应当包括临床前研究得出的所有重要结论以及在产品获批临床之后开展的临床前研究以及开展研究的理由。这些数据可以根据 WHO/BS/10. 2155 中的形式整理成表,以供临床试验及注册申请过程中审查。临床评审人员可以随时要求申请人提供非临床研究的数据(如新型佐剂的信息)。此外,申请人如果评估认为这些信息为必要信息,则可以将包含这些信息的资料与申请一起提交。

2. 资格预审申请相关的所有临床研究目录　这部分内容应当包括:

(1)临床研究中心地址。

(2)受试者数量和年龄分布。

(3)研究日期。

(4)临床登记的证据(ICTRP 的部分):用于资格预审申请的每期临床试验(包括Ⅳ期临床试验)都应在 WHO 国际临床试验注册平台注册。注册名称和注册序列号应在申请中递交。如果缺少这一信息,申请人必须对此作出合理的解释。

(5)研究是否符合 GCP 要求的说明:如果临床试验缺少由相应 NRA 提供的符合 GCP 标准的证明,申请者应提供证据证实Ⅲ期临床试验是符合 GCP 标准的,是在申办方(或者 CRO)的监督及稽查下进行的。还需要提供 NRA 的核查报告及数据安全委员会(DSMB)报告。

(6)汇总表必须包含各项临床研究的研究依据。

(7)有关安全性和免疫原性(和/或有效性)最终结论的说明。

(8)所有在临床试验期间发生的生产变更,如处方的变化、生产地点和生产规模的变化。

3. 临床研究方案　所提供的方案应当是经过伦理委员会 ERC 和 NRA 最终批准的方案,并且应带有伦理委员会对临床试验的审批证据,以及审批过程的所有详细信息。

4. 目前正在进行且与当前申请无关的所有临床研究的目录　该部分内容包括详细的临床研究计划概要及预计得出结论的日期。

5. 所申请产品的其他临床研究(申请人非申办方)的目录　申请人尽量提供所有临床试验的目录,还应包括非申办方主导但与本次申请产品有关的临床观察研究和评价。应根据通过广泛的文献检索(应提供详细信息)识别出的出版文章编写该目录,如果为共同许可协议,则根据其他持有许可证或有权上市相同产品的公司进行编写。

6. 补充性临床概要　支持 UN 机构在全球范围内使用该产品应提供以下详细概要和解释:从上市许可前临床研究得到的安全性和疗效数据,以及所有在上市许可后开展的支持当前处方信息的研究。产品按照 WHO 推荐计划表(如与其他疫苗合并给药)在全球范围内使用时,概要中应特别关注相关数据。

7. NRA 出具的评估报告　申请人尽量提供疫苗原产国和/或疫苗首次许可国家的 NRA 出具的评估报告的临床部分。按要求提供首次上市许可和后续任何变更许可(与临床数据相关的变更)的评估报告。

8. 临床独立专家报告　提供与申报产品的临床研究有关的独立临床专家报告(应提供专家资质和独立性的证据)。如果资格预审的申请是基于外推现有临床数据至资格预审后可能的使用环境,而且数据为旧数据或对伦理或监管失察存在异议时,报告应探讨对WHO GCP 推荐内容及有关疫苗临床前和临床试验现行指南的符合程度。

9. 上市后安全性文件　首次申请资格预审评价和申请再评估都应递交安全性数据。安全性文件包括以下的几个部分内容:

(1)产品上市后药物警戒计划的纲要:在药物警戒计划中,应当包含定期安全性更新报告 PBRER/PSURs,而且所有疫苗均应按年度递交 PSURs。当前 SRA 都会要求提供风险管理计划,该计划中应当包括药物警戒计划。根据疫苗资格预审的要求,PSF 文件中应当包含与该疫苗通过资格预审之后使用环境相适应的药物警戒计划。

目前在我国,药物警戒计划并未包含在疫苗产品的申报资料中,而且目前也没有出台正式的药物警戒计划指导原则。部分对于药物警戒的内容在不良反应报告及 AEFI 监测相关的法规中进行了规定。但是从内容的完整性等方面,尚不能满足 WHO 疫苗资格预审对于药物警戒的要求。这方面内容是今后我国 NRA 监管体系建设中需要着手解决的重要内容。

(2)首次评价上市已久的疫苗或再次评估已通过资格预审的疫苗:应当包含申请人收集、进一步通告及评估不良事件的程序纲要。此外,还要包含近 5 年或自上一次 WHO 再次评估后上报的所有 AEFI 目录。根据已接收到的报告,申请人应尽可能列出反应类型、批号、免疫日期和地点、患者姓名首字母和年龄、免疫系列、剂次。应涵盖严重性以及事件是否符合预期的判断(根据临床医生以及相关的申请方或独立临床专家开具的疫苗处方)。

(3)针对近期上市许可的疫苗开展且仍在进行的临床研究的目录:这部分内容应当包括Ⅳ期临床研究或任何疫苗安全性主动监测。

六、疫苗资格预审临床研究的技术考虑

WHO 疫苗资格预审中,对于临床部分的技术要求与我国疫苗上市注册技术要求在总体上是一致,但如前所述,由于 WHO 需要面对更多不同的情况,疫苗资格预审所需考虑的问题更多,因此会与各个 NRA 的要求存在某些差异。具体包括:①疫苗上市许可注册时,NRA 主要关注于本国使用人群、免疫程序、与现有使用疫苗的相互作用,而 WHO 疫苗PQ 认证更关注联合国目标使用人群的上述数据,包括不同地理区域、不同人群中的临床研究数据,甚至关注早产儿、营养不良儿童、免疫缺陷儿童等特殊人群的临床研究数据;②WHO 对疫苗接种部位的要求,对于 15 个月以下婴儿,WHO 推荐的接种部位是大腿外侧,而《中国药典》中对于不同人群的接种部位均为上臂外侧三角肌;③NRA 在三批一致性临床研究数据要求方面存在一定的灵活性,而 WHO 通常需要提供三批一致性临床研

究数据。

近年来,随着我国法规体系与国际的接轨,我国疫苗在疫苗上市注册临床研究中在考虑国内疫苗可及性的同时也考虑 WHO 疫苗资格预审的技术考量,在提高技术要求的同时,更利于申请人疫苗上市后采用同一套数据得到国际认可。以下就 WHO 疫苗资格预审中需要特别考虑的一些技术问题进行简单介绍。

1. 对于临床试验用疫苗的要求及批间一致性研究的要求　WHO 在疫苗资格预审过程中要求,需证实临床试验中使用的疫苗的批间一致性,并且有案可稽。理想的状态是,在临床研究的后期(如Ⅲ期临床阶段)应使用与上市规模一致的至少三批疫苗。然而,正式的批间一致性研究必须建立在个案分析的基础上,当不同剂型之间存在差异时更应当如此。批间一致性研究的样本量可参考 NMPA 发布的《预防用疫苗临床可比性研究技术指导原则》相关要求。

在生产商按照 NRA 的申报要求进行批间一致性临床研究时候,应考虑到如下一些重要的问题:用于临床一致性性研究的疫苗应当是商业化规模生产出的产品;应该以等效性试验的要求进行临床试验设计和结果分析;其可接受标准和参数应当事先定义,以便判断批间质量的可比性。

临床试验用疫苗生产批量等一旦发生变更(如扩大规模),申请人需要提供更多证据以支持变更。在原有的生产一致性数据基础上,可能需要进行额外的临床研究以证明变更前后产品的一致性。这些研究策略的确定需要事先征求 WHO 资格预审秘书处的意见。

通过对我国国内多家申报 PQ 产品资料的初步审核,WHO 专家反馈科学审评方面涉及临床期间或上市后的变更研究问题,变更事项包括研发过程中的生产规模扩大、生产地址变更以及上市后的剂型变更、生产工艺变更等,总体认为对于上述变更缺少必要的桥接临床研究数据。其中,仅有中试规模产品的临床研究资料,未提供商业化生产规模产品的临床研究资料是 WHO 疫苗资格预审过程中提出的较为突出的一个问题,几乎涉及国内所有申报或拟申报的资格预审疫苗。

由于疫苗研发过程中存在生产规模逐渐放大的过程,上市后也存在为改善产品的质量标准和控制而涉及的有效性、安全性进行的各种变更。但由于目前国内未对临床期间的变更予以明确的管理和指南要求,对于疫苗变更研究的技术指南也刚刚出台,研发企业缺少临床试验期间或上市后变更进行可比性研究的概念,忽视了进行系统的、变更前后的可比性研究,可能成为影响 PQ 认证的关键性问题。注重考虑变更及变更前的产品时效性,在变更时或研发过程中进行及时的可比性研究有可能避免疫苗资格预审时要求额外的临床桥接研究。对于尚在研发过程中的疫苗,建议申报单位在Ⅲ期临床试验前和/或三批一致性临床研究前固定主要的生产工艺参数及生产规模,并能够采用商业化生产规模产品用于Ⅲ期和/或三批一致性临床研究。如后续的研发过程中及上市后存在一些生产规模的调整或其他生产变更,申报单位应根据 WHO 或 ICH 相关要求建立完善的变更风险控制和管理机制,对于每一项变更均应从技术层面给予充分的评估和验证,进行全面的可比性研究。

鉴于通过 WHO 资格预审的疫苗多为国家计划免疫(EPI)疫苗,而联合国采购清单上急需的 EPI 疫苗在我国大多上市时间较早,这些传统疫苗的临床数据存在的主要问题是临床批疫苗生产规模小、样本量不足、AE/SAE 收集不充分、安全随访时间不足 6 个月、缺少通过 PQ 认证疫苗对照、缺少三批一致性数据等内容。如果申请方希望快速通过 WHO 资格预审,应在申报之前,提前与 WHO 进行沟通,从生产工艺、生产规模、质量控制、临床评价等几方面进行充分评估,而临床数据是其中最为重要的一个环节。

对国内已有批准进口且已通过 WHO 资格预审的疫苗,企业可以将该产品作为对照,在国内按照 GCP 原则、采用商业化规模的疫苗完成安全性、有效性、三批一致性和联合接种相关信息等研究内容,其数据可用于支持 WHO 资格预审。近几年,随着国家药品注册法规的逐步国际化,许多新批准的疫苗大多采用商业化规模完成了一致性评价,其临床数据均可用于支持 WHO 资格预审。

根据 WHO 的文件要求,除非得到 WHO 认可,否则关键性临床批产品必须是商业化规模;但国内传统疫苗早期开展的临床批大多是非商业规模,且未开展三批一致性研究,WHO 原则上不会接受这样的临床数据,即便是快速审评也不会接受。因此,申报企业要充分评估自主完成的临床研究数据(包括生产规模、样品量、伦理、对照、AE/SAE 等内容)以及文献报道的临床研究数据来确定已有的数据是否足够支持 WHO 资格预审。如果已有数据不足以支持 WHO 资格预审,应尽快开展临床试验(如境外),尽可能在一个临床中包含 WHO 重点关注的有效性、安全性、批间一致性、联合接种、目标人群的免疫程序等内容,需要特别注意的是用于临床评价的产品必须是商业化规模,且与现行生产工艺一致。在临床实施前,申请方应与 WHO 保持沟通,确认临床方案可实施性,并为后续申报工作提供足够的数据支持。

2. 临床替代终点检测的方法学验证与资格认证　WHO 认为,在某些疫苗临床试验中,用于确定免疫原性终点(包括血清阳转阈值)的检测与疫苗的有效性之间缺乏相关性;而且,在这些临床试验中使用的检测方法往往也缺少验证及标准化,也没有对负责检测的实验室进行能力认证。

因此,必须提供所检测的免疫原性指标与临床保护效力的相关性支持证据,以及免疫原性终点标准制定的依据,且应尽可能以国际单位表示检测结果。同时,应对负责临床生物样本检测的实验室进行审查,并提供其具备完成相应检测能力的证据或者资格认证的证书。

3. 新疫苗临床试验中的样本量要求　为了充分评估疫苗的安全性和免疫原性,临床试验应当有足够的样本量。临床试验样本量应当能够使得对于发生率为 1∶1 000 的不良反应事件检测达到 80% 把握度。应结合疫苗的特性,用于临床研究的对象人群和研究设计,来确定在临床试验中的病例数。该要求不是对单个临床试验样本量的要求,而是对于一系列临床研究累计样本量的要求,这些临床研究中所使用的疫苗应当与上市的最终产品组成类似,并能够代表最终上市的疫苗产品。

如果已经通过 NRA 审批的疫苗存在注册临床试验的样本小且没有足够的数据支持

其安全性等问题。例如,只用于出口的疫苗和/或上市后的监测不可靠,WHO有可能要求申请人进行Ⅳ期临床研究以提供足够的信息用于决定疫苗的安全性。

4. 临床试验的随访　在临床试验中疫苗免疫程序结束后应进行最少6个月的随访以评估疫苗的安全性。随访行为应由临床试验实施者主动进行而不是依靠临床试验对象自发的报告。近年来,国内疫苗临床研究中存在较多的问题在于安全性随访时间不够,特别是主动监测的时间远远不能符合上述要求。这一点需要国内疫苗生产企业引起高度关注。近来,我国NRA开始对于临床试验之后的安全性随访时限以及方式提出了更为明确的要求。

疫苗有效性和免疫原性评估的随访期应当更长,至少要求1年以上,其决定临床终点的判定。疫苗资格预审申请方可依据特定疫苗相应的指导文件来了解更多的信息。

对于需要加强免疫的疫苗,在加强免疫前后均需进行免疫原性评估。

5. 疫苗临床试验对照组中安慰剂的使用　在某种疾病已有疫苗的情况下,以安慰剂作为对照开展此种疾病新疫苗的临床研究已经是不可行的,在伦理上也是不可接受的。免疫原性终点的相关性必须有科学的依据,这些依据能够支持每种特定疫苗的血清学相关的或保护性替代指标并有经过验证的检测方法。值得注意的是,在开展疫苗非劣效性研究时,如果有同类疫苗已经通过WHO资格预审,则应当选择通过资格预审的同类疫苗。

按照WHO要求,申请资格预审的疫苗需要提供以一个已通过WHO资格预审的疫苗为对照的安全性和有效性数据,同时按照相关法规提供三批一致性和联合接种相关信息。

6. 对于生产国外使用疫苗的临床研究考虑　资格预审疫苗在全球的使用人群上与疫苗生产国使用人群可能存在较多差异,包括:资格预审疫苗将会应用于世界上多个不同的地区,疾病流行情况及人群情况会存在较大不同;此外,有些仅供出口的疫苗由于使用人群主要集中在生产国之外的地区,这样会导致申请人在安全性数据的收集和整理上面临着特殊的困难。针对上述情况,生产商应基于不同的人群特征和病原体的流行型别来评估疫苗的安全性和有效性,这些数据应在提出资格预审申请时一并递交。

另外,考虑到产品将按照WHO推荐在全球范围内使用,可能存在与生产国不同的免疫程序以及联合用药情况,因此应特别关注这部分数据,具体要求可参照WHO网站上已公开的疫苗应用的立场型文件,对比申报品种与目标区域的适用性不同。在实施临床研究时可重点考虑出口国的免疫程序实施临床研究。如果没有这些数据,则应当考虑是否可以将现有数据外推至今后可能使用场景下,并提供相关的科学证据。

随着我国经济增长和卫生条件对感染性疾病的控制加强,某些流行疾病在我国发病率越来越低,相关疫苗无法在我国开展临床研究,如疟疾、霍乱、伤寒、戊肝疫苗等。但在全球范围内这些疾病在某些区域仍暴发流行,我国监管当局目前鼓励此类疫苗在国外进行临床研究并用于WHO疫苗资格预审。此外,WHO资格预审使用人群和国内批准人群的不同也可能导致在境外人群进行必要的临床试验,例如,国内批准戊肝疫苗用于16岁及以上易感人群,联合国采购期望拟用于10岁左右人群,有可能在使用国进行扩大年龄人群的临床研究。而必要的疫苗联合应用情况的临床研究考察,也往往是 WHO 疫苗资格预审科学评价中要求我国生产企业进行额外临床研究的原因之一。

7. 对被动式药物警戒计划安全性数据的可信度评估　许多国家的临床试验现场自发报告系统没有有效发挥作用,此外这类系统存在固有的局限性,如漏报和缺少疫苗受种者的实际发生数量,从而使该系统提供的安全性信息价值有限。如果来自临床试验和被动式药物警戒系统中的安全性数据不充分、不可信或不完整,那么在资格预审评估中有可能要求申请人进行Ⅳ期临床研究。

七、资格预审疫苗的临床研究能力建设

WHO 对临床研究资料的审核,是疫苗资格预审过程中资料审核步骤的重要内容;通常是申报材料提交并在正式开始审核之后,WHO 疫苗资格预审审核组会安排临床审评专家对申报的临床研究资料进行审核;鉴于 WHO 疫苗资格预审审核组尚未开展对临床研究机构进行现场检查,所以目前对申报疫苗临床研究资料的审核是确认该疫苗临床数据是否符合 WHO 资格预审要求的唯一步骤。

根据 WHO 疫苗资格预审审核组的总结和分析,在审评过程中常见以下问题:

(1)临床试验未在 WHO 或者 WHO 接受的国际网站注册。

(2)缺少部分资格预审需要提交的临床研究数据,如批间一致性临床研究数据、与目标地区或者国家免疫规划疫苗联合接种的临床试验数据等。

(3)临床试验中对照疫苗的选择未能达到资格预审要求。

(4)临床试验数据可及性不充分,无法根据资格预审的审评要求对进一步补充试验数据的范围和内容做出判断。

(5)临床研究的质量管理有待加强,包括伦理监管的充分性不足。

鉴于资格预审临床研究资料存在上述的问题,在申报材料中提交的疫苗临床研究资料的充分性和质量,对开始正式审核的时间以及审核过程的顺畅程度起到至关重要的作用;反推到申报材料准备阶段,在申报材料中的临床研究资料的主要形式和覆盖内容是否满足之前资格预审审核组在预审过程提出的技术要求,也决定了申报材料可以正式提交的时间;反之,如果预审过程中由资格预审审核组提出的临床研究数据涵盖要求,未能在申报材料中完全体现,正式审核就不会开始,资格预审审核组会在收到申报材料并安排初审之后再要求补充材料,直到补充的材料符合之前的要求,正式审核才会开始。

考虑到资格预审及其审核过程对申报疫苗的临床研究资料要求,结合国内申报资格预审疫苗的临床研究资料普遍存在的问题,建议有 WHO 疫苗资格预审申报意向的疫苗企业在以下临床试验相关方面开展能力建设:

(1)启动和加强疫苗临床试验专业化职能和组织机构建设。

(2)加强对疫苗临床试验国际规范,以及 WHO 资格预审疫苗临床试验技术指导原则的学习和理解,并在临床试验数据补充过程加以应用。

（3）强调和重视建立疫苗临床研发计划对于在疫苗全生命周期遵循科学原理进行临床评价的价值,充分理解和应用疫苗临床研发的科学逻辑以及科学方法。

（4）从既往申办者对疫苗临床试验的管理模式向疫苗产品上市许可持有人应有的产品及产品数据拥有者转变,加强临床试验规范操作,加强临床试验过程的伦理监管以及提高临床试验数据的可及性管理。

（5）企业的专业技术沟通能力亟待加强,应积极开展并保持与资格预审审核组的技术交流与沟通,了解和熟悉资格预审对疫苗临床资料的要求及技术要求的原理。

（6）必要时借助第三方技术支持,提升疫苗临床试验设计、实施和总结的能力以及对疫苗临床数据分析、解读、说明和展示的能力,根据资格预审要求,充分有效地向资格预审审核组分析和展示已获得的临床研究数据;按照国际规范设计,实施和总结需要补充的临床研究数据。

疫苗企业应选择合适的注册平台,在临床研究纳入第一例受试者前进行预注册,并根据研究进程及时更新关键信息。如果未能在试验开始前进行注册,需在注册平台上按照流程补充注册。可选择的平台包括国际临床试验注册平台（International Clinical Trials Registry Platform,ICTRP）、中国临床试验注册中心（Chinese Clinical Trial Registry,ChiCTR）（属 ICTRP 一级注册机构,获得 WHO 疫苗资格预审认可）;对于在境外开展的临床研究,鼓励在 ICTRP 认可的国际平台注册,如欧盟临床试验注册中心（EU Clinical Trials Register,EU-CTR）和美国临床试验数据库（ClinicalTrials. gov）。

八、世界卫生组织疫苗产品紧急应用评估

最初 WHO 为应对 2014—2016 年埃博拉病毒病（EVD）疫情,制定了医药产品列入紧急应用清单的评估（emergency use assessment and listing ,EUAL）机制。EUAL 是一个基于风险在具有全球蔓延风险的紧急公共卫生事件（PHEIC）以及其他公共卫生紧急情况下对未经许可的疫苗、药品和体外诊断试剂（IVD）进行评估并列入清单的程序。

自开展 EUAL 以来及埃博拉病毒暴发期间,WHO 共收到两个埃博拉病毒病疫苗的申请,但均尚未完成评估即列入清单;也没有任何在研的治疗药品提交申请;WHO 共收到 25 个检测埃博拉病毒的体外诊断试剂的 EUAL 申请,其中 7 个已完成评估并被列入清单。此外,共收到 33 个检测寨卡病毒的体外诊断试剂申请,其中有 3 个被列入了清单。

疫苗开发机构和国家监管机构根据相关的申请和评估经验,提出了修订和简化程序,WHO 于 2017 年 5 月开展完善应对突发公共卫生事件的监管,对之前列入 EUAL 的医药产品机制的某些程序重新审议和修订,达成以下共识:

（1）应重新定义该程序为紧急应用评估（EUL）程序。

（2）修订后的程序应主要用于具有全球蔓延风险的紧急公共卫生事件（PHEIC）。

（3）WHO 应确保在紧急应用评估框架下使用未经许可的产品是基于预先确定的依据和标准。

（4）应明确国家监管机构（NRA）的作用和对其评估的依赖程度，在PHEIC背景下，潜在受影响国家的监管机构应参与紧急应用评估程序。

（5）紧急应用评估还应包括PHEIC宣布前活动计划，以便在紧急情况宣布后最短时间内做出医药产品列入清单的决定。

由此WHO以EUL程序替代了EUAL程序。

1. 紧急应用评估范围与目的　EUL程序为WHO规定了相关步骤，以明确尚未获得上市许可的产品是否具备可按照本程序接受评估的资格，规定了接受评估所需要的基本信息及开展评估的程序，以在有限的时间内收集和评估进一步数据的同时，确定未经许可的产品是否可以被列入清单。

WHO的资格预审组成员拥有评估产品所需的专业知识，并与采购组织和国家监管部门（负责对产品进行监管的国家监管机构以及来自潜在用户国家的国家监管机构）进行互动，但应强调EUL并不等同于WHO的资格预审，也不是WHO资格预审的替代品。EUL是一个特殊的程序，在发生紧急公共卫生事件的背景情况下，考虑到疾病的发病率和/或死亡率的严重性，以及缺乏治疗、诊断/检测或预防手段的迫切情况，社区/公共卫生部门对产品有效性和安全性的不确定性存在相对大的容忍空间，对未经许可的疫苗、药物和体外诊断试剂开展EUL程序。其在可获得的研究数据有限且产品尚未准备好申请资格预审的条件下，提供一份有时效性的产品清单以保证相应产品的供应。EUL程序也要求疫苗生产企业继续完成产品研发并提交申请上市许可和申请WHO的资格预审。

EUL的意义在于可加快紧急公共卫生事件下所需的医疗产品的供应，即协助联合国采购机构和成员国基于可获得的基本质量、安全性和有效性/免疫原性等特性数据，确定在紧急公共卫生事件下使用特定产品的可接受性。

EUL不应导致正在进行的临床试验的停滞，在初次提交EUL申请和随后的更新之后，疫苗产品的临床开发应按既定计划继续进行。

即便有EUL产品清单的存在，WHO成员国仍然拥有完整的主权，对是否参照EUL产品清单作为国家层面对未经注册许可的疫苗/药物/体外诊断试剂授权使用做出自己的决定。

对于有提交EUL申请意向的疫苗生产企业而言，参与该程序不具有强制性，是完全自愿的。

2. 候选产品紧急应用的申报资格　EUL程序对于疫苗、药物和体外诊断试剂三个产品领域中的有资格接受评估的产品都设立了具体的要求。接受EUL的产品必须满足以下标准：

（1）产品所针对的疾病是严重或立即危及生命的，具有引发疫情、流行病或大流行的潜在可能性，因此考虑对这类产品进行紧急应用评估具有合理性，例如，在缺乏已上市的针对某适应证或某关键人群（如儿童）产品的情况下对该领域未上市产品进行EUL。

（2）现有产品（就疫苗和药品而言）未能成功地消除疾病或预防疫情。

（3）药品和疫苗的生产过程达到当前的GMP合规性要求。

（4）申请人承诺在产品上市后继续完成产品的开发，并申请 WHO 资格预审。为此，完成产品开发所需的临床试验和其他测试必须在申请 EUL 时已经开展。

在突发公共卫生事件情况下，EUL 的有效期通常为 12 个月。所有列入 EUL 的产品将每 12 个月重新评估一次，如果进一步获得的数据可以改变原来的决定，下一次评估会更早安排。必要时 EUL 的有效期可以延长。如果新的数据改变了产品的获益-风险评估，或紧急公共卫生事件终止，产品则会被提前从 EUL 清单中删除。

申请人必须及时通知 WHO 有关产品配方、制造工艺、测试方法、规格、设施和任何其他方面的所有变更，这些变更可能导致产品的安全性/有效性/性能发生变化，或影响将该产品列入紧急应用清单建议的依据。

任何时候，如果 WHO 认为 EUL 批准的授予人没有及时和/或以科学合理的方式回应列入 EUL 清单后的质量/安全问题，WHO 可向 EUL 特设咨询委员会寻求建议。如果质量/安全问题无法得到令 WHO 满意的解决，WHO 保留限制或撤销产品列入 EUL 清单的权利。

一旦疫苗被列入 EUL 程序，产品的开发必须尽可能继续完成，以获得上市许可或条件许可，并在获得许可证后提交 WHO 进行资格预审。

3. 临床急需与全球公共卫生产品的供应　2020 年新冠肺炎疫情是全球关注的突发公共卫生事件（PHEIC）。新冠肺炎疫情在全球的迅速传播以及对社会和经济带来的毁灭性影响，挑战了全世界的公共卫生系统和各国药品监管机构的能力，此次疫情给全球敲响了警钟，各方应该从此次大流行中汲取经验教训。WHO 呼吁各国携手共同抗击疫情，我国积极响应。

WHO 的 EUL 是一项为积极应对重大突发公共卫生事件高效进行获益风险评估的程序，2020 年 12 月批准了 mRNA 新冠疫苗紧急使用授权，将其列入 EUL 清单，是首个获批紧急使用的新冠病毒疫苗。WHO 经评估认为该疫苗的安全性和有效性符合 EUL 规定的必备标准，使用该疫苗应对新冠肺炎疫情的获益大于潜在风险，但 mRNA 新技术平台生产的疫苗储运温度应保持在 -20~-90℃，需要使用超低温冷链储运，对全球广泛临床应用带来挑战。

2021 年 2 月 WHO 将两种病毒载体新冠病毒疫苗纳入 EUL，在 5—6 月又批准我国两家疫苗企业的新冠病毒灭活疫苗进入 EUL，后续还有重组蛋白新冠病毒疫苗等多种技术平台疫苗加入，由于易于储运，因此临床适用性更广，更适合低收入和中等收入国家使用。

我国在抗击新冠肺炎疫情中，基于既往应对重大公共卫生突发事件的经验，再次启用联防联控机制，全民抗疫同时快速研发疫苗和治疗药物。遵照 2019 年 12 月 1 日实施的《中华人民共和国疫苗管理法》第二十条对附条件批准和紧急使用的管理规定，在 2020 年 6 月陆续批准多款新冠病毒灭活疫苗、病毒载体疫苗和重组蛋白疫苗紧急使用，2020 年 12 月陆续附条件批准前述多种技术平台疫苗的上市应用。2021 年 7 月 13 日我国两款列入 EUL 的新冠病毒灭活疫苗加入 WHO 的全球共享疫苗机制的实施计划，向 100 多个国家和国际组织提供 20 亿剂次疫苗支持全球抗疫，与近 20 个国家开展联合疫苗生产，同 30

多个国家共同发起"一带一路"疫苗合作伙伴关系的倡议。

面对在全球肆虐的新冠肺炎疫情,国际社会各方应携手努力,团结合作,共同维护疫苗公共产品的产业链及供应链的韧性与稳定,提高疫苗在发展中国家的可及性和可负担性,齐心协力以科学态度应对疫情,为构筑全球疫苗防线做出积极贡献。

(李 敏 杨 焕)

参考文献

[1] WHO. Procedures for assessing the acceptability, in principle, of vaccines for purchase by United Nations agencies(WHO Technical Report Series No. 978,2013,Annex 6). [2020-05-10]. https://digicollections. net/medicinedocs/#d/s21095en.

[2] Guidelines on the international packaging and shipping of vaccines. [2020-05-10]. https://www. who. int/publications/i/item/guidelines-on-the-international-packaging-and-shipping-of-vaccines.

[3] WHO. Assessing the programmatic suitability of vaccine candidates for prequalification. [2020-05-10]. https://www. who. int/immunization_standards/vaccine_quality/ps_pq/en/.

[4] 李敏,孔漫. 浅谈 WHO 国家疫苗监管体系评估及其上市许可板块要求. 微生物学免疫学进展,2012,40(3):67-72.

[5] WHO. Priority setting for WHO vaccine prequalification. [2020-05-10]. https://www. who. int/immunization_standards/vaccine_quality/pq_priorities/en/.

[6] 张洁,徐苗. WHO 疫苗资格预审总体评估程序概述. 中国药事,2012,26(9):1020-1026.

[7] 李敏,杨焕. WHO 疫苗资格预审及我国疫苗资格预审的相关考虑. 药物生物技术,2015,22(3):189-192.

[8] WHO. Points to consider for manufacturers of human vaccines:clinical considerations for evaluation of vaccines for prequalification. [2020-05-10]. https://www. who. int/immunization_standards/vaccine_quality/pq_vaccine_evaluation/en/.

[9] ICH. Q5E Comparability of biotechnological/biological products subject to changes in their manufacturing process. [2020-05-10]. https://www. fda. gov/regulatory-information/search-fda-guidance-documents/q5e-comparability-biotechnologicalbiological-products-subject-changes-their-manufacturing-process.

[10] NMPA. 国家药监局关于发布预防用疫苗临床可比性研究技术指导原则的通告(2019 年第 94 号). [2020-05-10]. https://www. nmpa. gov. cn/xxgk/ggtg/qtggtg/20191224104601789. html.

[11] WHO. PQ. https://extranet. who. int/pqweb/vaccines/.

[12] WHO. EUAL. https://www. who. int/medicines/news/public_consult_med_prods/en/.

[13] WHO. EUL. https://www. who. int/immunization_standards/vaccine_quality/EUL/en/.https://extranet. who. int/pqweb/sites/default/files/documents/EUL-FINAL-13_12_2020. pdf.

中英文索引

A

B

C

D

F

R

S

T

W

X